Carol Stock Kranowitz, M. A.

Das empfindsame Kind

Natürliche Produkte

AUS UNSEREM ONLINESHOP

SPAREN SIE 5%
AUF IHRE NÄCHSTE BESTELLUNG MIT DEM RABATTCODE
UNIBU20
EINMAL PRO KUNDE/ BESTELLUNG EINLÖSBAR, NICHT AUF PREIS-GEBUNDENE ARTIKEL.

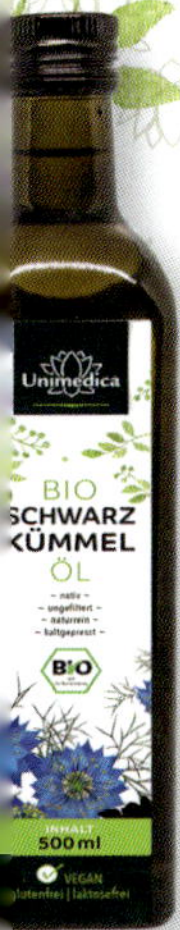

BIO SCHWARZ-KÜMMELÖL

* IN BIO-QUALITÄT

nativ, ungefiltert und naturrein. Da es nicht gefiltert wird, enthält es alle wertvollen Trüb- und Schwebstoffe der Schwarzkümmelsamen mit ihren Inhaltsstoffen.

500 ml, Best.-Nr. 25837

€ 16,90

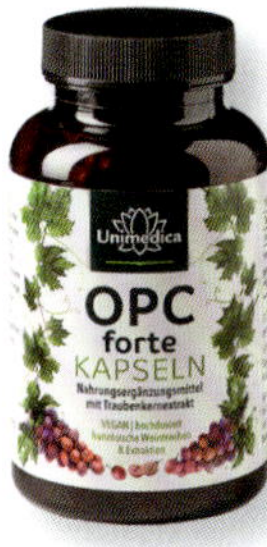

OPC TRAUBENKERNEXTRAKT

Nahrungsergänzungsmittel mit Traubenkernextrakt aus französischen Weintrauben und Extraktion in Frankreich. Eine Kapsel enthält 400 mg Traubenkern-extrakt, davon 190 mg OPC.

180 Kapseln, Best.-Nr. 25218 • **€ 19,50**

FRUCHTGUMMIS

Fruchtgummis mit Mission: VITAL Multivitamin Fruchtgummis von Unimedica läuten eine neue Ära ein! Die neue, innovative Form der Nahrungsergänzung: Vitamine und Mineralstoffe zum Naschen ohne Zucker. So nimmt man Vitalstoffe gerne ein!

Immun Holunder Zink*
40 Stück Best.-Nr. 27966
Beauty Vitamine*
60 Stück Best.-Nr. 27993
Vital - Multivitamin*
60 Stück Best.-Nr. 27994
• € 9,90
Set- Fruchtgummi*
480g Best.-Nr. 28243
• € 29,70

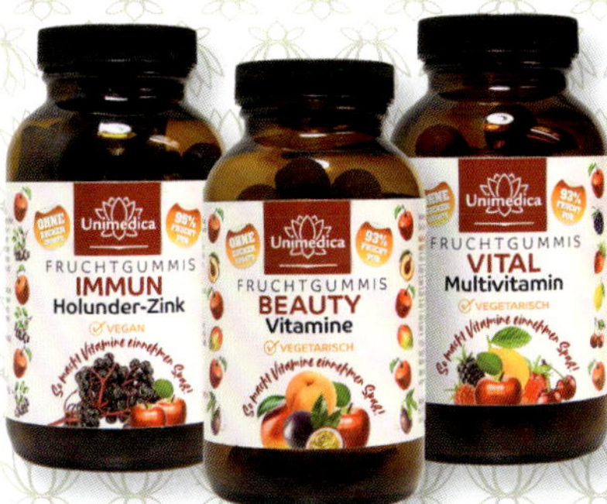

OREGANO ÖL FORTE

Oregano Öl, 100 % natürlich rein, ohne Zusätze. Jede Flasche Oregano Öl von Unimedica enthält 10 ml ätherisches Oregano Öl. Dieser Oregano Extrakt ist sehr hoch konzentriert und mit 86% Carvocrol intensiver als viele anderen Produkte.

10 ml Best.-Nr. 25778 • **€ 16,90**

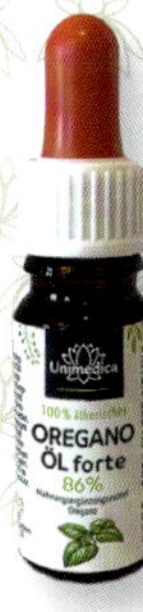

Unsere

BESTSELLER

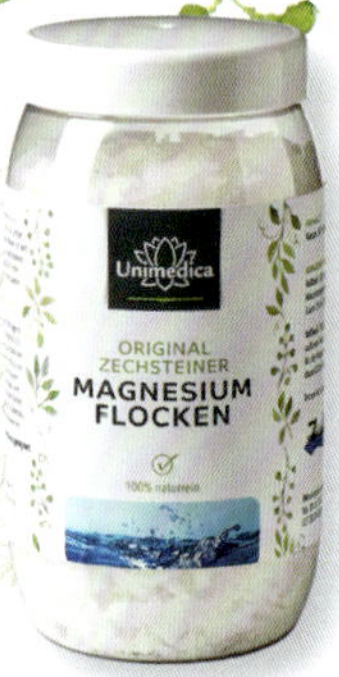

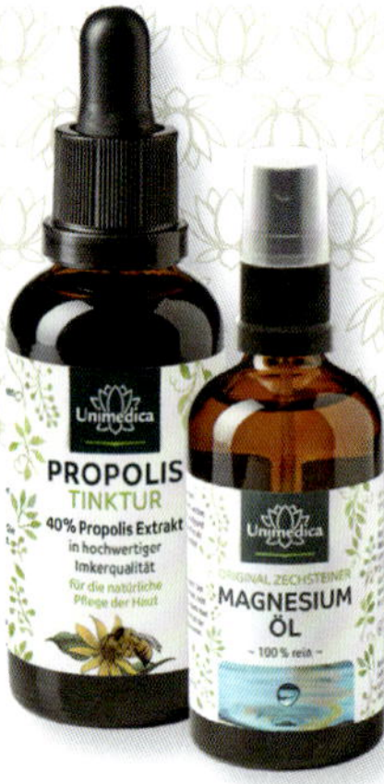

Propolis 30% Tinktur 50 ml
Best.-Nr. 25589 • € 19,90

Magnesium Öl 100 ml
Original Zechsteiner
Best.-Nr. 25552 • € 12,50

Magnesiumflocken 750 g
Original Zechsteiner
Best.-Nr. 26094 • € 12,90

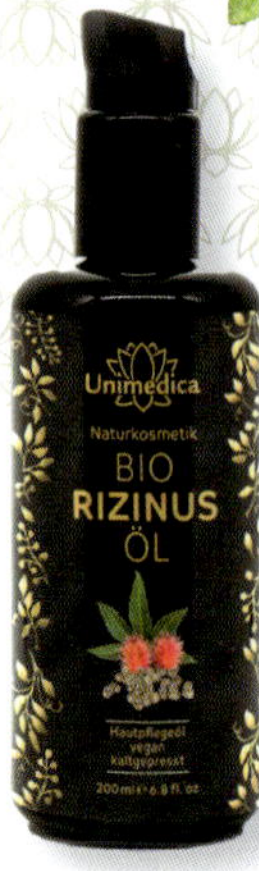

Bio Rizinusöl 200 ml
Best.-Nr. 26220 • € 19,50

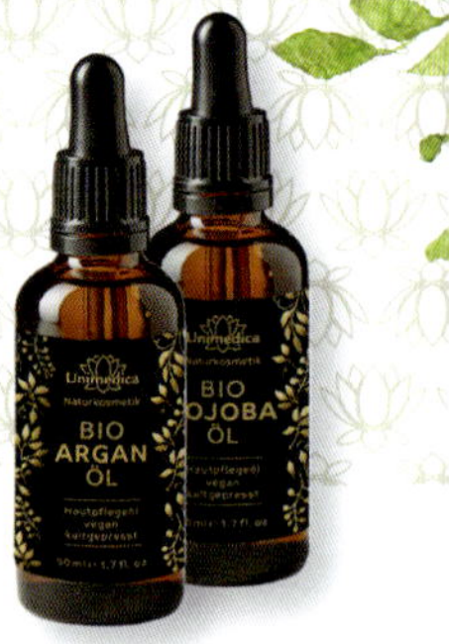

Bio Jojobaöl 50 ml
Best.-Nr. 25838 • € 10,9

Bio Arganöl 50 ml
Best.-Nr. 25839 • € 10,9

BIO SUPERFOODS

Matcha Pulver Bio
100 g, Best.-Nr. 25766 • € 16,–

Rote Beete Pulver Bio
500 g, Best.-Nr. 25759 • € 17,–

Hagebuttenpulver Bio
500 g, Best.-Nr. 25845 • € 11,90

Curcuma Pulver Bio
500 g, Best.-Nr. 25851 • € 9,90

Chiasamen Bio
500 g, Best.-Nr. 25756 • € 6,90

Hanfsamen Bio
500 g, Best.-Nr. 25841 • € 8,90

Kakao Nibs Bio
300 g, Best.-Nr. 25761 • € 9,50

* IN BIO-QUALITÄT

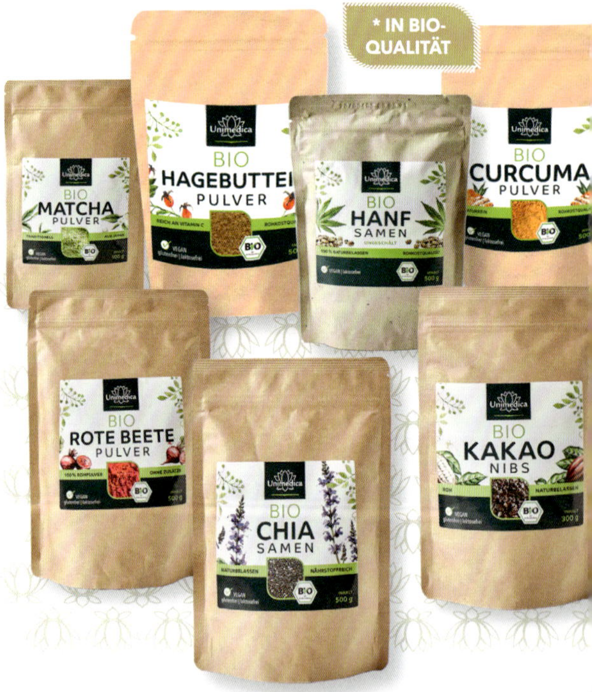

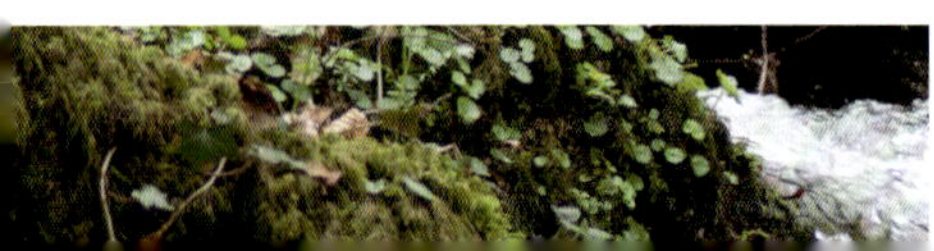

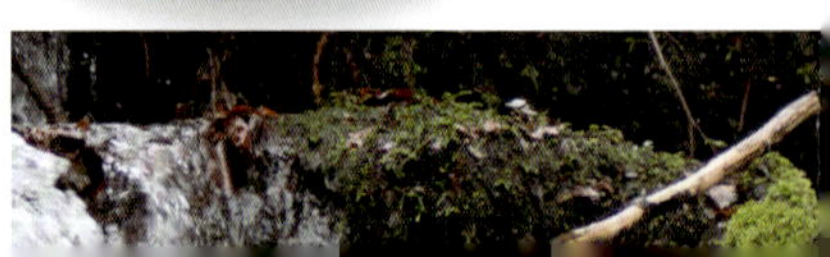

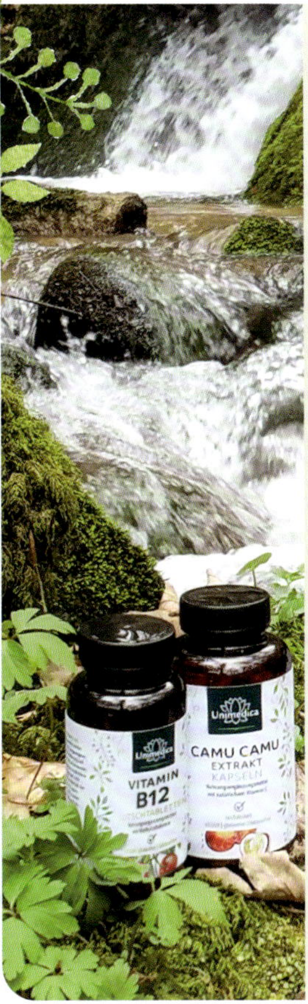

UNIMEDICA

BIO Ashwagandha 600 mg
Wird seit jeher in der ayurvedischen Naturheilkunde aufgrund seiner vielfältigen Eigenschaften sehr geschätzt.
180 Kapseln, Best.-Nr. 25637 • **€ 16,50**

Camu-Camu-Extrakt 500 mg
Hochdosiertes natürliches Vitamin C.
120 Kapseln, Best.-Nr. 24911 • **€ 13,50**

Acerola-Extrakt 494 mg
Hochdosiertes natürliches Vitamin C.
180 Kapseln, Best.-Nr. 24912 • **€ 19,50**

Vitamin B12-Lutschtabletten
Für ein funktionierendes Nerven- und Immunsystem.
100 Tabletten, Best.-Nr. 24913 • **€ 14,90**

L-Arginin 620 mg
Hochdosiertes rein pflanzliches L-Arginin.
365 Kapseln, Best.-Nr. 24944 • **€ 18,50**

Bio-Grapefruit-Extrakt
Hochkonzentriertes Bio-Grapefruit-Extrakt.
100 ml, Best.-Nr. 24945 • **€ 17,90**

Magnesium forte 667 mg
Nahrungsergänzungsmittel mit 400 mg elementares Magnesium
365 Kapseln, Best.-Nr. 25219 • **€ 17,50**

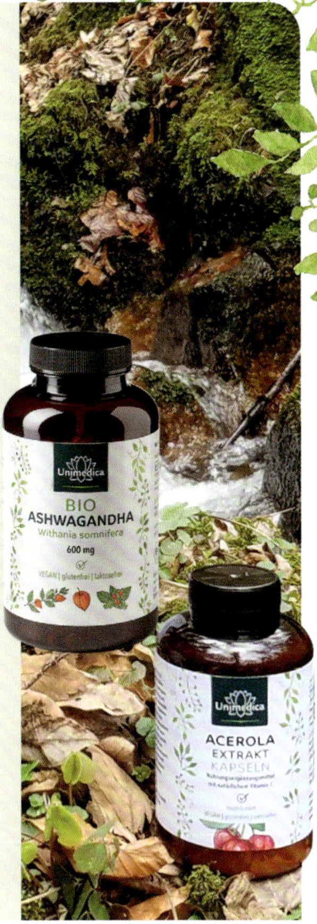

Veganes Vitamin D3
30 ml
Best.-Nr. 26320
€ 22,50

Vitamin-D3-Tropfen
50 ml,
Best.-Nr. 24904
€ 12,99

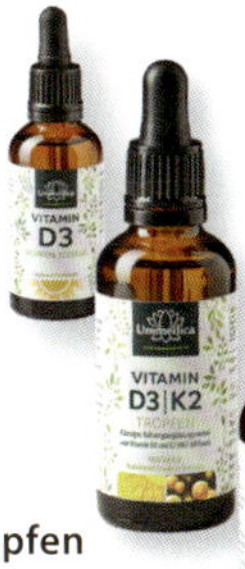

Vitamin-D3/K2 -Tropfen
50 ml, Best.-Nr. 24905
€ 18,90

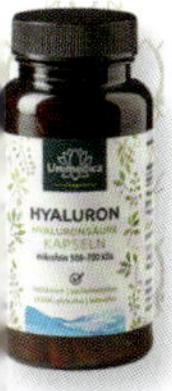

Hyaluronsäure Kapseln
90 Kapseln,
Best.-Nr. 24906 • € 14,50

Schwarzkümmelöl-Kapseln 500 mg
400 Kapseln, Best.-Nr. 24951
€ 19,80

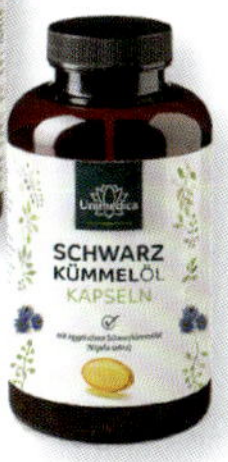

MCT-Öl C8+C10 gefiltert
500 ml, Best.-Nr. 25179 • € 15,99

Bio Hanföl *
250 ml,
Best.-Nr. 24952
€ 8,50

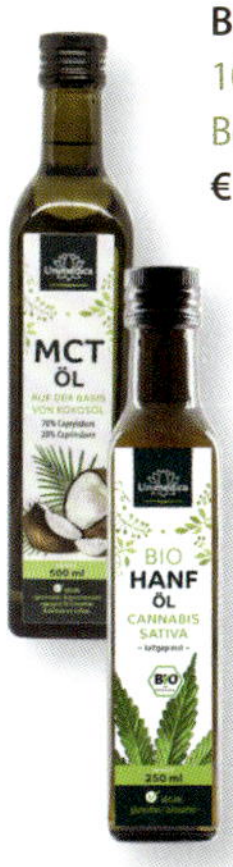

Bio Kokosöl nativ *
1000 ml,
Best.-Nr. 24954
€ 12,90

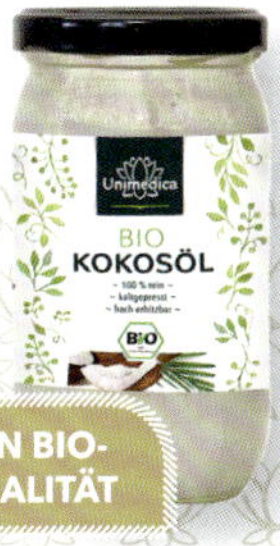

*** IN BIO-QUALITÄT**

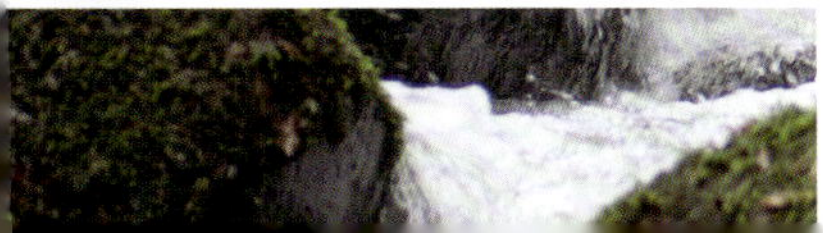

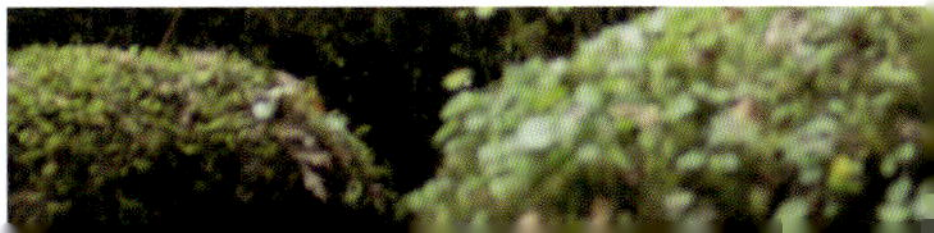

Carol Stock Kranowitz, M. A.

Das empfindsame Kind

Sensorische Integrations- und Verarbeitungsstörungen bei Kindern erkennen und bewältigen

Impressum

Carol Stock Kranowitz, M.A.
Das empfindsame Kind
Sensorische Integrations- und Verarbeitungsstörungen bei Kindern erkennen und bewältigen
1. deutsche Auflage 2023
ISBN: 978-3-96257-269-3

Titel der Originalausgabe:
THE OUT-OF-SYNC CHILD:
Recognizing and Coping with Sensory Processing Differences

Übersetzung aus dem Englischen:
Bärbel und Velten Arnold
Layout und Satz: Eva Artinger
Illustrationen: © tarcherperigee an imprint of Penguin Random House LLC
Coverlayout: Patrice Sheridan
Coversatz: Narayana Verlag
Cover Abbildung: © tarcherperigee an imprint of Penguin Random House LLC

Herausgeber:
Unimedica im
Narayana Verlag GmbH,
Blumenplatz 2, D-79400 Kandern
Tel.: +49 7626 974 970-0
E-Mail: info@unimedica.de
www.unimedica.de

Inhaltsverzeichnis

TEIL II

UMGEHEN MIT SENSORISCHEN VERARBEITUNGSSTÖRUNGEN

Vorwort

Im Jahr 1955 schrieb Dr. A. Jean Ayres ihren ersten Artikel über die Theorie der sensorischen Integration, 1972 erschien ihr erstes Buch – und damit entstand ein ganz neues Fachgebiet. Auf Dr. Ayres' Arbeit zurückgreifend gelang es der Vorschullehrerin Carol Stock Kranowitz unter Hinzuziehung eines Ergotherapeuten, der Dr. Ayres' Arbeit ebenfalls studiert hatte, Dutzenden Kindern zu helfen, die eine „Störung der sensorischen Integration" – auch sensorische Integrationsstörung (SI-Störung) genannt – aufwiesen. Im Jahr 1988 starb Dr. Ayres, und mit ihr gingen das Wissen und die Energie, die nur ein Begründer einer neuen Vision aufbringen kann. Ergotherapeuten behandelten zwar nach wie vor Kinder, die unter einer sensorischen Verarbeitungsstörung litten, und gaben Kurse über die sensorische Verarbeitungsstörung, doch das Fachgebiet hatte seine führende Kapazität verloren.

Im Jahr 1998 veröffentlichte Carol Stock Kranowitz die englische Originalausgabe des vorliegenden Buches unter dem Titel *The Out-of-Sync Child*, das sich sowohl an Eltern als auch an Lehrer richtet. Dieses Buch erklärt in einer für jedermann verständlichen Weise: 1) die komplexe **Theorie** der sensorischen Integration, 2) die **Behandlung** durch Ergotherapie mit dem Ansatz einer sensorischen Integrationstherapie und 3) die **Störung,** die heute sensorische Integrations- bzw. sensorische Verarbeitungsstörung genannt wird.

The Out-of-Sync Child belebte die Gemeinschaft derjenigen, die sich mit der sensorischen Integrations- bzw. Verarbeitungsstörung befassen, neu. Eltern kamen mit dem Buch in der Hand in die Praxen von Kinderärzten und Ergotherapeuten und sagten: „Was hier drinsteht, trifft auf mein Kind zu. Es benötigt eine Ergotherapie."

Stock Kranowitz' Ziel war es, einen Ratgeber für Eltern zu schreiben, deren Kinder Probleme mit der sensorischen Verarbeitung haben. Die Beliebtheit dieses Bestsellers zeigt zum einen, dass sie dieses Ziel erreicht hat, und macht zum anderen klar, wie dringend der Bedarf an einem solchen Buch war und auch gegenwärtig ist. *Das empfindsame Kind* hilft Eltern dabei, bei ihrem Kind das möglicherweise fehlende Puzzleteil im Hinblick auf die Fähigkeit zur sensorischen Verarbeitung zu entdecken. Erleichtert stellen sie fest, dass die verstörenden Verhaltensweisen ihres Kindes und die gestörten motorischen Fähigkeiten auf eine sensorische Verarbeitungsstörung zurückzuführen sind. Ein Elternteil hat es so ausgedrückt: „Das Problem ist physisch bedingt und nicht durch Fehler der Eltern verursacht."

Eltern fragen: „Wie konnte das Problem, unter dem mein Kind leidet, so lange übersehen werden?" Die Antwort lautet, dass, abgesehen von Ergotherapeuten, nur wenige Fachleute etwas über die sensorische Verarbeitungsstörung wissen. Als Stock Kranowitz' Buch erschien, änderte sich das. Es steht auf jeder Ratgeber-Leseliste zum Thema „Kinder mit besonderen Bedürfnissen" und ist Bestandteil des Lehrplans vieler Bildungsprogramme. Es ist das erste Buch, das Ergotherapeuten in den USA verunsicherten, frustrierten Eltern in die Hand drücken, wenn sie auf der Suche nach Antworten und Lösungen deren Praxis aufsuchen.

Inzwischen liegt die dritte Auflage der Originalausgabe sowie erstmals diese deutsche, erweiterte Ausgabe vor. Sie enthält aktualisierte Definitionen und Erklärungen, weitere Informationen über „ähnliche" Störungen und über autistische Kinder sowie einen aktualisierten Blick auf Diagnose und Behandlung. Die Erklärungen zu den Unterschieden zwischen sensorischer Modulation, sensorischer Diskrimination und sensorisch basierten motorischen Fähigkeiten liefern eine nötige Klärung im Hinblick auf Subtypen einer sensorischen Verarbeitungsstörung. Ihr Ziel, auch für Nicht-Wissenschaftler verständlich zu schreiben, hat Carol Stock Kranowitz erneut erreicht.

Ich sage voraus, dass es in diesem Jahrzehnt noch weitere wissenschaftliche Veröffentlichungen über sensorische Integrations- und Verarbeitungsstörungen geben wird und dass diese Eingang in standardmäßige Diagnosehandbücher finden werden. Infolgedessen werden mehr Kinder eine korrekte Diagnose erhalten und richtig behandelt werden. Wir werden damit eine Generation heranwachsen sehen, in der zwar viele Kinder unter einer sensorischen Integrations- bzw. sensorischen Verarbeitungsstörung leiden, aber zu Hause und in der Schule kompetent und erfolgreich zurechtkommen werden. Wir werden erleben, dass Ergotherapie mit dem Ansatz einer sensorischen Integrationstherapie von der Schulmedizin und von Pädagogen und Bildungsexperten akzeptiert wird.

Carol Stock Kranowitz' Beitrag auf diesem Fachgebiet ist unschätzbar wertvoll. Ihr Buch schenkt Tausenden verzweifelten Eltern Hoffnung und Verständnis und gibt ihnen etwas an die Hand, was sofort aktiv in die Tat umsetzbar ist. Es ermöglicht Kindern damit eine bessere Zukunft und ein erfüllteres Leben – was könnte kostbarer sein?

Dr. Lucy Jane Miller,
Ergotherapeutin und
Mitglied im US-amerikanischen Berufsverband der Ergotherapeuten,
Gründerin des *STAR Institute for Sensory Processing*
mit Sitz in Centennial, Colorado (USA)

Einführung

Ich habe 25 Jahre lang in Washington, D.C., an der St. Columba's Nursery School unterrichtet. Die meisten Vorschulkinder mochten die Stunden bei mir, in denen unter anderem Musik, Bewegung und Theater spielen im Vordergrund standen. Jeden Tag kamen kleine Gruppen drei-, vier- und fünfjähriger Kinder in mein Klassenzimmer und spielten, bewegten sich und lernten. Sie trommelten fröhlich, spielten Xylophon, sangen, klatschten in die Hände, tanzten und tobten herum. Sie tanzten und turnten mit Bohnensäckchen, spielten mit Marionetten und führten Märchen auf. Sie wedelten und schwangen mit dem Schwungtuch, spielten „Follow-the-Leader"-Spiele, bei denen die Kinder alles nachmachen müssen, was der Anführer macht, und absolvierten Hindernisparcours. Sie schossen herab wie Drachen, stampften wie Elefanten und schmolzen wie Schneemänner.

Den meisten Kindern machen solche Aktivitäten Spaß, weil ihre sensorische Verarbeitung richtig funktioniert. Das heißt, sie sind der Lage, sensorische Informationen aufzunehmen und so zu verarbeiten, dass sie diese Informationen in ihrem alltäglichen Leben umsetzen können. Sie nehmen durch Berührung, Bewegung, Sehen und Hören Empfindungen ihres Körpers und ihrer Umwelt auf und reagieren in einer gut organisierten und kontrollierten Art und Weise auf diese Empfindungen.

Doch einige Kinder, zum Beispiel Andrew, Ben und Alice, kamen nicht gerne in mein Klassenzimmer. Vor die Herausforderung gestellt, sensomotorische Erfahrungen zu machen, wurden sie angespannt, nervös und verunsichert. Sie weigerten sich, bei den Aktivitäten mitzumachen, oder führten sie schlecht aus, und ihr Verhalten beeinträchtigte den Spaß ihrer Mitvorschüler. Das sind die Kinder, für die ich dieses Buch geschrieben habe.

Während meiner Zeit als Vorschullehrerin (1976–2001) arbeitete ich mit mehr als 1.000 kleinen Kindern. Neben der Schule gab ich Kindergartenkindern bei mir zu Hause Musikunterricht. Für Aufführungen in unserer Gemeinde habe ich Kindertänze choreografiert und Dutzende musikalischer Geburtstagspartys organisiert. In der Grundschule assistierte ich im Unterricht, ich war Pfadfindergruppenleiterin und leitete schulische Gruppen und Sportmannschaften meiner eigenen Söhne.

Die vielen Jahre der Arbeit mit Kindern haben mich gelehrt, dass *alle* Kinder lebhafte, interessante Aktivitäten mögen. Alle wollen mitmachen und Spaß haben – doch einige machen nicht mit. Warum nicht? Machen sie nicht mit, weil sie nicht mitmachen *wollen* – oder weil sie nicht mitmachen *können*?

Als ich anfing, in der Vorschule zu unterrichten, waren mir die Kinder, die nicht mitmachten, ein Rätsel. Warum, fragte ich mich, waren diese Kinder so schwer zu erreichen? Warum waren sie so aufgelöst, wenn es daran ging, an einer Spaß machenden Aktivität teilzunehmen?

Warum rannte Andrew an den Wänden des Klassenzimmers entlang, während seine Mitvorschüler auf dem Teppich saßen und „The Wheels on the Bus" sangen?

Warum klopfte Ben auf seine Schultern, obwohl die musikalische Anweisung lautete, auf die Knie zu klopfen?

Warum warf Alice sich auf den Bauch und gab vor, „zu müde" zu sein, um sich aufzusetzen und zwei Rhythmusstöcke aneinanderzuschlagen?

Anfangs habe ich mich über diese Kinder geärgert. Sie sorgten dafür, dass ich das Gefühl hatte, eine schlechte Lehrerin zu sein. Zudem sorgten sie dafür, dass ich das Gefühl hatte, ein schlechter Mensch zu sein, wenn ihre Unaufmerksamkeit oder ihr störendes Verhalten mich dazu brachten, negativ zu reagieren. Tatsächlich ließ ich mich bei einer bedauerlichen Gelegenheit dazu hinreißen, ein Kind zurechtzuweisen und ihm zu sagen, dass es einfach ungezogen sei, sich abzuwenden und sich die Ohren zuzuhalten, wenn ich Gitarre spielte. Als ich an jenem Tag nach Hause kam, habe ich geweint.

Jeden Abend dachte ich über diese Kinder nach, während ich das Abendessen zubereitete oder mich mit meinen Söhnen befasste. Ich wusste nicht, wie ich mit ihnen umgehen sollte. Sie hatten keine diagnostizierten besonderen Bedürfnisse. Sie waren weder ungeliebt noch benachteiligt. Einige schienen sich mit Absicht schlecht zu benehmen, indem sie zum Beispiel einen Fuß ausstreckten, damit ein Mitvorschüler darüber stolperte, während andere nur ziel- und teilnahmslos wirkten. Ihr Verhalten ließ sich kaum konkret bestimmen, abgesehen davon, dass sie allesamt nicht in der Lage waren, sich an Aktivitäten zu erfreuen, die Kindern normalerweise Spaß machen.

Ich war nicht die Einzige, die ratlos war. Karen Strimple, die Direktorin der St. Columba's Nursery School, und die anderen Lehrerinnen und Lehrer standen bei den gleichen Kindern vor demselben Rätsel. Die Eltern der betroffenen Kinder machten sich oft Sorgen, vor allem wenn sie deren Verhalten mit dem ihrer anderen, „normaleren" Kinder verglichen. Und wenn schon die sich um sie kümmernden Eltern und Lehrer frustriert waren – wie mussten sich diese Kinder erst selber fühlen?

Sie fühlten sich wie Versager.

Und wir Lehrer hatten das Gefühl, sie im Stich zu lassen.

Wir wussten, dass wir es besser machen konnten. Immerhin hatte die St. Columba's Nursery School seit den 1970er-Jahren etliche Kinder mit speziellen Bedürfnissen aufgenommen. Und wir erzielten mit diesen Kindern sehr gute Erfolge. Warum waren wir weniger erfolgreich darin, bestimmte „normale" Kinder zu unterrichten, die unter subtilen, nicht identifizierten Problemen litten? Wir wollten es herausfinden.

Die Antwort lieferte die zugelassene und pädiatrische Ergotherapeutin Dr. Lynn A. Balzer-Martin, deren Kinder an der St. Columba's Nursery School unterrichtet wurden. Lynn war an unserer Vorschule im Rahmen unseres Programms der Aufnahme von Kindern mit speziellen Bedürfnissen – heute Inklusion genannt – seit den 1970er-Jahren pädagogische Beraterin. Ihre Arbeit bestand vor allem darin, bei kleinen Kindern mit Lern- und Verhaltensproblemen, die von einer neurologischen Störung herrührten – damals Dysfunktion der sensorischen Integration genannt –, eine Diagnose zu stellen und diese zu behandeln.

Die Ergotherapeutin Dr. A. Jean Ayres war die Pionierin, die das Problem zum ersten Mal beschrieb. In der Mitte des zwanzigsten Jahrhunderts entwickelte Dr. Ayres die Theorie der Dysfunktion der sensorischen Integration und leitete andere Ergotherapeuten an, Behandlungsstrategien zu entwickeln. Ihr Buch *Sensory Integration and the Child* (Deutsch: *Bausteine der kindlichen Entwicklung: Die Bedeutung der Integration der Sinne für die Entwicklung des Kindes*) liefert eine umfassende Erklärung für dieses missverstandene Problem, und jeder, der sich hier für Details interessiert, sollte es unbedingt lesen.

Die Dysfunktion der sensorischen Integration (auch sensorische Verarbeitungsstörung oder sensorische Integrationsstörung, kurz SI-Störung, genannt) ist an sich nichts Neues. Es ist nur eine neue Bezeichnung für ein altes Problem.

Eine sensorische Verarbeitungsstörung kann eine große Vielzahl von Symptomen verursachen. Wenn das zentrale Nervensystem nicht in der Lage ist, sensorische Informationen richtig zu verarbeiten, fällt es betroffenen Kindern schwer, in ihrem Lebensalltag zurechtzukommen. Sie können vom äußeren Erscheinungsbild her gut aussehen und sehr intelligent sein, aber zugleich ungeschickt und tollpatschig, ängstlich und in sich gekehrt oder abweisend und aggressiv sein. Eine sensorische Verarbeitungsstörung kann sich nicht nur darauf auswirken, wie betroffene Kinder sich bewegen und wie sie lernen, sondern auch darauf, wie sie sich verhalten, wie sie spielen und Freundschaften schließen und vor allem darauf, wie sie sich fühlen und sich selbst empfinden.

Vielen Eltern, Erziehern, Ärzten und Fachleuten für psychische Erkrankungen fällt es schwer, eine sensorische Verarbeitungsstörung zu erkennen und zu diagnostizieren. Wenn sie dieses Problem nicht erkennen, führen sie das Verhalten eines Kindes, sein mangelndes Selbstwertgefühl oder seine Abneigung, an ganz normalen Dingen teilzunehmen, die Kindern Spaß machen, möglicherweise auf Hyperaktivität, Lernstörungen oder emotionale Probleme zurück. Ohne über spezielle Kenntnisse über das Problem einer sensorischen Verarbeitungsstörung zu verfügen, verstehen nur wenige Menschen, dass ein verstörendes Verhalten auf ein schlecht funktionierendes Nervensystem zurückzuführen sein kann.

Dr. Lynn Balzer-Martin war wie andere, die Dr. Ayres' Werk studiert hatten, darin geschult, sensorische Probleme zu erkennen und zu behandeln. Was ihr zusehends Sorgen bereitete, war, dass die meisten Kinder erst zu ihr geschickt wurden, nachdem sie in der Schule oder zu Hause längst Probleme entwickelt hatten, und somit bereits sechs, sieben oder acht Jahre alt waren, als sie ihre Diagnose stellen konnte. Dabei war sie darauf bedacht, schon in einem früheren Alter zu erkennen, ob ein Kind unter einer sensorischen Verarbeitungsstörung litt, weil das Gehirn am empfänglichsten für Veränderungen ist, wenn es sich noch in der Entwicklung befindet.

Vorschulkinder, deren Nervensystem sich noch in der Entwicklung befindet, haben eine gute Chance, von einer therapeutischen Behandlung zu profitieren. Lynn wusste, dass Kinder, bei denen schon im Alter von drei, vier oder fünf Jahren eine sensorische Verarbeitungsstörung diagnostiziert wird, eine individualisierte Behandlung erhalten können, die dafür sorgen kann, späteren sozialen Problemen und Lernschwierigkeiten vorzubeugen.

Die Herausforderung bestand darin, eine Möglichkeit zu finden, bereits bei Vorschulkindern zu erkennen, ob diese unter einer sensorischen Verarbeitungsstörung litten, weil die bisherigen verfügbaren Standardtests für diese kleinen Kinder ungeeignet waren. Lynn hatte die Idee, ein schnelles, effektives Testverfahren zu entwickeln, um schon bei sehr kleinen Kindern feststellen zu können, ob sie über die neurologischen Grundlagen verfügen, später ihr Alltagsleben gut bewältigen und sich in die Gesellschaft integrieren zu können. Sie fragte uns, ob wir an so einem Testverfahren interessiert wären.

Und ob wir interessiert waren!

Auf diese Weise kam alles zusammen. Wir wollten mehr über unsere Vorschüler erfahren, die uns Sorgen bereiteten. Und Lynn wollte ihre Idee mit dem Testverfahren ausprobieren. Die Katharine-P.-Maduxx-Stifung, die bereits unser als Aushängeschild dienendes Inklusions-Projekt finanzierte, animierte uns dazu, weitere Projekte umzusetzen, die darauf ausgerichtet sein sollten, die physische, psychische und emotionale Gesundheit von Kindern und ihren Familien zu verbessern.

Lucys Absicht war es, uns zunächst zum Thema sensorische Verarbeitung zu schulen und dann mit unserer Hilfe ein für den Entwicklungsstand von Vorschulkindern geeignetes Testverfahren zu entwickeln.

Die Teilnahme an dem Testverfahren sollte den Kindern Spaß machen. Es sollte so einfach sein, dass viele Vorschulen es ebenfalls einführen konnten. Außerdem sollte es schnell durchgeführt werden können, aber aussagekräftig genug sein und es Erziehern ermöglichen, bei kleinen Kindern zwischen einer zugrunde liegenden Unreife und einer möglicherweise vorliegenden sensorischen Verarbeitungsstörung zu unterscheiden.

Vor allem aber sollte das Testverfahren Daten liefern, die die Eltern betroffener Kinder dazu anhielten, möglichst früh einen geeigneten Experten aufzusuchen, um ihr Kind behandeln zu lassen (zum Beispiel einen Ergotherapeuten, einen Physiotherapeuten, einen Sprachtherapeuten oder einen Logopäden). Das Ziel einer frühen Behandlung ist es, betroffenen Kindern dabei zu helfen, in der Schule und zu Hause im Lebensalltag besser – ja, sogar sehr gut – zurechtzukommen.

Im Jahr 1987 führte Lynn an der St. Columba's Nursery School, unterstützt von der Schulgemeinschaft, ein Testverfahren ein, dem sich alle 130 Vorschüler einmal im Jahr unterzogen.[1] Wir begannen dafür zu sorgen, dass Kinder, bei denen wir eine sensorische Verarbeitungsstörung erkannt hatten, eine Therapie erhielten. Und wir sahen sofortige erfreuliche Resultate: die Fähigkeiten dieser Kinder begannen sich zu verbessern.

Unter Lynns Anleitung studierte und lernte ich über dieses Thema so viel wie nur irgend möglich. Ich lernte, die Kinder selber zu testen und Daten zusammenzustellen, die von Lehrern und Eltern stammten oder auf meinen eigenen Beobachtungen basierten. Und ich lernte, das merkwürdige Verhalten, das einige Kinder an den Tag legten, zu verstehen.

Mit meinem zunehmenden Wissen verbesserten sich auch meine pädagogischen Fähigkeiten. Ich begann, meinen Kollegen dabei zu helfen zu verstehen, warum diese Kinder aus der Reihe tanzten. Ich gab in anderen Vorschulen und Grundschulen Kurse, die das Ziel hatten, die Erzieher und Lehrer darin zu schulen, Anzeichen für das Vorliegen dieses subtilen Problems zu erkennen. Ich führte in meinem Unterricht Aktivitäten ein, die die sensomotorische Entwicklung *aller* Kinder förderten.

Und ich freute mich über die Fortschritte, die Kinder wie Andrew, Ben und Alice ziemlich schnell machten, nachdem sie mit der Ergotherapie begonnen hatten. Es war erstaunlich mit anzusehen, wie sie sich, als sich ihre sensomotorischen Fähigkeiten verbesserten, entspannten, sich besser konzentrierten und anfingen, Freude an der Vorschule zu finden. Wenn ich jetzt am Ende des Tages nach Hause kam, weinte ich nicht – ich jubelte innerlich!

Während mein Sachwissen wuchs, lernte ich, dass es Zeit und Geschick erfordert, Eltern betroffener Kinder zu erklären, was es mit einer sensorischen Verarbeitungsstörung auf sich hat. Wenn sich bei Kindern, die unser Testverfahren durchliefen, deutliche Anzeichen dafür zeigten, dass sie an einer sensorischen Verarbeitungsstörung litten, luden Karen und ich die Eltern in die Vorschule ein und hielten sie dazu an, ihr Kind im Unterricht und auf dem Schulhof zu beobachten. Dann setzten wir uns zusammen und besprachen unsere Beobachtungen.

Hierbei erklärten wir ihnen, dass es sich bei dem, was wir an ihrem Kind beobachtet hatten, um sensorische Verarbeitungsstörungen handelte, und zeigten ihnen zudem, dass man das Problem behandeln könne. Dabei wiesen wir sie darauf hin, dass sich bei älteren Kindern und sogar noch bei Erwachsenen Verbesserungen einstellen, wenn sie sich einer Behandlung unterziehen – dass eine möglichst frühe Behandlung jedoch die besten Resultate bewirkt. Wir versuchten, den Eltern die Ängste zu nehmen, indem wir ihnen versicherten, dass ihr Kind nicht unter einer geistigen Beeinträchtigung leide oder sie unzureichende Eltern seien.

Uns war klar, dass diese Information bei den Eltern unvermeidlich Ängste, Fragen und Missverständnisse auslösen würde. Oft suchten sie umgehend ihren Kinderarzt auf, der das Problem, weil er mit einer sensorischen Verarbeitungsstörung nicht vertraut war, fälschlicherweise als eine Sache abtat, aus der das Kind schon herauswachsen werde.

Es war uns bewusst, dass wir mehr Fragen aufwarfen, als man in einer halbstündigen Besprechung beantworten konnte.

Und so entstand dieses Buch, um Eltern, Lehrern und anderen Nicht-Ergotherapeuten, für die dieses Thema Neuland ist, zu erklären, was es mit sensorischer Verarbeitung und ihrem Gegenstück, einer sensorischen Verarbeitungsstörung, auf sich hat. Diese dritte Auflage enthält aktualisierte Informationen, die auch für diejenigen hilfreich sein können, die bereits Erfahrung damit haben, sich um Kinder mit anderen, deutlicher erkennbaren Beeinträchtigungen zu kümmern; denn bei vielen dieser Beeinträchtigungen gibt es Überschneidungen mit einer sensorischen Verarbeitungsstörung.

Ich habe mich bemüht, die Erklärungen leserfreundlich zu gestalten. Diese Erklärungen werden Sie an Begriffe erinnern oder Sie mit Begriffen vertraut machen, die normalerweise Experten verwenden, die sich mit der kindlichen Entwicklung befassen – Begriffe, die Sie kennen müssen.

Der Ansatz dieses Buches entspricht in etwa dem eines „Lehrers“ oder einer „Lehrerin“, die den Lesern etwas beibringen wollen, und mag hier und da von einer klinischen oder forschungsorientierten Sichtweise abweichen. Das Verständnis dafür, was eine sensorische Verarbeitungsstörung bedeutet, wird es Ihnen ermöglichen, Ihr Kind (oder Ihren Vorschüler oder Schüler) besser zu verstehen – und das ist der wichtigste Zweck, den dieses Buch erfüllen will. Auf diese Weise werden Sie darauf vorbereitet sein, dem Kind die Hilfe zu geben, die es benötigt, um so kompetent und selbstsicher zu sein wie nur irgend möglich.

Wie man dieses Buch verwendet

Unabhängig davon, ob bei Ihrem Kind eine Diagnose gestellt wurde oder nicht, wird dieses Buch Ihnen dabei helfen zu verstehen, was es mit sensorischen Verarbeitungsproblemen – die, wenn sie schwerwiegend sind, als sensorische Verarbeitungsstörung bezeichnet werden – auf sich hat, und damit umzugehen. Das Buch ist nicht nur für Eltern gedacht. Es richtet sich auch an Lehrer, Ärzte, Ergotherapeuten, Psychologen, Großeltern, Babysitter und andere, die sich um ein Kind mit sensorischen Verarbeitungsproblemen kümmern.

Als Vorschullehrerin habe ich gesehen, wie sich eine sensorische Verarbeitungsstörung bei betroffenen Kindern auswirkt. Ich habe Verhaltensweisen bemerkt, die Eltern, Kinderärzte und sogar Therapeuten nicht beobachten können, weil sie nicht die Gelegenheit dazu haben. Somit liefert das Buch, das aus der Perspektive einer Lehrerin geschrieben wurde, Einblicke, die ein Spezialist auf einem anderen Fachgebiet der kindlichen Entwicklung möglicherweise übersehen könnte.

Teil 1 enthält:

- Beispiele von vier Kindern, die unter einer sensorischen Verarbeitungsstörung leiden,
- einen Überblick über sensorische Verarbeitungsstörungen und wie diese das kindliche Verhalten beeinflussen,
- Checklisten zu Symptomen und charakteristischen Verhaltensweisen von betroffenen Kindern.

Ebenso geht es um mit der Verarbeitungsstörung einhergehende Probleme und ähnliche Diagnosen, eine Einführung in eine gesunde neurologische

Entwicklung sowie eine Einführung, wie die grundlegenden Sinne funktionieren, wie sie das tägliche Leben beeinflussen und was passiert, wenn sie nicht richtig arbeiten. Am Ende dieses ersten Teiles stehen Beispiele für unterschiedliche Reaktionen von Kindern mit und ohne eine effiziente, richtig funktionierende sensorische Verarbeitung und die Hoffnung, dass eine Lösung für Herausforderungen, die Ihr Kind bewältigen muss, bereitsteht.

Teil 2 enthält:

- Kriterien und Hinweise dazu, wie man eine Diagnose erhält und an eine Behandlung kommt,
- Beispiele für selbst zu erstellende Diagramme, um das Verhalten Ihres Kindes zu dokumentieren,
- Ratschläge zum Führen eines Protokolls.

Zudem finden Sie eine Darstellung, wie Ergotherapie hilft, und einen Blick auf andere Therapien, genauso wie Vorschläge für die Bereicherung des Lebens mit Sinneseindrücken, die dazu beitragen, die Fähigkeiten Ihres Kindes zu Hause zu verbessern. Sie erhalten Anregungen, wie Sie Lehrern dabei helfen können, Ihr Kind in der Schule zu unterstützen, Bewältigungstechniken, die Ihnen helfen sollen, mit den Emotionen Ihres Kindes klarzukommen und das Familienleben zu verbessern, sowie Aufmunterung und Rat. Sie und Ihr Kind sind nicht allein!

Am Ende des Buches befinden sich drei Anhänge: ein Musterfragebogen zur sensomotorischen Anamnese des Kindes für Eltern kleiner Kinder, der sensorische Verarbeitungsapparat (eine Erklärung der Rolle des zentralen Nervensystems) und Dr. Ayres' vier Stadien der sensorischen Integration. Ebenfalls finden Sie am Ende Anmerkungen sowie Literaturangaben zu Büchern, die beim Verfassen dieser Ausgabe verwendet wurden, deren Lektüre sich lohnt. Dazu erhalten Sie wertvolle Informationen über Organisationen, Unterstützung und Hilfsmittel, ein Glossar und einen Index.

Lesen Sie das Buch von vorne bis hinten durch, um sich ein umfassendes Bild darüber zu machen, was es mit einer sensorischen Verarbeitungsstörung auf sich hat. Verwenden Sie es als Nachschlagewerk, um Ihre Kenntnisse über einen bestimmten Bereich sensorischer Verarbeitungsstörungen aufzufrischen. Nutzen Sie es, mit einem Stift in der Hand, als Arbeitsbuch. Halten Sie es als Aufgaben- oder Aktivitätenbuch griffbereit. Verwenden Sie es, um mehr über Ihr Kind zu erfahren – und vielleicht auch über Sie selbst.

Ein Wort über Wörter

In der englischen Originalausgabe dieses Buches wird die Abkürzung „SPD“ verwendet, was der im Deutschen gängigen Bezeichnung „Sensorische Integrations- bzw. sensorische Verarbeitungsstörung“ entspricht. „S“ steht für *Sensory* (sensorisch), „P“ für *Processing* (Verarbeitung) und das „D“ steht für … *Dysfunction* (Dysfunktion)? *Disorder* (Störung)? *Delays* (Verzögerungen)? *Deficits* (Defizite)? *Disabilities* (Beeinträchtigungen)? *Difficulties* (Schwierigkeiten)? *Dimensions* (Dimensionen)? *Diversity* (Diversität)? *Differences* (Unterschiede)? Suchen Sie es sich aus!

Zur Erklärung …

Die verstorbene Ergotherapeutin Dr. A. Jean Ayres war die Erste, die sensorische Probleme als das Resultat einer unzureichenden neurologischen Verarbeitung beschrieb. In der Mitte des 20. Jahrhunderts entwickelte sie eine Theorie der sensorischen Integration und lehrte andere Ergotherapeuten, wie „sensorische Integrationsprobleme“, die sie auch als „Dysfunktionen“ oder „Störungen“ bezeichnete, zu beurteilen sind.[2]

Viele brillante Ergotherapeuten – Kollegen und Schüler von Dr. Ayres – setzten ihre Arbeit fort. Sie verwendeten verschiedene Bezeichnungen, zum Beispiel „Sensorisch-integrative Dysfunktion“ oder „S. I.-Dysfunktion“, gelegentlich anstelle der langen Bezeichnung auch die Abkürzung „SID“. Dies war jedoch ein Problem, weil SIDS im Amerikanischen die Abkürzung für „Sudden Infant Death Syndrome“ – „plötzlicher Kindstod“ – ist. Um Verwechslungen zu vermeiden, wurde eine Zeit lang der Begriff „Dysfunktion der sensorischen Integration“, abgekürzt „DSI“, verwendet. Beim US-amerikanischen Berufsverband der Ergotherapeuten findet man den Begriff „sensorische Integrations- und Verarbeitungsschwierigkeiten.“

Einige Therapeuten ziehen es vor, ihre Behandlung „Ayres' Sensorische Integrationstherapie" zu nennen.[3]

Im Jahr 1998 erschien die erste Auflage dieses Buches. Der Untertitel lautete *Recognizing and Coping with Sensory Integration Dysfunction*, weil diese Bezeichnung zu jener Zeit gängig war.

„Dysfunktion" klingt jedoch negativ. Die Tatsache, dass ein Kind nie die Füße vom Boden hebt oder immer bis zu den Achseln im Matsch steckt, bedeutet nicht, dass das Kind unnormal oder krank ist.

Zum Wohle des Kindes ist die Verwendung einheitlicher Begriffe sehr wichtig, damit Ergotherapeuten, Ärzte, anderes medizinisches Fachpersonal, Eltern, Erzieher und Versicherungsunternehmen einander verstehen und sich auf eine Diagnose und eine geeignete Behandlung einigen können. Deshalb schlug eine von Dr. Lucy Jane Miller geleitete Gruppe unter Rückgriff auf die ursprünglichen Konzepte von Dr. Ayres vor, die Terminologie abzuklären.[4]

Ihr (teilweise erreichtes) Ziel war, dass die Erkrankung anerkannt und in die fünfte Auflage des *Diagnostic and Statistical Manual of Mental Disorders, DSM-5*, aufgenommen wird, damit Kinder, die unter sensorischen Verarbeitungsproblemen leiden, eine Beurteilung ihres Problems und eine Diagnose erhalten können. [Das DSM, „Diagnostischer und statistischer Leitfaden psychischer Störungen" ist das führende psychiatrische Klassifikationssystem in den USA und spielt dort eine zentrale Rolle bei der Definition von psychischen Erkrankungen, Anm. d. Verlags.] Bei der Klassifizierung ist „Sensorische Integrations- bzw. sensorische Verarbeitungsstörung" der Oberbegriff, dem drei diagnosebezogene Gruppen zugeordnet sind – sensorische Modulationsstörung, sensorische Diskriminationsstörung und sensorisch basierte Motorikstörung sowie deren Untertypen.

Im Jahr 2005 wurde die zweite Auflage dieses Buches veröffentlicht. Der Untertitel lautete *Recognizing and Coping with Sensory Processing Disorder*, weil diese Bezeichnung zu jener Zeit gängig war.

Doch „Störung" (*Disorder*) ist nicht das richtige Wort. Solange keine Symptome diagnostiziert werden, die die Fähigkeit eines Kindes oder eines Erwachsenen beeinträchtigen, im alltäglichen Leben gut zurechtzukommen, wird eine atypische sensorische Verarbeitung nicht als Störung angesehen. Störungen sind Anzeichen für das Vorliegen einer Krankheit oder für einen beeinträchtigten Gesundheitszustand wie zum Beispiel Angstzustände, Depressionen oder ADHS. Bei vielen Kindern mit sensorischen Verarbeitungsproblemen ist das Wort „Störung“ nicht zutreffend.

Da der wissenschaftliche Erkenntnisstand sich kontinuierlich weiterentwickelt, zieht man derzeit die Einführung neuer Begriffe in Erwägung. So schlagen Dr. Miller und Kollegen die Verwendung einer dimensionalen Herangehensweise vor. Im Rahmen eines neuen Diagnoseverfahrens, der *Sensory Processing Three Dimensions Scale, kurz SP-3D* (Drei-Dimensionen-Skala der sensorischen Verarbeitung), messen sie das Vorliegen einer Abweichung der sensorischen Verarbeitung entlang einer kontinuierlichen Skala, die von „leicht“ bis „schwer“ reicht.[5]

Im richtigen Kontext passt der Begriff „Dimensionen“. Das Gleiche gilt für die anderen „D“-Wörter, die im ersten Absatz dieses Kapitels genannt wurden.

2022 ist die dritte Auflage dieses Buches erschienen. Der Untertitel lautet *Understanding and Coping with Sensory Processing Differences*. Der Begriff „Differenzen“ besagt, dass jeder Mensch Empfindungen in einer einzigartigen Weise verarbeitet – ein Konzept, das bei jedem Menschen angewendet werden kann.

[Anm. d. Verlags: Die vorliegende, erste deutsche Ausgabe dieses Klassikers der Fachliteratur basiert auf der aktualisierten englischen Originalausgabe von 2022 und enthält Ergänzungen bezüglich der Situation im deutschsprachigen Raum.]

Teil 1

SENSORISCHE VERARBEITUNGS-STÖRUNGEN ERKENNEN

Kapitel 1

Vier Kinder mit sensorischen Verarbeitungsstörungen zu Hause und in der Schule

Hinweis: Leichte sensorische Verarbeitungsprobleme sind „Abweichungen" (Englisch „differences"). Stärker ausgeprägte sensorische Verarbeitungsprobleme sind „Schwierigkeiten" (Englisch „difficulties"), schwere Probleme dagegen „Störungen" (Englisch „disorder"). In diesem Buch werden alle drei Formen als sensorische Verarbeitungsprobleme bzw. -störungen bezeichnet. (Siehe das Kapitel „Ein Wort über Wörter", auf Seite 15).

Bestimmt kennen Sie ein Kind, das überempfindlich, ungeschickt, pingelig oder zappelig ist oder irgendwie aus dem Takt geraten zu sein scheint. Dieses Kind kann Ihr Sohn, Ihre Tochter, Ihr Schüler, Ihre Schülerin, ein Mitglied Ihrer Pfadfindergruppe, Ihr Neffe, Ihre Nichte oder ein Kind aus der Nachbarschaft sein – oder das Kind, das Sie selber einmal gewesen sind.

Bei diesem Kind mag es zu Abweichungen, Schwierigkeiten oder Störungen bei der sensorischen Verarbeitung kommen, ein verbreitetes, jedoch verkanntes Problem, das sich auf das Verhalten des Kindes auswirkt und die Art und Weise beeinflusst, wie es sich bewegt, lernt, kommuniziert, sich im Umgang mit anderen Menschen verhält und wie es sich selbst wahrnimmt. Eine sensorische Verarbeitungsstörung tritt möglicherweise alleine auf oder wird von anderen physischen, kognitiven, sprachlichen, sozialen und emotionalen Problemen begleitet.

Um zu veranschaulichen, wie sich eine sensorische Verarbeitungsstörung äußern kann, werden im Folgenden Fallbeispiele von vier Kindern vorgestellt, die unter einer sensorischen Verarbeitungsstörung leiden, sowie von deren Eltern, die sich alle Mühe geben, diese Kinder großzuziehen. Vielleicht kommen Ihnen beim Lesen dieser Fallbeispiele einige Dinge bekannt vor, weil Sie sie bei dem Kind, das sie kennen, auch beobachtet haben.

Unabhängig davon, ob die sensorischen Verarbeitungsstörungen leicht oder schwer sind, benötigt das Kind, das unter einer solchen Störung leidet, Verständnis und Unterstützung, denn kein Kind ist alleine in der Lage, die Schwierigkeiten zu überwinden.

Tommy

Tommy ist das einzige Kind seiner hingebungsvollen Eltern. Sie haben lange auf das Kind gewartet und sich sehr auf seine Geburt gefreut. Und als ihr Sohn schließlich auf die Welt kam, hatten sie eine Menge zu tun.

Am Tag nach seiner Geburt hielt Tommy auf der Neugeborenenstation im Krankenhaus alle anderen Säuglinge wach. Als er nach Hause kam, schlief er nur selten eine Nacht durch. Obwohl er gestillt wurde und schnell wuchs, lehnte er die Einführung fester Nahrung hartnäckig ab und protestierte entschieden dagegen, abgestillt zu werden. Er schmuste nicht gerne, sondern schien körperliche Nähe regelrecht zu verabscheuen. Er war ein sehr quengeliges Baby.

Heute ist Tommy ein quengeliger Dreijähriger. Er schreit, weil seine Schuhe zu eng oder seine Socken zu groß sind. Er reißt sie sich von den Füßen und wirft sie weg.

Um einem Wutanfall vorzubeugen, lässt seine Mutter ihn mit Hausschuhen in die Vorschule gehen. Aber inzwischen weiß sie, dass es, wenn es nicht seine Schuhe oder seine Socken sind, unvermeidlich etwas anderes geben wird, das ihn im Laufe des Tages verstimmt.

Seine Eltern geben sich alle Mühe, aber es fällt ihnen schwer, ihr gesundes, hübsches Kind zufriedenzustellen. Alles macht ihm Angst oder sorgt dafür, dass es sich schlecht fühlt. Seine Antwort an die Welt ist: „Nein!“

Tommy hasst den Spielplatz, den Strand und die Badewanne. Er weigert sich, eine Mütze aufzusetzen oder Handschuhe zu tragen – sogar an eiskalten Tagen. Es ist immer wieder eine schwierige Aufgabe, ihn dazu zu bringen, etwas zu essen.

Verabredungen mit anderen Kindern zu organisieren, ist ein Albtraum. Friseurbesuche sind eine einzige Katastrophe. Wo auch immer sie hingehen, wenden sich die Leute ab oder starren sie an.

Seine Vorschullehrerin berichtet, dass er Malen und andere Aktivitäten, bei denen man sich schmutzig machen kann, meidet. Wenn Geschichten erzählt werden, zappelt er herum und passt nicht auf. Er schlägt ohne ersichtlichen Grund nach seinen Vorschulklassenkameraden. Doch er ist der beste Klötzchenbauer der Welt, wenn er nicht von anderen Kindern umdrängt wird.

Tommys Kinderarzt sagt seinen Eltern, dass mit ihm alles in Ordnung sei, weshalb sie sich keine Sorgen zu machen bräuchten und ihn einfach heranwachsen lassen sollten. Seine Großeltern meinen, er sei verwöhnt und müsse strenger erzogen werden. Freunde der Eltern schlagen diesen vor, ohne ihn in den Urlaub zu fahren.

Tommys Eltern fragen sich, ob es klug ist, sich seinen Launen zu beugen, aber es ist die einzige Methode, die funktioniert. Sie sind erschöpft, frustriert und gestresst. Sie können nicht verstehen, warum er so anders ist als alle anderen Kinder.

Vicki

Die süße Vicki, eine pummelige Erstklässlerin, ist oft wie benommen. Ihre Reaktion auf die um sie herum pulsierende Welt scheint zu sein: „Moment mal, wie bitte?“ Sie sieht offenbar nicht, wo sie entlanggeht, weshalb sie ständig gegen Möbel stößt, und scheint zwei linke Beine zu haben. Wenn sie stürzt, ist sie zu langsam, um den Fuß oder die Hand auszustrecken, um den Sturz abzufangen. Auch ganz normale Geräusche scheint sie nicht zu hören. Andere Sechsjährige mögen den Sinn dafür entwickelt haben, beim Hören bestimmter Geräusche stehen zu bleiben, sich umzusehen und genau zu lauschen, aber Vicki ist anders. Sie benötigt einen sehr viel größeren Input an Sinneseindrücken, um zu erfassen, worum es geht, und diese Eindrücke zu verarbeiten und sich entsprechend zu verhalten.

Außerdem ist Vicki schnell erschöpft. Ein Familienausflug oder ein Besuch auf dem Spielplatz ermüden sie schnell. Wenn ihr so eine Unternehmung vorgeschlagen wird, sagt sie seufzend: „Geht ihr. Ich habe keine Lust. Ich bin zu kaputt."

Aufgrund ihrer Antriebslosigkeit ist es für ihre Eltern immer wieder eine mühselige Herausforderung, sie dazu zu bringen, aus dem Bett zu kommen, sich ihre Jacke anzuziehen und sie ins Auto zu bugsieren. Sie braucht lange, um einfache, alltägliche Bewegungen auszuführen. Es ist in jeder Situation so, als würde sie fragen: „Was hat diese Empfindung zu bedeuten? Wie soll ich darauf reagieren, und was soll ich damit anfangen?"

Trotzdem will sie eine Ballerina werden, wenn sie groß ist. Sie setzt sich jeden Tag vor den Fernseher und sieht sich ihren Lieblingsfilm an, das Märchen-Ballett *Der Nussknacker*. Wenn die von ihr geliebte Zuckerfee mit ihrem berühmten Tanz beginnt, steht sie auf, um sie tänzerisch zu begleiten. Doch ihre Bewegungen passen weder zum musikalischen Rhythmus noch zum Tempo. Ihre Gehör-Körper-Koordination ist nicht ihre Stärke.

Vicki hat darum gebettelt, Ballettunterricht zu bekommen, aber sie tut sich ziemlich schwer damit. Sie liebt ihr lila Tutu, kann jedoch nicht zwischen oben und unten des Ballettkleids unterscheiden und benötigt Hilfe beim Anziehen. Sobald sie ihren Tüllrock und ihren Haarreif angelegt hat und in ihre Ballettschuhe geschlüpft ist, plumpst sie auf den Boden. Sie hat keine Ahnung, wie sie bei einem Plié das Knie beugen oder bei einer Arabesque das Bein strecken soll. In der Tanzschule bekommt Vicki normalerweise kalte Füße und klammert sich wie eine Klette an das Bein ihrer Mutter.

Vickis Eltern sind sich nicht einig darüber, wie sie am besten mit ihrer Tochter umgehen sollen. Ihr Vater hebt sie vom Boden auf und befördert sie einfach dorthin, wo sie hinsoll – ins Bett, ins Auto oder auf den Stuhl. Er zieht sie auch an, weil es ihr schwerfällt, ihre Arme und Beine so zu positionieren, dass sie in die Kleidungsstücke hineinkommt. Er nennt sie seine „kleine Nudel".

Vickis Mutter hingegen glaubt, dass Vicki nie lernen wird, sich mit Selbstvertrauen zu bewegen, geschweige denn, eine Ballerina zu werden, wenn sie nicht in der Lage ist, selbstständig zu sein. Ihre Mutter sagt: „Ich glaube, wenn ich sie lassen würde, würde sie den ganzen Tag an einem Ort verharren und sich nicht von der Stelle rühren."

Obwohl es Vicki an Antrieb mangelt und sie definitiv nicht von allein in Schwung kommt, gibt es doch bestimmte Arten von Bewegungen, die sie auf Trab bringen. Wenn sie sich in ungewohnte Positionen begibt, wird sie lebhafter – zum Beispiel schaukelt sie auf allen Vieren vor und zurück, lässt sich kopfüber von der Bettkante herunterhängen oder schaukelt auf dem Bauch hin und her. Sie kann zwar auf einer Schaukel noch nicht selber in Schwung kommen, liebt es jedoch, lange zu schaukeln, wenn sie auf der Spielplatzschaukel jemand zu Beginn angeschubst hat – und wenn sie fertig ist, ist ihr nie schwindelig, was bei anderen Kindern der Fall sein kann.

Von jemand *anderem* Anschwung zu bekommen, macht Vicki richtig Spaß, genauso wie selber etwas Schweres zu schieben. Manchmal packt Vicki ihren Puppenwagen mit Büchern voll und schiebt ihn durch das Haus. Sie schiebt freiwillig den Einkaufswagen und trägt Taschen ins Haus. Es macht ihr auch Spaß, ihre große Schwester in einem Wagen zu ziehen. Nachdem sie etwas Schweres geschoben oder gezogen hat, hat sie noch ungefähr eine halbe Stunde Energie und fällt dann zurück in ihre typische Lethargie.

In der Schule sitzt Vicki meistens nur herum. Ihre Lehrerin sagt: „Vicki fällt es schwer, Kontakte zu knüpfen und sich an Unterrichtsaktivitäten zu beteiligen. Es ist so, als ob ihre Akkus leer wären. Sie braucht immer eine Starthilfe, um in die Gänge zu kommen. Aber dann verliert sie schnell das Interesse und gibt leicht auf."

Vickis Verhalten ist ihren Eltern ein Rätsel. Ihre Erfahrungen mit ihren anderen beiden Kindern haben sie nicht darauf vorbereitet, mit Vickis Andersartigkeit fertigzuwerden.

Paul

Paul ist ein extrem schüchterner zehnjähriger Junge. Er bewegt sich unbeholfen, hat eine schlechte Körperhaltung und ein schlechtes Gleichgewichtsgefühl und fällt häufig hin. Er weiß nicht, wie man spielt, und wenn er mit anderen Kindern zusammen ist, guckt er meistens nur niedergeschlagen zu und geht weg. Am Sonntagnachmittag schlägt Pauls 12-jähriger Cousin Prescott ihm im Haus ihrer Großeltern vor, mit Murmeln zu spielen und mit einem Basketball Körbe zu werfen. Paul versucht es halbherzig, zuckt mit den Schultern und lässt es dann. „Ich kann das nicht", sagt er. „Und überhaupt, was soll das bringen?"

Paul geht nicht gerne in die Schule. Manchmal bittet er darum, zu Hause bleiben zu dürfen, und seine Eltern lassen ihn. Er sagt, dass er nicht in die Schule gehen möchte, weil er anders sei als all die anderen Kinder. Er sagt, dass er in nichts gut sei und alle über ihn lachen.

Pauls Lehrerin ist aufgefallen, dass er sich lange konzentrieren und überdurchschnittlich gut lesen kann. Sie wundert sich, dass ein Kind, das so viel mitzuteilen hat, wie gelähmt ist, wenn es einen Aufsatz schreiben soll. Zugegeben, seine Handschrift ist krakelig, die Seiten seines Hefts sind zerknittert und voller ausradierter Stellen. Er umfasst seine Stifte verkrampft, drückt sich beim Schreiben den Ellbogen gegen die Rippen und streckt die Zunge heraus. Und er rutscht oft vom Stuhl, wenn er sich intensiv aufs Schreiben konzentriert. Sie hofft, dass sich seine handschriftlichen Fähigkeiten durch zusätzliche Übung verbessern werden, und sagt, dass er sich nur besser organisieren muss, um sich mehr auf seine Aufgaben konzentrieren und sauberer arbeiten zu können.

Seine Eltern wundern sich, warum er in der Schule ein Außenseiter ist, denn er hat sich ihrem geruhsamen Lebensstil immer angepasst. Paul ist ein bescheidenes Kind, das nur selten Aufmerksamkeit sucht. Er kann stundenlang über seinen Baseballkarten sitzen, ganz und gar in sich gekehrt.

Pauls Eltern halten ihn für ein perfektes Kind. Sie sehen, dass er anders ist als andere Kinder, die laut und frech sind. Er macht nie Ärger, auch wenn er etwas tollpatschig ist, oft Geschirr fallen lässt und Spielzeug kaputt macht, das einfach zu handhaben ist. Aber schließlich sind seine Eltern auch etwas unbeholfen und deshalb zu dem Schluss gekommen, dass körperliche Fähigkeiten unwichtig sind. Sie sind froh, dass ihr Sohn ruhig und wohlerzogen ist und gerne liest, genau wie sie.

Doch irgendetwas steht ihm im Weg. Und seine Eltern haben keine Ahnung, was das sein könnte.

Sebastian

Sebastian, acht Jahre alt, zappelt immerzu herum. In der Schule blättert er ständig Bücher durch, spielt mit Stiften, klopft mit Linealen auf den Tisch und zerbricht Bleistifte.

Sebastian Augen zucken hin und her, seine Knie wippen, er klopft mit den Füßen auf den Boden und fummelt an seinen Ohrläppchen herum. Er kippt mit seinem Stuhl nach hinten und dann mit einem Ruck wieder nach vorne. Er rutscht auf seinem Stuhl herum, setzt sich auf die Füße und drückt sich die Knie an die Brust. Bei jeder sich bietenden Gelegenheit springt er von seinem Stuhl auf, um seinen Bleistift anzuspitzen oder ein zusammengeknülltes Stück Papier in den Papierkorb zu werfen.

Seine ununterbrochene Aktivität lenkt seine Klassenkameraden und seine Lehrer ab. Früher hatte er die Angewohnheit, das Band, an dem sein Hausschlüssel hing, um seinen Finger kreisen zu lassen. Einmal hat er es aus Versehen losgelassen, woraufhin es durch den ganzen Raum geflogen und gegen das Fenster gekracht ist. Seitdem übergibt er das Schlüsselband jeden Morgen seinem Lehrer, damit er damit niemanden ärgern und niemandem wehtun kann.

Jedes Kind sucht nach sensorischer Stimulation, aber Sebastians heftiges Verlangen nach Sinnesempfindungen ist anders. „Mehr, mehr, mehr!“ Er ist ein Kind, das „etwas anfassen muss“ und „sich bewegen muss“, auch wenn ihm aufgrund der Umstände klar sein sollte, dass der Zeitpunkt gerade unpassend ist, um etwas anzufassen oder sich zu bewegen.

Eines Tages bereitet die Lehrerin eine naturwissenschaftliche Unterrichtsstunde vor. Sie stellt Weißleim, Borax für die Waschmaschine und Wasser bereit – mit den Zutaten lässt sich eine Knetmasse herstellen. Sebastian ist interessiert, drückt sich in der Nähe herum und hüpft mit zuckenden Fingern von einem Fuß auf den anderen. Die Lehrerin meint: „Bitte fass nichts an, bevor die anderen Kinder auch da sind.“ Doch er langt nach vorne und stößt das Glas mit dem Leim um, der sich auf dem ganzen Tisch verteilt.

„Sebastian! Jetzt hast du schon wieder nicht aufgepasst!“, sagt die Lehrerin.

„Das wollte ich nicht!“, schreit Sebastian. Er schüttelt heftig den Kopf und springt auf und ab. „Mist“, jammert er, „immer kriege ich Ärger, warum bloß?“

„Oje“, klagt die Lehrerin und wischt den vergossenen Leim auf. „Was soll ich nur mit dir machen?“

Warum verhalten Tommy, Vicki, Paul und Sebastian sich so auffällig? Ihre Eltern, Lehrer und Kinderärzte haben keine Ahnung, was sie davon halten sollen.

Die Kinder leiden nicht unter festgestellten Beeinträchtigungen wie Autismus, Zerebralparese oder Sehstörungen. Bei ihnen scheint rundum alles in Ordnung zu sein: Sie sind gesund, intelligent und werden sehr geliebt. Trotzdem haben sie Probleme mit ihren grundlegenden Fähigkeiten, ihre Reaktionen auf ganz normale Situationen zu kontrollieren, ihre Handlungen zu planen und zu organisieren und ihr Aufmerksamkeitslevel und ihren Aktivitätsgrad zu beherrschen.

Ihr gemeinsames Problem ist, dass sie an einer sensorischen Verarbeitungsstörung leiden.

Kapitel 2

Leidet Ihr Kind unter einer sensorischen Verarbeitungsstörung?

Dieses auch für Laien verständlich geschriebene Kapitel über häufig auftretende Symptome bei einer vorliegenden Verarbeitungsstörung und mit diesen Symptomen verbundene Probleme kann Ihnen vielleicht dabei helfen festzustellen, ob Ihr Kind unter einer sensorischen Verarbeitungsstörung leidet. Wenn die Abweichungen im Hinblick auf die sensorische Verarbeitung bei Ihrem Kind auffällig sind, fällt es Ihnen vielleicht wie Schuppen von den Augen. Vielleicht erkennen Sie die Symptome sofort und sind erleichtert, zumindest endlich Antworten zu haben. Selbst wenn die Abweichungen nur mild ausgeprägt sind, können Ihnen die Informationen dabei helfen, neue Erkenntnisse darüber zu gewinnen, warum Ihr Kind sich so merkwürdig verhält.

Sensorische Verarbeitungsstörung: Eine kurze Definition

Eine sensorische Verarbeitungsstörung ist dadurch gekennzeichnet, dass Betroffene Schwierigkeiten dabei haben, durch die Sinne aufgenommene Informationen richtig zu empfangen, zu integrieren (also miteinander zu verbinden) oder zu verwenden, um im täglichen Leben problemlos zurechtzukommen. (Siehe das Kapitel „Ein Wort über Wörter“, Seite 15)

Die verstorbene Ergotherapeutin Dr. A. Jean Ayres war die Erste, die sensorische Verarbeitungsprobleme als Folge von Störungen im zentralen Nervensystem beschrieben hat. In der Mitte des 20. Jahrhunderts entwickelte sie eine Theorie der sensorischen Integration und leitete andere Ergotherapeuten an, Störungen der sensorischen Integration zu erkennen und zu beurteilen. In Kapitel 2 wird ausführlicher darauf eingegangen, was eine sensorische Verarbeitungsstörung bedeutet.

Wenn eine sensorische Verarbeitungsstörung nur leicht ausgeprägt ist, kann sie zu Verzögerungen bei bestimmten kindlichen Entwicklungsstadien führen, zum Beispiel dazu, dass ein betroffenes Kind später laufen lernt als die meisten anderen Kinder. In schweren Fällen beeinträchtigt sie signifikant die Entwicklung der Selbstkontrolle, der Bewegung, der Lern- und Sprachfähigkeit sowie die Entwicklung sozial-emotionaler Fähigkeiten. Eine sensorische Verarbeitungsstörung kann bereits in der Gebärmutter beginnen, sich im Säuglings- oder Kindesalter, während der Pubertät oder im Erwachsenenalter bemerkbar machen und besteht normerweise während des gesamten Lebens eines Betroffenen fort.

Im folgenden Schema sind drei diagnostische Gruppen und Subtypen aufgeführt, die auf der von Dr. Lucy Jane Miller, einer Schülerin von Dr. Ayres, und anderen geschätzten Ergotherapeuten vorgeschlagenen Terminologie basieren.[6] (Die Begriffe werden in Kapitel 4 erklärt.)

Subtypen der sensorischen Verarbeitungsstörung

Sensorische Modulationsstörung			**Sensorische Diskriminationsstörung**	**Sensorisch basierte Motorikstörung**	
A. Sensorische Überempfindlichkeit	B. Sensorische Unterempfindlichkeit	C. Sensorisches Verlangen	Berührung Bewegung Körperhaltung Sehen Hören Riechen Tasten Innere Organe	A. Posturale Störungen	B. Dyspraxie (Bewegungs- und Koordinationsprobleme)

Die sensorische Verarbeitung findet im zentralen Nervensystem statt, dessen „Verarbeitungszentrale“ das Gehirn ist. Wenn die Verarbeitung im Gehirn nicht richtig funktioniert, ist ein betroffenes Kind möglicherweise nicht in der Lage, sensorische Informationen wahrzunehmen, zu registrieren oder auf diese Informationen zu reagieren und sich in sinnvoller, beständiger Weise zu verhalten. Es kann Schwierigkeiten haben, sensorische Informationen zu verwenden, um darauf basierend Handlungen zu planen und auszuführen, deren Ausführung erforderlich ist. Das wiederum kann zum Beispiel zur Folge haben, dass es Lernschwierigkeiten hat.

Lernen ist ein weit gefasster Begriff. Eine Art des Lernens wird als „adaptives Verhalten“ bezeichnet, womit die Fähigkeit gemeint ist, auf neue Umstände zu reagieren und sein Verhalten entsprechend zu ändern und anzupassen, also zum Beispiel zu lernen, die Erwartungen verschiedener Lehrer zu erfüllen. Adaptives Verhalten (oder adaptives Reagieren) ist zielgerichtet und dient einem bestimmten Zweck.

Eine andere Art des Lernens ist das motorische Lernen, womit die Fähigkeit gemeint ist, immer komplexere Bewegungsfähigkeiten zu entwickeln, nachdem man gelernt hat, einfachere Bewegungen durchzuführen. Beispiele dafür sind zu lernen, einen Bleistift zu benutzen, nachdem man gelernt hat, mit einem Buntstift herumzukritzeln, oder zu lernen, einen Ball zu fangen, nachdem man gelernt hat, einen Ball zu werfen.

Eine dritte Art des Lernens ist das abstrakte Lernen beziehungsweise die „Kognition“. Das ist die Fähigkeit, konzeptionelle Fähigkeiten zu entwickeln, zum Beispiel Lesen und Rechnen oder die Fähigkeit, das heute Gelernte auf das gestern Gelernte anzuwenden.

Die Verknüpfung zwischen Gehirn und Verhalten ist sehr stark. Weil ein Kind mit einer sensorischen Verarbeitungsstörung ein schlecht organisiertes Gehirn hat, ist auch sein Verhalten in vielerlei Hinsicht schlecht organisiert. Seine Gesamtentwicklung ist gestört, und seine Beteiligung an typischen Kindheitserfahrungen und -erlebnissen ist schleppend, zögerlich oder unbeholfen. Für ein Kind mit einer sensorischen Verarbeitungsstörung kann die Bewältigung normaler Aufgaben und das Reagieren auf alltägliche Ereignisse eine gewaltige Herausforderung sein.

Dass ein betroffenes Kind unfähig ist, problemlos durch den Tag zu kommen, liegt nicht daran, dass das Kind nicht will, sondern daran, dass es nicht kann.

Wie eine ineffiziente sensorische Verarbeitung zu ineffizientem Lernen führt

Ihr Kind zieht die Katze am Schwanz, die Katze faucht, macht den Rücken rund und stößt kurz und heftig feuchte Luft aus. Normalerweise lernt ein Kind durch Erfahrung, so etwas Erschreckendes nicht noch einmal erleben zu wollen. Es lernt also, in Zukunft vorsichtig zu sein, und wird sein Verhalten besser an eine derartige Situation anpassen.

Einem Kind mit einer sensorischen Verarbeitungsstörung kann es jedoch schwerfallen, verbale oder nonverbale Signale aus seiner Umgebung zu verstehen. Möglicherweise kann es die akustische Botschaft – das Fauchen –, die visuelle Botschaft – den gekrümmten Rücken der Katze – und die taktile Botschaft – den Speichel auf seiner Wange – nicht entschlüsseln. Es begreift das Gesamtbild nicht und lernt dadurch nicht, sich in Zukunft vorsichtiger zu verhalten.

Oder das Kind kann die Reaktion der Katze verstehen, ist jedoch nicht in der Lage, sein Verhalten zu ändern und sich zu kontrollieren. Es empfängt die sensorische Information, kann diese jedoch nicht richtig verarbeiten, um angemessen zu reagieren.

Oder es kann auch passieren, dass das Kind die Empfindungen aufnimmt, verarbeitet und entsprechend reagiert – aber nicht heute. Heute könnte einer der „schlechten" Tage sein, die das Kind manchmal hat.

Mögliche Folgen:

- Vielleicht lernt das Kind nie, sich angemessen zu verhalten, und wird immer wieder gekratzt. Also hält es sein riskantes Verhalten bei, bis jemand dafür sorgt, dass die Katze wegkommt, oder bis die Katze lernt, das Kind zu meiden. Das Kind hat eine Chance verpasst zu lernen, eine positive Beziehung zu einem anderen Lebewesen aufzubauen.
- Das Kind entwickelt Angst vor der Katze. Möglicherweise versteht es Ursache und Wirkung nicht und ist verstört über das in seinen Augen unvorhersehbar erscheinende Verhalten der Katze. Möglicherweise bekommt es auch Angst vor anderen Tieren.
- Irgendwann kann das Kind lernen, Ursache und Wirkung zu verstehen, seine Handlungen einzuschätzen und Tiere liebevoll zu behandeln, und möglicherweise liebt es Katzen, wenn es größer wird. Aber all dies wird nur mit großer bewusster Anstrengung und nach langer Zeit passieren und nachdem es viele Kratzer kassiert hat.

Häufige Symptome einer sensorischen Verarbeitungsstörung

Im Folgenden finden Sie drei Checklisten, in denen häufig auftretende Symptome aufgeführt sind, die mit sensorischen Verarbeitungsschwierigkeiten einhergehen. (Siehe auch Anhang A: Fragebogen zur sensomotorischen Anamnese für Eltern kleinerer Kinder.)

In der ersten Checkliste „Sensorische Modulationsstörungen" geht es darum, wie das Gehirn eines Kindes auf Empfindungen reagiert und seine Reaktionen steuert. Einige Kinder mit sensorischen Modulationsstörungen sind geradezu überempfindlich. Schon angesichts ganz normaler Empfindungen zucken diese extrem sensiblen „Reiz-Vermeider" (Sensory Avoider) zusammen oder scheinen sich gegen diese Empfindungen zu sträuben und „Nein!" zu schreien. Andere Kinder sind hingegen unterempfindlich. Diese „Reiz-Spätbemerker" (Sensory Struggler) scheinen Empfindungen gar nicht aufzunehmen und reagieren auf diese mit einem „Moment mal, wie bitte?" Wiederum andere Kinder lechzen regelrecht nach sensorischen Empfindungen. Diese „Reiz-Süchtigen" haben ein unbändiges Verlangen nach bestimmten Reizen und verlangen lauthals nach „Mehr, mehr!"

Inoffizielle Begriffe zur Beschreibung von Kindern mit einer sensorischen Verarbeitungsstörung

Die Begriffe in der ersten Spalte sind nicht-wissenschaftliche Vorschläge, die dabei helfen sollen, sich Kinder mit verschiedenen Arten sensorischer Verarbeitungsstörungen besser vorzustellen.

Dieses Kind:	Hat Schwierigkeiten aufgrund von:
Reiz-Vermeider (Sensory Avoider)	Überempfindlichkeit
Reiz-Spätbemerker (Sensory Struggler)	Unterempfindlichkeit
Reiz-Sucher (Sensory Craver)	Reizsucht
Reiz-Durcheinanderbringer (Sensory Jumbler)	Diskriminationsstörungen
Sensorischer Zusammensacker	Posturale Störungen
Sensorischer Tollpatsch	Dyspraxie (schlechte Koordination)

In der zweiten Checkliste „Sensorische Diskriminationsstörungen“ geht es um die Herausforderung, ankommende Botschaften mit einem Sinn zu unterscheiden. Wenn sensorische Botschaften einen „Reiz-Durcheinanderbringer“ verwirren, lautet seine Antwort: „Was hat diese sensorische Botschaft zu bedeuten?“

In der dritten Checkliste „Sensorisch basierte Motorikstörungen“ geht es um Schwierigkeiten, integrierte Sinne zu nutzen, um zu sitzen, sich zu bewegen, zu schreiben, zu essen usw. Ein Typ Kind mit einer sensorischen Verarbeitungsstörung, der „sensorische Zusammensacker“, hat posturale Probleme, die es ihm erschweren, sich bei körperlichen Aktivitäten zu bewegen und den Körper zu stützen, und infolgedessen sagt es: „Ich will das nicht.“ Ein anderer Typ Kind, der „sensorische Tollpatsch“, hat Probleme damit, kreative Lösungen zu finden, um einen „motorischen Plan“ zu entwickeln und mehrstufige Handlungen durchzuführen, weshalb es bekennt: „Ich kann das nicht.“

Wenn Sie auf der Liste Symptome entdecken, die Ihnen bekannt vorkommen, sollten Sie sich darüber im Klaren sein, dass die Symptome sich von Kind zu Kind unterscheiden, weil jedes Gehirn so einzigartig ist wie ein Fingerabdruck oder eine Schneeflocke. Kein Kind wird alle Symptome aufweisen. Doch wenn einige der beschriebenen Symptome bei Ihrem Sohn oder Ihrer Tochter auftreten, benötigt er oder sie wahrscheinlich Verständnis und Unterstützung. Die Schwierigkeiten, die Probleme bereiten, einfach zu ignorieren, wird nicht dafür sorgen, dass sie verschwinden.

Sensorische Modulationsstörungen

Die am häufigsten auftretende Form einer sensorischen Verarbeitungsstörung ist eine sensorische Modulationsstörung, die vorliegt, wenn ein „Reiz-Vermeider“, ein „Reiz-Spätbemerker“ oder ein „Reiz-Sucher“ häufig, ausgeprägt oder dauerhaft ein Symptom oder mehrere in der Liste aufgeführte Symptome aufweist. Häufig bedeutet mehrmals am Tag. Ausgeprägt bezieht sich darauf, wie stark erkennbar das beschriebene Verhalten ist, also zum Beispiel, dass ein Kind sensorische Reize auffällig meidet oder sich auffällig auf sie stürzt. Dauerhaft bedeutet, dass die Reaktion mehrere Minuten oder länger anhält.

Die Checklisten bieten Ihnen einen schnellen Überblick über häufig auftretende Probleme. In späteren Kapiteln werden Sie mehr Details erhalten.

Empfindungen	Reiz-Vermeider (Überempfindlichkeit): „Nein!“	Reiz-Spätbemerker (Unterempfindlichkeit): „Moment mal, wie bitte?“	Reiz-Sucher (Verlangen): „Mehr!“
Berührung	Vermeidet es, Gegenstände oder Menschen zu berühren oder von diesen berührt zu werden. Reagiert mit einer Kampf-oder-Flucht-Reaktion darauf, sich schmutzig zu machen, auf bestimmte Texturen von Kleidung oder Nahrungsmitteln, auf Licht und auf unerwartete Berührungen.	Ist sich nicht dessen bewusst, dass sein Gesicht, seine Hände oder seine Kleidung schmutzig sind, und weiß womöglich nicht, ob es berührt wurde. Nimmt nicht wahr, wie sich Dinge anfühlen, und lässt oft Gegenstände herunterfallen. Scheint nicht über einen „inneren Impuls“ zu verfügen, wie es mit Spielzeugen, Gegenständen, Stiften, Werkzeugen usw. umgehen soll.	Fasst immerzu alles an, suhlt sich im Matsch, kippt Spielzeugkisten aus, wühlt planlos in dem Spielzeug herum und reibt sich an Wänden und Möbeln.

Bewegung und Gleichgewicht	Vermeidet es, sich zu bewegen oder unerwartet bewegt zu werden. Ist unsicher und hat Angst hinzufallen oder das Gleichgewicht zu verlieren. Bleibt mit den Füßen auf dem Boden. Leidet unter Übelkeit im Auto.	Nimmt gar nicht wahr, dass es bewegt wird, und hat auch nichts dagegen. Nimmt gar nicht wahr, wenn es hinfällt, und schützt sich kaum vor dem Sturz. Kein Selbststarter beim Schaukeln, aber wenn das Kind Anschwung bekommen hat, macht es lange weiter, ohne dass ihm schwindlig wird.	Lechzt nach schnellen und Drehbewegungen, wobei ihm möglicherweise nicht schwindelig wird. Ständig in Bewegung, zappelt herum, liebt Positionen, bei denen der Kopf unten ist, wippt auf den Füßen hin und her, ist wagemutig und geht kühne Risiken ein.
Körperhaltung und Muskelkontrolle	Meidet möglicherweise den Spielplatz und sportliche Aktivitäten.	Scheint keinen Bewegungsdrang zu haben. Sitzt in „W"-Position. Tappt beim Gehen mit den Füßen auf den Boden, um sich sensorischen Input zu verschaffen. Wird nach Aktivitäten wacher.	Verlangt nach heftigen Umarmungen und will stark gedrückt werden. Stößt und kracht ständig irgendwo dagegen, knabbert und kaut ständig. Liebt intensive körperliche Aktivitäten und heftige Bewegungen.

Während Auffälligkeiten bei Berührungen, Bewegungen und bei der Körperhaltung ein deutliches Anzeichen für das Vorliegen einer sensorischen

Verarbeitungsstörung sind, kann ein betroffenes Kind auch im Hinblick auf Sehen, Hören, Riechen, Tasten und viszerale Signale innerer Organe atypisch reagieren.

Empfindungen	**Reiz-Vermeider (Überempfindlichkeit): „Nein!“**	**Reiz-Spätbemerker (Unterempfindlichkeit): „Moment mal, wie bitte?“**	**Reiz-Sucher (Verlangen): „Mehr!“**
Sehen	Reagiert übermäßig aufgeregt, wenn es zu viel zu betrachten gibt (Worte, Spielsachen oder Menschenmengen). Hält sich die Augen zu, hat wenig Blickkontakt, ist unaufmerksam bei Schreibtischarbeit, reagiert überempfindlich auf helles Licht. Ist immer in Alarmbereitschaft und auf der Hut.	Ignoriert neue visuelle Reize, z. B. Hindernisse auf dem Weg. Reagiert langsam auf Gesten oder sich nähernde Objekte. Wendet sich möglicherweise nicht von hellem Licht ab. Starrt Gesichter und Gegenstände an und scheint durch diese hindurchzublicken.	Hält ausgiebig Ausschau nach visuell anregenden Szenen und nach Bildschirmen. Wird von glänzenden, sich drehenden Objekten, hellem, flackerndem stroboskopartigem Licht oder durch Jalousien fallendes Sonnenlicht angezogen.

Hören	Hält sich die Ohren zu, um Geräusche oder Stimmen abzuschirmen. Klagt über Geräusche, die andere Kinder nicht stören, zum Beispiel über einen eingeschalteten Staubsauger oder singende Menschen.	Ignoriert normale Geräusche und Stimmen, kann aber bei lauten musikalischen Rhythmen oder bei sehr lauten, nahen oder plötzlichen Geräuschen „aufhorchen“ und reagieren.	Mag laute Geräusche oder einen laut gestellten Fernseher. Liebt Menschenansammlungen und Orte, an denen es laut zugeht. Spricht möglicherweise mit übertrieben lauter Stimme.
Riechen	Zeigt Abneigung gegen Gerüche, die andere mögen oder nicht wahrnehmen, zum Beispiel gegen den Duft von Parfüm oder Essensgerüchen.	Nimmt unangenehme Gerüche möglicherweise nicht wahr und ist nicht in der Lage, sein Essen zu riechen.	Mag starke Gerüche, selbst unangenehme, riecht an Essen, Menschen und Gegenständen.
Tasten	Hat eine starke Abneigung gegen bestimmte Texturen, Konsistenzen und Temperaturen von Speisen. Würgt womöglich häufig beim Essen.	Kann sehr scharfe Speisen essen, ohne darüber zu klagen. Gibt Speisen Salz und Pfeffer hinzu, damit sie ausreichend Geschmack haben.	Leckt womöglich an nicht essbaren Dingen wie Knetgummi oder Spielzeugen und kostet davon. Bevorzugt womöglich sehr scharfe oder sehr heiße Speisen.

Innere Signale	Klagt darüber, dass es zu warm oder zu kalt ist oder dass es Hunger oder Durst hat. Hat womöglich häufig Bauchschmerzen. Erinnert sich an frühere Leiden, z. B. Verletzungen mit Holzsplittern oder Scherben. Muss möglicherweise häufig urinieren.	Nimmt Durst, Hunger, Magenbeschwerden, Schmerzen oder Emotionen möglicherweise nicht wahr. Nässt möglicherweise das Bett ein oder macht sich in die Hose, weil es nicht merkt, dass es urinieren muss.	Verschlingt möglicherweise eine ganze Pizza oder ein ganzes Paket Eis und will immer noch mehr.

Sensorische Diskriminationsstörungen

Eine andere Form einer sensorischen Verarbeitungsstörung betrifft die sensorische Unterscheidung der Qualität von Sinnesempfindungen innerhalb des Sinnessystems. Ein Kind, das durch bloßes Ertasten ein Fünfcentstück von einem Zehncentstück unterscheiden kann, verfügt über eine vorteilhafte Unterscheidungsfähigkeit. Ein „Reiz-Durcheinanderbringer" (Sensory Jumbler), der den Klang des Wortes „Band" nicht von dem Klang des Wortes „Wand" unterscheiden kann, ist hinsichtlich seiner Unterscheidungsfähigkeit im Nachteil. Ein solches Kind leidet häufig auch unter sensorisch basierten Motorikstörungen und sensorischen Modulationsstörungen.

Empfindungen	**Reiz-Durcheinanderbringer (Diskriminationsstörungen) „Was hat das zu bedeuten?“**
Berührung	Kann nicht sagen, an welcher Stelle des Körpers es berührt wurde; hat ein schlechtes Körpergefühl, „wie losgelöst“ von Händen und Füßen; kann Gegenstände nicht durch bloßes Ertasten unterscheiden (ohne sie zu sehen). Ist nachlässig beim Anziehen und sehr ungeschickt beim Hantieren mit Knöpfen, Haarspangen usw. Kann nicht richtig mit Essbesteck und Schulutensilien umgehen. Hat womöglich Schwierigkeiten, Schmerz- oder Temperaturempfindungen zu verarbeiten, z. B. einzuschätzen, wie ernst eine Prellung ist oder ob ein Zimmer zu warm oder zu kalt ist.
Bewegung und Gleichgewicht	Kann nicht spüren, dass es hinfällt, vor allem nicht mit geschlossenen Augen. Verliert leicht die Orientierung, wenn es sich dreht, die Richtung ändert oder in eine Körperposition gerät, bei der es nicht aufrecht auf zwei Beinen steht und der Kopf oben ist. Möglicherweise ist das Kind nicht in der Lage zu wissen, wann es sich ausreichend bewegt hat.
Körperhaltung und Muskelkontrolle	Ist möglicherweise nicht mit dem eigenen Körper vertraut. Ist „tollpatschig“ und hat Schwierigkeiten, die Gliedmaßen richtig zu positionieren, um sich anzuziehen oder Fahrrad zu fahren. Kann Bewegungen nicht gleichmäßig und flüssig abstufen (anpassen) und setzt zu viel oder zu wenig Kraft ein, um Stifte zu handhaben, mit Spielzeug zu spielen, Türen aufzudrücken oder Bälle zu treten. Kann sich in Interaktionen anderer einmischen, „hineinplatzen“ oder diese stören.
Sehen	Wenn das Problem durch eine sensorische Verarbeitungsstörung verursacht ist (und z. B. nicht durch Kurzsichtigkeit), können Ähnlichkeiten und Unterschiede in Bildern, geschriebenen Worten sowie von Gegenständen und Gesichtern nicht erkannt werden. Bei sozialen Interaktionen werden Ausdrücke und Gesten von Personen möglicherweise nicht erkannt. Das Kind kann Schwierigkeiten haben, visuelle Aufgaben zu lösen, beispielsweise Zahlen aneinanderzureihen oder zu beurteilen, wo sich Dinge im Raum befinden – das Kind selbst eingeschlossen –, oder wie es sich bewegen muss, um nicht gegen Hindernisse zu stoßen.

Hören	Wenn das Problem durch eine sensorische Verarbeitungsstörung verursacht wird (und nicht durch Ohreninfektionen oder Legasthenie), können Schwierigkeiten bestehen, Unterschiede zwischen Lauten zu erkennen, insbesondere bei Konsonanten am Ende von Worten. Kann keine Reime wiederholen oder selber Reime bilden. Singt schief. Orientiert sich an anderen, um zu wissen, was es tun soll, weil es verbale Anweisungen möglicherweise nicht versteht. Hat schlechte Hörfähigkeiten, kann z. B. nicht die Stimme eines Lehrers aus lauten Umgebungsgeräuschen heraushören oder sich auf ein bestimmtes Geräusch konzentrieren, ohne von anderen Geräuschen abgelenkt zu werden.
Riechen und Tasten	Kann bestimmte Gerüche, zum Beispiel den von Zitronen, Essig oder Seife nicht unterscheiden. Kann Geschmäcke nicht unterscheiden und nicht erkennen, wann eine Speise oder ein Nahrungsmittel zu scharf, zu salzig oder zu süß ist. Wählt bestimmte Speisen und Nahrungsmittel womöglich nach dem Aussehen aus oder lehnt sie ab.
Innere Signale	Fühlt sich möglicherweise schwach, kann aber nicht wahrnehmen, dass es Hunger hat. Verspürt möglicherweise Unwohlsein, ist sich jedoch nicht dessen bewusst, dass es sich entleeren muss. Weiß möglicherweise nicht, an welcher Stelle des Körpers es wehtut, wenn es über Schmerzen klagt oder ihm warm oder kalt ist.

Sensorisch basierte Motorikstörungen

Die dritte Form einer sensorischen Verarbeitungsstörung sind sensorisch basierte Motorikstörungen, von denen es zwei Arten gibt. Die eine Art ist durch posturale Probleme bei bestimmten Bewegungsmustern, Probleme mit dem Gleichgewicht und dem Einsatz beider Körperhälften (bilateraler Integration) gekennzeichnet. Beim sensorischen Tollpatsch kann auch eine schlechte Unterscheidungsfähigkeit im Hinblick auf Berührungs- und Bewegungsempfindungen auftreten.

Sensorisch basierte motorische Fähigkeiten	**Sensorischer Zusammensacker (Posturale Probleme) „Ich will das nicht."**
Bewegungskomponenten	Kann verspannt sein oder einen „lockeren und schlaffen" Muskeltonus haben sowie einen schwachen Griff beim Anfassen von Gegenständen. Hat Schwierigkeiten, eine stabile Position einzunehmen oder aufrechtzuerhalten, die Gliedmaßen vollständig zu strecken und zu beugen, das Gewicht zu verlagern, um zu krabbeln, oder den Körper zu drehen, um einen Ball zu werfen. Sitzt krumm und fläzt sich herum.
Gleichgewicht	Verliert beim Gehen oder bei einer Veränderung der Position das Gleichgewicht. Hat zwei linke Beine, stolpert über Luft.
Bilaterale Integration	Hat Schwierigkeiten, beide Seiten des Körpers gleichzeitig einzusetzen, um symmetrisch zu springen, Basketbälle zu fangen, zu klatschen oder sich aufzusetzen und sitzen zu bleiben. Hat Schwierigkeiten, koordiniert mit einer Hand die andere zu unterstützen, z. B. mit der einen ein Blatt Papier zu halten und mit der anderen zurechtzuschneiden oder beim Eingießen eine Tasse zu halten.
Unilaterale Koordination	Hat keine eindeutige Handpräferenz. Verwendet möglicherweise beide Hände, um nach Gegenständen zu greifen oder Utensilien wie Stifte oder eine Gabel zu benutzen. Wechselt beim Hantieren mit Gegenständen womöglich von der linken zur rechten Hand; isst mit der einen Hand und zeichnet mit der anderen; setzt beim Handhaben einer Schere oder einer Zange beide Hände ein.
Überkreuzen der Mittellinie	Hat Schwierigkeiten, eine Hand, einen Fuß oder ein Auge für eine Tätigkeit an der anderen Körperseite zu verwenden, z. B. mit nur einer Hand eine horizontale Linie über die ganze Leinwand zu ziehen, einen Ball seitwärts zu spielen oder eine über die ganze Seite gehende Zeile zu lesen.

Bei der zweiten Art einer sensorisch basierten Motorikstörung handelt es sich um Dyspraxie, was bedeutet, dass Betroffene Probleme mit der *Praxis* (ein Wort griechischen Ursprungs, das „Tat, Handlung, Verrichtung" bedeutet) haben. Praxis basiert auf einer unbewussten Verarbeitung und Unterscheidung von Berührungs- und Bewegungsempfindungen sowie auf bewusstem Denken. Einem Kind, das unter Dyspraxie leidet, fällt es schwer, koordinierte und bewusst gewollte Handlungen auszuführen.

Sensorisch basierte Fähigkeiten	**Der sensorische Tollpatsch (Dyspraxie) „Ich kann das nicht."**
Die Praxis betreffende Komponenten	Hat womöglich Schwierigkeiten dabei: 1) sich eine neue, komplexe Handlung einfallen zu lassen, 2) die für die Durchführung einer solchen Handlung erforderlichen einzelnen Schritte und Körperbewegungen in die richtige Reihenfolge zu bringen und zu organisieren und 3) den für die Umsetzung einer solchen Handlung erforderlichen mehrstufigen Bewegungsablauf durchzuführen. Kann ungeschickt, unbeholfen, scheinbar unvorsichtig (selbst bei dem Versuch, vorsichtig zu sein) und anfällig für Missgeschicke und Unfälle sein.
Grobmotorische Planung	Hat möglicherweise eine schlechte motorische Koordination und kann unbeholfen sein, wenn es sich um Möbel herum, in einem Zimmer, in dem sich viele Menschen aufhalten, oder auf einem belebten Spiel- oder Sportplatz bewegt. Hat Probleme mit Treppen, Hindernisparcours, Spielplatz- und Sportgeräten sowie mit Aktivitäten, bei denen große Muskeln zum Einsatz kommen wie beim Laufen, Gehen, Krabbeln oder Herumrollen. Geht möglicherweise auf den Zehenspitzen. Die Fähigkeit, neue motorische Fähigkeiten zu lernen, z. B. zu springen, zu hüpfen, zu rennen oder Seil zu springen, kann sich erkennbar verzögern.

Feinmotorische Planung: Hände	Hat womöglich Schwierigkeiten mit manuellen Tätigkeiten wie Schreiben, Auf- und Zumachen von Knöpfen, Öffnen von Snackverpackungen, Verwenden von Essbesteck, Zusammensetzen von Puzzlespielen, Spielen mit Legosteinen, Anschnallen eines Sicherheitsgurts.
Feinmotorische Planung: Augen	Hat möglicherweise Schwierigkeiten, beide Augen gleichzeitig einzusetzen, beispielsweise ein sich bewegendes Objekt zu verfolgen, etwas genau in Augenschein zu nehmen oder den Blick von etwas Fernem auf etwas Nahes zu richten. Hat möglicherweise Schwierigkeiten, etwas von der Tafel abzuschreiben, sich in einem Buch die Stelle zu merken, an der es war, oder einen aufgeräumten, organisierten Schreibtisch zu haben. Hat möglicherweise eine schludrige Handschrift oder eine schlechte Augen-Hand-Koordination beim Zeichnen, Basteln von künstlerischen Objekten, Bauen mit Klötzen oder beim Zubinden der Schuhe.
Feinmotorische Planung: Mund	Hat möglicherweise Schwierigkeiten, an der mütterlichen Brustwarze oder durch einen Strohhalm zu saugen, zu schlucken und zu kauen, Seifenblasen zu pusten oder den Mund geschlossen zu halten. Sabbert möglicherweise übermäßig stark. Stopft sich möglicherweise zu viel Essen in den Mund und legt ein chaotisches Essverhalten an den Tag. Hat möglicherweise Probleme dabei, sprachliche Laute zu artikulieren und klar genug zu sprechen, um verstanden zu werden (im Alter von drei Jahren).

Die oben aufgeführten Checklisten konzentrieren sich auf die typischen Merkmale einer sensorischen Verarbeitungsstörung. Eine andere von Sharon A. Cermak, Doctor of Education, entwickelte Checkliste (siehe Anhang A), soll Ihnen dabei helfen, Muster im Hinblick auf die Entwicklung Ihres Kindes zu erkennen. Sehen Sie sich auf der Website www.ParentChildJourney.com (in engl. Sprache, Anm. d. Verlags) auch „The Gander"[7] an, ein von Dr. Dan Shapiro und Sarah Wayland, PhD, entwickelter Fragebogen, der Ihnen helfen wird, das Verhalten Ihres Kindes zu beurteilen und zu verstehen. Im Folgenden betrachten wir das Problem der Selbstregulation, das oft mit einer gestörten sensorischen Verarbeitung und Integration einhergeht.

Probleme mit der Selbstregulation

Die Entwicklung der Selbstregulation ist eine der größten Aufgaben, die ein Kind zu bewältigen hat. „Es ist ganz einfach", sagt Kelly Mahler, eine auf Interozeption spezialisierte Ergotherapeutin. „Selbstregulation ist unsere Fähigkeit, die Art und Weise, in der wir fühlen und handeln, zu kontrollieren."[8] Wenn ein Kind selbstreguliert ist, ist es im Großen und Ganzen mit der Welt im Einklang.

Es kann sich selbst in einen Zustand der Aktivierung versetzen, um auf das, was um es herum passiert, zu reagieren, entsprechend zu handeln und wieder in einen Zustand des physischen, mentalen und emotionalen Gleichgewichts zurückzukehren.

Ein Kind, das unter einer sensorischen Verarbeitungsstörung leidet, kann jedoch Schwierigkeiten haben, seine Reaktionen entsprechend den Empfindungen zu regulieren (anzupassen). Infolgedessen ist möglicherweise die Selbstregulation in bestimmten Bereichen gestört und betrifft unter anderem folgende Funktionen: das Arousal-Level, also den Grad der Aktivierung des zentralen Nervensystems, und das Aufmerksamkeitslevel; soziales und emotionales Verhalten sowie Essverhalten, Toilettengang-Verhalten und Schlaf. Darüber hinaus kann das Kind sich an einem Tag normal verhalten und am nächsten auffällig – abhängig von dem sensorischen Input und der Fähigkeit des Kindes, sich in einem bestimmten Moment daran anzupassen und entsprechend zu reagieren.

Hinweis: Die im Folgenden beschriebenen Probleme können unter anderem auf eine sensorische Verarbeitungsstörung zurückzuführen sein oder allesamt durch andere entwicklungsbedingte oder medizinische Beeinträchtigungen verursacht sein!

Arousal-Level, Aktivitätsgrad und Aufmerksamkeitslevel

Probleme im Hinblick auf das Arousal- und das Aufmerksamkeits-Level und den Aktivitätsgrad gehen häufig mit einer sensorischen Verarbeitungsstörung einher.

- Ungewöhnlich hohes Arousal-Level und hoher Aktivitätsgrad: Das Kind kann leicht aus dem Häuschen geraten und aufgeregt sein. Es ist ständig auf Trab, unruhig und zappelig. Womöglich bewegt es sich mit hektischen, nervösen Gesten, spielt oder werkelt ziellos vor sich hin, ist schnell wütend und gereizt, und es kann einfach nicht sitzen bleiben. Wenn es sich wehgetan hat oder aufgebracht war, kann es ihm schwerfallen, sich wieder zu beruhigen.
- Ungewöhnlich niedriges Arousal-Level und niedriger Aktivitätsgrad: Es kann ihm schwerfallen, „in die Gänge zu kommen". Möglichweise bewegt sich das Kind langsam und träge, wie benommen, ermüdet schnell, und es scheint ihm an Antrieb, Ausdauer und Durchhaltevermögen zu mangeln. Vielleicht wendet es sich ab, als ob es an dem, was um es herum passiert, kein Interesse hätte. Möglicherweise war es ein unkompliziertes Baby – im Grunde sogar *zu* unkompliziert–, das sich in jedermanns Arme geschmiegt, selten gequengelt und mehr geschlafen hat als andere Kinder und trotzdem noch angezogen und gefüttert werden musste, als andere Kinder dies schon selbstständig schafften.
- Unaufmerksamkeit: Möglicherweise hat das Kind nur eine kurze Aufmerksamkeitsspanne, selbst bei Aktivitäten, die ihm Spaß machen. Es kann sehr leicht abzulenken und desorganisiert sein und eher erwarteten oder unerwarteten Sinneseindrücken Aufmerksamkeit schenken als der Aufgabe, mit der es gerade befasst ist. Oder es ist schnell überfordert und benötigt eine Ruhepause von Sinneserfahrungen.
- Impulsivität: Das Kind kann total energiegetrieben und ungestüm sein. Es mangelt ihm an Selbstkontrolle in Bezug auf Dinge, die es sagt und tut. Es kann unfähig sein, eine begonnene Aktivität zu beenden, weil es, bis sein Nervensystem registriert, dass es genug hat, bereits zu viel gehabt hat. Deshalb isst es möglicherweise zu viel, gießt Saft in ein Glas, bis das Glas überläuft, rennt unkontrolliert in andere Menschen hinein, kippt Spielzeugkisten aus und redet, wenn es nicht an der Reihe ist.

Soziales und emotionales Funktionieren

Andere gleichzeitig auftretende Regulationsstörungen können die Art und Weise betreffen, wie das Kind sich selbst wahrnimmt und wie es mit anderen Menschen in Beziehung tritt und sich ihnen gegenüber verhält.

- Ängstlichkeit: Im Alter von drei Jahren hat das Kind womöglich in physischer, emotionaler und sozialer Hinsicht Ängste entwickelt. In diesem Alter hat es gelernt, sich Sorgen zu machen wie: „Was ist, wenn Mama mich in den Autositz quetscht? Was ist, wenn ich auf dem Rücksitz festgeschnallt bin, wo ich den Horizont nicht sehen kann, um zu spüren, wo ich mich im Raum befinde? Was ist, wenn sie losfährt und plötzlich bremst oder schnell über Bodenwellen fährt? Oh nein – was ist, wenn ich mich übergebe? Nein, ich will nicht mit dem Auto fahren!" (In Kapitel 10 werden Behandlungsmethoden vorgeschlagen, die einem betroffenen Kind dabei helfen können, mit Berührungs- und Bewegungsempfindungen umzugehen, und die dazu beitragen können, Autofahrten für alle Beteiligten zu einem angenehmeren Erlebnis zu machen.)
- Schlechte Anpassungsfähigkeit: In dem Versuch zu kontrollieren, was sich als erdrückend anfühlt, sträubt sich das Kind möglicherweise dagegen, neue Menschen kennenzulernen oder neue Aktivitäten oder Speisen auszuprobieren. Es kann Schwierigkeiten beim Übergang von einer Situation in eine andere haben. Es kann störrisch und widerspenstig erscheinen, wenn es an der Zeit ist, das Haus zu verlassen, zum Abendessen zu kommen, in die Badewanne oder unter die Dusche zu gehen oder diese zu verlassen oder von einer Lese- zu einer Rechenaufgabe überzugehen. Kleinere Änderungen der alltäglichen Routine bringen dieses Kind, das „nicht mit dem Strom schwimmt", schnell aus der Fassung.
- Bindungsprobleme: Das Kind kann unter Trennungsängsten leiden und anhänglich oder ängstlich sein, wenn es von seiner Bezugsperson oder seinen beiden bevorzugten Bezugspersonen getrennt ist. Allerdings kann der Versuch, die Empfindungen (Geruch, Geräusch, Berührungen), die mit der Nähe eines Menschen verbunden sind, zu verarbeiten, auch dazu führen, dass es den physischen Kontakt zu seinen Eltern, Lehrern und anderen Menschen aus seinem Umfeld meidet.

- Frustration: Dem Kind fällt es möglicherweise schwer, Aufgaben zu bewältigen, deren Erledigung für andere Gleichaltrige kein Problem darstellt. Vielleicht gibt es schnell auf. Es kann ihm Mühe bereiten, die Einlösung einer Belohnung hinauszuschieben. Es ist perfektionistisch und ärgert sich darüber, wenn ein Kunstwerk, eine Rolle in einem Theaterstück oder eine Hausaufgabe nicht so gut gelingen wie erwartet.
- Schwierigkeiten mit Freundschaften: Dem Kind kann es schwerfallen, mit Freunden klarzukommen, Freunde zu finden oder Freundschaften aufrechtzuerhalten. Indem es darauf besteht, die Regeln zu diktieren, immer der Gewinner, der Beste und der Erste zu sein, ist es möglicherweise ein Kind, mit dem andere Kinder nicht gerne spielen. Es verspürt vielleicht das Bedürfnis, „sein Revier" zu kontrollieren, „die Zügel in der Hand zu haben", und es tut sich schwer damit, Spielzeug mit anderen Kindern zu teilen.
- Schlechte Kommunikation: Indem das Kind versucht, Sinnesempfindungen des Sehens, des Hörens und der Bewegung zeitnah zu verarbeiten, bereitet es ihm möglicherweise Schwierigkeiten, sich sprachlich zu artikulieren, „die Worte herauszubekommen" und zu schreiben. Eventuell fällt es ihm schwer, seine Gedanken, Gefühle und Bedürfnisse auszudrücken, und zwar nicht nur durch Worte, sondern auch nonverbal durch Gesten, Körpersprache und Mimik.
- Lernprobleme: Zusammen mit Problemen der sensorischen Verarbeitung kann das Kind Mühe haben, neue Fähigkeiten zu erlernen oder Konzepte zu erfassen. Obwohl es intelligent ist, wird das Kind möglicherweise als leistungsschwach wahrgenommen.
- Andere emotionale Probleme: Womöglich fragt sich das Kind, warum es ihm so schwerfällt, etwas zu tun, was anderen Kindern scheinbar mühelos gelingt. Es kann ohne ersichtlichen Grund wütend oder panisch sein. Es kann auf Veränderungen, Stress und verletzte Gefühle unflexibel, irrational und überempfindlich reagieren. Fordernd und nach Aufmerksamkeit verlangend, sucht es diese vielleicht auf negative Weise. Es ist womöglich unglücklich und glaubt und sagt, dass es dumm, verrückt, nicht gut, eine Niete und ein Versager ist. *Mangelndes Selbstvertrauen und mangelndes Selbstwertgefühl sind typische Symptome einer sensorischen Verarbeitungsstörung.*

Essen, Toilettengang und Schlafen

Aufgrund einer beeinträchtigten Selbstregulation haben Kinder mit einer sensorischen Verarbeitungsstörung oft auch begleitende Probleme mit dem Essen, dem Urinieren/Stuhlgang („Toilettengang“) und dem Schlafen. All das sind Dinge, die täglich zu verrichten sind und die jeder selbst erledigen muss. Niemand kann einen anderen dazu bringen, sie zu erledigen.

Menschen tun, was sie können, um zu kontrollieren, wie sie die Welt erleben. Wenn ein Kind mit einer sensorischen Verarbeitungsstörung knuspriges Essen, eine laute Toilette oder einen kratzenden Kissenbezug als unangenehm empfindet, wird es tun, was erforderlich ist, um all dies zu meiden. Würden Sie das nicht auch tun?

Essen

Bestimmte Speisen und Nahrungsmittel zu bevorzugen und andere zurückzuweisen, steht jedem kleinen Kind zu. Wenn es wächst, lernt ein typisches Kind normalerweise, eine Vielfalt an Speisen und Nahrungsmitteln auszuprobieren und zu akzeptieren. Doch einem Kind mit einer sensorischen Verarbeitungsstörung kann es schon schwerfallen, sich auch nur an den Tisch zu setzen, um zu essen. Beim Essen sind alle acht Sinne gleichzeitig gefragt, und bei einem betroffenen Kind können ein oder mehrere Sinne gerade rebellieren oder aussetzen. (Siehe Informationskasten: Die Auswirkungen einer sensorischen Verarbeitungsstörung auf das Essverhalten, übernommen aus dem Buch *The Out-of-Sync Child Grows Up*[9].)

Das Kind ist womöglich bei der Auswahl dessen, was es isst, sehr wählerisch, und es gibt vielleicht nur ein begrenztes Repertoire an Nahrungsmitteln, die es isst. Noch besorgniserregender ist, dass das Kind ein „Problem-Esser“ sein kann, was bedeutet, dass es nur eine äußerst begrenzte Liste an Speisen gibt, die es akzeptiert. Nicht nur der Geschmack und der Geruch beeinflussen die Fähigkeit des Kindes zu essen und zu trinken, sondern auch der Tastsinn und das Sehen. Ein betroffenes Kind hat möglicherweise kein sensorisch basiertes motorisches Muster entwickelt, das Saugen, Schlucken und Atmen einschließt. Die Folge sind schlecht ausgeprägte orale motorische Fähigkeiten, was sich auf die Bereitschaft auswirkt, neue Speisen und Nahrungsmittel auszuprobieren, die Fähigkeit, aufgenommene Nahrung bei sich zu behalten und zu verdauen, sowie auf die Beziehungen zu anderen Mitgliedern der Familie und auf die emotionale Sicherheit.

Ernährungsdefizite können Auswirkungen auf die Entwicklung, das Gewicht und die Ausdauer haben und im Hinblick auf das Verhalten zu einem Auf und Ab führen, wie bei einem Jo-Jo. In der Regel fehlen in der Kost eines solchen Kindes und damit auch seinem Körper und seinem Gehirn essenzielle Fettsäuren, B-Vitamine, Mineralstoffe und fettlösliche Antioxidantien. Ein Kind, das zum Beispiel keine Erdnussbutter, keine Bohnen, keinen Brokkoli und keine Süßkartoffeln isst, nimmt womöglich nicht ausreichend Magnesium zu sich, einen essenziellen Mineralstoff. Ein Magnesiummangel kann zu Hörschäden, auditiven Verarbeitungsstörungen, Muskelkrämpfen, unruhigem Schlaf und sensorisch basierten Motorikstörungen sowie zu häufigen Ohrinfektionen führen.

Ein Mangel an Zink (das in Eiern, Erdnüssen, Kleie, Kakao usw. enthalten ist) beeinträchtigt möglicherweise den Geruchs- und Geschmackssinn eines Kindes und infolgedessen sein Interesse an Essen und Nahrungsmitteln. Ebenso kann ein Zinkmangel auch einen niedrigen Muskeltonus, Hör- und Sehprobleme, Hautausschläge und fliegendes Haar zur Folge haben.

Auswirkungen sensorischer Verarbeitungsstörungen auf das Essverhalten

Probleme in jedem einzelnen Sinnessystem oder in allen acht Sinnessystemen können Essstörungen verursachen.

- Sehen: Der Anblick bestimmter Speisen und Nahrungsmittel kann vorherige schlechte Ess-Erlebnisse heraufbeschwören. Oder auf dem Teller befindliche Speisen berühren einander, ihre Farbe kann störend sein, oder sie sehen einfach nur „abstoßend“ aus.
- Fühlen: Die Textur, die Konsistenz und die Temperatur von Speisen spielen eine wichtige Rolle. Ein überempfindliches Kind weigert sich womöglich, weiche oder glatte, klumpige, knusprige, zähe, kernreiche oder körnige oder warme oder kalte Speisen und Nahrungsmittel zu essen. Ein Kind, das eine Unterempfindlichkeit oder ein schlecht ausgeprägtes Unterscheidungsvermögen aufweist, kann unsicher sein, was es im Mund hat und ob es ausreichend gekaut hat, um es schlucken zu können, ohne würgen zu müssen.

- Riechen: Gebratene oder aromatische Speisen und Nahrungsmittel können bei einem überempfindlichen Kind dafür sorgen, dass es würgen muss oder ihm übel wird.
- Schmecken: Speisen und Nahrungsmittel, die sehr süß, sehr sauer, sehr bitter oder sehr scharf sind oder „komisch" schmecken, kann ein betroffenes Kind als abstoßend empfinden. Genauso gut ist es möglich, dass das Kind gerne zuckerhaltige Snacks isst, Gurkensaft trinkt, an Zitronen lutscht und rote Chilischoten herunterschlingt.
- Hören: Andere Menschen etwas abbeißen, kauen, schlürfen und schlucken zu hören, kann schmerzhaft sein. Dieses Leiden ist als Misophonie bekannt, wörtlich „Hass gegenüber bestimmten Geräuschen" (siehe Seite 82).
- Körperhaltung: Aufgrund einer gestörten Verarbeitung von Empfindungen, die von Muskeln und Gelenken gesendet werden, kann es schwierig sein, die Hände richtig zu positionieren, um Essbesteck zu verwenden, das Essen zum Mund zu führen und zu kauen.
- Bewegung: Am Tisch sitzen zu bleiben, ist möglicherweise für das Kind eine Herausforderung, wenn es einen schlechten Haltungstonus hat oder nicht spüren kann, ob es aufrecht sitzt oder vom Stuhl fällt. Vielleicht hat es auch einen großen Drang, sich zu bewegen, und ist unfähig, lange still zu sitzen.
- Innere Organe: Zu essen oder auch nur die Aussicht, bald zu essen, kann als belastend empfunden werden. Ein überempfindliches Kind fürchtet sich womöglich zum Beispiel vor dem Gefühl eines vollen Magens oder meidet Speisen und Nahrungsmittel, die bei ihm Magenverstimmungen oder Durchfall verursachen können.

Im Folgenden finden Sie einige Vorschläge der Ernährungsberaterin Kelly Dorfman, Autorin des Buches *Cure your Child With Food,* dazu, wie Sie das Essverhalten Ihres Kindes verbessern können:

- Streichen Sie Junkfood, das nur leere Kalorien enthält.
- Streichen Sie Säfte und ersetzen Sie diese durch Wasser.
- Streichen Sie Reizstoffe, die in Schokolade, Zitrusfrüchten, kohlensäurehaltigen Softdrinks, Milchprodukten und Lebensmittelfarben enthalten sein können.
- Ergänzen Sie die Kost um einige Nahrungsergänzungsmittel, insbesondere um Omega-3-Fettsäuren, die in Leinsamen, Walnüssen und Lachs

enthalten sind. (Das Gehirn besteht zu ungefähr 60 Prozent aus Fett und benötigt die richtige Art Fett, um gut funktionieren zu können.)

- Stellen Sie Ihrem Kind eine vibrierende Zahnbürste oder ein Gesichts-/Oralmassagegerät zur Verfügung, um die Lippen und den Mund zu desensibilisieren. Zudem erzeugen diese Geräte einen starken Druck, der dazu beiträgt, die Toleranz gegenüber anderen sensorischen Empfindungen zu erhöhen.
- Erwägen Sie, Ihr Kind in ergotherapeutische Behandlung zu geben, die den Ansatz einer sensorischen Integrationstherapie befolgt.
- Unterstützen Sie Ihr Kind im Alltag durch ein – wie Lindsey Biel es in ihrem Buch *Raising a Sensory-Smart Child* nennt (Kapitel 11) – „um Sinnesempfindungen bereichertes Leben".

Toilettengang

Genauso wie niemand ein Kind dazu bringen kann zu essen, kann niemand ein Kind dazu bringen, Stuhlgang zu haben. Die mit dieser Verrichtung verbundenen Sinnesempfindungen können ein Kind mit einer sensorischen Verarbeitungsstörung überfordern (siehe Informationskasten: Auswirkungen einer sensorischen Verarbeitungsstörung auf den Toilettengang).

Ein Teil des Problems mit dem Stuhlgang ist auf die Nahrung zurückzuführen, die das Kind zu sich nimmt. Was aufgenommen wird, kommt auch wieder heraus. Manchmal bleibt das, was aufgenommen wird, auf dem Weg nach draußen stecken. Manchmal strömt es regelrecht in einem Schwall heraus. Ein wählerischer Esser, der nur eine begrenzte Kost zu sich nimmt und auf gesunde, d.h. aus vielfältigen Texturen und Konsistenzen sowie natürlichen Farben bestehende Nahrungsmittel verzichtet, wird wahrscheinlich unter chronischer Verstopfung oder chronischem Durchfall leiden.

Auswirkungen einer sensorischen Verarbeitungsstörung auf denToilettengang

Probleme bei der Reaktion des Kindes auf Sinnesreize können Probleme beim Toilettengang verursachen.

- Sehen: Der Anblick von Stuhl kann dazu führen, dass das Kind sich davor ekelt oder dass es den Stuhl sofort ausgiebig untersuchen will, weil es ihn „gemacht" hat.

- Fühlen: Ein überempfindliches Kind vermeidet den Stuhlgang womöglich, weil der Stuhl feucht und klebrig ist. Ein unterempfindliches Kind, das Feuchtigkeit nicht wahrnimmt, entwickelt möglicherweise keine ausreichende Blasenkontrolle. (Dicke Wegwerfwindeln, die jede Feuchtigkeit aufsaugen, damit das Kind immer schön trocken bleibt, sind Teil des Problems!) Ein reizsüchtiges Kind *mag* möglicherweise sogar, wie Stuhl sich in der Unterhose anfühlt ... oder in den Händen.
- Riechen: Einige Kinder werden von dem Geruch von Stuhl abgestoßen und weigern sich, die Nähe einer Toilette aufzusuchen. Andere sind an dem Geruch womöglich interessiert, weil er ihrem eigenen Körper entstammt.
- Hören: Eine laute Toilettenspülung kann ein Kind mit einem empfindlichen Hörsinn überfordern. Ein anderes Kind betätigt möglicherweise immer wieder die Spülung, weil es das Geräusch gerne hört und gerne sieht, was in der Toilette passiert, wenn die Spülung betätigt wird.
- Körperhaltung: Ein schlechtes Gespür für bestimmte Körperbereiche und Muskeln kann dafür sorgen, dass es dem Kind schwerfällt, den Stuhl „zu halten". Infolgedessen ist es im Hinblick auf die Körperhaltung vielleicht eine Herausforderung für das Kind, auf dem Toilettensitz sitzen zu bleiben.
- Bewegung: Bei einem Kind, das viel sitzt, weil es Schwierigkeiten hat, seinen Körper zu bewegen, sind möglicherweise auch die Darmbewegungen beeinträchtigt. Möglicherweise fühlt sich das Kind aus dem Gleichgewicht geraten und unsicher. Möglicherweise fürchtet es, vom Toilettensitz zu fallen – oder noch schlimmer, in die Toilette hinein.
- Innere Organe: Das Kind erkennt womöglich nicht, wenn die Blase oder der Darm voll ist. Oder das Kind hat das Gefühl, viel öfter auf die Toilette gehen zu müssen als andere Kinder.

Das Kind kann auch Probleme entwickeln, seine Blase zu kontrollieren. Möglicherweise wartet es zu lange, bis es zur Toilette geht, macht sich oft in die Hose und wird zu einem chronischen Bettnässer.

Maria Wheeler, eine Verhaltensspezialistin und Autorin des Buches *Toilet Training for Individuals with Autism and other Development Issues*, schlägt unter anderem vor:

- Dem Kind über den Tag verteilt reichlich Wasser und Ballaststoffe zuführen und dafür sorgen, dass es sich viel bewegt.

- Hängen Sie einen visuellen Zeitplan für die Toilettengänge auf.
- Sorgen Sie für bequeme Kleidung für die Zeiten des Toilettentrainings.
- Stellen Sie während des Toilettengangs einen Tritthocker unter die Füße des Kindes, damit es sich sicher fühlt.
- Konsultieren Sie einen Ergotherapeuten, einen Ernährungsberater oder einen anderen Experten, der sich mit Blasen- und Darmproblemen auskennt.

Schlafen

Essprobleme, Toilettenprobleme … und dann womöglich am Ende eines langen Tages auch noch Schwierigkeiten des Kindes beim Einschlafen, Durchschlafen und Aufwachen: Erschöpfte Eltern mögen sich fragen, ob eine sensorische Verarbeitungsstörung Betroffenen jemals eine Ruhepause gewährt. (Siehe Informationskasten: Auswirkungen einer sensorischen Verarbeitungsstörung auf das Schlafen, übernommen aus dem Buch *The Out-of-Sync Child Grows Up*[10]).

Das Kind benötigt vielleicht lange Nickerchen oder macht eventuell nie ein kleines Schläfchen, selbst wenn es erschöpft ist. Da ein Schlafproblem oft durch ein Trennungsproblem verursacht wird, kann es sein, dass das Kind bei den Eltern schlafen möchte. Möglicherweise ist es nicht in der Lage, alleine einzuschlafen. Oder es wacht während der Nacht häufig auf.

An dieser Stelle schließt sich nun allerdings der Kreis: Gestörter Schlaf führt zu einem gestörten sensorischen Feedback und zu einer beeinträchtigten Selbstregulation. Darüber hinaus sorgt gestörter Schlaf für eine Erhöhung des Arousal-Levels, weil der Körper versucht, die Müdigkeit zu bewältigen, sowie zu einem erhöhten Stresslevel, zu Angst, Niedergeschlagenheit, Reizbarkeit und Wut. Gestörter Schlaf beeinträchtigt die Aufmerksamkeit, das Gedächtnis, die Urteilsfähigkeit und die Problemlösungsfähigkeit bei der Erledigung alltäglicher und schulischer Aufgaben.

Die sensorische Integrationstherapie zielt darauf ab, die schlechte Selbstregulation in den Griff zu bekommen, also das Problem, das gestörtem Schlaf zugrunde liegt. Bis eine solche Behandlung Erfolge zeigt, kann es Eltern helfen, sich mit sensorischen Erfahrungen zu befassen, die guten Schlaf fördern oder erschweren. Probleme im Hinblick auf sensorische

Bedürfnisse anzugehen und zusätzliche sensorische Lösungsansätze können der ganzen Familie dabei helfen, besser zu schlafen.

Auswirkungen sensorischer Verarbeitungsstörungen auf das Schlafen

Bestimmte Empfindungen können den Schlaf des Kindes stören:

- Fühlen: Schlafanzüge und Bettwäsche fühlen sich möglicherweise kratzig an. Decken können dafür sorgen, dass es dem Kind unangenehm warm oder nicht warm genug ist. Die Matratze wird als unbequem empfunden (denken Sie an das Märchen „Die Prinzessin auf der Erbse"). Bettdecken können sich zu schwer oder nicht schwer genug anfühlen.
- Hören: Geräusche, die Schlaf stören oder verhindern können, sind unter anderem: das Atmen oder Schnarchen eines Menschen, das Knarren des Hauses, Geräusche einer Klimaanlage oder einer Heizung, Regen, das Zirpen von Grillen oder Verkehr vor dem Haus.
- Sehen: Straßenbeleuchtung, Lampenlicht oder Leuchtdioden (LEDs) von elektronischen Geräten im Standby-Modus können das Kind wachhalten.
- Bewegung: Passive, unerwartete Aktivitäten sind in der Lage, jemanden, der schläft, zu stören, wenn sich beispielsweise jemand, mit dem man sich das Bett teilt, umdreht und die Matratze sich bewegt.
- Körper und Muskeln: Das Kind hat sein erforderliches Bewegungspensum im Laufe des Tages nicht erfüllt und ist noch nicht schlafbereit.
- Riechen: Der Kissenbezug kann falsch riechen, vor allem wenn der vertraute Geruch, der sich gesetzt hat, nach der Wäsche nicht mehr da ist.
- Innere Organe: Mangelnder Appetit, unregelmäßiger Stuhlgang, „Schmetterlinge im Bauch", unregelmäßiger Herzschlag usw. können es schwer machen, einzuschlafen und durchzuschlafen (und umgekehrt kann gestörter Schlaf zu all diesen Symptomen führen!).

Bis das Problem „aus der Welt geschafft" ist, können Sie die folgenden Maßnahmen ausprobieren, um Ihrem Kind dabei zu helfen einzuschlafen und durchzuschlafen:

- Sorgen Sie dafür, dass Ihr Kind sich tagsüber viel bewegt, zum Beispiel viel rennt oder den Wäschekorb trägt; geben Sie ihm Nahrungsergänzungsmittel, die das Gehirn beruhigen, zum Beispiel Magnesium, essenzielle Fettsäuren oder Gamma-Amino-Buttersäure; sorgen Sie dafür, dass es keine Lebensmittel zu sich nimmt, die Zusatzstoffe enthalten, die das Gehirn aufwühlen, zum Beispiel Aspartam, MSG (Mononatriumglutamat) oder künstliche Farbstoffe.

- Baden oder duschen Sie Ihr Kind unmittelbar vor dem Schlafengehen warm; Fernsehen oder die Verwendung elektronischer Geräte sollten einige Stunden vor dem Schlafengehen tabu sein.
- Lesen Sie Ihrem Kind, wenn es im Bett ist, eine schöne Geschichte vor; massieren Sie ihm den Rücken, die Schultern, die Arme und die Beine; kuscheln Sie es in eine schwere Decke ein und sagen Sie: „*Tu einfach so,* als würdest du schlafen."
- Machen Sie nach dem Zudecken ein Nachtlicht an, wenn das Kind im Dunkeln Angst hat; schalten Sie ruhige Musik ein, zum Beispiel Adagios von Bach oder Mozart; weißes Rauschen wie niedergehender Regen oder heranrollende Wellen sind auch schlaffördernd; stellen Sie mit elterlicher Bestimmtheit klar, dass es nun an der Zeit ist zu schlafen!

Eine sensorische Verarbeitungsstörung ist ein großes Problem, weil sie nicht nur das Kind betrifft, sondern die ganze Familie. Erwachsene können dazu beitragen, dass Kinder sich sicherer und besser in der Lage fühlen, „genau die richtigen" sensorischen Erfahrungen zu machen, indem sie bestätigen, dass bestimmte Empfindungen unangenehm sein können. Sie könnten zum Beispiel sagen: „Viele Leute finden Hundespeichel ekelig. Lass uns ein Waschbecken suchen, um ihn abzuwaschen." Oder: „Einige Leute halten eine Toilettenspülung nicht für laut, während andere finden, dass sie sich so anhört, als wäre man unter den Niagarafällen."

Darüber hinaus sind ein um Sinnesempfindungen bereichertes Leben, die Einnahme von Nahrungsergänzungsmitteln und Ergotherapie einige der Behandlungsmaßnahmen, die helfen können (siehe Kapitel 11). Ergotherapie trägt dazu bei, maladaptive Verhaltensweisen zu reduzieren, und unterstützt das Kind darin, mit sich und der Umwelt „in Einklang zu kommen", um bessere Bewältigungsstrategien und ein sozial adäquateres Verhalten zu entwickeln.

Bitte beachten Sie: *Viele Kinder mit einer sensorischen Verarbeitungsstörung haben Verhaltensprobleme, aber die meisten Kinder, die*

Verhaltensprobleme aufweisen, leiden nicht unter einer sensorischen Verarbeitungsstörung! Da jedes Kind gelegentlich aus dem Takt gerät, ist es dringend erforderlich, eine gründliche Diagnose zu erstellen, um festzustellen, welche Symptome auf eine sensorische Verarbeitungsstörung zurückzuführen sind und welche nicht.

Wer hat eine sensorische Verarbeitungsstörung?

Einige Menschen haben ein schlecht integriertes neurologisches System, andere hingegen verfügen über ein ausgezeichnetes, und der Rest von uns liegt irgendwo in der Mitte.

Denken Sie an Menschen, die ansprechend und beliebt sind, etwa an Sportler, charismatische Politiker und „leicht zu händelnde" Kinder. Diese Menschen sind vielleicht mit einer außergewöhnlich guten Fähigkeit zur sensorischen Verarbeitung gesegnet.

Und jetzt denken Sie an Menschen, die Sie kennen, die im Hinblick auf bestimmte Aspekte ihres Lebens Probleme haben, richtig zu funktionieren. Möglicherweise sind sie tollpatschig, haben nur wenige Freunde, oder es scheint ihnen an gesundem Menschenverstand zu mangeln. Vielleicht leiden sie an einer sensorischen Verarbeitungsstörung.

Die Ausgeprägtheit einer sensorischen Verarbeitungsstörung lässt sich mit einer nach oben offenen Skala beschreiben. Ein Kind mit einer leichten sensorischen Verarbeitungsstörung ist nicht schwer beeinträchtigt. Die Art und Weise, in der es sensorische Informationen verarbeitet, ist eher eine „Abweichung", keine Störung. Es kann zum Beispiel nicht so stark gewürzte Speisen und ruhigere Aktivitäten oder schärfere Speisen bevorzugen und mehr Raufereien mögen als andere Kinder. Es kann Mittel und Wege finden, die „Abweichung" zu kompensieren, und sein sensorisches Verarbeitungsproblem wird häufig übersehen. Wahrscheinlich wird es zu Hause und in der Schule besser zurechtkommen, wenn es von den Mitgliedern seiner Familie und seinen Lehrern unterstützt wird und vielleicht auch professionelle Hilfe bekommt.

Ein Kind mit moderaten sensorischen Verarbeitungsstörungen weist mehr Symptome auf. Es benötigt möglicherweise eine intensivere Unterstützung.

Ein Kind mit einer ausgeprägten sensorischen Verarbeitungsstörung weist viele Symptome auf. Es kann bei der Verrichtung normaler kindlicher Aktivitäten – Aufwachen, Essen, Anziehen, Spielen, in die Schule gehen, ein Gespräch führen, Baden, Einschlafen – große Probleme haben und stark beeinträchtigt sein. Bei seiner aus dem Takt geratenen sensorischen Verarbeitung handelt es sich nicht mehr nur um eine „Abweichung", sondern um eine Störung, und das Kind benötigt möglicherweise intensive Hilfe.

Dr. Rondalyn V. Whitney weist darauf hin, dass Abweichungen bei der sensorischen Verarbeitung Teil eines ganzen Spektrums von Symptomen sein können, die dazu führen können, dass es einem betroffenen Kind schwerfällt zu lesen, einen Ball zu schießen oder sich die Schuhe zu binden.[11] Wenn mehrere Abweichungen gleichzeitig vorhanden sind, können diese sich so weit summieren, dass sie die Kriterien für eine ausgeprägtere Störung erfüllen. Denken Sie zum Beispiel an eine Grippe: Wenn Sie nur Halsschmerzen haben, sonst jedoch nichts, haben Sie keine Grippe. Wenn Schüttelfrost, Fieber, Muskelschmerzen und andere Symptome hinzukommen, summiert sich das Ganze zu einem Krankheitsbild, das sich als Grippe diagnostizieren lässt. Eine genaue Analyse der einzelnen Symptome erleichtert es Eltern und Fachleuten zu bestimmen, was jeweils die beste Art der Behandlung ist.

Wir wissen, dass eine sensorische Verarbeitungsstörung die größeren Probleme von Kindern, die unter den in Kapitel 3 aufgeführten Störungen, Syndromen und Schwierigkeiten mit den Umgebungsbedingungen leiden, verstärkt. Wir wissen, dass einige Kinder, die nur „leichte" neurologische Symptome aufweisen und nicht als Kinder gelten, die unter einem diagnostizierbaren Problem leiden, auch eine sensorische Verarbeitungsstörung haben können. Bei all diesen Kindern erzielt eine Förderung durch eine Ergotherapie insgesamt positive Resultate.

Wie groß ist der Anteil von Kindern, die durch eine unzureichende sensorische Verarbeitung beeinträchtigt sind? Die Ergebnisse von Studien sind in dieser Hinsicht nicht eindeutig und hängen jeweils von den bei der Durchführung der Studie zugrunde gelegten Kriterien ab. Die

Ergebnisse von Prävalenzstudien schwanken zwischen 5 Prozent[12] und 16 Prozent.[13]

Ergotherapeuten stellen im Allgemeinen fest, dass es sich bei ungefähr 80 Prozent der betroffenen Kinder um Jungen handelt, aber diese statistische Angabe ist umstritten. Viele Fachleute glauben, dass Mädchen genauso oft wie Jungen unter neurologischen Problemen leiden, unter anderem unter sensorischen Störungen, Aufmerksamkeitsstörungen und Lernschwierigkeiten. Mädchen lassen jedoch oft nicht die gleichen Verhaltensprobleme erkennen wie Jungen, die Aufmerksamkeit erregen, sodass sie unerkannt bleiben und durch das Raster fallen.

Sollte es uns beunruhigen, dass bei immer mehr Kindern eine sensorische Verarbeitungsstörung diagnostiziert wird? Verpassen wir Kindern wahllos irgendwelche Etiketten? Suchen wir einfach nur nach etwas, „das nicht stimmt"?

Nein!

Kinder zu identifizieren, die unter einer sensorischen Verarbeitungsstörung leiden, ist ein wichtiger Schritt. Während wir immer mehr über die Mechanismen des menschlichen Gehirns erfahren, verstehen wir endlich, warum einige Kinder aus dem Takt geraten sind. Und infolgedessen können wir jetzt etwas tun, um ihnen zu helfen!

Es gibt Hoffnung

Nachdem Sie dieses Kapitel gelesen haben und den Fragebogen in Anhang A durchgegangen sind, sollten Sie ein Gefühl dafür bekommen haben, auf welche Weise eine sensorische Verarbeitungsstörung einem Kind das Leben schwer machen kann. Wenn Sie – und die Lehrerin Ihres Kindes, Ihr Ehepartner, Ihre Schwiegermutter oder andere – die gleichen Kästchen angekreuzt haben, glauben Sie vielleicht, dass Ihr Kind unter einer sensorischen Verarbeitungsstörung leidet. Sie fragen sich vielleicht: Wird mir die Entwicklung meines Kindes aus den Händen genommen? Wird aus meinem Kind ein Erwachsener werden, der mit sich und der Umwelt nicht in Einklang ist?

Nicht unbedingt. Ihr Kind kann sich zu einem über Selbstregulation verfügenden, funktionierenden Erwachsenen entwickeln, wenn ihm Verständnis entgegengebracht wird, es Unterstützung erhält und behandelt wird.

Die Behandlung ist darauf ausgerichtet, die Entwicklungsverzögerungen oder -beeinträchtigungen des Kindes zu korrigieren beziehungsweise diesen vorzubeugen, und erfolgt normalerweise in Form einer Ergotherapie mit der Herangehensweise einer sensorischen Integrationstherapie (siehe Kapitel 10). Bei einem Kind mit einer schweren sensorischen Verarbeitungsstörung ist eine Behandlung unerlässlich. Bei einem Kind mit einer moderaten sensorischen Verarbeitungsstörung kann eine Behandlung erstaunliche positive Veränderungen bewirken.

Sie hilft dem Kind dabei, eine gute Grundlage für die Zukunft zu entwickeln, wenn das Leben anspruchsvoller und komplexer wird. Ohne Behandlung bleibt eine sensorische Verarbeitungsstörung lebenslang ein Problem. *Das Kind wird nämlich nicht aus der sensorischen Verarbeitungsstörung herauswachsen, sondern in sie hinein.*

Kleine Kinder sprechen gut auf eine sensorische Integrationstherapie an, weil ihr Nervensystem noch flexibel beziehungsweise „plastisch“ ist (abgeleitet von dem griechischen Wort *plastikos*, das formbar bedeutet). Plastizität bedeutet, dass die Gehirnfunktionen nicht festgelegt sind, sondern sich ändern oder verändert werden können. Wenn ein Kind heranwächst, wird sein Gehirn weniger formbar, und unübliche, nicht normale Reaktionen auf Sinnesempfindungen etablieren sich zusehends. Doch auch wenn Ihr Kind schon in der Pubertät ist – geben Sie die Hoffnung nicht auf! Auch ältere Kinder und Erwachsene profitieren von einer Therapie. Es ist nie zu spät.

Eine Behandlung hilft dem Kind, alle Sinne zu integrieren und so zu trainieren, dass sie zusammenarbeiten. Wenn das Kind *aktiv* sinnvolle Aktivitäten durchführt, die durch die Intensität und die Dauer von sensorischen Empfindungen geprägt sind, die das zentrale Nervensystem des Kindes benötigt, verbessert sich sein adaptives Verhalten. Und ein verbessertes adaptives Verhalten führt wiederum zu einer besseren sensorischen Verarbeitung. Das Kind wird in die Lage versetzt, die Dinge zu planen, zu organisieren und durchzuführen, die es durchführen muss und durchführen möchte. Ohne eine Behandlung kann eine schwere sensorische Verarbeitungsstörung das Leben des Kindes in vielfältiger Weise beeinträchtigen.

Die sensorische Integrationstherapie hilft dem Kind, Fähigkeiten zu entwickeln, die es ihm ermöglichen, sich in sozialen Situationen angemessen und erfolgreich zu verhalten. Ohne eine Behandlung würde sich eine sensorische Verarbeitungsstörung äußerst negativ auf die Freundschaften des Kindes und sein so überaus wichtiges Spielverhalten auswirken.

Eine ergotherapeutische Behandlung stattet das Kind ebenso mit den erforderlichen Fähigkeiten aus, um besser lernen zu können. Die Wahrnehmungsfähigkeiten des Kindes und seine Fähigkeiten, zu Hause, in der Schule und anderswo zu lernen, wären sonst empfindlich gestört.

Eine Behandlung verbessert das emotionale Wohlbefinden und stärkt das Selbstvertrauen. Ohne sie kann aus einem Kind, das glaubt, dass es nichts kann, ein Erwachsener werden, der nur über ein geringes Selbstwertgefühl verfügt.

Ergotherapie verbessert maßgeblich die Beziehungen innerhalb der Familie. Da das Kind lernt, auf sensorische Herausforderungen mit einer besseren Selbstkontrolle zu reagieren, gestaltet sich das Leben zu Hause angenehmer. Die Eltern lernen, ihrem Kind konsequent Disziplin abzuverlangen und Freude an ihrem Kind zu empfinden. Schwiegereltern bringen mehr Verständnis auf und kritisieren weniger herum, Geschwister nehmen ihrem Bruder oder ihrer Schwester mit einer sensorischen Verarbeitungsstörung weniger übel. Ohne Behandlung kann eine sensorische Verarbeitungsstörung die Interaktionen und die Bewältigungsstrategien aller Familienmitglieder beeinträchtigen.

***

Johnny ist ein Beispiel für ein Kind, das von einer frühen Behandlung stark profitiert hat. Als er in der Vorschule war, beeinträchtigte die sensorische Verarbeitungsstörung seine Fähigkeit, sich zu bewegen, zu spielen, zu lernen und mit anderen in Beziehung zu treten. Sie hatte Auswirkungen auf seine Körperhaltung, seinen Gleichgewichtssinn, sein Hör- und Sehvermögen, auf sein Schlafverhalten und darauf, welche Speisen und Nahrungsmittel er bevorzugte. Er war ängstlich, wütend, unflexibel und einsam.

Johnnys Füße verließen nie den Boden, weil Bewegungen ihm Unbehagen bereiteten. Er sah seinen Klassenkameraden bei Aktivitäten auf dem

Schulhof zu, machte aber nicht mit. Er trug immer einen Stock bei sich, um sich vor der Welt zu schützen. Wenn sich ihm jemand näherte, fuchtelte er mit dem Stock und schrie: „Du bist abgeknallt!“ Sein einziges Vergnügen bestand darin, sich in eine ruhige Ecke zu verkriechen und sich in ein Buch zu vertiefen.

Johnny war eins der ersten Kinder, mit dem wir an der St. Columba's Nursery School Tests durchführten, um festzustellen, ob er an einer sensorischen Verarbeitungsstörung litt. Wir teilten unsere Erkenntnisse seinen Eltern mit und schlugen eine Ergotherapie vor, wobei wir darauf hinwiesen, dass eine frühe Behandlung späteren Problemen vorbeugen könne.

Während sein Vater uns zuhörte, verschränkte er die Arme, machte ein finsteres Gesicht und schüttelte den Kopf. Seine Mutter weinte und sagte: „Das ist alles ein böser Traum.“

Obwohl sie skeptisch waren, beschlossen Johnnys Eltern, unseren Rat zu befolgen. Sie brachten Johnny zweimal in der Woche zu einem pädiatrischen Ergotherapeuten. In Zusammenarbeit mit dem Therapeuten und seinen Lehrern erarbeiteten sie einen Plan, der Johnnys Leben durch Aktivitäten zu Hause und in der Schule mit Sinneseindrücken bereichern sollte, um ihm zu helfen, so kompetent wie möglich zu werden.

Nach und nach begann Johnny, sich an einigen Aktivitäten zu beteiligen. Er lernte zwar nicht, Freude an Spielen zu finden, bei denen man sich schmutzig macht oder bei denen es wild zur Sache geht wie beim Fangen spielen, aber er lernte, auf einer Leinwand zu malen oder von einer Stufe zu springen. Er hörte auf, zur Selbstverteidigung seinen Stock mit sich herumzutragen. Er ging dazu über, in Zimmerlautstärke zu sprechen, anstatt zu brüllen. Er fand einen Freund, und dann noch einen. Er entwickelte sich zu einem gesunden, ganz „normalen“ Kind.

Im Alter von 10 Jahren verwandelte Johnny sich in ein regelrechtes Traumkind. Er spielte Fußball und Basketball. Als Pfadfinder zeltete er gerne und kletterte auf Felsen. Er las jede Woche aus reinem Vergnügen ein Buch. Alle wollten mit ihm befreundet sein, weil er zuverlässig und einfühlsam war – und das genau auf die richtige Art und Weise. Seine Lehrerin sagte: „Ich wünschte, ich hätte 24 andere Johnnys in meiner Klasse.“

Heute, Jahrzehnte später, ist Johnny ein Journalist. Er lebt mit seiner Freundin in Europa und reist dort mit ihr herum. Seine sensorische Verarbeitungsstörung, die früher einmal stark ausgeprägt war, ist nur noch in milder Form existent. Er ist beim Essen immer noch wählerisch, fühlt sich in Menschenansammlungen unwohl, meidet Rolltreppen und neigt dazu, ein Perfektionist zu sein. Aber niemand ist perfekt!

Nicht jedes Kind mit einer sensorischen Verarbeitungsstörung wird das Problem so erfolgreich in den Griff bekommen wie Johnny. Doch der Zustand der meisten Kinder verbessert sich, wenn ihre Eltern aktiv werden und etwas unternehmen. Im Folgenden einige Vorschläge:

- Informieren Sie sich und tauschen Sie sich mit Kinderärzten, Lehrern und anderen betreuenden Personen aus, wenn das angebracht ist.
- Akzeptieren Sie, auch wenn es schwerfällt, dass das Kind nicht Ihrer Vorstellung von einem perfekten Kind entspricht. Finden Sie sich damit ab, dass es in Ordnung und manchmal sogar besser ist, über Fähigkeiten zu verfügen, die anders sind als die von anderen.
- Bieten Sie dem Kind ein Leben mit vielen Sinnesempfindungen (Kapitel 11).
- Seien Sie geduldig, beharrlich und unterstützend.
- Helfen Sie dem Kind dabei, seinen Körper und sein Leben zu kontrollieren.
- Lesen Sie das Buch *The Out-of-Sync Child grows up*, um zu erfahren, was als Nächstes passiert.

Es kann eine lange Reise werden. Sie kann teuer und aufwendig sein. Und mit Sicherheit ist sie manchmal frustrierend. Aber die Reise wird auch wundervoll und aufregend sein, wenn Sie lernen, Ihrem Sohn oder Ihrer Tochter dabei zu helfen, das Dasein als Kind erfolgreich zu bestehen.

Es gibt Hoffnung.

Kapitel 3

Hat Ihr Kind eine andere Diagnose erhalten?

In diesem Kapitel geht es um Diagnosen anderer Beeinträchtigungen, die häufig gemeinsam mit einer sensorischen Verarbeitungsstörung auftreten. Über diese ähnlichen Beeinträchtigungen und sich mit den Symptomen einer sensorischen Verarbeitungsstörung überschneidende Probleme zu lesen, dürfte Sie vor allem dann interessieren, wenn Sie wissen oder vermuten, dass eine sensorische Verarbeitungsstörung nicht die einzige Beeinträchtigung ist, die Ihrem Kind zu schaffen macht. In Kapitel 4 wird dann erklärt, wie die sensorische Verarbeitung und die sensorische Integration normalerweise funktionieren und was schieflaufen kann.

In gewisser Hinsicht sind sensorische Verarbeitungsstörungen ein allgemein menschliches Problem, denn sie können Menschen jeden Alters, jeder Herkunft und Personen mit den unterschiedlichsten kognitiven Fähigkeiten betreffen. Zu den betroffenen Bevölkerungsgruppen gehören unter anderem Menschen mit Autismus-Spektrum-Störungen, Zerebralparese, Frühgeborene, sensorisch beeinträchtigte Kinder in ausländischen Waisenhäusern und hochbegabte Kinder. Auch wenn diese Menschen nicht viel gemeinsam zu haben scheinen, haben sie häufig ähnliche Probleme bei der Verarbeitung von Sinnesempfindungen.

Sensorische Verarbeitungsstörungen verursachen keine anderen Erkrankungen, tragen jedoch auf jeden Fall dazu bei, diese zu verkomplizieren. Je mehr Probleme ein Kind damit hat, Sinneseindrücke zu interpretieren und sich dieser zu bedienen, desto größer sind die Probleme im Hinblick auf das Verhalten, beispielsweise sich zu bewegen, zu essen, mit anderen Menschen in Beziehung zu treten, seine Gedanken zum Ausdruck zu bringen oder bei einer leichten Berührung ruhig zu bleiben.

Was keine sensorischen Verarbeitungsstörungen sind: „ähnliche" Symptome

Festzustellen, ob ein Kind unter sensorischen Verarbeitungsstörungen leidet, kann sowohl für Eltern als auch für Fachleute sehr schwer sein. Bei einer Beeinträchtigung kann es sich zwar ausschließlich um eine sensorische Verarbeitungsstörung handeln, aber oft tritt diese zusammen mit anderen Entwicklungsstörungen auf. Dazu können sensorische Verarbeitungsstörungen wie viele andere Erkrankungen aussehen oder mit einer dieser Erkrankungen verwechselt werden, weil viele sensorische Symptome bei all diesen Störungen auftreten.

Woran erkennt man also, ob es sich um eine sensorische Verarbeitungsstörung oder um eine andere Beeinträchtigung handelt? *Deutliche Signale sind ungewöhnliche Reaktionen eines Kindes, wenn es etwas berührt oder berührt wird oder sich bewegt oder bewegt wird.*

Wenn ein Kind sich zum Beispiel dagegen sträubt, umarmt zu werden, nicht springen kann, beim Essen wählerisch ist oder Schwierigkeiten beim Schreiben hat, könnte es unter einer sensorischen Verarbeitungsstörung leiden. Wenn es ihm nicht nur schwerfällt, sich auf Aufgaben zu konzentrieren, die es nicht mag, sondern wenn es die gleichen Probleme bei Aktivitäten hat, die ihm Spaß machen, könnte es eine sensorische Verarbeitungsstörung haben. Wenn es ständig zappelt und zusammenfährt und sich windet, könnte es unter einer sensorischen Verarbeitungsstörung leiden. Wenn es nur wenige Freunde hat, könnte es eine sensorische Verarbeitungsstörung haben.

Aber könnte auch noch etwas anderes eine Rolle spielen? Ja, in der Tat. Andere, gleichzeitig gestellte Diagnosen können diverse weitere Probleme beschreiben: Aufmerksamkeitsdefizit-/Hyperaktivitätsstörung (ADHS), Autismus-Spektrum-Störungen (ASS) und/oder Lernstörungen (LS).

Prävalenzstudien zeigen:

- Ungefähr 1 von 16 Kindern (6,25 %) hat eine sensorische Verarbeitungsstörung.[14]
- Ungefähr 1 von 9 Kindern (9,4 %) hat ADHS[15], und ungefähr 40 % der Kinder mit ADHS haben auch eine sensorische Verarbeitungsstörung.[16]
- Ungefähr 1 von 36 Kindern (2,78 %) leidet unter Autismus[17], und ungefähr 95 % der autistischen Kinder haben gleichzeitig eine sensorische Verarbeitungsstörung.[18]
- Zwischen 1 von 20 (5 %) und 1 von 11 (9 %) Kindern hat eine Lernstörung.[19] Gehen wir für die Belange dieses Buches einfach davon aus, dass 1 von 15 (6,66 %) Kindern eine Lernstörung hat und dass viele dieser Kinder auch unter einer sensorischen Verarbeitungsstörung leiden.

Die sich überschneidenden Kreise in dem folgenden Diagramm veranschaulichen – in einer ausgesprochen unwissenschaftlichen Weise – die grundlegende Beziehung dieser vier häufig auftretenden Probleme miteinander.

Wie vier häufig auftretende Probleme sich überschneiden können

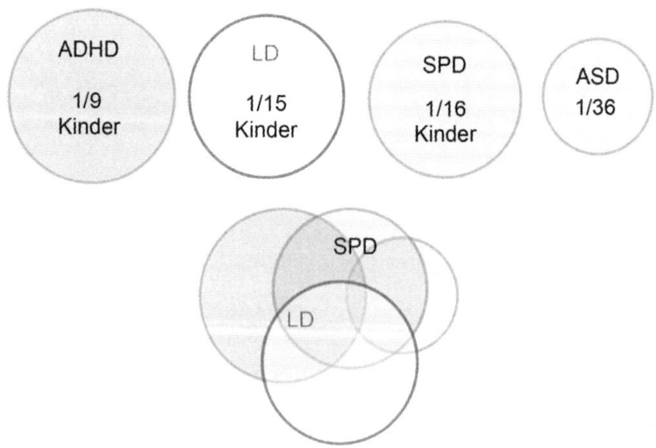

Im Folgenden werden vier ähnliche Beeinträchtigungen beschrieben, die ein Kind *anstelle einer sensorischen Verarbeitungsstörung oder zusammen mit einer sensorischen Verarbeitungsstörung haben kann.* Anschließend finden Sie weitere Beeinträchtigungen, die zusammen mit einer sensorischen Verarbeitungsstörung auftreten können.

Lernstörung (LS)

Bei einer Beeinträchtigung, die einer sensorischen Verarbeitungsstörung ähnelt, handelt es sich um eine Lernstörung (LS). Eine Lernstörung kann auf vielfältige Weise beschrieben werden.

1. Einfache Definition: Eine Lernstörung ist dadurch gekennzeichnet, dass ein betroffenes Kind trotz seiner Intelligenz und Motivation Schwierigkeiten dabei hat zu lesen, zu schreiben, zu rechnen und seine Bewegungen zu koordinieren.
2. Klinische Definition: Eine Lernstörung ist eine Beeinträchtigung bei der Verarbeitung von Informationen, die Schwierigkeiten bei der Beherrschung von Lernfähigkeiten und -strategien verursacht. Die Störung tritt in einem der vier Prozesse auf, die beim Lernen eine Rolle spielen: Input (Aufnahme von Informationen durch die Sinne), Integration (Verarbeitung und Interpretation der aufgenommenen Informationen), Gedächtnis (Verwendung, Speicherung und Abruf der Informationen) und Output (Übermittlung der Informationen durch Sprache oder motorische Aktivitäten).
3. Formale Definition: In den USA definiert das Bundesgesetz *Individuals with Disabilities Education Improvement Act of 2004 (IDEA 04)*[20] *(Gesetz zur Verbesserung der Bildung von Menschen mit Behinderungen aus dem Jahr 2004)* eine spezifische Lernstörung als eine „Störung eines oder mehrerer der grundlegenden Prozesse, die beim Verstehen oder Verwenden der gesprochenen oder geschriebenen Sprache beteiligt sind, und die sich durch eine beeinträchtigte Fähigkeit zu hören, zu denken, zu sprechen, zu lesen, zu schreiben, zu buchstabieren oder mathematische Berechnungen anzustellen manifestieren kann."

Dieser formalen Definition zufolge ist eine sensorische Verarbeitungsstörung keine Lernstörung. Doch eine sensorische Verarbeitungsstörung kann sehr wohl zu späteren Lernproblemen führen, wenn sie die auditiven, visuellen und motorischen Fähigkeiten des Kindes und seine Fähigkeit, Informationen zu verarbeiten und zu ordnen, beeinträchtigt. Anders herum kann eine Lernstörung sensorische Verarbeitungsprobleme verschlimmern. Momentan hat ein Kind, das lediglich unter einer sensorischen Verarbeitungsstörung leidet, in den USA keinen Anspruch auf kostenlose, geeignete Unterstützungsleistungen in der Schule wie zum Beispiel Ergotherapie, Logopädie oder Physiotherapie.* Doch ein Schüler mit einer sensorischen Verarbeitungsstörung kann Leistungen** in Anspruch nehmen, wenn seine Familie und seine Eltern nachweisen, dass seine sensorischen Störungen von anderen einschränkenden Problemen begleitet werden, die seine Lernfähigkeit beeinträchtigen. Die dabei am häufigsten auftretenden sind Probleme mit den drei Grundkompetenzen – Lesen (Dyslexie oder Hyperlexie), Schreiben (Lese-Rechtschreib-Schwäche) und Rechnen (Dyskalkulie).

Dyslexie (eine aus dem Griechischen abgeleitete Wortzusammensetzung aus den Worten *dys* für „schlecht“ und *léxis* für „Sprache“) ist ein Problem im Hinblick auf die Art und Weise, in der verschiedene Bereiche des Gehirns gleichzeitig Sehen, Hören und Bewegungen verarbeiten – die sensorischen Komponenten, die beim Lesen eine Rolle spielen. Das Timing ist nicht synchron und erschwert das sofortige, automatische Erkennen von Worten.

Hyperlexie (eine aus dem Griechischen abgeleitete Wortzusammensetzung aus den Worten *hyper* für „über“ und *léxis* für „Sprache“) bezeichnet eine ungewöhnlich fortgeschrittene Lesefähigkeit und eine ausgeprägte Fas-

---

* Anm. d. Verlags: In Deutschland verordnet der Kinderarzt in der Regel Ergotherapie, Logopädie oder Physiotherapie, die dann von den gesetzlichen Krankenkassen übernommen werden. Bei Verdacht kann der Kinderarzt auch an ein Sozialpädiatrisches Zentrum (SPZ) oder einen Kinder- und Jugendpsychiater überweisen zur Erstellung eines umfassenden entwicklungsdiagnostischen Gutachtens. Außerdem kann der Kinderarzt auch eine sog. Komplexleistung in einer Frühförderstelle verordnen, damit das Kind mehrere Therapien parallel erhalten kann.

** Anm. d. Verlags: In Deutschland muss ab dem Schulalter ein kinder- und jugendpsychiatrisches Gutachten vorliegen, um Eingliederungshilfemaßnahmen zu erhalten. Für dieses Gutachten ist nicht allein der Kinderarzt zuständig, die Kinder- und Jugendämter machen Vorgaben dazu.

zination für Buchstaben und Zahlen in einem frühen Kindesalter ohne Leseverständnis und verbale Kommunikationsfähigkeiten. Es kann ein Anzeichen dafür sein, dass ein Kind hochbegabt ist oder unter Autismus leidet – oder beides zutrifft. Betroffene Kinder können ein sehr gutes auditives und visuelles Gedächtnis haben, jedoch überempfindlich auf normale Geräusche und den Anblick normaler Dinge reagieren und auch andere Störungen aufweisen.

Dysgraphie (eine aus dem Griechischen abgeleitete Wortzusammensetzung aus den Worten *dys* für „schlecht" und *gráphein* für „schreiben") ist eine Schreibschwäche, und zwar sowohl im Hinblick auf das Schreiben mit der Hand, das Schreiben mit einer Tatstatur als auch die Rechtschreibung (auch Lese-Rechtschreib-Schwäche genannt, Anm. d. Verlags). Sinneseindrücke des Tastens, des Sehens und der Bewegung sind nicht integriert, was eine schlechte feinmotorische Koordination zur Folge hat. Dysgraphie tritt bei 40 Prozent der Kinder mit einer sensorischen Verarbeitungsstörung auf, und das Gehirn von Kindern, die unter Dysgraphie leiden, weist ähnliche Anomalien auf wie das Gehirn von Kindern, die unter Autismus oder ADHS leiden.[21] Ein betroffenes Kind hält womöglich den Stift unbeholfen und schreibt unleserlich. Es murmelt möglicherweise beim Schreiben vor sich hin, lässt Worte aus, macht grammatische Fehler und es fällt ihm schwer, Gedanken auf dem Papier zu organisieren und auszudrücken, selbst wenn diese Gedanken brillant sind.

Dyskalkulie (eine Wortzusammensetzung aus dem griechischen Wort *dys* für „schlecht" und dem spätlateinischen Wort *calculare* für „berechnen") führt zu Problemen mit Zahlen, mit der Zeit und mit dem Raum. Sinnesempfindungen des Sehens, des Hörens, des Bewegens und der Körperwahrnehmung spielen bei allen möglichen Dingen eine Rolle: bei mathematischen Konzepten (subtrahieren, Geld zählen), visuell-räumlichen Konzepten (Diagramme lesen, Entfernungen abschätzen), auditiven Fähigkeiten (sich an Daten erinnern, musizieren), Zeit (analoge Uhren lesen, pünktlich sein), Geschwindigkeit (rennen, Fahrradfahren) und Körperwahrnehmung (die eigene Schrittlänge und Griffweite einschätzen; rechts und links unterscheiden).

Was können Sie tun, um Kindern mit Dyslexie, Hyperlexie, Dysgraphie und Dyskalkulie zu helfen?

- Ziehen Sie eine Ergotherapie in Betracht, um Ihrem Kind eine multisensorische Behandlung zukommen zu lassen, die Seh-, Hör-, Tast- und Bewegungsempfindungen integriert.
- Erwägen Sie, von einem auf die kindliche Entwicklung spezialisierten Optometristen eine Beurteilung des Sehvermögens durchführen zu lassen. Um einen geeigneten Optometristen zu finden, können Sie den Zentralverband der Augenoptiker und Optometristen (www.zva.de) konsultieren, oder die Wissenschaftliche Vereinigung für Augenoptik und Optometrie (www.wvao.org) oder den Verband *Kind und Sehen* (www.kindundsehen.de).
- Sorgen Sie zu Hause und in der Schule dafür, dass die Kinder sich bewegen! Beim Lesen, Schreiben und Rechnen kann der ganze Körper zum Einsatz kommen, nicht nur die Augen und die Hände. Lassen Sie die Kinder ihre Sprünge zählen, Leitersprossen hoch- und runterklettern, mit einem Tetherball spielen und mit einem Basketball Körbe werfen. (Tetherball ist ein Spiel, bei dem ein Ball, der an einem an einer Stange befestigten Seil hängt, geschlagen wird, sodass sich das Seil um die Stange herumwickelt, Anm. d. Verlags.) Lassen Sie die Kinder Geschichten und Gedichte laut vorlesen. Lassen Sie sie Münzen zählen. Lassen Sie sie Plätzchenteig anrühren. Körperliche Aktivitäten, die dazu beitragen, die Sinnes- und Wahrnehmungsfähigkeiten zu fördern, werden eine positive Wirkung zeigen. (Lesen Sie auch die Kapitel 11 und 12 und mein Buch *Growing an In-Sync-Child.*) Auf den im Anhang angegebenen Internetseiten sind nähere Informationen zu finden.

Aufmerksamkeitsdefizit-/Hyperaktivitätsstörung (ADHS)

Eine sensorische Verarbeitungsstörung ist nicht das Gleiche wie eine ähnlich erscheinende Aufmerksamkeitsdefizit-/Hyperaktivitätsstörung. Manchmal sehen bestimmte Verhaltensweisen betroffener Personen ähnlich aus, aber die diesen Verhaltensweisen zugrunde liegenden Ursachen unterscheiden sich. Die Forschung gibt Aufschluss darüber, wie sensorische Störungen überall im Gehirn auftreten können und wie sich die Gehirne von Menschen mit neurologischen Problemen voneinander unterscheiden (weitere Informationen über das Gehirn finden Sie in Anhang B).

So unterschiedlich diese beiden Arten von Störungen auch sind, können sie bei einem Kind (oder einem Erwachsenen), das nicht mit sich und seiner Umwelt im Einklang ist, gleichzeitig auftreten. Ungefähr 40 Prozent der Kinder mit sensorischen Verarbeitungsstörungen haben ADHS, und umgekehrt gilt das Gleiche.[22]

Dem *Diagnostic and Statistical Manual of Mental Disorders, DSM-5 (Diagnostisches und statistisches Manual psychischer Störungen DSM-5)* zufolge sind typische Symptome von ADHS Unaufmerksamkeit, Hyperaktivität oder Impulsivität oder eine Kombination all dieser Symptome. Um die Diagnose ADHS zu stellen, müssen sechs Symptome der Unaufmerksamkeit und/oder Hyperaktivität und Impulsivität auftreten.

Diese Symptome treten auch bei Kindern mit einer sensorischen Verarbeitungsstörung auf. Also fragen wir uns immer wieder: „Ist es ADHS oder eine sensorische Verarbeitungsstörung?" Wenn ein Kind rastlos ist und am liebsten will, dass alles um es herum schneller vor sich geht, … hat es ADHS – oder könnte es ein Kind der Kategorie „Reiz-Sucher" (Sensory Craver) sein? Wenn es sich leicht von Reizen um es herum ablenken lässt …, hat es ADHS – oder könnte es ein „Reiz-Vermeider" (Sensory Avoider) sein? Wenn es nicht still sitzen kann …, hat es ADHS – oder könnte es ein „Sensorischer Zusammensacker" oder ein „Sensorischer Tollpatsch" sein? Wenn es nicht zuzuhören scheint …, hat es ADHS – oder ist es ein „Reiz-Durcheinanderbringer" (Sensory Jumbler), der Geräusche anders wahrnimmt als die meisten Kinder und Erwachsenen?

Dazu kommt noch, dass diese Symptome nicht nur bei Kindern zu beobachten sind, die unter ADHS oder einer sensorischen Verarbeitungsstörung leiden. Alle Kinder lassen sich leicht ablenken, verlieren Dinge und können nicht still sitzen. Patricia S. Lemer, eine kluge pädagogische Diagnostikerin, hat eine Tabelle erstellt, die zeigt, dass bei Kindern mit ADHS *und* bei Kindern mit einer sensorischen Verarbeitungsstörung *und* bei Kindern mit durch Sehstörungen bedingten Lernschwierigkeiten *und* bei Kindern mit Allergien und Ernährungsdefiziten *und* – wenig überraschend – bei Kindern, die einfach nur in die Kategorie „ein typisches Kind im Alter von unter sieben Jahren" gehören, die gleichen Symptome auftreten!

Alternative Diagnosen zur Diagnose ADHS

Patricia S. Lemer

Symptome **Unaufmerksamkeit** (mindestens 6 Häkchen) Bei dem Kind ist oft zu beobachten, dass:	ADHS	Sensorische Verarbeitungsstörung	Visuelle Probleme	Ernährung/ Allergien	Typisches Kind unter 7
es sich nicht genau auf Details konzentriert oder Flüchtigkeitsfehler macht	✓	✓	✓	✓	
es ihm schwerfällt, die Aufmerksamkeit bei Aufgaben oder Spielen aufrechtzuerhalten	✓	✓	✓	✓	✓
es nicht zuhört, wenn es direkt angesprochen wird	✓	✓	✓	✓	
es Anweisungen nicht vollständig befolgt oder eine begonnene Aufgabe oder Tätigkeit nicht beendet	✓	✓	✓	✓	✓
es ihm schwerfällt, Aktivitäten und die Abfolge von Aufgaben zu organisieren und die Zeit einzuteilen	✓	✓	✓	✓	✓
es Aufgaben, die einer anhaltenden geistigen Anstrengung bedürfen, meidet, nicht mag oder nur widerwillig angeht	✓	✓	✓	✓	✓
es Dinge verliert	✓	✓	✓	✓	✓

es sich durch äußere Reize ablenken lässt	✓	✓	✓	✓	✓
es bei alltäglichen Aktivitäten vergesslich ist	✓	✓	✓	✓	
Hyperaktivität und Impulsivität (mindestens 6 Häkchen erforderlich) Bei dem Kind ist oft zu beobachten, dass:					
es mit den Händen oder den Füßen herumzappelt oder in seinem Stuhl hin- und herrutscht	✓	✓	✓	✓	✓
es ihm schwerfällt, sitzen zu bleiben, wenn es dazu aufgefordert wird	✓	✓	✓	✓	✓
es übermäßig viel rennt und klettert	✓	✓		✓	✓
es ihm schwerfällt, leise zu spielen	✓	✓		✓	
es immer auf Trab ist; sich unwohl fühlt, wenn es sich nicht bewegt	✓	✓		✓	✓
es übermäßig viel redet	✓	✓	✓	✓	
es voreilig auf Fragen antwortet, bevor diese komplett gestellt sind	✓	✓	✓	✓	
es ihm schwerfällt zu warten, bis es an der Reihe ist	✓	✓	✓	✓	✓
es andere unterbricht oder stört			✓	✓	✓

Es ist wichtig, die Unterschiede zwischen ADHS und sensorischen Verarbeitungsstörungen (und anderen Beeinträchtigungen) erkennen zu können. Dr. Lucy Jane Miller, eine der weltweit führenden Forscherinnen auf dem Gebiet der sensorischen Verarbeitung, hat zusammen mit anderen Ergotherapeuten daran gearbeitet, die neurologischen und physiologischen Ursachen von sensorischen Verarbeitungsstörungen zu definieren. Zu den Zielen, die sie verfolgten, gehörten unter anderem: 1.) sensorische Verarbeitungsstörungen von ADHS und anderen Beeinträchtigungen zu unterscheiden, und 2.) die beste Art der Behandlung für Kinder mit verschiedenen Arten einer sensorischen Verarbeitungsstörung zu bestimmen.

Ihre Forschungsarbeiten ergaben, dass viele Kinder, die ausschließlich von einer sensorischen Verarbeitungsstörung betroffen sind, sich im Hinblick auf ihre Reaktionen auf unerwartete Empfindungen wie leichte Berührungen, laute Geräusche, flackerndes Licht, starke Gerüche oder auf einem Stuhl nach hinten gekippt zu werden, von Kindern unterscheiden, die nur an ADHS leiden.[23] Kinder mit ADHS neigen dazu, von diesen neuen Sinnesempfindungen zunächst irritiert zu sein und sich dann wie die meisten Menschen recht schnell an sie zu gewöhnen. Das Leben geht eben weiter.

Einige Kinder mit einer sensorischen Verarbeitungsstörung hingegen reagieren möglicherweise gar nicht irritiert auf diese alltäglichen Sinneseindrücke. „Reiz-Spätbemerker" (Sensory Struggler) scheint das Leben nicht groß zu beeindrucken.

Andere Kinder mit einer sensorischen Verarbeitungsstörung reagieren möglicherweise anders, sie sind ständig aufgeschreckt und gewöhnen sich nicht an die Empfindungen. „Reiz-Vermeider" beeinflusst das Leben zu sehr.

Außerhalb des Forschungslabors fallen Eltern und Lehrern möglicherweise auch noch andere Unterschiede zwischen Kindern mit einer sensorischen Verarbeitungsstörung und Kindern mit ADHS auf. Mim Ochsenbein, pädiatrische Ergotherapeutin und Direktorin der Abteilung Bildung des STAR Institute, weist auf einige dieser Unterschiede hin. Zum Beispiel bevorzugen viele Kinder mit einer sensorischen Verarbeitungsstörung „immer das Gleiche" in einer vertrauten und vorhersehbaren Umgebung, wohingegen Kinder mit ADHS Neues und Abwechslung bevorzugen. Viele Kinder mit einer sensorischen Verarbeitungsstörung haben eine adäquate Impulskontrolle und können sich beruhigen und konzentrieren, wenn sie „genau den richtigen" sensorischen Input bekommen. Kinder mit ADHS hingegen haben ungeachtet des sensorischen Inputs, den sie erhalten, oft eine schlechte Impulskontrolle. Ihnen hilft das ständige Erleben von etwas Neuem dabei, sich zu beruhigen und zu konzentrieren.

Die speziellen Probleme eines Kindes zu bestimmen, ist wichtig, um die beste Art der Behandlung wählen zu können. Eine Behandlung für ein Kind mit ADHS könnte folgende Maßnahmen umfassen:

- Kognitive Verhaltenstherapie (hilft einer Person zu denken, bevor sie etwas tut).
- Medikamente, die die Aufmerksamkeit und die Impulsivität verbessern, indem sie dafür sorgen, dass die Gehirnchemikalien besser funktionieren. Einige Medikamente können auch Kindern mit einer sensorischen Verarbeitungsstörung helfen.
- Elterntraining für Eltern von Kindern mit einer sensorischen Verarbeitungsstörung oder mit ADHS, das Mütter und Väter darin unterstützt, ihre betroffenen Kinder ohne Strafen, fürsorglich und mit realistischen Erwartungen großzuziehen.
- Ergotherapie mit dem Schwerpunkt auf sensorischer Integration und ein an Sinnesempfindungen reiches Leben mit zielgerichteten Aktivitäten, was sowohl Kinder mit einer sensorischen Verarbeitungsstörung als auch Kinder mit ADHS positiv beeinflusst, wobei unterschiedliche Probleme angegangen werden.

Autismus (Autismus-Spektrum-Störungen – ASS)

Autismus ist eine komplexe, multisystemische Störung, die den Körper und das Gehirn betrifft. Dem *Diagnostic and Statistical Manual of Mental Disorders, DSM-5 (Diagnostisches und statistisches Manual psychischer Störungen DSM-5)* zufolge treten bei Autismus qualitative Störungen in drei Bereichen auf. (Der Begriff „qualitativ“ meint das Erfassen von Verhalten in normalen Umgebungen wie zu Hause oder in der Schule durch Beobachtungen und verbale Beschreibungen. „Quantitativ“ hingegen bezieht sich auf Erkenntnisse, die auf numerischen Fakten basieren.) Die drei Bereiche sind:

- Soziale Interaktion, die gekennzeichnet ist durch einen eingeschränkten Einsatz nonverbaler Verhaltensweisen wie Zeigen oder Winken, eingeschränkte Beziehungen und Mangel an sozialer/emotionaler Reziprozität, zum Beispiel traurig zu sein, wenn jemand anders traurig ist, oder über Witze zu lachen.

- Kommunikation, die gekennzeichnet ist durch verspätetes Sprechen, Schwierigkeiten, Gespräche zu führen, und Schwierigkeiten, Rollenspiele zu spielen.
- Hyper- oder Hyporeaktivität auf sensorische Reize oder ungewöhnliches Interesse an Umweltreizen.

Menschen mit Autismus haben normalerweise nicht nur große Probleme mit sensorischen Modulationsstörungen, die durch Über- oder Unterempfindlichkeit gekennzeichnet sind (im *DSM-5* „Hyper- oder Hyporeaktivität“ genannt), sondern auch mit sensorischen Diskriminationsstörungen und sensorisch basierten Motorikstörungen (die aus irgendeinem Grund nicht im *DSM-5* aufgeführt sind). Probleme mit Sinnesempfindungen, die manchmal übersehen oder heruntergespielt werden, können für Menschen, die unter Autismus leiden, die größten Probleme darstellen.

Dem *DSM-5* zufolge haben einige Kinder mit Autismus-Spektrum-Störungen eine geistige Behinderung, während andere überdurchschnittlich intelligent sind. Einige sind nur leicht beeinträchtigt und benötigen vielleicht nur ein bisschen Unterstützung, um sich in der Welt des sozialen Umgangs zurechtzufinden, zu kommunizieren oder als Reaktion auf sensorischen Input adaptivere Verhaltensweisen zu entwickeln (Grad 1). Andere sind mittelschwer beeinträchtigt und benötigen beträchtliche Unterstützung (Grad 2). Einige sind schwer beeinträchtigt und benötigen sehr umfangreiche Unterstützung (Grad 3).

Im folgenden Informationskasten ist ein Beispiel aufgeführt, das zeigt, wie Zwillingsbrüder mit Autismus-Spektrum-Störungen (ASS) zu Hause von ihren Großeltern Abuela und Abuelo jeweils mit der „genau richtigen“ Strategie im Hinblick auf den sensorischen Input unterstützt werden. Cezar leidet unter Autismus vom Schweregrad 1, hat keine geistige Behinderung und benötigt etwas Unterstützung. Felipe leidet unter Autismus vom Schwergrad 3, hat eine geistige Behinderung und benötigt sehr umfangreiche Unterstützung.

Wie an Sinneseindrücken reiche Strategien bei ASS helfen können

Cezar: ASS, Schweregrad 1, keine geistige Behinderung	**Felipe: ASS, Schweregrad 3, mit geistiger Behinderung**
Cezar, 10, und sein Bruder Felipe kommen von der Schule nach Hause. Cezar leidet unter einer leichten ASS-Form. Er nimmt seinen Rucksack ab, umarmt Abuelo und steuert die Küche an. Abuela fällt auf, dass Cezar bedrückt aussieht und wie üblich an seinem T-Shirt-Kragen herumgekaut hat. Sie umarmt ihn lange und wiegt ihn hin und her. Der feste Druck und die Bewegungen zur Seite sind beruhigend, und er entspannt sich in ihren Armen. Sie sagt: „Ich habe Churros gemacht. Die schmecken besser als T-Shirts." Cezar setzt sich auf den Therapieball, hüpft auf und ab und isst dabei einen Churro. Schließlich sagt er: „In Mathe ist der Lehrer sauer geworden. Ich habe nicht aufgepasst." Abuela fragt: „Woran hast du denn gedacht?" „An Batterien", erwidert er. Abuela reicht ihm einen weiteren Churro. „Erzähl mir von den Batterien." Er erzählt ihr von seiner Idee, Batterien mit Sonnenenergie neu zu laden. Sie hört ihm zu und nickt. Er fühlt sich bestätigt und akzeptiert. Er betrachtet ihr lächelndes Gesicht und sagt: „Ich wünschte, du wärst meine Lehrerin."	Felipe, 10, leidet schwer unter ASS und hat eine geistige Behinderung. Abuelo empfängt seinen Enkel an der Tür. Er begrüßt Cezar mit einer Umarmung und hilft Felipe dabei, seinen Rucksack abzusetzen. Abuelo hängt den Rucksack an einen Haken und bringt den Jungen schnell zur Toilette (Felipe meidet die Schultoilette, weil es dort laut ist, schlecht riecht, und sie nicht so ist wie die Toilette zu Hause). Als er fertig ist, gibt Felipe etwas von sich, das sich anhört wie „Abba!", und Abuelo geht hinein, um ihm zu helfen und ihm zu zeigen, was er tun muss. Abuelo zeigt auf Bilder, die an der Wand hängen, und sagt: „Abziehen. Hose hochziehen und Reißverschluss zumachen. Hände waschen." Dann gehen sie in die Küche. Abuela umarmt Felipe, hilft ihm, sich auf den Therapieball zu setzen und gibt ihm eine glutenfreie Brezel (Felipe mag keine Churros, weil sich die Rillen auf seiner Zunge unangenehm anfühlen). Während Felipe an der Brezel knabbert, steht Abuelo hinter ihm, sorgt dafür, dass er nicht von dem Ball rutscht, und übt Druck auf seine Schultern aus, damit er auf dem Ball zu hüpfen beginnt. Felipe lächelt und gibt freudige Laute von sich. Seine Familie hilft ihm dabei, mit sich und der Welt in Einklang zu sein.

Was ist die Ursache von Autismus? Das möchte jeder wissen. Die Störung scheint durch eine Kombination verschiedener genetischer Faktoren (die noch nicht alle identifiziert sind) und von außen kommenden Stressfaktoren wie Medikamenten, Komplikationen während der Schwangerschaft, elektromagnetischen Feldern sowie Giftstoffen im Wasser, in der Luft und in Lebensmitteln ausgelöst zu werden.

Patricia Lemer, Autorin des Buches *Outsmarting Autism*, weist auf das zunehmende Interesse der Wissenschaft am Einfluss des „Darmmikrobioms" bei der Entstehung von Autismus hin. Das Darmmikrobiom besteht aus all den Mikroorganismen, Bakterien, Viren, Protozoen und Pilzen, die im Magen-Darm-Trakt eines Menschen leben.[24] Wenn der Darm in Ordnung ist, ist normalerweise auch das Gehirn in Ordnung.

Patricia Lemer stellt fest, dass das Gehirn „ankommende sensorische Informationen" normalerweise „gleichzeitig miteinander kombiniert, so wie ein Dirigent eines Orchesters dafür sorgt, dass die einzelnen Instrumente zusammen schön klingen. Das ‚schöne Klingen' einer richtig funktionierenden sensorischen Verarbeitung entspricht konzentrierter Aufmerksamkeit, spaßvollem Lernen und adäquatem Verhalten."[25] Der Darm und das Gehirn von Kindern mit ASS oder einer sensorischen Verarbeitungsstörung können jedoch aus dem Gleichgewicht geraten sein. (Um mehr über die entscheidende Rolle zu erfahren, die die über den Vagusnerv vermittelte Harmonie zwischen dem Darm und dem Nervensystem spielt und wie sie dafür sorgt, dass wir „funktionieren" und uns sicher fühlen, konsultieren Sie die Website www.stephenporges.com (in engl. Sprache, Anm. d. Verlags) und lesen Sie über die von Dr. Stephen Porges entwickelte Polyvagal-Theorie.[26])

Nicht nur die Ursachen von Autismus werden gründlich erforscht, sondern auch die Auswirkungen, die mit dieser Störung verbunden sind. Forschungserkenntnisse zeigen, warum die atypische Struktur und Funktion des Gehirns von Menschen mit Autismus atypische Verhaltensweisen zur Folge hat. Ein häufig festgestellter Forschungsbefund ist ein kleines Corpus callosum (die Verbindung zwischen der rechten und der linken Gehirnseite) bei einigen autistischen Kindern, was sich auf das Gehörsystem und die Sprachentwicklung betroffener Kinder auswirken kann.[27]

Der Einsatz funktionaler und struktureller Bildgebungsverfahren bei Untersuchungen des Gehirns ermöglicht es Wissenschaftlern heute, die Verbindungen und die Aktivität im Gehirn zu „sehen". Beeindruckende Bilder zeigen in Echtzeit die sensorische Verarbeitung im Kopf von Kindern mit und ohne Autismus. Dr. Elysa Marco, und ihre Kollegen an der University of California, San Francisco, und von Cortica Healthcare haben herausgefunden, dass bei Kindern, die unter einer sensorischen Verarbeitungsstörung leiden, deutlich messbare Störungen der Konnektivität im Gehirn festzustellen sind.[28]

Weitere Studien zeigen, dass die Gehirne von Kindern mit ASS und die Gehirne von Kindern mit einer sensorischen Verarbeitungsstörung in mancher Hinsicht Ähnlichkeiten aufweisen und sich in anderer Hinsicht voneinander unterscheiden. Eine Gemeinsamkeit der Gehirne der Kinder, die unter den beiden Störungen leiden, ist eine Unregelmäßigkeit bei der Verarbeitung und dem Verbinden sensorischer Empfindungen. Die Theorie der „Unterkonnektivität" erklärt diese irreguläre Kommunikation zwischen vorderen und hinteren Bereichen des Gehirns, die eine synchronisierte Hirnaktivität und damit das Verhalten beeinträchtigt.

Jedes Kind, das an ASS leidet, weist ein einzigartiges Muster an sensorischen Störungen auf. Ein Kind kann über ein hervorragendes visuelles Unterscheidungsvermögen verfügen und künstlerisch talentiert sein, jedoch nur ein schwach ausgeprägtes auditives Unterscheidungsvermögen und eine schlechte Sprachkompetenz haben. Ein anderes Kind kann über hervorragende auditive Fähigkeiten verfügen und gerne Lieder und Geschichten hören, jedoch ein schlechtes visuelles Unterscheidungsvermögen und schlechte motorische Fähigkeiten aufweisen.

Für einige Betroffene wird es immer schwierig bleiben, Berührungsempfindungen, Bewegungen, Geräusche und visuelle Reize zu regulieren. Eine bekannte Sprecherin von Autismusbetroffenen, Dr. Temple Grandin, beschreibt die Qualen, die mit dem Empfangen sensorischer Reize verbunden sein können. Als Kind fühlte sie sich, wenn sie berührt wurde, wie ein wildes Tier, bis sie sich eine „Umarmungsmaschine" baute – ihre „Knuddelkiste" –, um ihr normales Bedürfnis, gehalten zu werden, zu befriedigen. Normale Geräusche sorgen bis heute dafür, dass ihr Herz rast und ihr die Ohren wehtun, es sei denn, sie „schirmt die Ohren ab", indem sie sich mit typischem rhythmischem autistischem Verhalten ablenkt.

Während die kleine Temple Berührungen und Geräusche mied, lechzte sie nach visuellen Reizen. „Ich war verrückt nach gestreiften

T-Shirts und Day-Glo-Farben", schreibt sie, „und ich liebte es, automatischen Supermarkt-Schiebetüren beim Auf- und Zugleiten zuzusehen."[29] Ausgestattet mit sehr guten visuellen Fähigkeiten und einer Vorliebe für Tiere, studierte Temple Zoologie und erwarb einen Doktortitel. Heute ist sie darauf spezialisiert, Einrichtungen und Anlagen für die Tierhaltung zu entwickeln.

Eine besondere Empfänglichkeit gegenüber der Umwelt kann von Vorteil sein und denjenigen, die über sie verfügen, ein sehr befriedigendes Berufsleben ermöglichen. Unter den kreativsten Computergenies, Komponisten, Erfindern, Malern, Schriftstellern, Schauspielern, Mathematikern, Ingenieuren, Wissenschaftlern, Ärzten, Lehrern und Therapeuten gibt es einige, die ihre „übersinnlichen" Fähigkeiten eingesetzt haben, um der Welt Gutes zu tun. Und wo stünden wir heute ohne sie?

Zu verstehen, wie sensorische und motorische Probleme das alltägliche Leben eines betroffenen Kindes erschweren, ist entscheidend, um ein geeignetes Behandlungsprogramm entwickeln zu können. Eltern müssen darauf achten, dass die Behandlung ihres Kindes Strategien beinhaltet, die darauf abzielen, mit überfordernden Empfindungen klarzukommen, sowie individualisierte sensorisch-motorische Aktivitäten (siehe Kapitel 11) vorsieht.

Um mehr über ASS zu erfahren, konsultieren Sie die Website des Bundesverbands Autismus e.V. sowie des Bundesverbands Aspies e.V und weiters (siehe Anhang, Anm. d. Verlags).

Andere Erkrankungen, bei denen eine sensorische Verarbeitungsstörung eine Rolle spielt

Neben Autismus, Aufmerksamkeitsproblemen und Lernschwierigkeiten gibt es zahlreiche andere Erkrankungen, die mit einer gestörten sensorischen Verarbeitung einhergehen. (In Kapitel 8 geht es um das Sehen, in Kapitel 9 um das Hören und Sprechen/Sprache.) Im Folgenden wird kurz auf verschiedene psychische Probleme, genetische Syndrome, Allergien und einige andere Störungen, die durch „Überschneidungen" gekennzeichnet sind, eingegangen.

Psychische Probleme

In der Kindheit können viele psychische Probleme auftreten. Eine sensorische Verarbeitungsstörung kann psychische und emotionale Probleme verursachen, zu diesen beitragen oder sich mit ihnen überschneiden. Forschungsergebnisse legen nahe, dass oft bereits sensorische und motorische Probleme vorliegen, bevor die Störung in der kindlichen Entwicklung voll zum Ausdruck kommt und auf einen anfälligen Zustand des Gehirns hindeutet.[30] Darüber hinaus werden sensorische und motorische Beeinträchtigungen in der Kindheit mit Ängsten und emotionalen Problemen im Erwachsenenalter in Verbindung gebracht.[31]

Wenn die sensorischen und die motorischen Probleme weder erkannt noch frühzeitig durch eine sensorisch basierte Therapie behandelt werden, können die diesen Problemen zugrunde liegenden Störungen im Gehirn bestimmte Erkrankungen noch verschlimmern, unter anderem:

- Angststörungen
- Selektiver Mutismus
- Bipolare Störung
- Schizophrenie
- Depression
- Zwangsstörungen

Leider wird eine sensorische Verarbeitungsstörung oft fälschlich als ein psychologisches Problem interpretiert. Eine sensorische Verarbeitungsstörung von einer mentalen oder einer emotionalen Störung zu unterscheiden ist genauso wichtig, wie eine sensorische Verarbeitungsstörung von ADHS oder einer Lernschwäche zu unterscheiden, weil die Arten der Behandlungen der jeweiligen Störungen sehr unterschiedlich sind. Eine von Medikamenten oder einer Ergotherapie begleitete Psychotherapie oder Gesprächstherapie, die darauf abzielt, im Alltag zu funktionieren, kann allen Kindern helfen, die sensorische Symptome aufweisen. Durch eine Psychotherapie alleine lassen sich die eigentlichen sensorischen Probleme jedoch nicht beheben.

Genetische Syndrome

Es wird geschätzt, dass bei bis zu 18 Prozent der Kinder, die unter einer sensorischen Verarbeitungsstörung leiden, ein genetischer Faktor durch ein an der Entwicklung des Nervensystems beteiligtes Gen eine Rolle spielt.[32] Darüber hinaus können sensorische Störungen bei vielen genetisch bedingten Erkrankungen ein klinisches Symptom sein. Im Folgenden einige Beispiele.

Das Down-Syndrom ist eine angeborene Erkrankung, die durch ein zusätzliches Chromosom verursacht wird, was eine abweichende Entwicklung des Gehirns und des Körpers, kognitive Beeinträchtigungen und sensorische Probleme zur Folge hat. Häufig auftretende Probleme bei dieser Erkrankung sind unter anderem ein schwacher Muskeltonus und Probleme bei der Fein- und Grobmotorik, die sich auf die Bewegung, die Koordination, das Spielverhalten, die Selbstfürsorge sowie auf die Sprache und auf das Essverhalten auswirken.

Das Fragile-X-Syndrom, die erste bekannte Ursache von Autismus, wird durch einen Gendefekt auf dem X-Chromosom verursacht. Kinder mit dem Fragilen-X-Syndrom, wovon fast immer Jungen betroffen sind, weisen eine sensorische Überempfindlichkeit auf und haben sensorisch bedingte motorische Probleme.

Weniger bekannte angeborene Erkrankungen, die mit einer sensorischen Verarbeitungsstörung einhergehen und oft übersehen oder falsch diagnostiziert werden, sind unter anderem:

- Angelman-Syndrom
- Rett-Syndrom
- CHARGE-Syndrom
- Silver-Russell-Syndrom
- Dandy-Walker-Syndrom
- Smith-Lemli-Opitz-Syndrom
- Ehlers-Danlos-Syndrom
- Williams-Syndrom
- Prader-Willi-Syndrom
- X- und Y-Chromosomen-Abweichungen

Einige Symptome dieser Erkrankungen sind: das Vermeiden von oder das Verlangen nach Sinnesempfindungen, insbesondere visuellen Reizen, Geräuschen, Berührungen und Bewegungen; ein vermindertes Schmerzempfinden; Schlaf- und Essprobleme; schwacher Muskeltonus; motorische

Koordinationsprobleme beim Krabbeln, Balancieren, Gehen und Sprechen; Probleme, die Aufmerksamkeit aufrechtzuerhalten, und bei der Regulierung des Arousal-Levels.

Ergotherapie kann die motorischen, sozialen und sprachlichen Fähigkeiten verbessern. Andere Therapien, unter anderem Physiotherapie, Logopädie und Sprachtherapie, können ebenfalls helfen, insbesondere wenn sie den Ansatz einer sensorischen Integrationstherapie verfolgen.

Allergien

Eine sensorische Verarbeitungsstörung tritt häufig zusammen mit Allergien auf. Ein betroffenes Kind kann unter allergischen Reaktionen auf Staub, Pollen, Schimmelpilze, Hautschuppen von Tieren und Nahrungsmittel leiden. In Milchprodukten enthaltenes Kasein und in Weizen enthaltenes Gluten sind zwar keine „echten" Allergene wie potenziell lebensbedrohliche Erdnüsse oder Meeresfrüchte, sie können jedoch für Empfindlichkeiten verantwortlich sein. Diese Empfindlichkeiten wiederum sind in der Lage, chronische gesundheitliche Probleme zu verursachen, unter anderem Verdauungsprobleme, Ekzeme, Asthma und andere Probleme. Darüber hinaus können die in Nahrungsmitteln, Medikamenten und in der Atemluft enthaltenen Chemikalien für ein Kind mit einem empfindlichen Körper toxisch sein. Diese Allergene schädigen möglicherweise das sich entwickelnde Nervensystem des Kindes, verschlimmern damit sensorische Verarbeitungsprobleme und verursachen Lern- und Verhaltensprobleme.

In ihrem bekannten Buch „Ist das Ihr Kind? Versteckte Allergien aufdecken und behandeln. Ein Selbsthilfebuch" geht die Medizinerin Dr. Doris Rapp auf die vorherrschenden Symptome von Allergien ein, unter anderem ständiges Nasereiben („allergischer Gruß"), rote Ringe unter den Augen („allergischer Shiner"), Reizbarkeit, Depression, Aggression, Unter- oder Überempfindlichkeit auf sensorische Reize, insbesondere auf Geräusche und Berührungen.

Medikamente sind in der Regel nicht das Gegenmittel. Bei den meisten Kindern besteht die Lösung darin, die Nahrungsmittel, die die Reizstoffe enthalten, wie Milch oder Weizen, zu identifizieren und aus der Kost zu streichen. Das Gleiche gilt für aus der Umwelt stammende Reizstoffe wie Schimmelpilze oder in Plüschtieren enthaltene Substanzen. Probieren Sie aus, was passiert, wenn bestimmte Dinge gemieden werden – und achten Sie darauf, wie viele Symptome, die mit Allergien und sensorischen Verarbeitungsstörungen einhergehen, signifikant und ohne Nebenwirkungen nachlassen.

Weitere ähnliche Störungen und Überschneidungen

In unterschiedlichem Ausmaß gibt es bei jedem psychischen oder physischen gesundheitlichen Problem Überschneidungen mit sensorischen Verarbeitungsproblemen – sogar bei einer gewöhnlichen Erkältung. Wenn Ihr Geruchs- und Ihr Geschmackssinn und Ihre Bewegungsfähigkeit vorübergehend beeinträchtigt sind, leiden Sie. Sie wissen gute Gesundheit ganz bestimmt zu schätzen, wenn die Erkältung abgeklungen ist und Ihre Sinne wieder richtig funktionieren.

Natürlich sind nicht alle Leiden so harmlos und von so kurzer Dauer wie eine Erkältung. Im Folgenden einige Erkrankungen, die länger anhalten und einer sensorischen Verarbeitungsstörung ähneln können oder bei denen es Überschneidungen mit einer sensorischen Verarbeitungsstörung geben kann.

- Eine fetale Alkoholspektrumstörung ist eine vermeidbare, nicht genetisch bedingte Behinderung eines Babys, dessen Mutter während der Schwangerschaft Alkohol getrunken hat. Zu den Symptomen gehören unter anderem ein geringes Körpergewicht, eine schlechte Koordinationsfähigkeit sowie Seh- und Hörprobleme. Dies ist oft ein „verborgenes" Problem, das bei Kindern auftritt, die aus Ländern adoptiert werden, in denen der Alkoholkonsum schlecht reguliert ist.
- Misophonie („Hass auf Geräusche") ist eine Überempfindlichkeit auf bestimmte sich wiederholende menschliche Geräusche wie Atmen, Kauen oder Schlürfen, die eine unmittelbare heftige physische Reaktion auslöst – vor allem Wut, Ekel oder Impulsivität.
- Das Tourette-Syndrom ist eine neurologische Erkrankung, die durch wiederholte unwillkürliche Bewegungen und Lautäußerungen des

Betroffenen (Tics) gekennzeichnet ist. Probleme, die zusammen mit dieser Erkrankung auftreten können, sind Überempfindlichkeit auf bestimmte Reize, das Verlangen nach intensiven, selbstschädigenden Stimuli sowie Seh- und Hörprobleme.

Bei diesen und anderen sich mit sensorischen Verarbeitungsstörungen überschneidenden Erkrankungen ist eine multidisziplinäre Herangehensweise, die Hörtraining, psychologische Betreuung und ein an Sinnesempfindungen reiches Leben umfasst, eine Art der Behandlung, die eine gewisse Linderung bringen kann.

Ein Kind sein

Es ist ganz normal, dass ein heranwachsendes Kind bestimmte Nahrungsmittel und Speisen nicht mag, Anweisungen von Erwachsenen ignoriert, lieber herumtobt, wenn von ihm eigentlich erwartet wird, still zu sein, Spielsachen kaputt macht, stolpert und hinfällt. Wenn diese Verhaltensweisen nicht dazu führen, dass das Kind und alle anderen in seinem Umfeld ständig unglücklich sind und leiden, müssen Sie sich keine Sorgen machen. Rufen wir uns eine allgemein übliche Verhaltensweise in Erinnerung, die oft so aussieht wie eine sensorische Verarbeitungsstörung: sich so zu verhalten wie ein normales Kind!

Kapitel 4

Verstehen, wie eine sensorische Verarbeitung funktioniert – und was schieflaufen kann

Es ist wichtig, grundlegend zu verstehen, wie die sensorische Verarbeitung funktioniert und was bei einer sensorischen Verarbeitungsstörung schiefläuft. Sie müssen über die Sinne Bescheid wissen, die Stadien kennen, die ein kleines Kind während der Entwicklung der sensorischen Verarbeitung normalerweise durchläuft, und wissen, was passiert, wenn die sensorische Verarbeitung nicht so stattfindet, wie Mutter Natur es vorgesehen hat.

Die Sinne

Unsere Sinne liefern uns die Informationen, die wir benötigen, um in der Welt zurechtzukommen. Ihre wichtigste Aufgabe ist, uns dabei zu helfen zu überleben. Wenn sie sichergestellt haben, dass wir wohlbehalten sind, ist ihre zweitwichtigste Aufgabe, uns dabei zu helfen zu lernen, aktive und soziale Wesen zu sein.

Informationen empfangen die Sinne sowohl von Reizen außerhalb unseres Körpers als auch aus seinem Inneren. Jede Bewegung, die wir machen, jeder Bissen, den wir essen, jeder Gegenstand, den wir berühren, erzeugt Empfindungen. Wenn wir irgendeine Tätigkeit ausüben, verwenden wir die meisten Sinne gleichzeitig. Die Verknüpfung der Sinneseindrücke – vor allem der Berührung, der Körperposition, der Bewegung, des Sehens, des Hörens und des Riechens – wird als Integration bezeichnet. Dieser Prozess der Integration der Sinneseindrücke ist von entscheidender Bedeutung und sagt uns sofort, was los ist, wo und wann in unserer Umgebung oder in unserem Körper etwas passiert, warum es wichtig ist und wie wir die gerade eintreffenden sensorischen Botschaften nutzen können oder wie wir auf sie reagieren müssen.

Je wichtiger die ausgeübte Aktivität ist, desto mehr Sinne setzen wir ein. Aus diesem Grund verwenden wir für zwei sehr wichtige menschliche Aktivitäten all unsere Sinne gleichzeitig: beim Essen und bei der Fortpflanzung.

Manchmal informieren uns unsere Sinne, dass sich in unserer Umgebung etwas nicht richtig anfühlt. Dann spüren wir vielleicht, dass wir in Gefahr sind und reagieren verteidigungsbereit. Wenn wir zum Beispiel bemerken, dass eine Tarantel unseren Hals hinunterkrabbelt, schützen wir uns mit einer Kampf- oder Fluchtreaktion. Vor zu viel Stimulation oder einem Reiz, der sich falsch anfühlt, das Weite zu suchen, ist ganz natürlich.

Manchmal informieren uns unsere Sinne, dass alles bestens ist. Wir fühlen uns sicher und befriedigt und wollen mehr von demselben Reiz. Schmeckt uns eine schokoladenüberzogene Rosine zum Beispiel richtig gut, wollen wir am liebsten eine ganze Hand voll davon verputzen.

Manchmal fangen wir an, uns zu langweilen, und suchen nach mehr Stimulation. Wenn wir etwas gelernt haben, zum Beispiel geradeaus Schlittschuh zu laufen, versuchen wir, eine kompliziertere Bewegung zu vollführen, zum Beispiel auf dem Eis eine Acht zu laufen.

Um ihre Aufgabe richtig zu erfüllen und dafür zu sorgen, dass wir in passender Weise reagieren können, müssen die Sinne zusammenarbeiten. Ein gut ausbalanciertes Gehirn, das mit vielen Sinneseindrücken gefüttert wird, funktioniert gut, und wenn unser Gehirn reibungslos funktioniert, funktionieren auch wir reibungslos.

Wir verfügen über mehr Sinne, als vielen Menschen bewusst ist. Einige Sinnesempfindungen finden außerhalb unseres Körpers statt, einige in seinem Inneren.

Die äußeren Sinne

Die Sinnessysteme, die Informationen empfangen, die von außerhalb unseres Körpers und aus der weiteren Umgebung stammen, werden äußere Sinne oder Umweltsinne genannt. Man kann sie sich auch als „öffentliche" Sinne vorstellen. Viele Menschen können den gleichen Mond sehen und den gleichen Donner hören.

Jeder kennt die fünf Sinne:

- Der Tastsinn liefert uns Informationen über Berührungsempfindungen, die über die Haut empfangen werden (siehe Kap. 5).
- Der Seh- und der Hörsinn liefern uns Botschaften über Gesehenes und Gehörtes, die über die Augen und die Ohren empfangen werden (siehe Kap. 8 und Kap. 9).
- Der Geruchs- und der Geschmackssinn liefern uns Informationen, die über die Nase und den Mund aufgenommen werden (auf diese Sinne wird in diesem Buch nicht eingegangen).

Die äußeren Sinne (Umweltsinne)

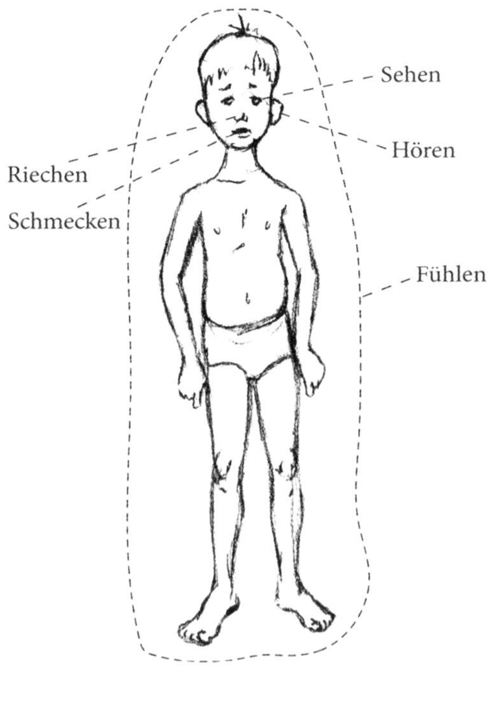

Wir sind uns unserer äußeren Sinne bewusst und haben eine gewisse Kontrolle über sie. Wenn die Sonne grell scheint, können wir die Augen zusammenkneifen oder ein Foto, auf dem alle Drittklässler zu sehen sind, eingehend betrachten, um unser Kind zu entdecken. Wir können uns die Ohren zuhalten, um den Lärm eines Presslufthammers abzuschirmen, oder dem Vogelgezwitscher lauschen. Wir können unsere Hände in Taschen stecken oder mit der Fingerspitze ein Blütenblatt berühren. Wenn wir heranwachsen, verfeinert unser Gehirn unsere externen Sinne, sodass wir in der Lage sind, in einer uns selbst schützenden und für uns befriedigenden Weise auf die Welt, die uns umgibt, zu reagieren.

Die inneren Sinne

Weniger bekannt sind die inneren Sinne, die manchmal auch somatosensorische (abgeleitet aus dem griechischen Wort *soma* für „Leib") oder auf den Körper bezogene Sinne genannt werden. Man kann sie sich im Gegensatz zu den „öffentlichen" Sinnen als „private" Sinne vorstellen. Nur eine Person, nämlich Sie selber, wissen, was in Ihnen vorgeht. Drei innere Sinne sind in uns immer aktiv. Wir können sie nicht unterdrücken.

Einer dieser inneren Sinne ist die Interozeption, die Informationen über unsere Emotionen und den inneren Zustand unseres Körpers liefert und dafür sorgt, dass unser Körper sich selbst reguliert und im Zustand der Homöostase bleibt. (Auf die Interozeption wird an dieser Stelle – wie auf andere faszinierende Themen – nur kurz eingegangen, weil dieses Buch nicht genug Seiten hat!)

Interozeptive Botschaften werden über die inneren Organe, die Muskeln und die Haut empfangen. Die Interozeption sorgt dafür, dass unser Körper funktioniert. Sie läuft sozusagen auf Autopilot, bis unser Arousal-Level einen Punkt erreicht, an dem wir uns dessen bewusst werden, dass wir etwas tun müssen – zum Beispiel essen, trinken, urinieren, unseren Pullover ausziehen, kämpfen, fliehen, jemanden umarmen, küssen und so weiter.

Darüber hinaus sorgt die Interozeption dafür, dass wir mit einem „starken Bauchgefühl" in Alarmbereitschaft versetzt werden, wenn uns etwas widerfährt, das sehr seltsam oder beängstigend ist oder sich falsch anfühlt. Manchmal sind wir uns interozeptiver Empfindungen gar nicht bewusst, zum Beispiel wie unser Herz schlägt oder wenn wir ruhig sind. Andere Male sind wir uns dieser Empfindungen durchaus bewusst. Wenn unser Herz schnell schlägt und wir „ganz aus dem Häuschen" sind, weil wir unsere Mannschaft anfeuern, uns aufgeregt auf das Auspacken unserer Geburtstagsgeschenke freuen, Lampenfieber haben, weil wir eine Rede halten müssen, oder sexuell erregt sind, bemerken wir das.

Wie Interozeption das Verhalten eines Kindes beeinflusst

Ein normales Kind	**Ein Kind mit sensorischen Verarbeitungsstörungen**
Am Ende der Pause hat Joe, 11 Jahre alt, Durst, und ihm ist warm. Er hängt seine Jacke auf, geht auf die Toilette, wäscht sich die Hände, macht sich die Handgelenke nass, spritzt sich Wasser ins Gesicht und trinkt einen großen Schluck. Innerlich und äußerlich erfrischt, ist er bereit für die Mathestunde.	Don, 11 Jahre alt, merkt am Ende der Pause nicht, dass er dehydriert ist und ihm warm ist. Ihm kommt nicht in den Sinn, sich die Jacke auszuziehen oder Wasser zu trinken. Leicht benommen schleppt er sich zu seinem Schultisch. Als die Mathestunde beginnt, starrt er schwitzend und errötet aus dem Fenster.

Die Interozeption liefert physische Informationen oder körperinterne Signale, unter anderem:

- Herzfrequenz und Blutdruck
- Körpertemperatur und Schmerzen
- Hunger und Durst
- Atmung und Schlucken
- Verdauung und Ausscheidung
- Juckreiz
- Berührung
- Schlaf

Wie Sie sehen, steht „Berührung" auf der Liste der physischen Informationen, die über das interozeptive System geliefert werden. Ist der Tastsinn nicht für die Verarbeitung von Berührungsempfindungen zuständig? Doch, aber in einer anderen Art und Weise als die anderen äußeren Sinne. Auf

Hautbereichen mit feinen Härchen, zum Beispiel am Arm oder an der Wade, werden interozeptive Rezeptoren durch soziale Berührungen stimuliert, zum Beispiel durch Streicheleinheiten der Mutter. Auf haarlosen Hautbereichen hingegen wie der Handfläche oder den Fingern werden taktile Rezeptoren durch Botschaften über die physischen Eigenschaften von Objekten stimuliert, zum Beispiel über das Gewicht, die Textur und die Form einer Apfelsine.[33]

Die Interozeption liefert emotionale Informationen über das Selbstempfinden, unter anderem über:

- Arousal-Level
- Einfühlungsvermögen
- Stimmung
- Liebe und Hass
- Motivation
- Lachen und Weinen
- Intuition
- Nervosität

Der Ergotherapeutin Cara Koscinski zufolge hat sowohl der physische als auch der emotionale momentane Zustand unseres Körpers einen Einfluss darauf, wie wir unser tägliches Leben angehen und bewältigen. In ihrem Buch *Interoception: How I Feel* schreibt sie: „Wenn wir gefordert sind, uns auf die Anforderungen der Arbeit, der Familie oder der Schule zu konzentrieren, sind wir möglicherweise gezwungen zu ignorieren, wie sich unser Körper wirklich anfühlt, um die gestellten Anforderungen und Aufgaben bewältigen zu können. [Betroffene mit einer sensorischen Verarbeitungsstörung] nehmen die physischen und die psychologischen Hinweise wie Hunger, Durst, Misserfolg oder Stress möglicherweise nicht wahr und sind vielleicht nicht in der Lage, interozeptive Informationen zu ignorieren und zu unterdrücken, was sich auf ihr Verhalten auswirken kann."[34]

Neben der Interozeption liefern uns zwei weitere innere Sinne wichtige Informationen:

- Durch den vestibulären Sinn erhalten wir Informationen über die Position unseres Kopfes in Relation zur Erdoberfläche, über die Bewegung unseres Kopfes im Raum und über unser Gleichgewicht. Die Empfindungen empfangen wir über das Innenohr (siehe Kap.6).

- Der propriozeptive Sinn, auch Propriozeption genannt, liefert Informationen über die Position des Körpers und die Bewegung von Körperteilen im Raum. Die Empfindungen erhalten wir über die Muskeln, die Gelenke und die Bänder (siehe Kap. 7).

Die inneren (auf den Körper bezogenen) Sinne

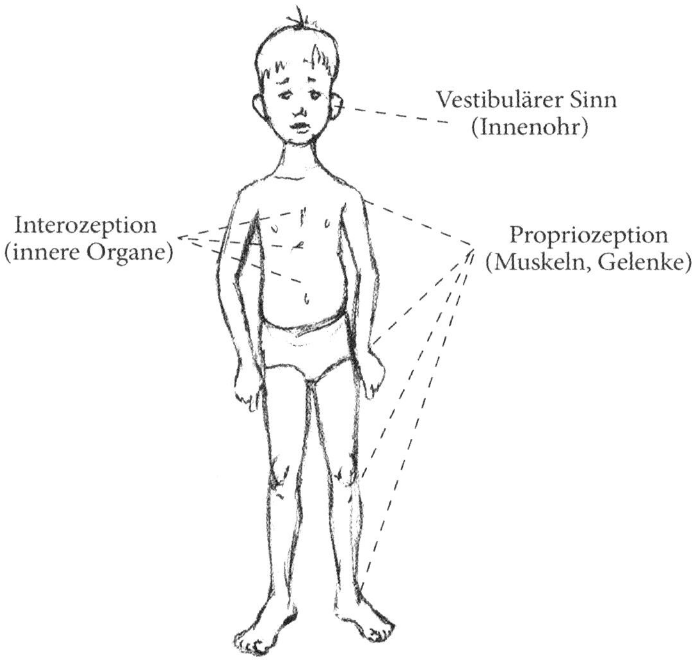

Von all diesen Sinnen hob Dr. Ayres die Bedeutung der taktilen, vestibulären und propriozeptiven Sinne hervor, die einem Menschen das Gefühl für das eigene Selbst in der Welt vermitteln. Diese drei Sinne, die für die Bewältigung des menschlichen Lebens von entscheidender Bedeutung sind, legen den Grundstein für die gesunde Entwicklung eines Kindes. Wenn diese Sinne automatisch und richtig arbeiten, kann das Kind seine Augen, seine Ohren und seine Aufmerksamkeit der äußeren Umwelt zuwenden.

Normalerweise wird ein Kind mit einem gesunden, einsatzfähigen sensorischen Apparat geboren, der bereit ist, mit seiner lebenslangen Aufgabe der sensorischen Verarbeitung und Integration zu beginnen.

Was ist sensorische Verarbeitung?

Sensorische Verarbeitung ist der neurologische Prozess, der darin besteht, die Informationen, die wir aus dem Inneren unseres Körpers und aus der Welt, die uns umgibt, aufnehmen, so zu organisieren, dass wir sie in unserem alltäglichen Leben nutzen können. Der Prozess der sensorischen Verarbeitung ist dynamisch, zyklisch und läuft kontinuierlich ab. Er findet im Nervensystem statt, das aus dem Knochenmark, dem Gehirn und 86 Milliarden Neuronen besteht.[35] (Siehe Anhang B.)

Dr. Ayres zufolge „sind mehr als 80 Prozent des Nervensystems daran beteiligt, sensorischen Input zu verarbeiten und zu organisieren, und somit ist das Gehirn in erster Linie eine Maschine zur Verarbeitung von Sinnesempfindungen."[36] Wenn unser Gehirn Sinneseindrücke richtig und effizient verarbeitet, reagieren wir automatisch mit adaptiven, also geeigneten, den Erfordernissen entsprechenden Reaktionen, die uns dabei helfen, in unserer Umwelt klarzukommen. Adaptive Reaktionen sind Handlungen oder Gedanken, die uns dabei helfen, neuen Herausforderungen zu begegnen und neue Lektionen zu lernen. Wenn wir uns sicher fühlen und nicht alle Anstrengungen darauf richten müssen zu überleben, können wir Sinneseindrücke nutzen, um uns alltäglichen menschlichen Beschäftigungen hinzugeben, zum Beispiel uns zu bewegen, zu lernen, zu spielen, zu arbeiten oder uns an Beziehungen zu anderen Menschen zu erfreuen.

Sensorische Verarbeitung umfasst das Empfangen, das Erkennen, die Integration, die Modulation, die Diskrimination, also das Unterscheiden, posturale Reaktionen und die Praxis. All diese Prozesse finden gleichzeitig statt. Im Folgenden werden die Grundlagen in Form einer extrem vereinfachten Behandlung eines extrem komplizierten Prozesses dargelegt.

Empfangen und Erkennen

Ein Prozess ist das Empfangen von Sinneseindrücken. In jeder Minute jedes Tages empfängt das periphere Nervensystem (PNS) – das Nervensystem außerhalb des Rückenmarks und des Gehirns, wo die Nerven beginnen und enden – Millionen von Sinneseindrücken. („Peripher" bedeutet wörtlich „herumgetragen", also weg vom Zentrum.) Empfindungen, die von der Haut, den Muskeln, den Ohren, den Augen, dem Mund oder der Nase aufgenommen werden, werden durch das periphere Nervensystem an das zentrale Nervensystem (ZNS) geleitet. Stellen Sie sich vor, dass die eintreffenden Sinneseindrücke sagen: „Klopf, klopf! Hier sind wir!"

Im Zuge des Prozesses des Erkennens nimmt das zentrale Nervensystem diese sensorischen Botschaften wahr. Das Gehirn sagt: „Kommt rein, all ihr Sinneseindrücke! Ich kann euch sehen (hören, ertasten, riechen usw.)!"

Integration

Die Integration ist der kontinuierlich stattfindende Teil des Prozesses, bei dem Sinneseindrücke aus einem oder mehreren sensorischen Systemen sich im Gehirn miteinander verbinden. „Tut euch zusammen und bildet ein Team!", sagt das Gehirn zu den verschiedenen Sinneseindrücken. „Ertastetes, schließe dich mit dem Gesehenen zusammen. Gehörtes, verbinde dich mit den Bewegungsempfindungen." Je mehr sensorische Systeme beteiligt sind, desto genauer und multidimensionaler sind die Informationen – und desto adaptiver, geeigneter, den Erfordernissen angemessener sind die Reaktionen.

Modulation

Eine weitere Komponente der sensorischen Verarbeitung ist die Modulation. Mit diesem Begriff wird die Regulierung des sensorischen Inputs durch das Gehirn beschrieben. Der Prozess der Modulation sorgt dafür, dass der Fluss der sensorischen Informationen ins zentrale Nervensystem angepasst und im Gleichgewicht gehalten wird. Die sensorischen Systeme müssen Hand in Hand arbeiten, damit wir richtig funktionieren.

Eintreffende Sinneseindrücke aktivieren mittels eines Prozesses, der *Erregung* genannt wird, sensorische Rezeptoren. Erregung sorgt dafür, dass sensorischer Input zu einem Verhaltensoutput führt. Erregung rüttelt uns auf. Die Sinneseindrücke sagen: „Beachte uns!"

Meistens beachten wir bedeutsame sensorische Botschaften. Wenn rhythmisches Hin- und Herschaukeln in einem Schaukelstuhl beruhigend wirkt, gibt unser Gehirn uns grünes Licht, damit fortzufahren. Wenn wir uns im Kreis drehen und uns davon schlecht wird, hält uns unser Gehirn normalerweise dazu an, damit aufzuhören.

Sinnesempfindungen, die uns signalisieren, dass wir in Gefahr sind, sind von besonders großer Bedeutung. Wir sind so programmiert, Signalen, die Gefahr bedeuten, besondere Aufmerksamkeit zu schenken, um uns zu schützen. Wie alle Lebewesen ist ein menschliches Baby bei seiner Geburt mit einer sensorischen Wachsamkeit ausgestattet, die es benötigt, um zu überleben. Wenn es in irgendeiner Weise Reize empfängt, die es potenziell schädigen oder gefährden könnten, sagt sein Nervensystem: „Oje! Schnell! Tu was!“

Die allermeisten Empfindungen sind jedoch irrelevant. Mittels eines Prozesses, der Hemmung oder Unterdrückung genannt wird, erlaubt uns unser Gehirn, nutzlose Informationen herauszufiltern, sodass wir uns auf die Dinge konzentrieren können, die gerade im Moment wichtig sind. Ohne dieses Herausfiltern wären wir extrem ablenkbar und würden jeder Empfindung unsere volle Aufmerksamkeit schenken, egal ob sie nützlich ist oder nicht. Es ist zum Beispiel unnötig, auf das Empfinden von Luft auf Haut zu reagieren oder auf die Verlagerung des Gleichgewichts, wenn wir beim Gehen einen Schritt machen. Deshalb lernen wir, die mit diesen Empfindungen einhergehenden Botschaften zu ignorieren. Das Gehirn sagt: „Beruhige dich. Das ist nichts, worüber du dich aufregen musst. Denk nicht mal daran.“

Einige Botschaften erscheinen uns mittlerweile unwichtig, obwohl sie anfangs einmal unsere Aufmerksamkeit erregt haben. Wenn wir uns an vertraute Botschaften gewöhnt haben, tritt nach einer Weile eine *Gewöhnung* ein. Dieser Prozess unterdrückt Empfindungen, weil sie nicht mehr außergewöhnlich sind. Am Anfang spüren wir, wie straff der Sicherheitsgurt oder wie sauer der Zitronentropfen ist – doch dann gewöhnen wir uns daran.

Aber die Gewöhnung stellt sich nicht bei jedem automatisch ein. Bei sensorisch empfindlichen Menschen kann es sein, dass ein Prozess stattfindet, der Sensibilisierung genannt wird. Das Gehirn dieser Menschen interpretiert Reize als wichtig, unbekannt oder schädlich, selbst wenn diese Reize unwichtig, vertraut und harmlos sind. Betroffene nehmen Empfindungen schneller und länger wahr als andere Menschen und fühlen sich von diesen

Empfindungen gestört oder abgelenkt. Für sie fühlt sich der Sicherheitsgurt immer zu straff an, und der Zitronentropfen schmeckt immer zu sauer.

Wie Modulation das Verhalten eines Kindes beeinflusst

Ein Kind mit normaler Modulation	**Ein Kind mit sensorischen Verarbeitungsstörungen**
In der Pause spielt Marian, sieben Jahre alt, „Jacks“, ein Spiel, bei dem man einen Gummiball hüpfen lässt und, während dieser in der Luft ist, mit einer Hand kleine, „Jacks“ genannte, Metallsternchen aufheben muss. Marian ignoriert den kalten Schulhofboden, weil das Spiel sie interessiert. Doch sie hat kalte Hände und spielt nicht gut. Als es ihr das erste Mal nicht gelingt, die „Jacks“ aufzuheben, ist sie enttäuscht. Beim zweiten Mal ärgert sie sich. Beim dritten Mal ist sie total frustriert. Sie sagt: „Ich springe jetzt seil.“ Nach einigen Minuten Seilspringen ist Marian aufgewärmt und fühlt sich besser. Nach der Pause kehrt sie zurück ins Klassenzimmer und ist bis zur Mittagspause ruhig und aufmerksam.	Beth, sieben Jahre alt, spielt „Jacks“, ein Spiel, bei dem man einen Gummiball hüpfen lässt und, während dieser in der Luft ist, mit einer Hand kleine, „Jacks“ genannte, Metallsternchen aufheben muss. Sie kann sich nicht konzentrieren, weil der kalte Schulhofboden sie ablenkt. Die ersten beiden Male, als sie an der Reihe ist, hat sie Schwierigkeiten, die „Jacks“ aufzuheben. Beth versucht es erneut, aber ihre Hände sind zu steif. Plötzlich rastet sie aus und schreit: „Ich hasse Jacks!“ Sie springt auf, tritt die „Jacks“ ins Gras, lehnt sich an das Gebäude und beginnt, unkontrolliert zu weinen. Sie ist den ganzen Morgen unglücklich, kann sich nicht beruhigen, um an der Lesestunde teilzunehmen, und weigert sich, Mittag zu essen.

Folgendes Beispiel veranschaulicht, was Modulation ist: Stellen Sie sich vor, Sie drehen an einem Gasherd die Gasdüse auf, um einen Teekessel zu erhitzen. Im ersten Moment drehen Sie den Drehknopf ein wenig zu weit, und die Gasflamme brennt sehr hoch. Wenn Sie den Drehknopf so belassen, wird das Wasser schnell kochen. Aber wenn Sie den Drehknopf zurückdrehen, um die ausströmende Gasmenge zu reduzieren, brennt die Flamme niedriger, und das Wasser wird langsamer erhitzt. Sie haben die Stärke und die Intensität des Feuers reguliert.

Wenn Erregung und Hemmung sich im Gleichgewicht befinden, können wir problemlos von einem Zustand in den anderen wechseln. Wir können von Unaufmerksamkeit zu Aufmerksamkeit, von Schmollen zum Lächeln, von Schläfrigkeit zu Alarmbereitschaft und von Entspannung zu Aktionsbereitschaft übergehen. Unsere Modulationsfähigkeit entscheidet darüber, wie effizient wir uns selbst regulieren, und zwar in jedem Aspekt unseres Lebens.

Sensorische Diskrimination

Ein weiterer Aspekt der sensorischen Verarbeitung ist die Diskrimination. Diese bedeutet, sensorische Botschaften wahrzunehmen und in der Lage zu sein, bezogen auf einen einzelnen Sinn zu erkennen, inwiefern sich diese Botschaften ähneln oder unterscheiden. Diskrimination hat mit den zeitlichen und räumlichen Eigenschaften von Sinneseindrücken zu tun – also mit Zeit und Raum.

Stellen Sie sich vor, Sie spielen am Strand mit Ihrem Kind Frisbee. Die Frisbeescheibe fliegt durch die Luft. Wenn Sie über eine gute sensorische Diskrimination verfügen, sehen Sie die Scheibe auf sich zukommen, können einschätzen, wie schnell sie sich nähert, wo sie sich im Raum befindet, und rennen im richtigen Tempo an die richtige Stelle, um sie aufzufangen. „Aha“, sagt das Gehirn, während es die mit der heranfliegenden Frisbeescheibe verbundenen Informationen verarbeitet. „Ich weiß, was das bedeutet und wie darauf zu reagieren ist!“

Die sensorische Diskrimination ermöglicht es uns, folgende Dinge wahrzunehmen:

- Qualitäten von Sinneseindrücken: Wie schnell bewege ich mich? Ist meine Stimme laut? Habe ich die Möhre gut genug gekaut? Sind meine Schuhe eng? Ist dieser Eimer schwer?
- Ähnlichkeiten von Sinneseindrücken: Reimt sich „Tier“ auf „vier“ – oder auf „fünf“? Passt dieses Puzzleteil in die Lücke? Ist mein rechter Arm so hoch gestreckt wie mein linker? Fühlt sich dieser Hund so an wie meine Katze?
- Unterschiede zwischen Sinneseindrücken: Höre ich jemanden „Hand“ oder „Hang“ sagen? Sieht diese Birne reif und lecker oder überreif und matschig aus? Welcher Zug bewegt sich – der, in dem ich sitze, oder der auf dem Nebengleis? Ist dieses Handtuch kalt oder nass?

Die sensorische Diskrimination entwickelt sich im Zuge der neurologischen Reifung. Wenn ein Kind heranwächst, reagiert es auf jede Empfindung weniger selbstschützend und kann das, was in seinem Körper und in der Umwelt passiert, immer stärker differenzieren. Es lernt, Empfindungen zu nutzen, um sich organisiert zu verhalten. Wenn zum Beispiel die Oma eintrifft, rennt das Kind zur Tür, um sich von ihr umarmen zu lassen, weil die integrierten Empfindungen, wen es berührt hat, was es gesehen und gehört und wie es sich im Raum bewegt hat, es gelehrt haben, wie es zu reagieren hat.

Eines ist zu beachten: Sensorische Diskrimination sollte in jeder alltäglichen Situation Vorrang vor sensorischer Defensivität haben. Natürlich kann sich ein Mensch in jedem Alter wieder in den Zustand der Defensivität begeben, wenn eine echte Bedrohung eintritt, denn diese Fähigkeit lässt zwar nach, verschwindet aber nicht.

Das folgende Schaubild veranschaulicht, wie sich diese Veränderung bei einem heranwachsenden Kind im Großen und Ganzen vollzieht.

Wie sensorische Diskrimination bei einem heranwachsenden Kind zunehmend Vorrang gegenüber sensorischer Defensivität gewinnt

Alter des Kindes	*Zunehmende Bedeutung sensorischer Diskrimination*
Säugling: Defensivität hat Vorrang	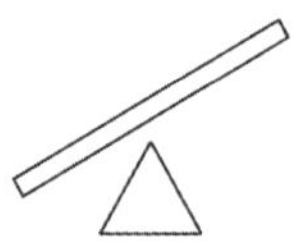
Kleinkind: Defensivität und Diskrimination sind ausgeglichen	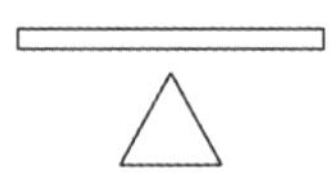
Kindergartenkind: Diskrimination hat Vorrang	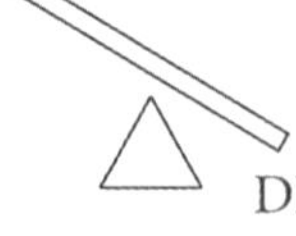

Sensorisch basierte motorische Fähigkeiten

Innerhalb einer Nanosekunde empfängt, erkennt, integriert, moduliert und unterscheidet das ZNS eingehende sensorische Botschaften. Die sensorische Verarbeitung der eingehenden sensorischen Botschaften endet damit, dass das Gehirn Botschaften sendet, die die Person, die die Botschaften empfangen hat, darauf vorbereiten, etwas zu tun. Das Gehirn sagt sofort: „Alles klar, los geht's!" (Oder: „Unternimm etwas! Unternimm nichts! Nachdenken! Aufmerksam sein! Reden, weinen oder kichern!")

Wenn der motorische Output zum Beispiel an Arme, Beine, Augen und andere Körperteile gerichtet ist, bereitet dieser das Kind darauf vor, sich in einer befriedigenden Weise zu bewegen, und ermutigt es, die Bewegung zu intensivieren. Motorischer Output geht unter anderem mit posturalen Reaktionen und Praxis einher.

Posturale Reaktionen

Eine effiziente sensorische Verarbeitung ist erforderlich, um normale Bewegungen durchführen zu können. Wenn ein Kind mit den sensorischen Informationen ausgestattet ist, die es benötigt, verfügt es über gute posturale Reaktionen und eine gute bilaterale Koordination.

Posturale Reaktionen ermöglichen es dem Kind, seinen Rumpf, seinen Hals und seinen Kopf gegen die Schwerkraft nach oben zu strecken. Durch sein Gleichgewicht und seine bilaterale Koordination ist das Kind in der Lage, verschiedene Bewegungen und Positionen auszuprobieren. So kann das Kind eine stabile Position einnehmen und in dieser Position bleiben. Es kann auch eine instabile Position einnehmen und sich zum Beispiel nach vorne herunterbeugen, um einen heruntergefallenen Bleistift aufzuheben, und dann sein Gleichgewicht wiederfinden.

Mit einem festen Muskeltonus zieht das Kind seine Muskeln zusammen und dehnt sie, um die Arme und Hände auszustrecken und zu greifen. Es langt nach Gegenständen – beispielsweise nach einem Löffel oder einem Türknauf –, dreht diese Gegenstände und lässt sie wieder los. Es setzt sich auf eine Schaukel, hält sich fest und bleibt sitzen. Es erfreut sich an verschiedenen Arten von Bewegungen, bei denen das eigene Körpergewicht eine Rolle spielt, zum Beispiel Krabbeln oder Liegestütze durchführen. Indem es seine Positionen problemlos verändern kann, kann es das Gewicht von einem Fuß auf den anderen verlagern oder Teile des Körpers drehen, zum Beispiel dadurch, dass es die Arme um seinen Rumpf wirbeln lässt wie eine Fahne, die um die Fahnenstange flattert.

Das Kind hält sein Gleichgewicht und bleibt in einer aufrechten Position, wenn es steht oder sitzt. Es setzt beide Seiten des Körpers gleichzeitig ein, um einen Ball zu fangen, einen fliegenden Vogel zu beobachten oder mit beiden Füßen in die Luft zu springen. Es setzt nur eine Seite des Körpers ein, um mit dem Fuß einen Ball zu schießen, und im Alter von vier bis fünf Jahren malt es mit einer bevorzugten Hand.

Gute posturale Reaktionen tragen zu dem Vertrauen eines Kindes bei, seinen Körper unter Kontrolle zu haben und neue Herausforderungen bewältigen zu können.

Praxis

Wie lernt man zu springen, zu hüpfen, zu tippen oder Pfannkuchen zu wenden? Wie schafft man es, in der Carnegie Hall aufzutreten? Durch Praxis, Praxis, Praxis!

Praxis (auf Griechisch „Tat, Handlung, Verrichtung“) basiert zum Teil auf effizienter, unbewusster sensorischer Verarbeitung und zum Teil auf bewusstem Denken. Praxis ist ein weit gefasster Begriff, mit dem ein koordiniertes, bewusstes Handeln gemeint ist. Praxis umfasst die Schritte des folgenden Prozesses:

1. Das Planen oder Konzipieren einer unbekannten und komplizierten Handlung, die mehrere Schritte umfasst,
2. das Organisieren des Körpers, um die geplante Handlung auszuführen – („motorisches Planen) und
3. das Ausführen oder Umsetzen der Handlung.

Praxis ermöglicht uns zu tun, was wir tun müssen oder tun wollen, um all unseren ganz normalen Alltagsbeschäftigungen nachgehen zu können. Dank der Praxis können wir auf einer Schaukel schaukeln, Benzin tanken, auf einem Blatt Papier schreiben, auf einer Leinwand malen, Pfeffer mahlen, auf einen Aufzugsknopf drücken, festsitzende Sesamkörner zwischen unseren Zähnen hervorsaugen oder „Zum Geburtstag viel Glück“ pfeifen.

Kein Kind kommt mit Praxis auf die Welt. Praxis ist eine erlernte Fähigkeit. Ein Kind erlernt sie im Laufe der Zeit, wenn es Gegenstände anfasst und erkundet und lernt, seinen Körper auf verschiedene Arten zu bewegen. Jedes Mal, wenn es ganz normale alltägliche Handlungen wiederholt – zum Beispiel den Reißverschluss seiner Jacke zuzieht oder den Inhalt seines Rucksacks ordnet –, verbessern sich seine motorischen Fähigkeiten und seine planerischen Kompetenzen.

Das Beherrschen einer motorischen Fähigkeit ermutigt ein Kind dazu, eine andere auszuprobieren, die eine größere Herausforderung darstellt. Je mehr ein Kind macht, desto mehr kann es. Nachdem ein Kind auf einem Klettergerüst Vertrauen gefasst hat, kann es seine neu erlernten Fähigkeiten zum Beispiel einsetzen, um auf einen Baum zu klettern oder sich mit dem Kopf nach unten von einer Kletterstange hängen zu lassen. Das ist ein Beispiel für adaptives Verhalten.

Sensorische Verarbeitung, wie sie funktionieren sollte

Im Wesentlichen besteht die sensorische Verarbeitung aus Input, Organisation und Output. Sensorischer Input ist der neurologische Prozess des Empfangens von Botschaften von Rezeptoren aus dem Inneren des Körpers und von Rezeptoren, die sich auf der Oberfläche des Körpers befinden. Im nächsten Schritt organsiert das Gehirn die empfangenen Sinneseindrücke. Im Zuge des Teils des Prozesses, der den motorischen Output umfasst, sendet das Gehirn Anweisungen an den Körper, damit die Person, die die sensorischen Botschaften empfangen hat, tun kann, was sie tun möchte: rennen, spielen, klettern, reden, essen, schlafen und so weiter. Wenn die Person all diese menschlichen Aktivitäten ausübt, sorgen die Bewegung des Körpers und das Ausüben der Aktivitäten für weiteren sensorischen Input über die sensorischen Rezeptoren und zu weiteren Rückmeldungen an das Gehirn. Die Illustration auf Seite 100 veranschaulicht diesen Prozess.

Die sensorische Verarbeitung funktioniert folgendermaßen: Stellen Sie sich vor, Sie sitzen auf dem Sofa und lesen Ihre Post. Sie schenken dem

Polster, das Ihre Haut berührt, keine Beachtung, auch nicht dem Auto, das draußen vorbeifährt, oder der Position Ihrer Hände. All diese sensorischen Botschaften sind für das, was Sie tun, irrelevant, und Sie brauchen nicht auf sie zu reagieren.

Der Prozess des sensorischen Inputs, der Organisation, des motorischen Outputs und der kontinuierlichen Rückmeldung[37]

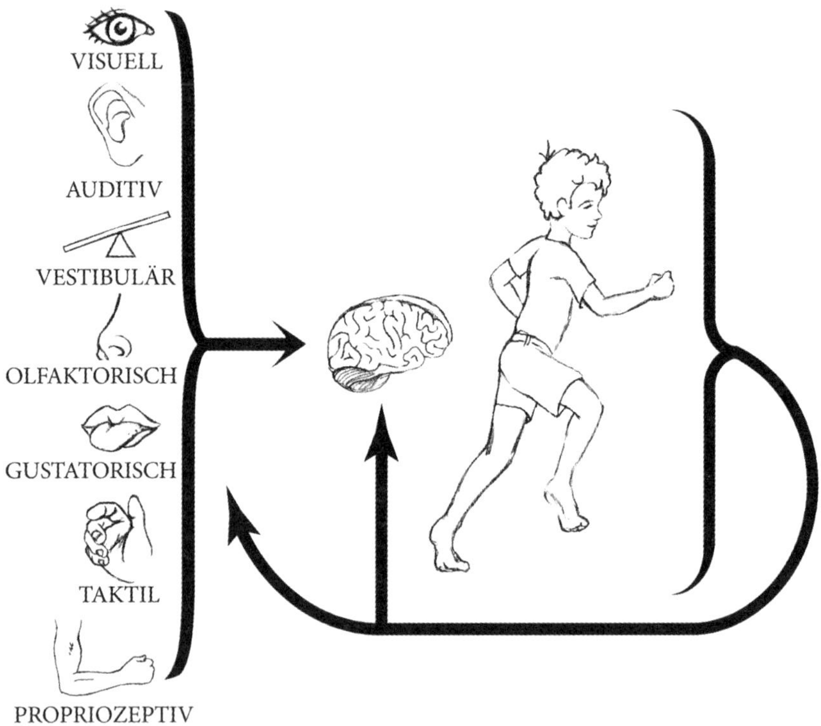

Dann lässt sich Ihr Kind neben Ihnen aufs Sofa plumpsen und sagt: „Ich hab' dich lieb." In dem Moment werden gleichzeitig Ihr Seh,- Hör- und Tastsinn sowie der Sinn für Bewegung und die Wahrnehmung der Körperposition (und vielleicht auch der Riechsinn) stimuliert. Sensorische Rezeptoren Ihres gesamten peripheren Nervensystems nehmen all diese

Informationen auf und übermitteln sie an Ihr zentrales Nervensystem. Von dort werden die Informationen blitzartig an Ihr Gehirn weitergeleitet.

Jetzt sind diese sensorischen Botschaften relevant. Ihr Gehirn ordnet die Botschaften blitzschnell und sendet Botschaften zurück, damit Sie eine sensorisch-motorische Reaktion hervorbringen können.

Sie reagieren mit Sprache: „Ich hab' dich auch lieb."

Sie reagieren emotional – mit einem starken Gefühl von Zuneigung.

Und weil Sie wissen, wo Sie sich befinden und wo sich Ihr Kind befindet, wissen Sie, wie viel Zeit Sie benötigen, um zu ihm zu gelangen. Sie sehen voraus, wie viel Energie Sie für eine Umarmung aufbringen müssen, die sich „gut anfühlt", und reagieren mit Bewegung. Sie lassen die Post fallen, breiten die Arme aus und umarmen Ihr Kind.

Kein Teil des zentralen Nervensystems arbeitet alleine. Botschaften müssen zwischen einem Teil und einem anderen hin und her gesendet werden. Wenn sensorische Botschaften eingehen und motorische Botschaften in einer synchronen Weise ausgesendet werden, können wir tun, was wir tun müssen.

Drei Beispiele für Input, Organisation und Output bei reibungslosen sensorisch-motorischen Reaktionen

Die Autohupe

SENSORISCHER INPUT: Auf dem Weg zur Arbeit summen Sie ein Lied mit, das Sie über Ihre Kopfhörer hören. An einer Kreuzung blicken Sie in beide Richtungen, beschließen, dass es sicher ist, die Straße zu überqueren, und machen einen Schritt vom Bürgersteig auf die Straße. In dem Moment hören Sie eine Hupe. Ihr Hörsinn empfängt den Reiz, den das Geräusch auslöst, und sendet die Botschaft an Ihr Gehirn.

NEUROLOGISCHE ORGANISATION: Sie hören abrupt auf, die Musik zu hören. Ihr Gehirn, das auf das Hupen reagiert, hat jetzt eine wichtigere Aufgabe zu erledigen – nämlich alle irrelevanten Geräusche auszublenden, die neue Botschaft zu analysieren, das Geräusch als Signal einer drohenden Gefahr zu interpretieren und die Information zu organisieren, damit sie verwendet werden kann.

MOTORISCHER OUTPUT: Ihr Gehirn sagt Ihnen, wie Sie motorisch richtig zu reagieren haben. Sie tun, was Sie tun müssen, und springen zurück auf den Bürgersteig.

Die saure Pflaume

SENSORISCHER INPUT: Sie sehen eine Pflaume, die saftig, reif und süß aussieht. Sie beißen hinein und stellen fest, dass das, was Sie erwartet haben, nicht der Wahrheit entspricht – die Pflaume ist sauer. Ihr Geschmackssinn sendet die Botschaft an Ihr Gehirn.

NEUROLOGISCHE ORGANISATION: Ihr Gehirn reagiert, interpretiert „sauer" als schädlich und organisiert die sensorische Information so, dass sie verwendet werden kann.

MOTORISCHER OUTPUT: Ihr Gehirn teilt den Muskeln in Ihrem Mund mit, wie sie zu reagieren haben. Sie spucken den Bissen aus und nehmen sich vor, das nächste Mal vorher genauer zu prüfen, bevor Sie in eine Pflaume beißen.

Der kippende Stuhl

SENSORISCHER INPUT: Sie setzen sich am Strand in einen Klappstuhl aus Aluminium. Die hinteren Beine des Stuhls sinken im Sand ein. Sie kippen unerwartet nach hinten. Ihr vestibulärer Sinn (Bewegungssinn) sendet die Botschaft an Ihr Gehirn.

NEUROLOGISCHE ORGANISATION: Ihr Gehirn reagiert und analysiert den Gleichgewichtsverlust.

MOTORISCHER OUTPUT: Ihr Gehirn weist Sie an, sich zu schützen. Ihre Rumpfmuskeln ziehen sich zusammen, Ihr Kopf beugt sich nach vorne und Ihre Hände umfassen die Armlehnen. Sie finden Ihr Gleichgewicht wieder, ohne nach hinten in den Sand zu kippen.

Je effizienter unser Gehirn sensorischen Input verarbeitet, desto effektiver der Output, der sich in unserem Verhalten äußert. Je effektiver der sich in unserem Verhalten äußernde Output, desto mehr Rückmeldungen erhalten wir, die uns dabei helfen, neue sensorische Informationen aufzunehmen und den Prozess der lebenserhaltenden, nie aufhörenden sensorischen Verarbeitung aufrechtzuerhalten.

Die typische Entwicklung der sensorischen Verarbeitung bei Kleinkindern und Kindern

Funktional zu werden, ist ein Entwicklungsprozess. Dieser Prozess entfaltet sich, wenn das heranwachsende Kind sein Selbstgefühl entwickelt.

Dr. Ayres verwendet ein Diagramm, das vier Stadien der sensorischen Entwicklung veranschaulicht.[38] Ihr Konzept könnte damit verglichen werden, wie ein Kind beim Bauen mit Bauklötzen umgeht. Zunächst schiebt ein kleines Kind die Bauklötze auf einer Ebene hin und her. Dann findet es heraus, wie es eine zweite Ebene hinzufügen kann. Und schließlich fügt es eine dritte und eine vierte Ebene hinzu.

Die sensorische Verarbeitung wird auf die gleiche Weise aufgebaut. Jedes Stadium basiert auf den Bausteinen des zuvor erreichten Stadiums. So wie die oberste aus den Bausteinen des Kindes zusammengesetzte Ebene von den Bausteinen darunter gestützt werden muss, beruht das Bereitsein des Kindes, komplexere Fähigkeiten zu entwickeln, auf dem Fundament, das von den taktilen, vestibulären und propriozeptiven Sinnen gelegt wurde. (Siehe Anhang C zur eingehenderen Befassung mit den vier Stadien der sensorischen Entwicklung.)

Eine Variation des Konzepts der „Vier Stadien der sensorischen Integration“ von Dr. Ayres

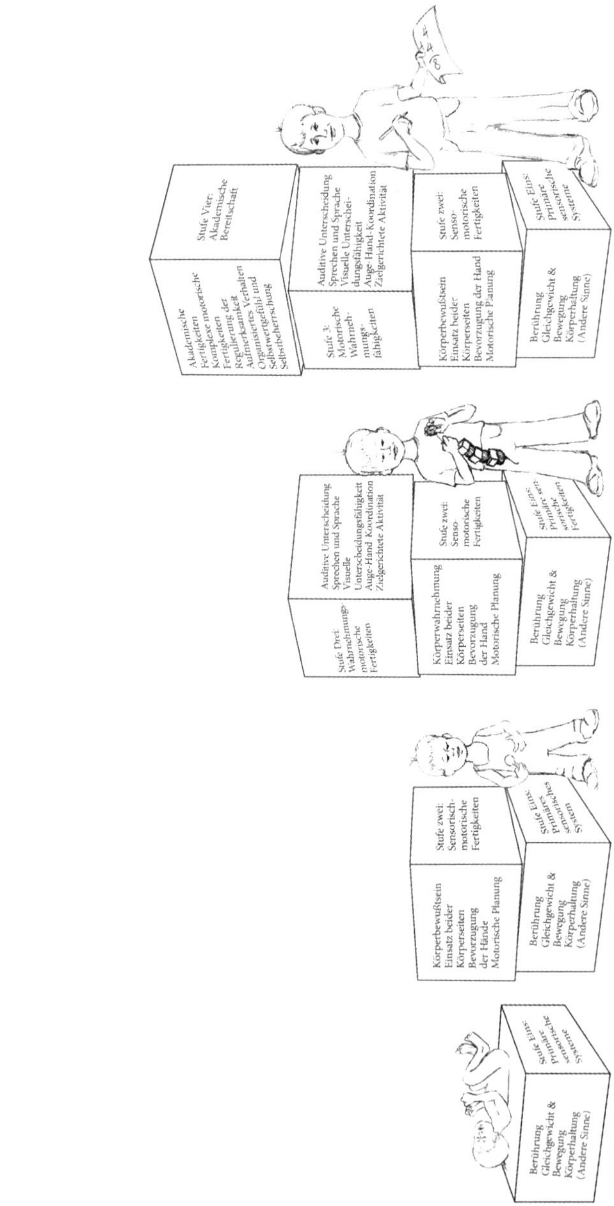

Wenn ein Kind so weit ist, in die Vorschule zu gehen, sollten die Bausteine, die die Voraussetzung für die Entwicklung komplexer Fähigkeiten sind, fertig sein und das Fundament bilden. Was für Bausteine sind das?

- Die Fähigkeit, Berührungsempfindungen über die Haut zu modulieren, insbesondere unerwartete, leichte Berührungen, sowie die Fähigkeit, physische Eigenschaften von Gegenständen durch Berührung zu unterscheiden (Tastsinn).
- Die Fähigkeit, den eigenen Körper im Hinblick auf Veränderungen der Schwerkraft anzupassen und sich problemlos im Raum bewegen zu können (vestibulärer Sinn).
- Die Fähigkeit, sich der verschiedenen Teile des eigenen Körpers bewusst zu sein (propriozeptiver Sinn).
- Die Fähigkeit, die beiden Seiten des Körpers in koordinierter Weise einzusetzen (bilaterale Koordination) und
- die Fähigkeit, erfolgreich mit der physischen Umwelt zu interagieren; sich eine Folge noch nicht bekannter Handlungen auszudenken und diese zu planen, zu organisieren und auszuführen; zu tun, was getan werden muss oder was man tun möchte (Praxis).

Jedes Kind hat Appetit auf sensorische Nahrung. Ein innerer Antrieb bzw. Selbstmotivation hält das Kind dazu an, sich aktiv an Erfahrungen und Erlebnissen zu beteiligen, die die sensorische Verarbeitung fördern. In seinem tagtäglichen Leben erkundet ein Kind seine Umwelt, probiert neue Aktivitäten aus und bemüht sich, immer komplexere Herausforderungen zu bewältigen. Jede neue Herausforderung, die es bewältigt hat, sorgt dafür, dass es das Gefühl hat, erfolgreich gewesen zu sein, und der Erfolg verleiht ihm das Selbstvertrauen, weiterzumachen und sich noch mehr zuzutrauen.

Was hat es also mit einer sensorischen Verarbeitungsstörung auf sich?

In diesem Kapitel ging es bisher um die normale sensorische Verarbeitung. Aber wie sieht das Ganze bei einer sensorischen Verarbeitungs*störung* aus?

Unterschiede im Hinblick auf die sensorische Verarbeitung sind zu erwarten, weil jeder Mensch auf seine eigene individuelle Weise auf Empfindungen reagiert. Einige mögen es warm/laut/turbulent/scharf/hell, und andere mögen es lieber kalt/leise/behutsam/geschmacksneutral/dunkel und so weiter.

An dem einen Ende des Kontinuums verschaffen die hoch entwickelten Fähigkeiten der sensorischen Verarbeitung den Kindern, die mit diesen Fähigkeiten ausgestattet sind, große Vorteile. Am anderen Ende des Kontinuums stellen die unterentwickelten Fähigkeiten der sensorischen Verarbeitung Kinder, die unter einer sensorischen Verarbeitungsstörung leiden, vor große Herausforderungen. Manchmal ist ein Kind zum einen hochbegabt, beispielsweise was seine Lernfähigkeit oder seine musikalischen Leistungen angeht. Gleichzeitig ist es jedoch von sensorischen Verarbeitungsdifferenzen betroffen und zum Beispiel schlecht, was seine Schreibfähigkeiten oder seine sportlichen Leistungen angeht. Diese Kinder werden als „2e" („twice exceptional"), „zweifach außergewöhnlich", bezeichnet.

Die Störungen, um die es in diesem Buch geht, sorgen dafür, dass ein betroffenes Kind Schwierigkeiten hat, in der Schule und in seinem Umfeld effektiv zu interagieren. Sensorische Reize können bei dem Kind zu Problemen im Hinblick auf seine Bewegung, seine Emotionen, seine Aufmerksamkeit und seine adaptiven Reaktionen führen.

Unter einer sensorischen Verarbeitungsstörung zu leiden, bedeutet *nicht*, dass das Gehirn geschädigt oder krank ist. Es heißt eher, damit zu schaffen zu haben, was Dr. Ayres „Verdauungsstörung" des Gehirns oder „Stau im Gehirn" genannt hat.[39] Folgende Probleme können auftreten:

- Das zentrale Nervensystem des Kindes empfängt oder erkennt bestimmte sensorische Informationen möglicherweise nicht.
- Das Gehirn kann sensorische Botschaften nicht effizient integrieren, modulieren, organisieren und unterscheiden.

- Das nicht richtig organisierte Gehirn sendet möglicherweise uneindeutige Botschaften aus, um die Handlungen des Kindes zu steuern. Ohne über die präzisen Rückmeldungen zu verfügen, die das Kind benötigt, um zielgerichtet reagieren zu können, kann es Probleme beim Zugucken, Hinhören, mit der Aufmerksamkeit, beim Interagieren mit anderen Menschen und mit Gegenständen, beim Verarbeiten neuer Informationen, beim Erinnern und beim Lernen haben.

Es ist sehr wichtig, genau zu bestimmen, unter was für einer spezifischen Art einer sensorischen Verarbeitungsstörung ein betroffenes Kind leidet. Nur auf diese Weise kann die richtige Art der Behandlung festgelegt und dem Kind geholfen werden, „mit an den Tisch zu kommen", Teil der Familie oder der Klassengemeinschaft zu sein oder sich an einem aktiven, sinnvollen Spiel zu beteiligen.

Die Kategorien sensorische Modulationsstörung, sensorische Diskriminationsstörung und sensorisch basierte Motorikstörung wurden bereits in Kapitel 2 erwähnt. Im Folgenden werden sie ausführlicher erläutert.

Sensorische Modulationsstörung

Störungen der sensorischen Modulation kommen bei Kindern, die unter einer sensorischen Verarbeitungsstörung leiden, häufig vor. Das Problem, das dieser Störung zugrunde liegt, hat etwas mit dem richtigen Timing im zentralen Nervensystem zu tun. Die Hemmung muss zeitlich genau passen, um die Erregung auszugleichen, damit gleichzeitig eintreffende sensorische Botschaften synchronisiert werden können.

Was passiert, wenn das Nervensystem eines Kindes sensorische Empfindungen nicht synchronisieren kann? Ein betroffenes Kind kann sensorisch überempfindlich oder sensorisch unterempfindlich sein, ein sensorisches Verlangen entwickeln oder eine Kombination dieser Symptome aufweisen.

Sensorische Überempfindlichkeit:
Der „Reiz-Vermeider" (Sensory Avoider) – „Nein!"
Die häufigste Form, in der eine sensorische Modulationsstörung auftritt, ist eine Überempfindlichkeit gegenüber Sinnesempfindungen, die ein System

oder mehrere Systeme betrifft. Überempfindlichkeit – oder „Hypersensibilität“ – gegenüber Berührungen und Geräuschen ist weit verbreitet.

Bei einem überempfindlichen Kind funktionieren die hemmenden Impulse im Gehirn nicht richtig. Eine schnelle, intensive Hemmung führt dazu, dass es eine niedrige Schwelle für das Aufnehmen von Sinneseindrücken aufweist, also zu viele Reize durchgelassen werden, und zwar unabhängig davon, ob diese sinnvoll oder sinnlos, positiv oder negativ sind. Das Kind ist wie ein Wasserkessel auf einer zu weit aufgedrehten Gasflamme. Aufgenommene Sinneseindrücke „kochen regelrecht über“ und aktivieren alle Rezeptoren des betroffenen Kindes. Es reagiert auf sie alle und brodelt und kocht und sprudelt über. Es benötigt Hilfe, um sich abzukühlen und zu beruhigen.

Das Gehirn eines betroffenen Kindes kann Sinnesempfindungen nicht effizient hemmen und herausfiltern. Das kann dafür sorgen, dass das Kind sehr ablenkbar ist, weil es allen Reizen Aufmerksamkeit schenkt, selbst solchen, die nicht relevant sind. Da das Kind übererregt und unfähig ist, Irrelevantes von Relevantem zu unterscheiden, versucht es sich vor den meisten empfangenen Reizen zu schützen. (Dieses Verhalten wird manchmal auch als „sensorische Defensivität“ bezeichnet.) Es kann so reagieren, als ob die empfangenen Reize störend, lästig oder sogar bedrohlich wären.

Die meisten Menschen nehmen eine neue sensorische Erfahrung – zum Beispiel eine leichte Berührung oder einen Klumpen im Kartoffelpüree – aufmerksam wahr und schenken ihr dann keine weitere Beachtung, aber ein überempfindliches Kind kann den Reiz nicht ignorieren. Anstatt mit einem normalen „Oh, was ist das denn?“ erwidert es möglicherweise mit einem „Nein! Tu mir das nicht an!“ Die meisten Menschen reagieren auf eine als bedrohlich empfundene Situation – zum Beispiel auf eine Hummel oder wütende Schreie – mit einer Kampf-, Flucht-, Erstarrungs- oder Schreckreaktion, beruhigen sich jedoch schließlich wieder. Ein „Reiz-Vermeider“ (Sensory Avoider) hingegen lebt den spontanen Impuls auf extreme Weise aus.

Wie äußert sich nun die Kampf-, Flucht-, Erstarrungs- oder Schreckreaktion bei einem betroffenen Kind? Wenn „Kampf“ die Reaktion ist, reagiert das Kind womöglich mit heftigem Widerstand oder Feindseligkeit. Es kann ablehnend und trotzig sein und um sich schlagen.

Ist „Flucht“ die entsprechende Reaktion, erfolgt eine aversive Reaktion. Eine aversive Reaktion ist ein Gefühl von Abscheu und Widerwillen gegenüber einer Empfindung, begleitet von einem intensiven Drang, diese zu vermeiden oder sich von ihr abzuwenden. Das Kind versucht möglicherweise aktiv, der Situation zu entrinnen, indem es vor Sinnesempfindungen flieht, wegspringt, sich unter dem Tisch versteckt, auf Möbel klettert oder in dem verzweifelten Versuch, der wahrgenommenen Bedrohung zu entkommen, alles daransetzt, sich einen Weg freizukämpfen.

Oder es „flieht“ möglicherweise passiv, indem es Menschen und Gegenstände, die ihm Stress bereiten, einfach meidet. Es kommt ihnen nie nahe oder geht einfach weg. Erwachsene denken oft, es meidet Spiele, bei denen es turbulent zugeht, oder Karussells, weil diese „einfach nicht sein Ding sind“. Doch in Wahrheit würde es sich gerne an den Aktivitäten beteiligen, an denen seine Altersgenossen Spaß haben, kann dies jedoch nicht.

Wenn „Erstarren“ seine Reaktion ist, verharrt es möglicherweise regungslos, unfähig, sich zu bewegen, zu sprechen oder auch nur zu atmen.

Reagiert es mit einer „Schreckreaktion“, ist die Welt für das Kind ein beängstigender Ort. Alles sorgt dafür, dass es innerlich zusammenbricht, oder bringt es zum Weinen. Oder es ist ängstlich und vorsichtig und verschließt sich nicht-vertrauten Menschen und Situationen.

Wann immer es möglich ist, meidet es Empfindungen, insbesondere Berührungen und Bewegungserfahrungen, weil es sie nicht ertragen kann. Es wird möglicherweise durch Veränderungen des gewohnten Tagesablaufs, durch laute Geräusche oder durch Situationen, in denen viele Menschen zusammenkommen, verunsichert und gestresst. Es kann eine harmlose Berührung als lebensbedrohlichen Schlag falsch interpretieren oder das Gefühl haben, vom Erdboden verschluckt zu werden, wenn es geschubst wird. „Enge Wechselbeziehungen zwischen sensorischer Verarbeitung und emotionaler Regulierung erklären, warum Kinder, die unter einer sensorischen Verarbeitungsstörung leiden, auf Arten und Weisen reagieren, die so übertrieben erscheinen“, schreiben Brock und Fernette Eide in ihrem Buch *The Mislabeled Child*. Sie „reagieren auf starke Umweltreize häufig so, als ob sie sich in Lebensgefahr befänden: Sie glauben wirklich, dass sie sich in einer solchen Gefahr befinden.“[40]

Es ist daher nicht verwunderlich, dass ein Kind mit einer Überempfindlichkeit häufig einen Zusammenbruch erleidet. Dem klinischen Psychologen und Autor des Buches *No More Meltdowns* Jed Baker zufolge ist ein Zusammenbruch eine eskalierende negative emotionale Reaktion, die normalerweise durch eine sensorische Überlastung ausgelöst wird. Das Kind schreit, windet sich, schluchzt bitterlich und bricht regelrecht zusammen. Anders als ein Wutanfall eines neurotypischen Kindes, den dieses in der Öffentlichkeit an den Tag legt, um jemandes Aufmerksamkeit zu erlangen, und der nachlässt, wenn es bekommen hat, was es will, kann ein Zusammenbruch eines Kindes, das unter einer sensorischen Verarbeitungsstörung leidet, ein intimes, einsames, beängstigendes Erlebnis sein. Es bricht nicht zusammen, um Aufmerksamkeit zu bekommen, sondern weil es mit der übermäßigen sensorischen Stimulation nicht klarkommt.

Es kann sogar mehrmals am Tag zu Zusammenbrüchen kommen, und diese können emotional und laut sein und lange andauern, womöglich sogar stundenlang. Ihre Häufigkeit, Intensität und Dauer fallen möglicherweise „aus dem Rahmen" und gehen weit darüber hinaus, wie andere Kinder auf die gleiche Situation reagieren.

Wenn solche Zusammenbrüche angefangen haben, können sie nicht beendet werden, bevor sie ihren Verlauf genommen haben. Die beste Herangehensweise besteht darin, sie zu unterbinden, bevor sie beginnen. Ergotherapeuten und Therapeuten wie Dr. Baker können Eltern und Lehrern helfen, Auslöser im Voraus zu erkennen, ihre eigenen Emotionen zu kontrollieren, Beruhigungsstrategien zu entwickeln und einen Plan zu erstellen, um künftigen Zusammenbrüchen vorzubeugen. Die Erziehungsberaterin Sara Wayland[41] ist der Meinung, dass Sie mit der Zeit feststellen werden, dass die Zusammenbrüche weniger lange andauern. Dann treten sie weniger häufig auf. Dann nimmt ihre Intensität ab. Und auch wenn sie nicht ganz verschwinden, werden sie für Sie und Ihr Kind zu Ihrer großen Erleichterung beherrschbar werden.

Ein anderes Problem, das bei einem betroffenen Kind auftreten kann, besteht womöglich darin, dass es ihm schwerfällt, gestische Kommunikation zu verstehen. Das Kind kann auf nonverbale Signale wie Lachen oder hochgezogene Augenbrauen mit Angst oder Feindseligkeit überreagieren. Es reagiert vielleicht extrem empfindlich auf Missfallensbekundungen, selbst wenn diese gar nicht ihm gelten. Behandlungen, die darauf abzielen, soziale Umgangsformen zu entwickeln, zum Beispiel die Fähigkeit zu kommunizieren oder mit anderen Menschen Beziehungen herzustellen, helfen dem Kind, problemlos mit anderen zu interagieren.

Sensorische Unterempfindlichkeit:
Der „Reiz-Spätbemerker" (Sensory Struggler) – „Moment Mal, Wie Bitte?"
Unterempfindlichkeit – oder „Hyposensivität" – gegenüber Sinnesempfindungen ist eine andere Unterform einer sensorischen Modulationsstörung.

Ein unterempfindliches Kind, bei dem eine langsame Hemmung vorliegt, weist eine hohe Schwelle auf, wenn es darum geht, Sinneseindrücke aufzunehmen. Das Kind ist wie ein Wasserkessel auf einer nicht weit genug aufgedrehten Gasflamme. Es erhält sozusagen nicht genügend Hitze, um aktiviert zu werden, und braucht Hilfe, um in die Gänge zu kommen.

Das Kind reagiert weniger intensiv auf Sinneseindrücke als normal entwickelte Kinder. Der „Reiz-Spätbemerker" benötigt viel Stimulation, um ein normales Arousal- und Wachsamkeitslevel zu erreichen. Seine Antwort auf die Welt lautet: „Moment mal, wie bitte?"

Sensorische Modulation hat viele Dimensionen. Die Unterempfindlichkeit eines Kindes kann dafür sorgen, dass es sich zurückzieht und es schwierig ist, es dazu zu animieren, sich an etwas zu beteiligen. Es interessiert sich vielleicht nur für sein Inneres und seinen eigenen Körper.

Bei einem anderen „Reiz-Spätbemerker" kann eine andere Dimension der Unterempfindlichkeit zum Ausdruck kommen. Er kann so talentiert und kreativ sein, dass er sensorische Reize nicht wahrnimmt, weil er derart mit sich selbst beschäftigt und mit intellektuellen Dingen befasst ist. Möglicherweise ignoriert er alles, was um ihn herum passiert, auch seinen eigenen Körper, und scheint in seinem eigenen Universum zu leben. Er kann passiv und antriebslos wirken und unfähig sein, in die Gänge zu kommen. Er kann leicht ermüden, schläfrig wirken und hat als Baby vielleicht immerzu geschlafen.

Es kann auch passieren, dass ein unterempfindliches Kind unaufhörlich isst, weil es vielleicht nicht merkt, wenn es satt ist. (Geben Sie ihm vor den Mahlzeiten Wasser, Suppe oder frisches Obst, um es zu sättigen, und servieren Sie ihm kleinere Portionen.) Möglicherweise kaut es an nicht essbaren Gegenständen wie Hemdsärmeln oder Spielsachen herum, um über den Mund sensorische Informationen aufzunehmen. (Bieten Sie ihm Kaugummi an, und suchen Sie im Internet nach „sensorischem Kaugummi“, um sein oral-motorisches Verlangen zu befriedigen.)

Der „Reiz-Spätbemerker“ kann Hinweise und Signale übersehen oder überhören, die andere Kinder leicht aufnehmen. Möglicherweise läuft er gegen Tische oder rempelt andere Menschen an, weil er sie nicht rechtzeitig wahrnimmt, um ihnen aus dem Weg zu gehen. Möglicherweise verletzt er sich, weil er „heiß“ oder „scharf“ nicht als schmerzhafte Empfindungen wahrnimmt.

Einem betroffenen Kind kann es schwerfallen, gestische Kommunikation zu verstehen. Möglicherweise interpretiert es nonverbale Signale falsch und reagiert langsam auf nicht ausgesprochene Botschaften. Es ist vielleicht nicht in der Lage, Gesichtsausdrücke oder die Körpersprache anderer Menschen zu „lesen“ und zu verstehen. Möglicherweise lacht es nicht über die Späße eines Clowns, versteht nicht, wenn der Lehrer den Kindern bedeutet, ins Schulgebäude zu gehen, oder reagiert nicht auf das Stirnrunzeln eines Menschen oder das Knurren eines Tieres.

Sensorisches Verlangen:
„Reiz-Sucher“ – „Mehr, mehr!“

Ein nach Sinnesempfindungen lechzendes Kind verlangt nach mehr Stimulation als andere Kinder und scheint nie genug davon bekommen zu können. Es ist wie ein Wasserkessel auf einer Gasflamme, die immer voll aufgedreht sein muss. Es schreit: „Mehr, mehr, mehr!“ Es ist süchtig nach bestimmten Reizen. Möglicherweise fasst es alles an und tastet alles ab, läuft in alles und jeden hinein und rempelt alles und jeden um. Sein Gehirn und sein Körper sagen ihm, dass es handeln muss, aber es handelt oft in unorganisierter Weise.

Es rülpst und pupst und redet und summt gerne vor sich hin. Möglicherweise kaut es auf seinen Fingern, an seinen Hemdsärmeln und an seinem Kragen herum, um sich zusätzlichen Input zu verschaffen.

Es lechzt nach Bewegung und intensiven Erfahrungen, zum Beispiel außergewöhnlich lange auf einer Reifenschaukel herumzuwirbeln. Meistens wird ihm dabei nicht schwindelig. Möglicherweise begibt es sich gerne in Positionen, in denen es kopfüber herabhängt, zum Beispiel von der Matratze herunter. Es klettert gerne – auf dem Klettergerüst auf dem Spielplatz, auf das Bücherregal, auf den Fenstersims oder aufs Autodach. Eine andere typische Eigenschaft eines reizsüchtigen Kindes ist, dass es möglicherweise nach einer Art von Sinnesempfindung verlangt, anderen jedoch kaum Beachtung schenkt.

Bildschirme eingeschalteter Fernseher können es anziehen, das Gleiche gilt für Stroboskoplicht, laute Geräusche und Schauplätze, an denen viel los ist, zum Beispiel Fußballspiele oder Autorennen. Möglicherweise sucht es nach starken Gerüchen, die andere als unangenehm empfinden, und riecht an Nahrungsmitteln, Menschen oder Gegenständen. Vielleicht bevorzugt es scharfe Speisen, saure Zitronen oder scharfe Bonbons mit Zimtgeschmack.

Ein betroffenes Kind ist oft risikofreudig und waghalsig und verfügt womöglich über eine schlechte Impulskontrolle. Deshalb ist es nicht verwunderlich, dass es von anderen oft als Unruhestifter angesehen wird.

Sensorische Kombination: Das sensorisch schwankende Kind – „Ich liebe dies, ich hasse das."

Eine weitere Form einer Modulationsstörung äußert sich durch eine Kombination einer Über- und Unterempfindlichkeit, bei der das Gehirn des Kindes schnell hin und her schaltet. Eine schwankende oder gemischte Empfänglichkeit für Sinnesempfindungen kann bei betroffenen Kindern, abhängig von der Art der Reize, der Zeit, dem Ort, davon, was es gegessen oder wie viel es geschlafen hat, dem Arousal-Level seines Körpers und vielen anderen Faktoren, bei ähnlichen Sinnesempfindungen zu unterschiedlichen Verhaltensweisen führen. Das zentrale Nervensystem des Kindes ist unentschieden und sagt: „Ich liebe dies, ich hasse das."

Manchmal scheint das sensorisch schwankende Kind mit sich im Einklang zu sein und manchmal nicht. Ein betroffenes Kind kann Spiele, bei denen es turbulent zugeht, nicht mögen *und* nach Bewegung lechzen *und* Gerüche nicht wahrnehmen. Es sucht möglicherweise intensive sensorische Erfahrungen wie herumzuwirbeln, kann diese jedoch zugleich nicht vertragen – oder es verlangt am Dienstag nach ihnen, will jedoch am Freitag nichts davon wissen. Möglicherweise mag es keine lauten Geräusche und wird nur ungerne von anderen berührt, spricht aber selbst mit lauter Stimme und fasst alles an, was es sieht. Wie verbreitet es doch ist, dass nicht alles in eine Richtung verläuft!

Ein derart betroffenes Kind hat große Schwierigkeiten, im Alltag zurechtzukommen. Es ist nicht ausgeglichen und braust schnell auf. Wenn es einmal aufgebracht ist, kann es sich nur schwer wieder beruhigen. Seine Aufmerksamkeit für Dinge, die es gerne macht, kann hervorragend sein, bis irgendetwas dazwischenkommt. Es ist möglicherweise zu Hause gut ausgeglichen, fühlt sich sicher und hat sich unter Kontrolle, jedoch in der Schule ist es unsicher und hat sich nicht unter Kontrolle – oder umgekehrt. Das Bedürfnis, Kontrolle über Menschen, Gegenstände und Erfahrungen zu haben, stellt für Kinder, die das Gefühl haben, sich selbst nicht unter Kontrolle zu haben, ein großes Problem dar.

Das Verhalten eines solchen Kindes verwirrt die Erwachsenen, die sich um es kümmern. Es stellt eine besondere Herausforderung dar, so ein Kind großzuziehen und zu unterrichten, weil die Frage, wie man es am besten unterstützt, einem Ratespiel gleicht.

Sensorische Diskriminationsstörungen

Der „Reiz-Durcheinanderbringer" – „Was hat das zu bedeuten?"

Ein Kind mit sensorischen Diskriminationsstörungen hat Schwierigkeiten, mit einem Sinn zwischen Sinnesempfindungen zu unterscheiden. Ist das Badewasser warm genug oder zu heiß? Hat es die Erdnuss lange genug gekaut, oder ist sie noch nicht so weit, dass sie geschluckt werden kann? Was ist das, was wehtut – Ohrenschmerzen, Zahnschmerzen oder Magenschmerzen?

Das zentrale Nervensystem verarbeitet Sinnesempfindungen fehlerhaft, was dazu führt, dass das Kind nicht in der Lage ist, die empfangenen Informationen zu verwenden, um diese in zielgerichtete, adaptive Reaktionen umzusetzen und damit im Alltag richtig zu funktionieren. Es schätzt die Relevanz und Bedeutung von Dingen und Erfahrungen falsch ein. Möglicherweise empfängt es sensorische Botschaften nicht, die andere Kinder verwenden, um sich vor Verletzungen zu schützen, etwas über ihre Umwelt zu lernen und erfolgreich mit anderen Menschen in Beziehungen zu treten.

Ein betroffenes Kind hat oft signifikante Schwierigkeiten, mit visuell-räumlichen Anforderungen klarzukommen. Möglicherweise ist es nicht in der Lage zu beurteilen, wo sich Gegenstände und Menschen im Raum befinden, und neigt dazu, auf der Seite eines Buches oder bei sozialen Interaktionen wichtige visuelle Hinweise zu übersehen. Oft treten bei betroffenen Kindern auch Probleme mit der auditiven Unterscheidung von Lauten auf. Das kann zur Folge haben, dass ein betroffenes Kind durch ähnlich klingende Worte oder verbale Anweisungen leicht verwirrt werden kann.

Der „Reiz-Durcheinanderbringer" (Sensory Jumbler) hat möglicherweise ein schlechtes Körperbewusstsein, fällt häufig hin und hat Schwierigkeiten, sich beim Fallen abzufangen. Er setzt beim Verwenden von Stiften, beim Umgang mit Spielzeug und beim Spielen mit anderen Kindern zu viel Kraft ein. Er zerbricht aus Versehen Stifte, hat Schwierigkeiten dabei, Legosteine zusammenzusetzen, und läuft gegen Gegenstände und in andere Menschen hinein, weil er sie nicht wahrnimmt.

Der „Reiz-Durcheinanderbringer" ist gegenüber bestimmten Empfindungen oft überempfindlich. Überempfindlichkeit gegenüber taktilen Empfindungen kann zum Beispiel dazu führen, dass er es vermeidet, Matsch, Shampoo, Knöpfe oder Maiskolben anzufassen. Das wiederum hat zur Folge, dass es ihm schwerfällt, die physischen Eigenschaften dieser Gegenstände zu unterscheiden, denn bei vielen Dingen ist es erforderlich, diese anzufassen, um sie zu erkennen. Sie nur anzusehen, reicht nicht aus.

Wenn ein „Reiz-Durcheinanderbringer" Probleme mit Berührungen, Bewegung und mit der Körperposition hat, leidet er häufig auch unter Dyspraxie. Das ist nicht überraschend, denn Praxis erfordert sensorisches Unterscheidungsvermögen im Hinblick darauf, wie der eigene Körper funktioniert.

Sensorisch basierte Motorikstörungen

Zusätzlich zu Modulations- und Diskriminationsstörungen kann ein Kind auch unter sensorisch basierten Motorikstörungen leiden, die sich auf die Art und Weise auswirken, in der das betroffene Kind sich bewegt.

Posturale Probleme:
Der sensorische Zusammensacker – „Ich will das nicht."

Posturale Probleme sorgen dafür, dass das Kind Schwierigkeiten hat, seinen Körper zu bewegen und zu stabilisieren. Es kann einen niedrigen Muskeltonus haben und „ohne Spannung und schlaff" sein, was eine schlechte

Körperhaltung zur Folge hat. Es sitzt und steht krumm und hockt zusammengesackt am Schreibtisch oder am Esstisch. Einem solchen schlaffen Kind macht das „Schwerkraftmonster" zu schaffen.[42] Der Grund kann die unzureichende sensorische Verarbeitung vestibulärer und propriozeptiver Empfindungen im Hinblick darauf sein, wo sich der eigene Körper im Raum befindet und was er gerade tut.

Dr. Ayres hat dazu geschrieben: „Die Hauptsymptome, die Kinder aufweisen, die unter dieser Art von Fehlfunktion leiden …, haben mit der Tatsache zu tun, dass der Mensch ein zweiseitiges, symmetrisches Lebewesen ist."[43] Wenn ein Kind keinen Sinn für die Zweiseitigkeit entwickelt hat, können posturale Probleme auftreten. Diese bringen den Plan der Natur durcheinander, dafür zu sorgen, dass der Körper sich aufrecht hält, und dann, wenn er in Aktion tritt, bereit zu sein, die beiden Seiten des Körpers je nach Bedarf gemeinsam oder voneinander getrennt einzusetzen.

Ein betroffenes Kind kann ein Problem mit der bilateralen Integration haben, also dem neurologischen Prozess, Empfindungen beider Seiten des Körpers miteinander zu verbinden. Die Folge ist eine schlechte bilaterale Koordination, also eine mangelnde Fähigkeit, beide Seiten des Körpers gemeinsam einzusetzen. Dem Kind kann es zum Beispiel schwerfallen zu rennen, zu hüpfen oder Fahrrad zu fahren.

Womöglich hat das Kind ebenso Schwierigkeiten, seinen Körper zu positionieren und das Gleichgewicht zu halten. Verschiedene Positionen einzunehmen, zum Beispiel zu knien oder sich auf die Zehenspitzen zu stellen, ohne umzukippen, kann auch eine Herausforderung darstellen.

Häufig kann ein betroffenes Kind auch seine Augenbewegungen schlecht kontrollieren, was die Binokularität beeinträchtigt – die Verwendung beider Augen als Team. Das wiederum beeinträchtigt die Tiefenwahrnehmung, die Fähigkeit, Körperbewegungen durchzuführen, das motorische Planen und das Greifen nach Gegenständen. Schwierigkeiten dabei, die Mittellinie zu überkreuzen, also das Auge, die Hand oder den Fuß der einen Seite des Körpers im Raum des Auges, der Hand oder des Fußes der anderen Seite des Körpers einzusetzen, können die Fähigkeit des Kindes beeinträchtigen, auf einer Leinwand einen Horizont zu malen oder einen Baseballschläger zu schwingen.

Seine Bemühungen, mit Gleichaltrigen mitzuhalten, erschöpfen das Kind. Sein Griff beim Umfassen von Türklinken, Wasserhähnen, Spielzeugen oder Brotdosen ist schwach. Wenn das Kind auf dem Boden sitzt, befinden sich die Beine oft in „W"-Position, mit nach vorne ausgerichteten Knien und zur Seite hin gespreizten Füßen, um zusätzliche Stabilität zu erlangen.

Muskeln zu beugen und zu strecken, das Gewicht von einem Fuß auf den anderen zu verlagern, den Körper zu drehen und dabei mit beiden Füßen auf dem Boden stehen zu bleiben, sich wie ein Tier zu bewegen und so weiter, sind Bewegungen, von denen wir annehmen, dass sie Kindern Spaß machen. Für sensorische Zusammensacker stellen sie oft eine große, beängstigende Herausforderung dar.

Dyspraxie: Der sensorische Tollpatsch – „Ich kann das nicht."

Dyspraxie ist die zweite Form einer sensorisch basierten Motorikstörung. Mit Dyspraxie ist eine Störung der sensorischen Verarbeitung und der motorischen Planung bei Kindern gemeint, die sich noch in der Entwicklung befinden.

Dyspraxie sorgt dafür, dass Kinder bei ihren Handlungen ungeschickt und ineffektiv sind. Sie können ihre Körperbewegungen nicht organisieren. Sie peilen eine Treppenstufe an oder langen nach einer Wasserflasche und verfehlen sie – ein Problem, das „motorisches Überschießen" genannt wird. Dr. Ayres sagt, dass „diese Kinder über eine normale Intelligenz und über normale Muskeln verfügen können. Das Problem stellt die ‚Brücke' zwischen ihrem Intellekt und ihren Muskeln dar."[44] Aus irgendeinem Grund können präzise Informationen über Berührungen, Bewegungen und die Körperposition diese Brücke zwischen dem Gehirn und dem Körper nicht passieren, sodass das Kind diese Informationen nicht erhält und nicht verwenden kann. (In den folgenden Kapiteln finden sich viele Beispiele dafür, wie eine sensorische Verarbeitungsstörung zu Dyspraxie führen kann.)

Mögliche Ursachen einer sensorischen Verarbeitungsstörung

Problematische sensorische Verarbeitungsstörungen können folgende Ursachen haben:

1. Eine genetische oder angeborene Veranlagung, was häufig der Fall ist, wenn die Eltern, ein Geschwisterteil oder ein anderer naher Verwandter eines betroffenen Kindes in einem gewissen Maß unter einer sensorischen Verarbeitungsstörung leiden.
2. Pränatale Umstände, unter anderem:
   - Chemikalien, Medikamente oder Gifte, die der Fötus aufnimmt.
   - Drogen- oder Alkoholmissbrauch der Mutter oder Rauchen.
   - Mütterlicher Stress.
   - Nicht vermeidbare Schwangerschaftskomplikationen, zum Beispiel ein Virus, eine chronische Krankheit, starker emotionaler Stress oder ein Problem mit der Plazenta.
   - Mehrlingsgeburten (Zwillinge oder Drillinge).
3. Frühgeburt oder niedriges Geburtsgewicht.
4. Geburtstrauma, zum Beispiel aufgrund eines Notkaiserschnitts, eines Sauerstoffmangels oder einer Operation kurz nach der Geburt.
5. Postnatale Umstände, unter anderem:
   - Umweltgifte.
   - Eingeschränkte Gelegenheit, sich zu bewegen, zu spielen und mit anderen Menschen zu interagieren.
   - Ein längerer Krankenhausaufenthalt.
   - Früher Lebensstress wie mangelnde Betreuung zu Hause oder in einer Einrichtung wie einem schlecht geführten Waisenhaus; Armut; Nahrungsmittelmangel; sowie andere Formen sozialer/emotionaler Vernachlässigung, die eine unzureichende Stimulation der frühen Neuroentwicklung zur Folge haben.
   - Negative Kindheitserfahrungen wie sexueller Missbrauch, Krieg und andere physische Bedrohungen, die eine übermäßige Stimulation verursachen.
6. Unbekannte Gründe.

Spannende Forschungserkenntnisse liefern Antworten auf viele Fragen im Hinblick auf sensorische Verarbeitungsstörungen. Dr. Ayres' bereits vor Jahrzehnten durchgeführte Untersuchungen legten den Grundstein für gegenwärtige Forschungsarbeiten wie funktionelle Bildgebungsstudien des Gehirns, die zeigen, dass die Gehirne von Kindern, die unter sensorischen Verarbeitungsstörungen leiden, im Vergleich zu Gehirnen normal entwickelter Kinder anatomische Unterschiede aufweisen. Forschungserkenntnisse über das Mikrobiom des Darms legen nahe, dass der Gesundheitszustand des Darms den Gesundheitszustand des Gehirns beeinflusst. In dem Maß, in dem Wissenschaftler in der Lage sind, im Hinblick auf Menschen, die unter sensorischen Problemen leiden, klarere Unterscheidungen zu treffen, ermöglicht dies ein verbessertes Wissen über die Ursachen einer sensorischen Verarbeitungsstörung. Damit wird man auch in der Lage sein, die bestmöglichen Arten der Behandlung einzusetzen und den Betroffenen die bestmögliche Hilfe zukommen zu lassen.

Sechs wichtige Vorbehalte

In diesem Buch finden Sie viele Checklisten, in denen charakteristische Eigenschaften von Kindern mit einer sensorischen Verarbeitungsstörung aufgeführt sind. Sie finden auch viele Beispiele für Verhaltensweisen von Kindern, die unter einer sensorischen Verarbeitungsstörung leiden, die veranschaulichen, auf wie vielfältige Weise sich eine sensorische Verarbeitungsstörung zu Hause und in der Schule auswirken kann. Vielleicht sagen Sie: „Heureka! Das ist genau mein Kind!" Oder vielleicht sagen Sie auch: „Das ist definitiv nicht mein Kind, denn mein Kind weist nicht all diese Symptome auf." Vielleicht befindet sich Ihr Kind irgendwo dazwischen.

Rufen Sie sich beim Lesen bitte die folgenden Vorbehalte in Erinnerung:

1. Ein Kind mit sensorischen Verarbeitungsstörungen weist nicht alle in diesem Buch genannten Eigenschaften auf. Kein Betroffener hat sie alle.
2. Ein Kind mit sensorischen Verarbeitungsstörungen hat normalerweise mit mehr als einem Sinn Probleme, aber die Probleme, unter denen es

leidet, konzentrieren sich möglicherweise auf ein Sinnessystem. Wenn dies der Fall ist, weist das Kind nicht unbedingt alle charakteristischen Eigenschaften auf, die mit der jeweiligen Kategorie verbunden sind. Ein Kind mit vestibulären Störungen kann zum Beispiel ein schlechtes Gleichgewichtsgefühl, jedoch einen guten Muskeltonus haben. Ein Kind mit taktilen Störungen findet vielleicht leichte Berührungen unerträglich, ist jedoch ein guter Esser.

3. Ein Kind kann in einem Sinnessystem sowohl überempfindlich als auch unterempfindlich sein; oder es kann gegenüber einer Art von Empfindung überempfindlich und gegenüber einer anderen unterempfindlich sein oder auf den gleichen Reiz, abhängig vom Zeitpunkt und dem Kontext, unterschiedlich reagieren, wobei die Art dieser Reaktion hin und her schwanken kann. Gestern hat es vielleicht nach einer langen Pause einen Feueralarm problemlos vertragen, und heute erlitt es, nachdem die Pause gestrichen wurde, beim Zufallen einer Tür einen regelrechten Zusammenbruch. Der Kontext macht einen großen Unterschied.
4. Die Kategorien der sensorischen Verarbeitungsstörung sind nicht immer klar voneinander abgegrenzt und überschneiden sich oft. Sensorische Überempfindlichkeit und sensorische Unterempfindlichkeit sehen zum Beispiel oft aus wie sensorische Diskriminationsstörungen und Dyspraxie und vermischen sich mit diesen Formen der sensorischen Verarbeitungsstörung.
5. Ein Kind kann typische Symptome einer sensorischen Verarbeitungsstörung aufweisen, jedoch unter einer ganz anderen Erkrankung leiden. So erscheint möglicherweise zum Beispiel ein Kind, das eine Aversion dagegen hat, berührt zu werden, so, als leide es unter einer taktilen Überempfindlichkeit. Doch in Wahrheit kann diesem Verhalten eine kindliche Angststörung zugrunde liegen oder es könnte physisch missbraucht worden sein.
6. Jeder hat hin und wieder Probleme mit der Verarbeitung von Sinneseindrücken, denn niemand verfügt zu jeder Zeit über einen perfekt regulierten Körper. Alle Arten von Reizen können die Funktion des Gehirns vorübergehend beeinträchtigen – sowohl zu viel als auch zu wenig sensorische Stimulation.

Vergleich einer normalen sensorischen Verarbeitung und einer sensorischen Verarbeitungsstörung

	Normale sensorische Verarbeitung	**Sensorische Verarbeitungsstörung**
Was:	Die Fähigkeit, sensorische Informationen des eigenen Körpers und aus der Umwelt zu empfangen, diese Informationen zu organisieren und zu verwenden, um im täglichen Leben zurechtzukommen.	Eine ineffektive Verarbeitung taktiler, vestibulärer und/oder propriozeptiver Empfindungen. Ein Betroffener kann auch mit anderen grundlegenden Sinnen Probleme haben.
Wo:	Erfolgt in einem ausgewogenen, reziproken Prozess im zentralen Nervensystem (Nerven, Rückenmark und Gehirn).	Erfolgt im zentralen Nervensystem, wo der Fluss zwischen sensorischem Input und motorischem Output gestört ist.
Warum:	Um einen Menschen in die Lage zu versetzen zu überleben, sich in der Welt zurechtzufinden und in sinnvoller Weise mit seiner Umwelt zu interagieren.	Neuronale Verbindungen im zentralen Nervensystem sind ineffektiv.
Wie:	Geschieht automatisch, wenn der Mensch über die sensorischen Rezeptoren in der Haut, im Innenohr sowie in den Muskeln, den Gelenken und in den Augen, im Mund, im Ohr und in der Nase Sinneseindrücke empfängt.	Sensorische Neuronen senden keine ausreichenden Botschaften an das zentrale Nervensystem, und/oder motorische Neuronen senden keine ausreichenden Botschaften an den Körper, um diesen in die Lage zu versetzen, adaptiv zu reagieren.
Wann:	Beginnt *in der Gebärmutter* und entwickelt sich während der Kindheit, wobei die meisten Funktionen bis zur Pubertät ausgebildet sind.	Tritt vor, während und kurz nach der Geburt auf.

Kapitel 5

Woran Sie erkennen, ob der Tastsinn bei Ihrem Kind durch eine sensorische Verarbeitungsstörung beeinträchtigt ist

Drei Kindergartenkinder beim Sitzkreis

Die Kindergartenkinder kommen zum Sitzkreis zusammen. In der Mitte des Teppichs hat Frau Baker, die Erzieherin, verschiedene Arten von Kürbissen ausgebreitet: Eichelkürbis, Butternut-Kürbis, Patisson-Kürbis, Winterkürbis, Sommerkürbis und Zucchini.

Die meisten Kinder setzen sich auf ihre jeweiligen Teppichfliesen. Aber Robert steht an der Seite und wartet, bis alle anderen sitzen. Dann hebt er zaghaft seine Teppichfliese auf und zieht sie zur Wand. Er holt zwei Plastikdinosaurier aus seiner Tasche und nimmt in jede Hand einen Dino. Schließlich setzt er sich so weit wie möglich von Lena, seiner nächsten Nachbarin, entfernt hin.

Patrick findet seine Teppichfliese, doch anstatt sich hinzusetzen, wirft er sich mit dem Gesicht nach unten auf den Teppich, macht eine Bauchlandung, breitet die Arme und die Beine aus, wedelt mit ihnen und ruft: „Guckt mal alle her! Ich bin ein Scheibenwischer!“

Frau Baker sagt: „Setz dich bitte auf deine eigene Teppichfliese, Patrick.“

Er setzt sich auf und fängt an, mit einem anderen Jungen zu rangeln, bis Frau Baker sagt: „Behalte deine Hände bitte bei dir, Patrick."

Schließlich beginnt die Sitzkreisrunde. Frau Baker reicht jeden der Kürbisse im Kreis herum, damit die Kinder ein Gefühl für die verschiedenen Kürbisse bekommen.

Patrick betastet jeden Kürbis, sobald er ihn in die Hände bekommt. Er rollt den Sommerkürbis zwischen den Händen und schiebt ihn auf seinen Beinen hinunter. Er leckt an dem Eichelkürbis und beißt in die Zucchini.

Frau Baker erinnert ihn: „Nur die Hände benutzen, nicht den Mund. Und bitte reiche den Kürbis an Lena weiter. Sie ist jetzt an der Reihe."

Aber Lena ist gar nicht bei der Sache. Sie starrt aus dem Fenster. Als Patrick ihr einen Kürbis nach dem anderen in den Schoß wirft, blickt sie überrascht nach unten. Ohne die Kürbisse zu untersuchen, reicht sie sie schnell weiter an Robert.

Aber Robert weigert sich, das Gemüse anzufassen. Als Lena ihm den ersten Kürbis anbietet, stößt er seine Dinosaurier in die Richtung ihres Gesichts.

Lena weicht zurück und lässt den Kürbis fallen. Da sie mitbekommen hat, dass Robert die Kürbisse nicht entgegennimmt, legt sie die nächsten Exemplare vor ihm ab.

Robert stößt jeden Kürbis mit seinen Dinosauriern weg.

Frau Baker reiht die Kürbisse in der Mitte des Teppichs auf und sagt: „Jetzt seht euch die Kürbisse an. Was könnt ihr mir über sie sagen?"

Einige Kinder melden sich, um ihre Beobachtungen mitzuteilen. „Der Winterkürbis ist schwer." „Die Zucchini ist glatt." „Der Patisson-Kürbis ist außen bucklig."

Frau Baker sagt: „Ihr seid gute Beobachter! Was ist mit dir, Lena? Möchtest du noch etwas hinzufügen?"

Lena zögert. Dann sagt sie: „Ich sehe sechs."

„Richtig!", sagt Frau Baker. „Sonst noch was?"

„Nein", sagt Lena.

Frau Baker wendet sich Robert zu und fragt: „Und was ist mit dir, Robert?"

Robert sagt: „Das ist langweilig."

„Stimmt ja gar nicht!“, brüllt Patrick. Er wirft sich nach vorne, schiebt alle Kürbisse zusammen und rollt auf ihnen herum. „Das macht Spaß!“

Frau Baker holt die Kürbisse unter Patrick hervor und sagt: „Lasst uns die Kürbisse jetzt weglegen. Wir singen ein Lied. Und dann könnt ihr spielen, was ihr wollt.“

Der Sitzkreis wird beendet.

Atypische Verhaltensmuster

Einem zufälligen Beobachter könnten Robert, Patrick und Lena wie ganz normale Kindergartenkinder erscheinen. Man könnte sich beim Anblick ihres Verhaltens einfach sagen: „So sind sie nun mal.“ Aber wenn wir uns die Sache näher ansehen, fallen uns vielleicht atypische Verhaltensmuster auf.

Etwas zu berühren und berührt zu werden, bereitet Robert Unbehagen. Er vermeidet es, in der Nähe anderer Kinder zu sein, und verteidigt sich mit seinen Plastikdinosauriern. Mit seiner Teppichfliese herumzuhantieren, bereitet ihm ebenfalls Unbehagen. Er weigert sich, die Kürbisse mit den Händen zu berühren.

Etwas zu berühren und berührt zu werden, bereitet Patrick Freude. Er setzt den ganzen Körper ein, um den Teppich zu spüren. Er rangelt mit einem anderen Kind. Er nimmt die Kürbisse in die Hand, hält sie sich an den Mund und rollt sich auf ihnen herum.

Gegenstände zu berühren, um etwas über sie zu lernen, ist nicht Lenas Stärke. Sie schenkt den Kürbissen nur wenig Aufmerksamkeit und nimmt nicht wahr, ob sie schwer oder leicht, groß oder klein, glatt oder bucklig sind. Ihre einzige Beobachtung bezieht sich auf die Quantität, nicht auf die Qualität.

Diese drei Kinder mögen sehr unterschiedlich erscheinen, aber sie haben etwas gemeinsam: ein identifizierbares Problem mit dem Tastsinn.

Auf den folgenden Seiten werden Sie erfahren, wie der Tastsinn funktioniert, wenn er richtig funktioniert, und im Anschluss daran wird erklärt, unter welchen Formen einer sensorischen Verarbeitungsstörung Robert, Patrick und Lena leiden.

Ein richtig funktionierender Tastsinn

Das taktile System beziehungsweise der Tastsinn spielt eine wichtige Rolle bei der Steuerung des physischen, mentalen und emotionalen menschlichen Verhaltens. Jeder von uns benötigt von Kindheit an eine konstante taktile Stimulation, damit wir uns organisieren und funktionieren können.

Wir erhalten taktile Informationen durch Sinnesempfindungen empfangende, Rezeptoren genannte Zellen, die sich vom Kopf bis zu den Füßen in unserer Haut befinden. Tastempfindungen einer leichten Berührung, starken Drucks, gedehnter Haut, Vibration, Bewegung und Schmerz können taktile Rezeptoren aktivieren.

An unbehaarten Körperbereichen – Fingerspitzen, Handflächen, Fußsohlen, Augenlidern, Lippen oder der Zungenspitze – sind Rezeptoren dicht verteilt und sehr empfindlich. An einigen Haarfollikeln – der Augenwimpern, des Kopfhaars und des Schamhaars – sind die Rezeptoren ebenfalls sehr empfindlich und nehmen Empfindungen wahr, bevor die Haut berührt wird. An Körperbereichen, die mit feinen Härchen bedeckt sind, zum Beispiel die Arme, die Beine und der Rumpf, an denen das Empfangen taktiler Informationen nicht von so entscheidender Bedeutung ist, befinden sich weniger Rezeptoren.

Wir denken zwar, dass taktile Informationen vor allem von der Haut empfangen werden, aber einige taktile Empfindungen stammen auch aus dem Inneren unseres Körpers. Botschaften über Muskelkontraktionen und Gelenkkompressionen, die uns über das propriozeptive System (siehe Kapitel 7) mitgeteilt werden, und Botschaften über unsere Lunge, unser Herz und unsere Blase, die wir über das interozeptive System (siehe Seite 88/89) erfahren, lassen uns wissen, was in unserem Inneren vor sich geht. Das ist ein weiteres Beispiel für eine Integration der Sinne.

Wir berühren immer aktiv etwas oder werden von etwas berührt – seien es andere Menschen, Möbel, Kleidung, Löffel oder was auch immer. Selbst wenn wir splitternackt sind, berühren unsere Füße den Boden, und die Luft berührt unsere Haut.

Fühlen wir uns in unserer eigenen Haut wohl, entwickeln wir ein positives Selbstgefühl und ein positives Gefühl für unseren Platz in der Welt.

Dr. Ayres zufolge „ist der Tastsinn einer der Sinne, der in ganz besonderer Weise an dem kontinuierlichen Prozess beteiligt ist, der dazu beiträgt, andere Arten von Empfindungen wahrzunehmen. Der Tastsinn war im Laufe der Evolution einer der wichtigsten Sinne, liefert bei der Geburt eine wichtige Sinnesempfindung und spielt wahrscheinlich während des gesamten Lebens eine wichtigere Rolle für die menschlichen Funktionen, als gemeinhin angenommen wird."[45]

Dieses umfassende sensorische System verbindet uns mit der Umwelt, die uns umgibt, und mit anderen Menschen, beginnend, wenn wir uns zum ersten Mal in unserem Leben an die Brust unserer Mutter schmiegen, Haut an Haut. Es liefert uns essenzielle Informationen für die Körperwahrnehmung, die motorische Planung, die visuelle Diskrimination, die Sprache, das schulische Lernen, die emotionale Sicherheit und soziale Fähigkeiten.

Zwei Komponenten: Defensiv („Okay!" oder „Oje!") und diskriminativ („Aha!")

Der Tastsinn besteht aus zwei Komponenten. Die erste umfasst das schützende (oder defensive) System. Ihr Zweck ist, uns vor potenziell schädlichen Reizen zu warnen oder uns bei nützlichen Reizen grünes Licht zu geben. Die taktilen Rezeptoren dieses schützenden Systems sind schnell adaptierende Rezeptoren, und sie reagieren sofort auf leichte Berührungen.

Manchmal ist eine leichte Berührung alarmierend, zum Beispiel wenn eine Mücke auf unserer Haut landet. „Oje!", teilt unser Nervensystem uns mit. Wir reagieren abweisend, um uns zu schützen. Manchmal ist eine leichte Berührung angenehm, zum Beispiel die Liebkosung eines Partners, und unser Nervensystem sagt: „Okay!" Wir reagieren auf positive Weise, um unsere Spezies zu erhalten.

Normalerweise verbessert sich unsere Wahrnehmungsfähigkeit von Tastempfindungen, wenn wir mit anderen Menschen oder mit Dingen interagieren. Wir lernen, Empfindungen zu unterdrücken, die nicht wichtig sind, und unbedeutende Berührungen zu tolerieren, die uns im Kleinkindalter aufgeschreckt hätten. Natürlich schrecken wir zurück, wenn uns ein Fremder zu nahe kommt, und wenn eine Wimper in unser Auge gerät, blinzeln wir. Aber normalerweise ignorieren wir leichte Berührungen, weil sie unsere Aufmerksamkeit nicht in der gleichen Weise erregen wie heftiger Schmerz oder extreme Temperaturen.

Selbstverständlich ist es wichtig zu wissen, *dass* wir aktiv etwas berühren oder *dass* wir berührt werden. Aber genauso wichtig ist es zu wissen, *was* wir berühren oder *was* uns berührt.

Die zweite Komponente des Tastsinns lehrt uns, unterscheiden zu können, was für eine Art von Berührung wir verspüren. Tiefe Berührung oder „Berührungsdruck" ist der Reiz, der die Reaktion der Rezeptoren auslöst. Langsam adaptierende Rezeptoren liefern Informationen über Mamas glatte Wange, Papas kratzige Bartstoppeln, die Form eines Legosteins, knuspriges Müsli im Mund oder groben Kies unter den Füßen.

Durch diskriminatorische, also unterscheidende Berührung eignen wir uns bewusst Einsichten, Intuition und Wissen über die Welt an. Wo haben wir diese Berührung schon einmal gespürt? Was könnte diese Berührung bedeuten? Und wie sollen wir uns verhalten, wenn wir diese Berührung verspüren? Mit der Fähigkeit, uns an Berührungen zu erinnern und die Bedeutung von Berührungen zu interpretieren, entwickeln wir nach und nach die Fähigkeit zur taktilen Diskrimination, also zu taktilem Unterscheidungsvermögen.

„Aha!", sagt das Nervensystem und teilt uns mit

- dass wir etwas berühren oder von etwas berührt werden,
- wo an unserem Körper die Berührung stattfindet,
- ob die Berührung leicht oder tief, intensiv oder schwach ist,
- wie schnell wir uns der Berührung bewusst geworden sind,
- wie lange wir die Berührung schon spüren,
- wie wir die Eigenschaften eines Objekts wahrnehmen, zum Beispiel seine Größe, seine Form, sein Äußeres, sein Gewicht, seine Dichte, seine Temperatur, seine Textur, und
- worum es sich bei dem Objekt handeln könnte.

Im weiteren Verlauf werden Sie verstehen, warum ein richtig funktionierendes Tastsystem erforderlich ist, um normal agieren zu können, und wie Störungen der taktilen Verarbeitung ein Kind beeinträchtigen können.

Ein durch eine sensorische Verarbeitungsstörung beeinträchtigter Tastsinn

Eine sensorische Verarbeitungsstörung kann die Art und Weise eines betroffenen Kindes beeinträchtigen, in der es taktile Empfindungen organisiert und verwendet, die es über die Haut empfängt. Das Kind hat oft Schwierigkeiten, Gegenstände und Menschen zu berühren oder von diesen berührt zu werden. Es kann im Laufe des Tages ein Problem oder mehrere Probleme mit der Modulation, der Diskrimination oder den sensorisch basierten motorischen Fähigkeiten haben.

Sensorische Modulationsstörungen

Taktile Übereempfindlichkeit – „Nein!“
Ein Kind mit einer Überempfindlichkeit gegenüber Berührungen neigt dazu, negativ und emotional auf unerwartete, leichte Berührungsempfindungen zu reagieren. Es verhält sich allerdings nicht nur auf tatsächliche Berührungen auf diese Weise, sondern auch auf die Erwartung, berührt zu werden. Da das Kind die meisten Berührungen als unangenehm, bedrohlich oder geradezu furchtbar empfindet, überreagiert es mit einer Kampf-, Flucht-, Schreck- oder Erstarrungsreaktion.

So kann es sich in Ihren Armen winden, wenn Sie versuchen, es anzuziehen oder hochzuheben. Es kann sich von seiner Kleidung befreien oder aus seinem Autositz winden. Es tritt oder schlägt möglicherweise nach jedem oder schreit jeden an, der zu stark in seine Komfortzone eindringt.

Das Kind kann ebenso vor jeglicher Fingerberührung und vor jeglicher Berührung mit Haustieren oder anderen Menschen fliehen. Es findet eine Berührung durch fremde Menschen unerträglich. Oder es zieht sich möglicherweise passiv zurück, indem es Gegenstände und Menschen, die ihm Unbehagen bereiten, einfach meidet. Es nähert sich ihnen nicht oder geht einfach weg.

Wie taktile Überempfindlichkeit das Verhalten eines Kindes beeinflusst

Ein Kind mit normaler Modulation	Ein Kind mit sensorischen Verarbeitungsstörungen
Wenn Isaac, drei Jahre alt, sich für die Vorschule fertig macht, toleriert er es, wenn sein Vater ihm die Haare kämmt und ihm das Gesicht wäscht. Das macht ihm zwar keinen Spaß, aber er kann es über sich ergehen lassen und sich sofort davon erholen. Sein sich entwickelndes neurologisches System ermöglicht es ihm, eine Kampf- oder Flucht-Reaktion zu unterdrücken.	Wenn Will, drei Jahre alt, sich für die Vorschule fertig macht, weicht er zurück, wenn sein Vater versucht, ihm die Haare zu kämmen und ihm das Gesicht zu waschen. Er stößt seinen Vater weg und schreit: „Du tust mir weh!" Seine Reaktionen auf Berührungen werden noch durch Defensivität gesteuert, also reagiert er mit einer kindlichen Kampf- oder Flucht-Reaktion. Er ist während des gesamten Frühstücks sauer.

Das Kind entwickelt möglicherweise später als andere Kinder die Fähigkeit, sich selbst zu helfen. Es hat vielleicht Angst oder fängt an zu weinen, wenn es sich ausziehen soll, um gebadet zu werden. Oder es verharrt regungslos und weiß nicht, was es tun soll, wenn seine Ärmel beim Händewaschen nass werden.

Alle Kinder benötigen Berührungsinformationen, um etwas über die Welt zu erfahren und zu lernen. Wie erhält also ein Kind, das eine taktile Überempfindlichkeit aufweist, diese Informationen? Durch Berührung.

Eltern sind häufig völlig baff, wenn sie erfahren, dass ihr Kind eine taktile Überempfindlichkeit aufweist. Sie widersprechen. „Aber es verlangt doch oft danach, umarmt zu werden oder den Rücken massiert zu bekommen. Es hat normalerweise immer etwas in den Händen. Wie können Sie da behaupten, dass es ein Problem mit Berührungen hat?"

Die Antwort findet sich in der Art der Berührungen, die das Kind meidet oder sucht. Ein betroffenes Kind meidet typischerweise unerwartete, leichte Berührungen wie einen sanften Kuss. Ein Kuss ist ihm unangenehm, und das Kind versucht vielleicht, die Spuren wegzuwischen. Während das Kind leichte Berührungen meidet, akzeptiert es intensivere Berührungen wie eine feste Umarmung nicht nur, sondern verlangt sogar danach. Eine Umarmung bietet eine intensive Berührung und starken Druck, was sich wunderbar anfühlt und tatsächlich dabei hilft, die Empfindlichkeit gegenüber leichten Berührungen zu lindern.

Das Kind mag zwar nach einer Umarmung verlangen, jedoch einen Umarmenden zurückweisen, wenn dieser sich nicht auf der „OK“-Liste des Kindes befindet. Eine umarmende Person, die sich wahrscheinlich auf dieser „OK“-Liste befindet, ist ein Elternteil oder ein anderer vertrauter Mensch. Personen, die sich auf der „Nicht-OK“-Liste des Kindes befinden, können Klassenkameraden, Babysitter, Verwandte oder zu ihrem großen Leidwesen sogar das Kind liebende Großeltern sein.

Dieses Kind benötigt Berührungsinformationen dringender als Kinder mit einem gut regulierten Tastsinn, die diese Informationen einfach schon dadurch erhalten, dass sie morgens aufwachen und den Tag durchleben. Um die Stimulation zu erhalten, die das Gehirn benötigt, berührt das Kind womöglich aktiv und wiederholt jene Oberflächen und Texturen, die ihm wohltuende, angenehme taktile Erfahrungen verschaffen. Zum Beispiel klammert es sich vielleicht an ein Kuscheltier oder an eine Decke. Möglicherweise hält es gerne Gegenstände wie einen Stock oder ein Spielzeug in der Hand. Vielleicht nimmt es Spielzeuge in den Mund. Vielleicht helfen ihm diese Objekte dabei, die zahlreichen unerwarteten Berührungsempfindungen aus seiner Umgebung besser zu ertragen.

Taktile Unterempfindlichkeit – „Moment mal, wie bitte?“

Ein Kind, das eine Unterempfindlichkeit gegenüber Berührungen aufweist, tendiert dazu, Berührungen zu ignorieren – egal ob es sich um wohltuende oder um schmerzhafte Berührungen handelt.

Anstatt genussvoll „Hmm!“ zu murmeln, wenn die Mutter es an sich schmiegt, scheint es zu sagen: „Was machst du da mit mir?“ Anstatt „Aua!“ zu schreien, wenn es sich den Zeh stößt, scheint es zu sagen: „Ich habe nichts gemerkt.“

Anders als ein immer wachsames überempfindliches Kind, reagiert ein „Reiz-Spätbemerker“ möglicherweise nicht effektiv genug auf eine Berührung, um sich wirksam selbst zu schützen. Es kann sogar so erscheinen, als ob das Kind überhaupt keine Berührungen wahrnimmt, es sein denn, diese sind sehr intensiv.

Wie Unterempfindlichkeit das Verhalten eines Kindes beeinflusst

Ein Kind mit einer normalen Modulation	Ein Kind mit sensorischen Verarbeitungsstörungen
Randy, sechs Jahre alt, fällt von seinem Fahrrad und schürft sich die Knie auf. Er rennt nach drinnen und erzählt seiner Babysitterin unter Tränen, dass er einen schlimmen Unfall hatte. Sie verbindet seine Wunden und tröstet ihn. Schließlich hört er auf zu weinen, humpelt aber noch eine Zeit lang jammernd im Haus herum. Sobald sein Freund kommt, um mit ihm zu spielen, vergisst er sein Leiden.	Georgio, sechs Jahre alt, fällt von seinem Fahrrad und schürft sich beide Knie auf, schenkt seinen Verletzungen aber kaum Beachtung. Er steigt wieder auf sein Fahrrad und fährt weiter. Als seine Babysitterin die Wunden bemerkt und versucht, sie zu reinigen, stößt er sie von sich. „Das tut nicht weh", sagt er.

Sensorisches Verlangen – „Mehr!"

Alle Kinder benötigen viele Sinneseindrücke, um die Welt kennenzulernen. Ein nach Reizen verlangendes Kind braucht mehr intensiven Druck und mehr Hautkontakt als die meisten anderen Kinder. Womöglich fasst es alles an und tastet alles ab, was es sieht, streicht mit den Händen über Möbel und Wände und hantiert mit Dingen herum, die andere Kinder als „tabu" erachten. Selbst wenn ein Gegenstand ungeeignet ist, um ihn anzufassen, zum Beispiel eine zerbrechliche Schüssel oder eine heiße Kerze, muss das Kind diesen Gegenstand ertasten.

Es kann sein, dass es impulsiv und intensiv bestimmte Oberflächen und Texturen berührt, die andere als unangenehm empfinden, und zum Beispiel die Hände auf rauer Baumrinde reibt oder barfuß auf Kies geht. Es stopft sich beim Essen den Mund zu voll. Es kommt anderen Menschen zu nahe, rempelt sie an und betatscht sie, obwohl sie ihm sagen, dass sie das nicht mögen. Am liebsten spielt es Spiele, bei denen man sich richtig schmutzig machen kann. Es hält nach Pfützen, Matsch, Lehm, Klebstoff und Farben Ausschau. Je mehr davon, desto besser.

Wie sensorisches Verlangen das Verhalten eines Kindes beeinflusst

Ein Kind mit normaler Modulation	Ein Kind mit sensorischen Verarbeitungsstörungen
Die Erzieherin versammelt die Kinder um einen Tisch, auf dem ein Plastiktuch liegt. Sie spritzt vor jedem Kind ein Häufchen Rasierschaum auf das Plastiktuch. Viggo, fünf Jahre alt, steckt seine Finger gerne in die Rasiercreme und malt damit. Er verschmiert sie auf der Tischfläche vor sich und schreibt seinen Namen hinein. Als Bryce anfängt, ihn zu ärgern, ruft er: „Lass das!" Dann zieht er sich zurück, wäscht sich die Hände, sucht sich ein Puzzle und setzt es an einem Tisch, der weit von Bryce entfernt steht, zusammen.	Bryce, fünf Jahre alt, liebt es, mit Rasierschaum zu spielen, den ausgezeichneten Ersatz der Erzieherin für Fingerfarbe. Er schmiert sich den Schaum auf die Hände, auf die Arme, auf den Hals und ins Gesicht. Er fängt an, Viggo einzuseifen, der ruft: „Lass das! Du kriegst Ärger!" Bryce wendet sich wieder dem Tisch zu und verteilt den Schaum auf den Tischflächen, die den anderen Kindern zugeordnet sind. Sie beschweren sich, und die Erzieherin schreitet ein. Er könnte den ganzen Tag an dem Tisch mit dem Schaum spielen, aber mit seinem Verhalten belästigt er alle anderen.

Das nach sensorischen Reizen verlangende Kind handelt sich für seine hartnäckigen, ausdauernden taktilen Erkundungen häufig Ärger ein. Sein fortgesetztes Herumsuhlen in schmutzigen Dingen verdreckt seine Kleidung, verwüstet den Kindergartenraum oder das Klassenzimmer und stößt die Menschen um es herum ab. Natürlich wird es nicht davon angetrieben, die anderen ärgern zu wollen, sondern von dem Drang, den sensorischen Input zu bekommen, den sein Nervensystem braucht. Jedoch können die meisten Menschen sein Verhalten nicht verstehen. Und natürlich ist das Kind nicht in der Lage, sein Verlangen zu erklären. Also regen sich alle in seiner Umgebung auf und sagen ihm, dass es böse ist.

Eine Therapie kann das Nervensystem eines betroffenen Kindes dabei unterstützen, Berührungsempfindungen zu modulieren. Sowohl zu Hause als auch in der Schule kann eine Herangehensweise darin bestehen, dem Kind viele sichere, geeignete, Spaß machende und leichte taktile Aktivitäten anzubieten. (Spezielle Vorschläge finden Sie in dem Buch *The Out-of-Sync-Child Has Fun.*)

Sensorische Kombination – „Das mag ich, das hasse ich."
Das sensorisch schwankende Kind kann gegenüber bestimmten Empfindungen eine Überempfindlichkeit und eine Unterempfindlichkeit aufweisen – wie bei den zwei Seiten einer Münze. In einem Moment mag es womöglich eine bestimmte Empfindung, zum Beispiel das Haar gekämmt zu bekommen oder gedrückt zu werden, total gerne und im nächsten Moment hasst es sie. Es kann ängstlich aufschreien, wenn jemand seinen Arm berührt, aber ein gebrochenes Schlüsselbein ignorieren. Es kann es lieben, auf der Matratze herumzuspringen, und es hassen, den Rücken massiert zu bekommen. Dies ja, aber das nicht!

Wie eine sensorische Kombination das Verhalten eines Kindes beeinflusst

Ein Kind mit normaler Modulation	**Ein Kind mit sensorischer Verarbeitungsstörung**
Peter, zehn Jahre alt, und sein Freund Cody beschließen, auf dem ganzen Weg nach Hause mit einer leeren Getränkedose zu kicken, anstatt den Bus zu nehmen. Vom Laufen und Kicken aufgemuntert, sind sie jetzt in der Küche und drehen Teig zu Brezeln. Peter macht das oft und fühlt sich wohl dabei, sich die Hände schmutzig zu machen. Er hat Spaß daran, den Teig zu kneten, und formt ihn zu Tieren und Menschen.	Nachdem Cody mit Peter zu Fuß zu ihm nach Hause gegangen ist, anstatt den Bus zu nehmen, hat er Spaß daran, mit dem klebrigen Brezelteig herumzuhantieren. Mit Peter macht alles Spaß. Dann beginnt Peters Schwester, Saxophon zu spielen. Die schrillen Töne irritieren Cody, und auf einmal ist der Spaß vorbei. Er kann den Teig keine einzige Sekunde länger an den Händen ertragen. Er rennt zum Waschbecken, schrubbt sich die Hände ab und stürmt aus dem Haus, ohne sich zu bedanken oder sich zu verabschieden.

Taktile Diskriminationsstörung: „Was hat das zu bedeuten?“

Einem Kind, das unter einer Diskriminationsstörung leidet, fällt es schwer, auf die physischen Eigenschaften von Gegenständen und Menschen zu achten. Wenn es ein Problem mit der Modulation hat, ist sein zentrales Nervensystem mit anderen Dingen beschäftigt. Ist das Kind ein „Reiz-Vermeider“, kann es sein, dass seine Hände in den Hosentaschen „leben“ oder dass es immer die Finger krümmt, um seine empfindlichen Handflächen zu schützen. Wenn es reizsüchtig ist, kann es sein, dass es – wahllos – alles, was es sieht, anfasst oder tollpatschig damit umgeht.

Ist die sensorische Modulation gestört, tritt das Unterscheidungssystem möglicherweise nicht auf den Plan, um „die Kontrolle zu übernehmen.“ (Ein Kind mit einer schlecht ausgeprägten taktilen Unterscheidungsfähigkeit weist oft eine taktile Überempfindlichkeit auf, aber das ist nicht immer der Fall.) Wenn das Kind über ein ineffizientes oder unreifes Unterscheidungsvermögen verfügt, wird das Kind Schwierigkeiten haben, seinen Tastsinn für immer komplexere Zwecke wie das Lernen in der Schule einzusetzen. Selbst wenn es schon mit Bauklötzen und Ringbüchern Bekanntschaft gemacht hat, muss es diese immer wieder anfassen und etwas mit ihnen machen, um etwas über ihr Gewicht, ihre Textur und ihre Form zu erfahren. Es scheint zu sagen: „Oh, was hat das denn zu bedeuten?“

Wie taktile Diskrimination das Verhalten eines Kindes beeinflusst

Ein normales Kind	Ein Kind mit sensorischen Verarbeitungsstörungen
Das Kindergartenkind Ellie baut sich eine „Harfe“, indem es Gummibänder um eine Zigarrenkiste spannt. Die taktile Diskrimination hilft ihr dabei, Unterschiede zwischen den Gummibändern wahrzunehmen. Sie wählt mehrere aus, die über unterschiedliche Eigenschaften verfügen: groß, klein, dünn, dick, fest, locker. Sie spannt sie über die Kiste und arrangiert sie sorgfältig, damit sie einander nicht überlappen. Indem sie an den Gummibändern zieht oder zupft, kann sie eine Vielzahl wohlklingender Töne erzeugen.	Patsy, fünf Jahre alt, nimmt sich eine Handvoll Gummibänder, aber es fällt ihr schwer zu erkennen, welche elastischer oder weniger elastisch sind als andere. Die Bänder kommen ihr alle gleich vor, weil ihre taktile Diskrimination ineffizient ist. Sie bemüht sich, ein Gummiband um die Zigarrenkiste zu spannen, und gibt schließlich auf. Probleme mit der Modulation und der Diskrimination sowie Dyspraxie beinträchtigen sie.

Das Kind scheint keinen Bezug zu seinen Händen zu haben und benutzt sie, als wären es ihm unvertraute Anhängsel. Es kann sein, dass es nicht in der Lage ist, auf ein Buch zu zeigen, das es haben möchte, oder sich einen Mantel zuzuknöpfen, ohne hinzusehen, was es gerade tut. Es kann ihm schwerfallen, neue manuelle Fähigkeiten zu erlernen, Materialien oder Geräte zu erkunden, Hilfsmittel im Schulunterricht zu verwenden oder ganz gewöhnliche Aufgaben zu erledigen. Wenn es von einer Biene gestochen wird, weiß es möglicherweise nicht, wo am Körper sich der Stich befindet, wann der Schmerz beginnt und ob er stärker wird oder nachlässt.

Wie der taktile Sinn alltägliche Fähigkeiten beeinflusst

Abgesehen davon, dass der Tastsinn uns dabei hilft, uns zu schützen, Gegenstände voneinander zu unterscheiden und die Dinge zu tun, die zu tun wir uns vorgenommen haben, liefert der Tastsinn uns Informationen, die für die Verrichtung vieler Arten von alltäglichen Fertigkeiten erforderlich sind:

- Körperbewusstsein (Körperwahrnehmung)
- Sprache
- Akademisches Lernen
- Praxis (Motorisches Planen)
- Emotionale Sicherheit
- Visuelle Diskrimination
- Soziale Fähigkeiten

Körperbewusstsein (Körperwahrnehmung)

Zusammen mit dem propriozeptiven Sinn beeinflusst der Tastsinn die unbewusste Wahrnehmung eines Menschen für einzelne Körperbereiche und dafür, wie diese Körperbereiche zueinander und zu der Umgebung um sie herum in Beziehung stehen. Mit einer guten taktilen Diskrimination entwickelt ein Kind Körperbewusstsein (Körperwahrnehmung), das wie eine Landkarte des Körpers ist, und kann sich dann zielgerichtet und einfach bewegen. Das Kind hat ein Gefühl dafür, wo es sich befindet und was es tut.

Einem Kind mit einer taktilen Verarbeitungsstörung mangelt es an gutem Körperbewusstsein. Es fühlt sich unwohl dabei, seinen Körper in seiner Umgebung einzusetzen, weil Bewegung Berührung bedeutet. Es fällt ihm schwer, seine Gliedmaßen so zu positionieren, dass es sich anziehen kann. Es würde lieber in einer Ecke stehen, als zu riskieren, sich unter eine nicht einzuschätzende Gruppe zu mischen. Seine Position zu verändern, könnte ihm sogar bewusst machen, wie unwohl es sich in seiner Kleidung fühlt. Sein zentrales Nervensystem sagt ihm, dass es besser ist, absolut regungslos dazustehen und alles zu vermeiden.

Wie Körperbewusstsein das Verhalten eines Kindes beeinflusst

Ein normales Kind	**Ein Kind mit sensorischen Verarbeitungsstörungen**
In der Musikstunde in der dritten Klasse hat James Freude an dem Lied „Kopf und Schulter, Knie und Fuß“. Er mag es, wenn das Tempo anzieht, sodass es immer schwieriger wird, im richtigen Moment auf das richtige Körperteil zu tippen. Nach der Musikstunde beginnt die Pause, und James zieht sich seine Jacke an, macht den Reißverschluss zu, zieht sich seine Handschuhe an und geht nach draußen.	Roger sitzt zusammengesackt und finster dreinblickend in der letzten Reihe. Er hasst das Lied „Kopf und Schulter, Knie und Fuß“. Es geht ihm alles zu schnell und er tippt immer auf die falschen Körperteile. Vor der Pause konzentriert er sich darauf, in seinen Mantel zu kommen, was ihm auch schwerfällt. Die Handschuhe sind ihm unangenehm, und sie anzuziehen, ist ihm zu anstrengend. Deshalb schlurft er mit den Händen in den Hosentaschen nach draußen.

Praxis (Motorisches Planen)

Das Durchführen jeder neuen Bewegungsabfolge erfordert Praxis, also motorisches Planen. Das erste Mal, wenn ein Kind ein Klettergerüst hochklettert, einen Gürtel durch eine Schlaufe zieht oder „Lollapalooza“ sagt, muss es seine Bewegungen ganz bestimmt mit einer bewussten Anstrengung planen. Mit Übung und Praxis kann das Kind diese Handlungen erfolgreich durchführen, weil es über integrierte taktile Empfindungen verfügt. Zum Beispiel spürt es die Sprossen des Klettergerüsts unter seinen Füßen und an seinen Händen.

Ein Kind, das sich in seiner eigenen Haut nicht wohl fühlt, leidet womöglich unter einer schlechten motorischen Planung, auch Dyspraxie genannt. Es bewegt sich unbeholfen und es fällt ihm schwer, seine Bewegungen zu planen und zu organisieren. Deshalb meidet es vielleicht ausgerechnet genau solche Aktivitäten, die seine Praxis verbessern würden.

Wie Praxis (Motorisches Planen) das Verhalten eines Kindes beeinflusst

Ein normales Kind	Ein Kind, das an Dyspraxie leidet
Charley, vier Jahre alt, steht auf, zieht sich seine Jeans mit einem neuen Gürtel an und schafft es, den Gürtel ganz allein zuzuschnallen. Er rennt die Treppe hinunter. Er hält seine Grapefruit mit der einen Hand und löffelt sie mit der anderen aus. Als er bereit ist, sich auf den Schulweg zu machen, steigt er ins Auto und legt sich den Sicherheitsgurt an. An der Vorschule angekommen, löst er seinen Sicherheitsgurt und springt aus dem Wagen. Auf dem Schulhof sieht er ein neues Dreirad. Es ist größer als die Dreiräder, mit denen er bisher gefahren ist, aber er schafft es aufzusteigen. Er streckt die Füße und die Arme aus, um an die Griffe und an die Pedale zu kommen. Er macht eine Probefahrt und bekommt ein Gefühl dafür, wie mit dem neuen Dreirad umzugehen ist.	Lars, vier Jahre alt, steht langsam auf. Er ignoriert die Kleidung, die seine Mutter ihm hingelegt hat. Es fällt ihm zu schwer, sie anzuziehen. Stattdessen zieht er sich mühsam seine Lieblingshose mit dem Gummizug an. Er steigt vorsichtig die Treppe hinunter – erst den rechten Fuß, dann den linken, Stufe für Stufe. Er stupst mit dem Löffel gegen seine Grapefruit, und der Teller schlittert über den Tisch. Als es Zeit ist, in die Vorschule zu gehen, bugsiert er sich umständlich ins Auto und wartet darauf, dass seine Mutter ihm den Sicherheitsgurt anlegt. An der Schule angekommen, benötigt er Hilfe, um den Gurt zu lösen. Dann steigt er langsam aus dem Wagen. Auf dem Schulhof steuert er ein altes, ihm vertrautes Dreirad an. Während die anderen Kinder um ihn herumfahren, sitzt er einfach nur da und lässt die Füße herabbaumeln.

Wenn das Kind zum Beispiel nicht mag, wie die Sprossen des Klettergerüsts sich anfühlen, versucht es nicht, sich von ihnen herabhängen zu lassen oder sich an ihnen entlangzuhangeln. Wenn das Berühren von Löwenzahn ihm Unbehagen bereitet, wird es keinen pflücken. Je weniger es tut, desto weniger kann es. In einer Welt, in der das Motto „use it or lose it" – wer rastet, der rostet – gilt, steht dieses Kind da wie der Ochs vorm Berg.

Grobmotorische Kontrolle

Praxis ist für zwei umfassende Kategorien von Bewegungen erforderlich. Bei einer dieser Kategorien handelt es sich um die grobmotorische Kontrolle, sozusagen die Autobahn. Dabei geht es um die reibungslose Koordination der großen, proximalen Muskeln, die sich nahe am Rumpf befinden. Die grobmotorische Kontrolle ermöglicht es einem Kind, sich zu bücken, sich aufzurichten, sich zu drehen, sich zu strecken, seinen Körper krabbelnd oder laufend von einem Ort zum anderen zu bewegen und seine Hände und Füße zu benutzen.

Ein Kind mit einer schlechten taktilen (und propriozeptiven) Verarbeitung hat unter Umständen einen schlechten Bezug zu seinem Körper und zu den Gegenständen in seiner Welt. Seine grobmotorischen Fähigkeiten können verzögert sein, und das kann dafür sorgen, dass es ihm sehr schwerfällt zu lernen, sich zu bewegen und auf sinnvolle Weise zu spielen.

Wie grobmotorische Kontrolle das Verhalten eines Kindes beeinflusst

Ein normales Kind	**Ein Kind mit sensorischen Verarbeitungsstörungen**
Gwen, zehn Jahre alt, liebt das temporeiche Ballspiel „Over and Under". Bei diesem Spiel reicht ein Kind einen Ball über seinen Kopf an das hinter ihm stehende Kind weiter. Dieses nimmt den Ball entgegen, bückt sich und reicht den Ball zwischen seinen Beinen hindurch an das nächste Kind weiter. Nach der Weitergabe des Balls reiht das Kind sich schnell hinten wieder ein. Bewegung macht Spaß!	Kim, zehn Jahre alt, fällt es schwer, das Ballspiel „Over and Under" zu spielen. Sie bewegt sich langsam und unbeholfen. Der Ball fühlt sich in ihren Händen unangenehm an, und manchmal lässt sie ihn fallen. Wenn sie zu langsam ist oder dafür sorgt, dass die Weitergabe des Balls unterbrochen wird, werden die anderen Kinder sauer. Kim machen Bewegungsspiele überhaupt keinen Spaß.

Feinmotorische Kontrolle

Praxis ist auch für eine weitere Kategorie von Bewegungen erforderlich, und zwar für feinmotorische Fähigkeiten. Es sind sozusagen die Nebenstraßen, die ein Kind normalerweise verfeinert, nachdem es sich die grobmotorischen Fähigkeiten angeeignet hat. Bei der feinmotorischen Kontrolle geht es um die präzise Verwendung der kleinen Muskeln in den Fingern, den Händen, den Zehen, der Zunge, den Lippen und der Muskeln des Mundes.

Wie feinmotorische Kontrolle das Verhalten eines Kindes beeinflusst

Ein normales Kind	Ein Kind mit sensorischen Verarbeitungsstörungen
Heute steht in Alex' Vorschulklasse Arbeiten mit Holz an. Alex wühlt in der Kiste mit den Holzstücken herum, wählt zwei aus, hämmert sie zusammen und baut sich ein Flugzeug. Er nimmt es mit nach draußen und experimentiert damit herum, indem er es auf verschiedene Weisen hält und wirft. Beim Abendessen erzählt er detailliert, wie er sein tolles Flugzeug gebaut hat und wie gut es fliegt. Alex verfügt über eine gute Praxis.	Roy, vier Jahre alt, möchte ein Flugzeug bauen. Er weiß nicht recht, wie er anfangen soll, also reicht ihm die Lehrerin zwei Holzstücke. Es fällt ihm schwer, den Hammer zu halten, deshalb hilft ihm die Lehrerin. Sein Flugzeug sieht ziemlich gut aus. Draußen steht er da und hält es in der Hand, bis es Zeit ist, nach Hause zu gehen. Beim Abendessen fragt sein Vater ihn, was er in der Schule gemacht hat. Da er nicht in der Lage ist, seine Gedanken in Worte zu fassen, hält Roy sein tolles Flugzeug hoch und zeigt es seinem Vater. Roy leidet unter Dyspraxie.

Weil ein Kind mit einer taktilen Störung die Hände oft zu lockeren Fäusten zusammenrollt oder sie in die Hosentaschen stopft, um Berührungsempfindungen zu vermeiden, fällt es ihm schwer, mit normalen alltäglichen Utensilien wie Essbesteck, Scheren, Buntstiften und Bleistiften umzugehen. Da der Schulalltag so intensiv durch Schreiben und andere feinmotorische Aufgaben geprägt ist, kann ein Problem bei der Ausübung dieser Fähigkeiten für ein älteres Kind sehr entmutigend sein.

Ein betroffenes Kind besitzt häufig nur schwach ausgeprägte Fähigkeiten, sich selbst zu helfen, macht sich beim Essen schmutzig, kann sich nur schlecht artikulieren und verfügt über unzureichende sprachliche Fähigkeiten. Möglicherweise verwendet es mehr Gesten als Worte, um zu kommunizieren, weil die feinmotorische Kontrolle seiner Zunge und seiner Lippen beeinträchtigt ist.

Visuelle Diskrimination

Das taktile System spielt eine wichtige Rolle bei der Entwicklung der visuellen Diskrimination, also der Art und Weise, wie das Gehirn interpretiert, was die Augen sehen. Indem ein Kind Gegenstände anfasst, speichert sein Gehirn Erinnerungen über die Eigenschaften bestimmter Dinge und die Beziehungen verschiedener Objekte zueinander. Beim Anblick einer Pfütze weiß das Kind zum Beispiel, dass sie nass und kalt ist und es Spaß macht, darin zu planschen – und das, ohne sie zu berühren, weil es schon früher Pfützen erlebt hat.

Normalerweise fasst ein kleines Kind an, was es sieht, und sieht sich an, was es anfasst. Viele Erfahrungen der Berührung von Gegenständen und Menschen sind die Grundlage der visuellen Diskrimination.

Wenn das Gehirn Berührungsempfindungen jedoch falsch verarbeitet, kann es die taktilen und visuellen Botschaften nicht integrieren. Ihm entgehen grundlegende Informationen darüber, wie Dinge sich offenbar anfühlen. Das Kind sieht etwas, versteht aber nicht, was es sieht.

Wie taktile Verarbeitung die visuelle Diskrimination eines Kindes beeinflusst

Ein normales Kind	Ein Kind mit sensorischen Verarbeitungsstörungen
Die Lehrerin gibt jedem Kind eine Plastikform. Jede Form hat unterschiedliche Eigenschaften. Sie ist groß oder klein, rot, gelb oder blau, rund, quadratisch oder rechteckig. Dann legt die Lehrerin ein Set ähnlicher Formen auf dem Teppich aus und fordert die Kinder auf, ihr zu sagen, welche Form auf dem Teppich zu der Form passt, die es in der Hand hält. Joye weiß die Antwort sofort, weil sie mit ihren fünf Jahren schon viele Gegenstände angefasst hat. Sie legt ihr kleines rotes Quadrat neben sein Gegenstück auf den Teppich.	Die Lehrerin gibt Chrissy, fünf Jahre alt, eine große, gelbe, rechteckige Plastikform in die Hand, und Chrissy lässt sie sich in den Schoß fallen. Als sie an der Reihe ist zu sagen, zu welcher Form auf dem Teppich ihre Form passt, ist sie im Hinblick auf die Größe und die Form unsicher. Die Farbe erkennt sie jedoch. Sie rät und legt ihr großes, gelbes Rechteck neben ein kleines, gelbes Quadrat. Ein Mitvorschüler weist sie auf ihren Irrtum hin, und die Lehrerin bittet ihn, Chrissy zu zeigen, welche Form auf dem Teppich zu ihrer Form passt.

Sprache

In gewisser Weise führt uns der Tastsinn zur Sprache. Babys sind auf den Tastsinn angewiesen, um Kontakt zu der Welt, die sie umgibt, aufzunehmen. Während sie immer mehr Kontakt zur Welt bekommen, indem sie sich bewegen und Dinge anfassen, schnappen kleine Kinder auch Bemerkungen darüber auf, was sie tun.

„Das ist ein Gänseblümchen. Das musst du ganz vorsichtig anfassen."

„Zieh kräftig an dem Wagen. Zieh, zieh!"

„Gib mir mal deinen Fuß, dann ziehe ich dir deinen Schuh an."

„Wo ist der Ball? Er ist unter dem Sofa. Hol den Ball und wirf ihn Papa zu."

„Huch! Du bist hingefallen, mit dem Kopf zuerst! Das war schlimm. Komm her, ich putze dich ab, dann wird alles wieder gut."

Wie taktile Verarbeitung das Sprachverhalten eines Kindes beeinflusst

Ein normales Kind	**Ein Kind mit sensorischen Verarbeitungsstörungen**
Jeff, der in die 8. Klasse geht, hat in der vergangenen Woche im Kochunterricht leckere Tacos zubereitet. Heute fordert der Lehrer die Schüler auf, das Rezept aufzuschreiben, um zu testen, wie gut sie sich an die einzelnen Schritte und Arbeitsabläufe bei der Zubereitung erinnern. Jeff schreibt: „Taco-Schalen im vorgeheizten Ofen erwärmen. Käse reiben. Salatblätter klein schneiden. Chipotle-Chilis hacken. Koriander hacken. Tomaten und Paprika in Würfel schneiden. Rinder- oder Putenhackfleisch anbraten. Fett abgießen. Zwiebel schälen, klein schneiden und anbraten. Mischung in die Taco-Schalen füllen. Die Soßen in Schüsseln anrichten, damit die Gäste sich aussuchen können, was sie mögen." Und so weiter.	Gavin, 13 Jahre alt, isst gerne und dachte, das Wahlfach Kochen würde ihm leichtfallen, aber die Zubereitung der Gerichte fällt ihm schwer. Dyspraxie und Probleme mit der taktilen Diskriminierung sorgen dafür, dass er ungeschickt mit den Taco-Zutaten hantiert und Löffel und Messer verwechselt. Er bringt alles durcheinander. Jetzt soll er das Rezept aufschreiben, hat aber keine genauen Vorstellungen von den manuellen Tätigkeiten, die bei der Zubereitung erforderlich sind, und ihm fehlen die Worte, um diese zu beschreiben. Er möchte dem Lehrer gerne zeigen, dass er sehr motiviert ist, alles gut zu machen – aber wie? Er schreibt: „Fleisch garen. Gemüse schneiden. Servieren."

Worte werden mit Handlungen, Körperteilen, Gegenständen, Orten, Menschen und Gefühlen assoziiert. Auf diese Weise lernen Kinder Verben, Substantive, Namen, Präpositionen, Adjektive, Adverbien und Bezeichnungen für Gefühle.

Wenn die taktilen Erfahrungen eines Kindes, das unter einer sensorischen Verarbeitungsstörung leidet, begrenzt sind, sind auch seine Möglichkeiten eingeschränkt, sich sprachlich zu entwickeln. Darüber hinaus kann ein Kind, das über ein schlechtes taktiles Empfindungsvermögen im Mund, an den Lippen, an der Zunge und am Kiefer verfügt, ein sensorisch basiertes motorisches Problem, eine sogenannte Sprechapraxie, entwickeln, die seine Fähigkeit beeinträchtigt, die für das Sprechen erforderlichen Laute zu artikulieren und aneinanderzureihen.

Akademisches Lernen

Die taktile Verarbeitung hat einen großen Einfluss auf die Fähigkeit eines Kindes, in der Schule zu lernen. Bei vielen in der Schule verwendeten Gegenständen ist es erforderlich, diese mit den Händen zu bedienen und zu gebrauchen: Materialien und Stoffe, die im Kunstunterricht und in naturwissenschaftlichen Fächern verwendet werden, Musikinstrumente, Basketbälle, Kreide, Stifte oder Papier. Freude an taktilen Erfahrungen sorgt dafür, neue Stoffe und Materialien zu erkunden, und das legt die Grundlage für eine lebenslange Wissensbasis.

Eine taktile Störung sorgt dafür, dass ein Kind nicht leicht lernen kann, weil Berührungsempfindungen es ablenken. Das Kind zappelt möglicherweise herum, wenn eigentlich von ihm erwartet wird, dass es ruhig und still ist, oder es beschwert sich darüber, von anderen Kindern gestört zu werden, und es fällt ihm schwer, sich still hinzusetzen, um schulische Aufgaben zu erledigen.

Das Kind lernt bestimmte Fähigkeiten nicht, die für den gezielten Einsatz von Hilfsmitteln und Werkzeugen wie Zirkel, Gabel oder Hammer erforderlich sind. Es verpasst es, bestimmte Dinge über die Natur zu lernen, weil es mit Schmutz und Dreck verbundene Berührungserfahrungen nicht ertragen oder weil es nicht zwischen einer Eichel und einer Kastanie unterscheiden kann. Es versäumt das Erlernen von Problemlösungsfähigkeiten, von Kommunikationsfähigkeiten und von ganz normalen „menschlichen“ Fähigkeiten.

Wie der taktile Sinn das akademische Lernen eines Kindes beeinflusst

Ein normales Kind	**Ein Kind mit sensorischen Verarbeitungsstörungen**
Juan, sechs Jahre alt, mag Naturwissenschaften. Heute bringt die Lehrerin in einem Glas mehrere Raupen mit. Juan weiß, wie es sich anfühlt, eine Raupe anzufassen, und fragt: „Darf ich mal die in die Hand nehmen, die so weich und flauschig aussieht?“ Die Lehrerin reicht ihm das Glas. Juan nimmt die flauschige Raupe heraus und setzt sie sich auf den Arm. „Das kitzelt.“	Ricardo, sechs Jahre alt, mag Naturwissenschaften nicht. Während die anderen Erstklässler über die Raupen reden, wendet Ricardo den Blick ab. Er weigert sich, das Glas in die Hand zu nehmen, als die Lehrerin es ihm anbietet. Er windet sich auf seinem Stuhl und setzt sich auf seine Hände. Er hasst schaurige Insekten.

Emotionale Sicherheit

Ein gut reguliertes Nervensystem sorgt dafür, dass wir als Allererstes lernen, die Berührung des Menschen (meistens unserer Mutter), der sich um unsere grundlegenden kindlichen Bedürfnisse kümmert, als wohltuend zu empfinden. Zu kuscheln, verschafft uns ein Gefühl von Sicherheit.

Eine enge körperliche Beziehung zu ein oder zwei wichtigen Bezugspersonen legt den Grundstein für alle zukünftigen persönlichen Beziehungen zu anderen Menschen. Wenn wir uns umsorgt und geliebt fühlen, verfügen wir über eine sichere emotionale Basis und lernen, warme Gefühle zu erwidern. Und wenn wir „eine Verbindung“ zu unseren eigenen Gefühlen haben, entwickeln wir Empathie für andere Menschen. Selbst wenn wir einen Menschen nicht mögen, wissen wir, dass es ihm wehtut, wenn er sich einen Splitter zuzieht, und Vergnügen dabei empfindet, wenn er ein Bad nimmt.

Starke Bindungen aufzubauen, kann für ein Kind mit einer taktilen Störung sehr schwer sein. Ein überempfindliches Kind weist womöglich eine ganz normale Zuneigungsbekundung zurück, wohingegen ein unterempfindliches Kind eine normale Zuneigungsbekundung möglicherweise ignoriert.

Einem betroffenen Kind kann es auch schwerfallen, Empathie zu empfinden. Ein überempfindliches Kind empfindet Schmerz oder Unbehagen, wenn andere dies nicht empfinden, und ein unterempfindliches Kind empfindet keinen Schmerz und kein Unbehagen, wenn andere dies sehr wohl empfinden. Infolgedessen kann es sich nicht gut in die Gefühle anderer Menschen hineinversetzen.

Wie der taktile Sinn die emotionale Sicherheit eines Kindes beeinflusst

Ein normales Kind	Ein Kind mit sensorischen Verarbeitungsstörungen
Mit neun Jahren nimmt Mike gerne an einem Pfadfinderlager teil. Er kommt in neuen Umgebungen und Situationen gut zurecht und schließt gerne neue Freundschaften. Eines Abends spielen die Pfadfinder ein kreatives Denkspiel: „Was würdest du auf einer unbewohnten Insel benötigen?“ Mike schlägt vor: einen Eimer, um Regenwasser aufzufangen, einen Schlafsack und ein Fernglas – vertraute Dinge, die er schon verwendet hat – und einen Menschen zum Reden. Mikes gut regulierter Tastsinn verleiht ihm emotionale Sicherheit.	Tim, neun Jahre alt, fühlt sich in dem Pfadfinderlager nicht wohl. Er vermisst seine Mutter. Im Hinblick auf emotionale Unterstützung ist er voll und ganz und einzig und allein von ihr abhängig und will sie immer in seiner Nähe haben. Es fällt ihm schwer, Beziehungen zu anderen Menschen aufzubauen, weil ihm alle anderen Menschen als nicht vertrauenswürdig erscheinen. Bei dem Spiel „Was würdest du auf einer unbewohnten Insel benötigen?“ hat er keine Vorschläge zu machen. Er kann nur denken, dass er die Vorstellung hasst, allein und verlassen zu sein, dass er es hasst, ein Pfadfinder zu sein, und es hasst, weg von zu Hause zu sein.

Aufgrund seiner Reaktionen auf Berührungen kann es einem betroffenen Kind schwerfallen, im Hinblick auf Beziehungen zu anderen Menschen Vergnügen, Spaß und Freude zu empfinden. Während es eigentlich sogar noch mehr Liebe benötigt als andere Kinder, lädt es weniger dazu ein, Liebe entgegengebracht zu bekommen. Seine Unsicherheit in der Welt gefährdet sein emotionales Wohlbefinden, und zwar sowohl als Kind als auch als Erwachsener.

Tatsächlich belastet es viele Beziehungen von Erwachsenen, wenn die taktile Verarbeitungsstörung eines Partners die emotionale Intimität beeinflusst. Zu wenig Berührung kann dafür sorgen, dass der andere Partner sich zurückgewiesen fühlt. Zu viel Berührung kann dafür sorgen, dass der andere Partner sich nicht respektiert fühlt.

Eine taktile Wahrnehmungsstörung beeinträchtigt auch die Fantasie eines Kindes. Fantasie und Vorstellungskraft können seinen Horizont übersteigen, und die Unterschiede zwischen Realem und Vorgestelltem können vage sein. Das Denkvermögen eines betroffenen Kindes ist möglicherweise starr und inflexibel.

Soziale Kompetenz

Ein gut regulierter Tastsinn ist eine grundlegende Voraussetzung dafür, gut mit anderen Menschen zurechtzukommen. Aufbauend auf der anfänglichen Mutter-Kind-Beziehung, beginnen wir, mit anderen Menschen in Beziehung zu treten, indem wir gerne andere berühren, von anderen berührt werden und uns dabei wohlfühlen. Wenn wir gerne in der Nähe anderer Menschen sind, lernen wir, wie man spielt – eine der einzigartigen Eigenschaften, die einen Menschen auszeichnen. Auf diese Weise wird es möglich, sinnvolle menschliche Beziehungen aufzubauen.

Reagiert jedoch ein Kind mit einer sensorischen Verarbeitungsstörung auf körperlichen Kontakt in einer Weise, mit der die meisten Menschen nichts anfangen können, kann es passieren, dass diese sich abwenden. Ein „Reiz-Spätbemerker“ (Sensory Struggler), der Berührungen nicht wahrnimmt, wird in sozialen Situationen Probleme haben. Das Gleiche gilt für einen Reiz-Süchtigen oder den „bösen Jungen“, der andere körperlich angeht, weil es ihn nach intensivem Berührungsdruck verlangt, oder für den „Reiz-Durcheinanderbringer“ (Sensory Jumbler), den sensorischen Zusammensacker oder den sensorischen Tollpatsch, die allesamt Berührungsinformationen nicht effektiv verarbeiten können.

Der „Reiz-Vermeider“ oder „Weichling“, der vor Berührungen zurückweicht, hat bei der Sozialisierung besondere Probleme. Sein abweisendes

Verhalten signalisiert anderen, dass er unfreundlich ist und es vorzieht, alleine zu bleiben. Da er anderen als abweisend erscheint, wird er im Gegenzug zurückgewiesen. Es fällt ihm schwer, mit den rüden „Geben-und-Nehmen"-Umgangsformen, die auf dem Spielplatz herrschen, zurechtzukommen.

Wie der taktile Sinn die soziale Kompetenz eines Kindes beeinflusst

Ein normales Kind	Ein Kind mit sensorischen Verarbeitungsstörungen
Als die Kinder eine Reihe bilden, um in die Mensa zu gehen, rempelt Jake, acht Jahre alt, Lewis scherzhaft an. Lewis rempelt zurück. Die beiden rempeln einander lachend ein paar weitere Male, bis alle Drittklässler ordentlich in der Reihe stehen und bereit sind, sich in Bewegung zu setzen. Als die Lehrerin ihnen ihre Aufmerksamkeit zuwendet und die Augenbrauen hochzieht, haben die Jungen sich wieder unter Kontrolle und gehen friedlich den Flur entlang. Jacks positive Reaktion auf die taktilen Empfindungen ist die Grundlage für seine gute soziale Kompetenz.	Curtis, acht Jahre alt, versucht immer, der Letzte in der Reihe zu sein, damit niemand mehr hinter ihm steht. Doch heute bildet Eli das Schlusslicht und streift Curtis unbeabsichtigt, als sie den Flur entlanggehen. Curtis reagiert über und boxt Eli. Eli boxt zurück. Die beiden Jungen beginnen miteinander zu raufen, und die Lehrerin trennt sie voneinander. Curtis beschwert sich: „Eli hat angefangen. Er ist schuld." Eli erwidert: „Ich habe ihn aus Versehen berührt. Er ist so ein Baby." Die Beziehungen zu seinen Gleichaltrigen gestalten sich für Curtis schwierig, weil er sich unwohl fühlt, wenn sie ihm zu nahekommen.

Aus Kindern mit einer taktilen Überempfindlichkeit werden häufig Erwachsene, die als „kühle Charaktere" gelten. Sie sind womöglich vorsichtige, kontrollierte, unflexible Menschen. Sie können misstrauisch und voreingenommen wirken. Ihr Verhalten wird möglicherweise als „empfindlich" erachtet – ein Wort, das angesichts dessen, dass sie empfindlich auf Berührungen reagieren und diese meiden, nicht einer gewissen Ironie entbehrt.

Natürlich können sie mit einer begrenzten Anzahl von Menschen auf der Grundlage gemeinsamer Interessen soziale Beziehungen entwickeln, die nicht mit körperlichen Interaktionen verbunden sind.

Merkmale taktiler Störungen

Die folgenden Checklisten werden Ihnen dabei helfen, taktile Verarbeitungsstörungen Ihres Kindes zu erkennen und zu beurteilen. Wenn Sie systematisch überprüfen, ob Ihr Kind erkennbare Merkmale aufweist, werden Sie auftretende Muster bemerken, die Ihnen helfen, sich das durch eine sensorische Verarbeitungsstörung geprägte Verhalten Ihres Kindes zu erklären. Es werden nicht alle Merkmale auf ein betroffenes Kind zutreffen, aber wenn Sie viele Kästchen ankreuzen, legt das nahe, dass Ihr Kind unter einer sensorischen Verarbeitungsstörung leidet.

Ein **„Reiz-Vermeider"** mit **Überempfindlichkeit** hat Probleme mit passiven Berührungen (berührt zu werden). Möglichweise trifft auf ein betroffenes Kind Folgendes zu:

- ❑ Reagiert negativ und emotional auf leichte Berührungsempfindungen, zum Beispiel durch den Ausdruck von Angst, Feindseligkeit oder Aggressivität. Weicht womöglich vor leichten Berührungen zurück und kratzt oder reibt sich an der Stelle, an der es berührt wurde. Hat sich als Säugling möglicherweise nicht darüber gefreut, wenn es gestillt oder mit ihm geschmust wurde, und hat dies abgelehnt.
- ❑ Reagiert negativ und emotional auf die *Möglichkeit*, leicht berührt zu werden. Kann nervös oder ängstlich wirken, wenn ihm andere nahekommen, zum Beispiel beim Aufstellen in einer Reihe in der Schule.
- ❑ Reagiert negativ oder emotional, wenn sich ihm jemand von hinten nähert oder wenn die Berührung außerhalb seines Sichtfelds stattfindet, zum Beispiel wenn jemand unter einer Decke oder unter dem Tisch seinen Fuß streift.
- ❑ Reagiert mit einer Kampf-oder-Flucht-Reaktion, wenn es im Gesicht berührt wird, zum Beispiel wenn ihm das Gesicht gewaschen wird.

- ❑ Reagiert mit einer Kampf-oder-Flucht-Reaktion auf eine Veränderung der Frisur, zum Beispiel wenn ihm das Haar gekämmt, geschnitten oder gewaschen wird oder wenn ihm jemand auf den Kopf tippt oder schlägt. Starker Wind oder sogar eine Brise können es verstimmen und aufbringen.
- ❑ Wird aufgebracht bei Regen oder Wind oder wenn Mücken unterwegs sind.
- ❑ Ist übermäßig kitzlig.
- ❑ Reagiert übermäßig auf schmerzhafte körperliche Empfindungen, macht zum Beispiel eine „große Sache“ aus einem kleinen Kratzer oder einem Splitter. Möglicherweise erinnert sich das Kind tagelang an so ein Erlebnis und redet davon. Möglicherweise ist es ein Hypochonder.
- ❑ Reagiert auf unterschiedliche Berührungsempfindungen ähnlich. Ein Regentropfen auf seiner Haut kann genauso eine negative Reaktion hervorrufen wie ein Stachel.
- ❑ Wehrt sich heftig dagegen, von einem Friseur, einem Zahnarzt, einer Babysitterin oder einem Kinderarzt angefasst zu werden.
- ❑ Legt aus keinem ersichtlichen Grund ein Verhalten an den Tag, das stur, starr, unflexibel, eigensinnig oder verbal oder physisch aggressiv erscheint, wobei es sich in Wahrheit um eine negative Reaktion auf taktile Reize handelt.
- ❑ Weist freundliches Tätscheln und Streicheln zurück, vor allem wenn die Person, die es berührt, kein Elternteil oder eine vertraute Person ist. Das Kind weist möglicherweise jede Berührung zurück, wenn es sich bei der Person, die es berührt, nicht um die Mutter (oder die Hauptbezugsperson) handelt.
- ❑ Ist abgelenkt, unaufmerksam und zappelig, wenn eigentlich von ihm erwartet wird, ruhig und konzentriert zu sein.
- ❑ Zieht eine Umarmung einem Kuss vor. Verlangt möglicherweise nach dem intensiven Berührungsdruck einer Umarmung, versucht jedoch die ihm lästige leichte Berührung eines Kusses abzuwehren.
- ❑ Wehrt sich dagegen, die Fingernägel geschnitten zu bekommen.
- ❑ Mag keine Überraschungen.

Derselbe **„Reiz-Vermeider“ (Sensory Avoider)** mit **Überempfindlichkeit** hat auch Probleme mit aktiven Berührungen. Möglichweise trifft auf ein betroffenes Kind Folgendes zu:

- ❑ Weigert sich, sich die Zähne zu putzen.
- ❑ Ist ein wählerischer Esser und bevorzugt bestimmte Texturen, zum Beispiel knusprige oder breiartige Speisen. Möglicherweise mag das Kind keine Speisen, die unvorhersehbare Klumpen enthalten können, zum Beispiel Tomatensoße oder Gemüsesuppe. Das Gleiche kann für pappige oder klebrige Nahrungsmittel gelten, zum Beispiel für Reis oder Kuchenglasur.
- ❑ Weigert sich, heiße oder kalte Speisen zu essen.
- ❑ Meidet es, anderen einen Kuss zu geben.
- ❑ Weigert sich, ein Bad zu nehmen, oder beharrt darauf, dass das Wasser sehr heiß oder sehr kalt ist.
- ❑ Ballt die Hände zur Faust oder schützt sie, um Berührungsempfindungen zu vermeiden.
- ❑ Ist ungewöhnlich pingelig und beeilt sich, sich sofort die Hände zu waschen, wenn diese ein bisschen schmutzig geworden sind.
- ❑ Vermeidet es, barfuß auf Gras oder Sand zu gehen oder in Wasser zu waten.
- ❑ Geht auf Zehenspitzen, um den Bodenkontakt zu minimieren.
- ❑ Macht viel Getue um Kleidung, zum Beispiel wenn Sachen neu und steif oder Texturen rau sind; mag keine Hemdkragen, Rollkragen, Gürtel, Gummizüge, Mützen oder Schals.
- ❑ Macht viele Getue um Fußbekleidung, vor allem um Sockennähte. Weigert sich womöglich, Socken zu tragen. Beschwert sich möglicherweise über Schnürsenkel. Besteht vielleicht darauf, an kalten, nassen Wintertagen Badesandalen zu tragen oder an heißen Sommertagen dicke Stiefel.
- ❑ Bevorzugt kurze Ärmel und kurze Hosen und weigert sich selbst im Winter, eine Mütze und Handschuhe zu tragen, um die Empfindung von auf der Haut reibender Kleidung zu vermeiden.
- ❑ Bevorzugt lange Ärmel und lange Hosen und besteht darauf, selbst im Sommer eine Mütze und Handschuhe zu tragen, um zu vermeiden, dass die Haut unbedeckt ist.

- ❑ Vermeidet das Berühren bestimmter Texturen und Oberflächen, zum Beispiel einige Stoffe, Decken, Teppiche und Plüschtiere.
- ❑ Hat das Bedürfnis, bestimmte Oberflächen und Texturen immer wieder zu berühren, die ihm wohltuende, angenehme taktile Erfahrungen verschaffen, zum Beispiel eine Lieblingsdecke.
- ❑ Meidet künstlerische, naturwissenschaftliche, musikalische und sportliche Aktivitäten, um Berührungsempfindungen zu vermeiden.
- ❑ Meidet Spiele und Bastelarbeiten, bei denen man sich schmutzig macht, zum Beispiel Spiele oder Basteln mit Sand, Fingerfarben, Kleister, Klebstoff, Matsch oder Ton und bricht womöglich schon bei dem Gedanken daran in Tränen aus.
- ❑ Bleibt bei Gruppenaktivitäten wie Hindernisläufen oder Bewegungsspielen stehen oder bewegt sich in die falsche Richtung und behält alle anderen Teilnehmer ständig im Auge.
- ❑ Behandelt Haustiere grob oder meidet jeglichen Körperkontakt zu Haustieren.
- ❑ Bewaffnet sich immer mit einem Stock, Spielzeug, Seil oder etwas anderem, das man in der Hand halten und als Waffe benutzen kann.
- ❑ Begründet auf nachvollziehbare und sozial akzeptable Weise, warum es Berührungsempfindungen meidet, zum Beispiel durch Erklärungen wie: „Meine Mutter möchte nicht, dass ich mir die Hände schmutzig mache“, oder „Ich bin allergisch gegen Kartoffelpüree.“
- ❑ Zieht sich aus einer Gruppe zurück und weigert sich, bei anderen Kindern in deren Zuhause zu spielen.
- ❑ Hat Schwierigkeiten, herzliche Beziehungen zu anderen aufzubauen. Findet sich in geselligen Situationen schwer zurecht und ist möglicherweise ein Einzelgänger mit nur wenigen engen Freunden.

Ein **„Reiz-Spätbemerker“** mit **Unterempfindlichkeit** reagiert möglicherweise atypisch auf passive und aktive Berührungen. Auf ein betroffenes Kind kann Folgendes zutreffen:

- ❑ Nimmt eine Berührung nicht wahr, es sei denn, sie ist sehr intensiv.
- ❑ Nimmt Verunreinigungen im Gesicht nicht wahr, vor allem um den Mund und die Nase herum, zum Beispiel Krümel im Gesicht oder eine laufende Nase.

- ❑ Nimmt zerzaustes Haar oder Stroh oder Sand im Haar nicht wahr.
- ❑ Merkt nicht, dass die Kleidung in Unordnung ist oder dass die Hosenaufschläge und Socken nass sind.
- ❑ Nimmt Veränderungen der Temperatur in Innenräumen oder draußen nicht wahr und behält oft eine Jacke an, selbst wenn es schwitzt, oder greift nicht nach einer Jacke, selbst wenn es bibbert.
- ❑ Reagiert nur leicht oder gar nicht auf Schmerz durch Kratzer, Prellungen, Schnitte oder Spritzen und tut einen gebrochenen Finger oder ein gebrochenes Schlüsselbein womöglich mit einem Achselzucken ab.
- ❑ Klagt beim Barfußlaufen nicht über scharfen Kies oder heißen Sand oder wenn es sich die Zehen an etwas stößt.
- ❑ Reagiert nicht auf würzige, scharfe, saure, heiße oder „auf der Zunge brennende“ Speisen – oder verlangt gerade nach solchen Gerichten.
- ❑ Nimmt Wetterbedingungen mit Wind und Regen oder die Anwesenheit von Mücken nicht wahr.
- ❑ Merkt nicht, dass ihm etwas heruntergefallen ist.
- ❑ Geht nicht weg, wenn es dazu gedrängt wird oder es Gedränge gibt.
- ❑ Scheint keinen „inneren Antrieb“ zu haben, Spielzeuge und Materialien zu berühren, in die Hand zu nehmen und zu erkunden, die andere Kinder ansprechen.
- ❑ Benötigt intensive taktile Stimulation, um sich mit der Welt, die es umgibt, zu befassen, sucht jedoch nicht aktiv nach dieser Stimulation.
- ❑ Tut anderen Kindern oder Haustieren beim Spielen, scheinbar ohne dies zu bereuen, weh, kann den Schmerz, den andere empfinden, jedoch in Wahrheit nicht begreifen und nachvollziehen.

Ein **„Reiz-Sucher“** (Sensory Craver) benötigt zusätzliche Berührungsstimuli, und zwar sowohl passive als auch aktive. Möglicherweise trifft bei einem betroffenen Kind Folgendes zu:

- ❑ Verlangt danach, gekitzelt zu werden oder den Rücken massiert zu bekommen.
- ❑ Hat Freude an Vibrationen oder Bewegungen, die für starke sensorische Empfindungen sorgen.
- ❑ Hat das Bedürfnis, alles zu berühren, was es sieht, rempelt zum Beispiel andere Menschen an und fasst sie an oder streicht mit den Händen über

Möbel und Wände. Das Kind verspürt den Drang, Dinge anzufassen, die für andere Kinder als Gegenstände gelten, die nicht berührt werden sollen.
- ❑ Reibt sich bestimmte Texturen über Arme und Beine, um sich leichte Berührungsempfindungen zu verschaffen.
- ❑ Reibt die eigene Haut übermäßig oder beißt sich in die Haut.
- ❑ Dreht ständig die Haare um die Finger.
- ❑ Zieht sich oft Schuhe und Socken aus.
- ❑ Scheint den Drang zu verspüren, barfuß auf bestimmten Oberflächen und Texturen zu gehen, die andere Menschen als unangenehm oder schmerzhaft empfinden.
- ❑ Verlangt nach bestimmten Erfahrungen und Erlebnissen, bei denen man sich schmutzig macht, oft über längere Zeiträume hinweg.
- ❑ Verlangt nach sehr hohen oder sehr niedrigen Zimmer- oder Badewassertemperaturen.
- ❑ Verträgt sehr gut glühend heißes Sommer- oder eiskaltes Winterwetter.
- ❑ „Stürzt" sich auf Speisen, stopft sich oft den Mund zu voll.
- ❑ Bevorzugt dampfend heiße, eiskalte, besonders scharfe oder übermäßig süße Nahrungsmittel und Speisen.
- ❑ Erkundet auch nach dem zweiten Lebensjahr noch Gegenstände mit dem Mund. (Der Mund liefert bessere Informationen als die Hände.)
- ❑ Legt ein „aufdringliches" Verhalten an den Tag, indem es anderen Menschen sehr nahekommt und diese anfasst, selbst wenn Berührungen ausdrücklich unerwünscht sind.

Auf einen **„Reiz-Durcheinanderbringer" (Sensory Jumbler)** mit einer **taktilen Diskriminationsstörung** trifft möglicherweise Folgendes zu:
- ❑ Hat eine schlechte Körperwahrnehmung und weiß nicht, wo sich die Teile seines Körpers befinden und in welcher Beziehung sie zueinander stehen. Möglicherweise scheint es „keinen Kontakt" zu seinen Händen, Füßen und anderen Teilen des Körpers zu haben, als ob es sich bei ihnen um unbekannte Anhängsel handeln würde.
- ❑ Ist nicht in der Lage zu bestimmen, welche Körperteile berührt wurden, ohne hinzusehen.
- ❑ Hat Schwierigkeiten, seine Arme, Hände, Beine und Füße richtig zu positionieren, um sich anzuziehen.

- ❑ Ist nicht in der Lage, vertraute Gegenstände allein durch Berührung zu erkennen, und benötigt zusätzliche Hilfe durch sein Sehvermögen, zum Beispiel beim Greifen nach Gegenständen, die sich in einer Tasche, einer Schachtel oder auf dem Schreibtisch befinden.
- ❑ Ist nicht in der Lage, den Unterschied zwischen ähnlichen Gegenständen zu erkennen, zum Beispiel zwischen einem Buntstift und einem Filzstift.
- ❑ Ist mit Kleidung unordentlich, hat zum Beispiel die Schuhe an den falschen Füßen, die Socken nur halb angezogen, die Schnürsenkel nicht gebunden, den Hosengurt verdreht oder das Hemd nicht in die Hose gesteckt.
- ❑ Meidet es, taktile Erfahrungen zu initiieren, zum Beispiel Spielzeug, Materialen oder Hilfsmittel in die Hand zu nehmen, die andere Kinder als interessant empfinden.
- ❑ Hat Schwierigkeiten, die physischen Eigenschaften von Dingen wahrzunehmen, zum Beispiel deren Textur, Form, Größe, Temperatur oder Dichte.
- ❑ Hat Angst im Dunkeln.
- ❑ Steht lieber als zu sitzen, um sicherzustellen, die visuelle Kontrolle über seine Umgebung zu haben.
- ❑ Verhält sich im Klassenzimmer albern und übernimmt die Rolle des „Klassenclowns".
- ❑ Verfügt nur über ein begrenztes Vorstellungsvermögen.
- ❑ Verfügt aufgrund mangelnder Erfahrungen mit Berührungsempfindungen nur über einen begrenzten Wortschatz.

Auf einen **sensorischen Tollpatsch** mit **Dyspraxie** trifft möglicherweise Folgendes zu:

- ❑ Hat Schwierigkeiten, Aktivitäten zu ersinnen, zu organisieren und auszuführen, die eine Folge von Bewegungen erfordern, beispielsweise etwas zu schneiden, zu kleben, anzumalen, Teile einer Collage zusammenzusetzen oder Zutaten eines Rezepts zusammenzufügen, Nagellack aufzutragen und so weiter. Sowohl neue Erfahrungen und Erlebnisse als auch vertraute Aktivitäten können ihm schwerfallen.
- ❑ Hat schlechte grobmotorische Kontrolle beim Laufen, Klettern und Springen.

- ❑ Hat eine schlechte Augen-Hand-Koordination.
- ❑ Benötigt visuelle Informationen, um bestimmte motorische Aufgaben zu bewältigen, die andere Kinder ausführen können, ohne hinzusehen, zum Beispiel einen Reißverschluss zuziehen oder Kleidungsstücke zu- oder aufknöpfen.
- ❑ Zieht sich Handschuhe oder Socken auf ungewöhnliche Weise an.
- ❑ Hat eine schlechte feinmotorische Kontrolle der Finger, um manuelle Aufgaben zu bewältigen, die Präzision erfordern, zum Beispiel Besteck oder Hilfsmittel in der Schule wie Buntstifte, eine Schere, einen Hefter oder einen Locher zu halten und zu verwenden.
- ❑ Hat Schwierigkeiten beim Schreiben mit der Hand, beim Zeichnen, beim Ausfüllen von Arbeitsblättern und bei der Bewältigung ähnlicher Aufgaben.
- ❑ Hat eine schlechte feinmotorische Kontrolle der Zehen, zum Beispiel um barfuß oder in Flip-Flops gehen zu können.
- ❑ Hat eine schlechte feinmotorische Kontrolle der Mundmuskeln, die für das Saugen, Schlucken, Kauen und Sprechen erforderlich sind.
- ❑ Kleckert beim Essen und macht sich schmutzig.
- ❑ Verfügt über schwach ausgeprägte Fähigkeiten, sich selbst zu helfen, und ist kein „Selbststarter“, sondern benötigt die Hilfe von jemand anderem, um in die Gänge zu kommen.

Die Hauptprobleme Ihres Kindes können mit der Verarbeitung taktiler Empfindungen zu tun haben. Es kann jedoch auch Probleme mit den inneren vestibulären und propriozeptiven Sinnen sowie mit den äußeren visuellen und auditiven Sinnen haben.

Kapitel 6

Woran Sie erkennen, ob der vestibuläre Sinn bei Ihrem Kind durch eine sensorische Verarbeitungsstörung beeinträchtigt ist

Zwei Erstklässler im Freizeitpark

Jason Green ist ständig in Bewegung, aber er redet nicht viel. Er ist ein „sehr motorisch geprägtes, wenig gesprächiges“ Kind. Als er mit drei Jahren zu sprechen begann, umfasste sein geringer Wortschatz unter anderem die Geräuschbildungen „tsch-tsch“ und „tut, tut“, weil er eine große Leidenschaft für Züge hat. Jason liebt Züge so sehr, dass sein Vater ihn „unsere kleine Lokomotive“ nennt.

Kevin Brown, Jasons bester Freund, liebt ebenfalls Züge. Aber Kevin macht beim Spielen keinen Zug nach, sondern einen Schaffner. Er ist ein „wenig motorisch geprägtes, sehr gesprächiges“ Kind. Seine Mutter nennt ihn im Scherz „NATO“, was für „No Action, Talk Only“ steht.

Wenn die Jungen spielen, kommandiert Kevin Jason herum, und Jason gehorcht bereitwillig. Einmal schlug Kevin vor, einen Zug zu bauen und dafür einen kleinen roten Wagen, ein großes Rad und ein altes Dreirad aneinanderzubinden. Jason stimmte zu. Etwas plump hantierten die beiden mit einem Stück Seil herum und schafften es schließlich, die einzelnen Bestandteile des Zugs aneinanderzubinden. Dann wies Kevin Jason an, den Zug die steile Zufahrt herunterzustoßen, damit sie zusehen könnten, wie der Zug in die Garage kracht.

Doch anstatt den Zug herunterzustoßen, stieg Jason in den Wagen. Er rief „tut, tut! und rumpelte die Zufahrt hinunter. Kevin erstarrte. Er sah hilflos und entsetzt zu, wie der Zug außer Kontrolle herunterraste.

Der Zug kippte um und Jason landete in den aneinandergebundenen Teilen. Er rappelte sich hoch und sagte: „War das toll! Super! Willst du auch mal, Kevin?“

Ausnahmsweise war Kevin einmal sprachlos.

Heute feiert Jason seinen sechsten Geburtstag. Seine Eltern laden die beiden Jungen in den Freizeitpark ein. Jason liebt das Riesenrad, das Karussell und vor allem die Achterbahn. Das Tollste ist für ihn, im Teetassen-Karussell in der riesigen Teetasse herumgewirbelt und zu den Seiten geneigt zu werden. Ihm wird nie schwindelig.

Kevin ist weniger begeistert. Er konnte Freizeitparks noch nie etwas abgewinnen, denn wenn er sich schnell oder in die Höhe bewegt oder im Kreis herumgewirbelt wird, sorgt das dafür, dass er umkippt oder hinfällt, und schon der bloße Gedanke daran macht ihm Angst. Er mag nur den kleinen Zug, der langsam seine Runden durch den Freizeitpark zieht.

Die erste Attraktion, der sie sich nähern, ist die „Geschmierte Rutschbahn“. Dabei handelt es sich um eine glitschige Rampe, die man in einem gepolsterten Sack herunterrutscht. Jason zerrt ungeduldig am Ärmel seines Vaters, um ihn auf sich aufmerksam zu machen und die Erlaubnis zu bekommen, herunterrutschen zu dürfen.

Mr Brown und Jason steigen die Treppe zum oberen Teil der Rampe hoch, Jason in seiner ans auf der Stelle Marschieren erinnernden Art so schnell, wie er kann. Er setzt auf jede Stufe beide Füße, erst den rechten, dann den linken. In seiner Eile stolpert er zweimal.

Kevin bleibt mit Mrs Brown unten und sieht zu. Er will nicht rutschen. Er will kommandieren. Jedes Mal, wenn jemand herunterzurutschen beginnt, hebt er die Arme und ruft: „Los!“ Wenn er die Arme hebt, heben sich gleichzeitig auch seine Schultern.

Mrs Brown fragt Kevin, ob er Lust hat, zusammen mit Jason in einem Sack herunterzurutschen. Sie weist darauf hin, dass viele zu zweit in einem Sack rutschen.

„Oh nein, vielen Dank“, erwidert Kevin. „Ich kann gar nicht die Rampe herunterrutschen, weil ich ja allen sagen muss, wann sie rutschen sollen. Ich muss dafür sorgen, dass es alle richtig machen.“

Jason und Mr Brown rutschen die Rampe herunter. „Das war super!“, sagt Jason. „Und jetzt die Achterbahn. Die macht am meisten Spaß.“

„Nein“, widerspricht Kevin. „Lasst uns zum Zug gehen. Mit dem Zug zu fahren, macht Spaß und ist für Kinder nicht gefährlich.“

Jason ist enttäuscht, ist aber bereit zu tun, was sein Freund sich wünscht.

Tut, tut! Tsch-tsch! Sie ziehen los.

Atypische Verhaltensmuster

Kevin und Jason gehen sehr unterschiedlich mit Bewegungserfahrungen um. Beide weisen atypische Verhaltensmuster auf.

Sich zu bewegen und bewegt zu werden, macht Kevin Angst. Er fühlt sich auf Rutschen und in Karussells, die sich schnell bewegen oder in denen man herumgewirbelt wird, unwohl. Er hat Angst vor Höhe und zieht es vor, mit den Füßen auf dem Boden zu bleiben. Um die Kontrolle zu behalten, verlässt er sich auf seine für sein Alter gut entwickelten verbalen Fähigkeiten. Weil Kevin auf vestibuläre Empfindungen überempfindlich reagiert, ist er intolerant gegenüber Bewegungen und leidet unter Gravitationsunsicherheit (siehe Seite 165).

Jason hingegen ist begeistert davon, sich zu bewegen oder bewegt zu werden. Er ist ständig und impulsiv auf der Suche nach Aktivitäten, bei denen man sich schnell bewegt oder herumgewirbelt wird, und ihm wird dabei nicht schwindelig. Er kann gar nicht genug davon bekommen, aber seine eigenen Bewegungen sind unorganisiert und unterentwickelt.

Zusätzlich zu den Modulationsstörungen weisen beide Jungen sensorisch basierte motorische Störungen auf. Kevin leidet unter Dyspraxie, was ihn dabei beeinträchtigt, seinen komplexen Plan, einen Zug zu bauen, in die Tat umzusetzen. Darüber hinaus hat er posturale Probleme, die es ihm erschweren, seine Bewegungen voneinander zu trennen, um zum Beispiel nur einen Arm und nicht beide oder gleichzeitig auch die Schulter zu heben.

Jason hantiert ebenfalls unbeholfen mit dem Seil herum und stolpert die Stufen hinauf, weil er unter Dyspraxie und einer schlechten bilateralen

Koordination leidet. Darüber hinaus hat er sprachliche Probleme. Um zu kommunizieren, verwendet er oft Gesten und nickt zum Beispiel mit dem Kopf oder zerrt am Ärmel seines Vaters. Allerdings ist er nach intensiven vestibulären Erfahrungen tendenziell gesprächiger, zum Beispiel nachdem er die Einfahrt heruntergerast oder die „Geschmierte Rutschbahn" heruntergerutscht ist.

Auf den folgenden Seiten erfahren Sie, wie der vestibuläre Sinn normalerweise funktioniert. Anschließend folgt eine Erklärung der sensorischen Verarbeitungsstörungen, die Kevin und Jason „entgleisen" lassen.

Der reibungslos funktionierende vestibuläre Sinn

Das vestibuläre System informiert uns über oben und unten und darüber, ob wir aufrecht stehen oder nicht. Es sagt uns, wo sich unser Kopf und unser Körper im Verhältnis zur Erdoberfläche befinden. Es sendet dem zentralen Nervensystem vom Hals, den Augen und dem Körper sensorische Botschaften über Gleichgewicht und Bewegungen, damit das zentrale Nervensystem diese verarbeitet, und hilft dann dabei, Muskeltonus zu erzeugen, damit wir uns problemlos und effizient bewegen können.

Dieser Sinn sagt uns, ob wir uns bewegen oder stillstehen und ob Objekte sich im Verhältnis zu unserem Körper bewegen oder bewegungslos sind. Er informiert uns auch darüber, in welche Richtung wir gehen und wie schnell wir gehen. Das sind ungeheuer wichtige Informationen, wenn wir plötzlich die Flucht ergreifen müssen! Tatsächlich basieren die fundamentalen Funktionen Flucht, Kampf und Nahrungssuche auf präzisen Informationen des vestibulären Systems. Dr. Ayres schreibt, dass dieses „System auf einer der grundlegendsten Ebenen eine elementare Bedeutung für das Überleben hat und diese Bedeutung sich in der Rolle widerspiegelt, die es bei der sensorischen Integration spielt."[46]

Die Rezeptoren für vestibuläre Empfindungen sind Haarzellen im Innenohr, das wie ein „Vorhof" ist, den sensorische Botschaften passieren. Die Rezeptoren des inneren Ohrs funktionieren so ähnlich wie die

Wasserwaage eines Zimmermanns. Sie registrieren jede Bewegung, die wir machen, und jede Veränderung der Position unseres Kopfes – selbst die allergeringste.

Einige Strukturen des Innenohrs empfangen Informationen darüber, wo unser Kopf und unser Körper sich im Raum befinden, wenn wir uns nicht bewegen oder wenn wir uns langsam bewegen oder unseren Kopf linear in irgendeine Richtung neigen – nach vorne, nach hinten oder zur Seite. Um zu erfahren, wie das funktioniert, stellen Sie sich aufrecht hin, die Füße hüftbreit nebeneinandergestellt. Jetzt schließen Sie die Augen und neigen Sie den Kopf nach rechts. Kehren Sie mit geschlossenen Augen mit dem Kopf zurück in die aufrechte Position. Öffnen Sie die Augen. Befindet sich Ihr Kopf wieder in der aufrechten Position, so, wie Sie ihn haben wollten? Wenn ja, hat Ihr vestibuläres System seinen Job erfüllt.

Andere Strukturen im Innenohr empfangen Informationen über die Richtung und die Geschwindigkeit unseres Kopfes und unseres Körpers, wenn wir uns schnell im Raum oder in der Diagonalen bewegen oder uns im Kreis drehen. Stehen Sie auf, und drehen Sie sich ein- oder zweimal im Kreis. Fühlen Sie sich ein bisschen schwindelig? Das sollten Sie. Ihr vestibuläres System sagt Ihnen sofort, wenn Sie von dieser Stimulierung durch die Rotation genug haben. Wahrscheinlich werden Sie Ihr Gleichgewicht sofort wiederfinden.

Was stimuliert diese Rezeptoren des Innenohrs? Die SCHWERKRAFT!

Dr. Ayres zufolge ist Schwerkraft „die konstanteste und universellste Kraft in unserem Leben."[47] Sie reguliert jede Bewegung, die wir machen.

Im Zuge der Evolution haben wir unsere Reaktion auf die Schwerkraft immer weiter perfektioniert. Unsere ältesten Vorfahren, die ersten Fische, haben zu drei Zwecken an beiden Seiten ihres Kopfes Schwerkraftrezeptoren entwickelt:

1. um sich aufrecht zu halten,
2. um ein Gefühl für die eigenen Bewegungen zu bekommen und sich effizient bewegen zu können und
3. um durch die durch das verdrängte Wasser erzeugten Schwingungen potenziell bedrohliche Bewegungen anderer Lebewesen wahrzunehmen.

Millionen Jahre später verfügen wir immer noch über die gleichen Schwerkraftrezeptoren, die die gleichen Zwecke erfüllen – nur dass die Schwingungen eher über die Luft übertragen werden als durchs Wasser.

Zusätzlich zum Innenohr verfügen wir Menschen auch noch über Außenohren sowie über die Großhirnrinde, die vestibuläre und auditive Empfindungen präzise verarbeitet. Diese Empfindungen sind die durch Bewegungen und Geräusche erzeugten Schwingungen. (Schwingungen lösen alle möglichen Arten von Reaktionen aus. In meinem Musikunterricht führte ich einmal eine neue Bewegungsaktivität ein und schlug dabei eine große Trommel. „Oh", sagte ein dreijähriges Mädchen. „Das spüre ich in meinen Knochen!" „Ich auch", erwiderte ein kleiner Junge, „und ich kann es sogar in meinem Penis spüren!")

Die Natur hat unsere vestibulären Rezeptoren so konstruiert, dass sie äußerst empfindlich sind. *Tatsächlich ist es für uns wichtiger zu wissen, wo wir uns im Verhältnis zur Erde befinden als unser Bedürfnis nach Nahrung, nach taktilem Wohlbefinden oder sogar nach einer Mutter-Kind-Bindung.*

In ihrem Buch *Sensory Integration and the Child* schrieb Dr. Ayres:

„Das vestibuläre System ist das vereinheitlichende System. Es sorgt für die grundlegende Beziehung eines Menschen zur Schwerkraft und zur physischen Welt. Alle anderen Arten von Empfindungen werden in Beziehung zu diesen grundlegenden vestibulären Informationen verarbeitet. Die Aktivität des vestibulären Systems bietet einen ‚Rahmen' für die anderen Aspekte unserer Erfahrungen. Vestibulärer Input scheint das ganze Nervensystem sozusagen ‚betriebsfertig' zu machen und in die Lage zu versetzen, effektiv funktionieren zu können. Wenn das vestibuläre System nicht konsistent und präzise funktioniert, wird die Interpretation anderer Empfindungen inkonsistent und unpräzise sein, und das Nervensystem wird Probleme haben, ‚in Gang zu kommen'."[48]

Wow! Was für eine Herkulesaufgabe! Ist es nicht erstaunlich, wie etwas, von dem Sie vielleicht noch nie gehört haben, so einen tiefgreifenden, beherrschenden Einfluss haben kann? Als Hintergrund für alle anderen Empfindungen gibt uns das vestibuläre System ein Gefühl dafür, wo wir uns in der Welt befinden.

Wie jedes andere Sinnessystem hat das vestibuläre System eine defensive Komponente. Spürt ein Kleinkind, dass es fällt, reagiert es auf diese vestibuläre Empfindung so, als würde es sagen: „Hoppla!" Es breitet die Arme und Beine aus und greift nach etwas, woran es sich festhalten kann. Sein ganzer Körper reagiert in dieser automatischen, sich selbst schützenden reflexartigen Weise.

Wenn ein Kind heranwächst, integriert sein Gehirn reflexartige Reaktionen im Zuge eines Reflexreifung genannten Prozesses. Es lernt, vestibuläre Empfindungen zu unterscheiden. Es scheint zu sagen: „Aha! Ich lerne zu spüren, in welche Richtung ich gehe und ob die Bewegung, die ich durchführe, schnell oder langsam ist."

Wenn die Bewegungsempfindungen ihm helfen wahrzunehmen, dass es dezentriert ist, lernt das Kind, das Gleichgewicht wiederzufinden und entgegen der Anziehung der Schwerkraft aufrecht „auf den eigenen zwei Füßen zu stehen". Es lernt, seine Körperbewegungen zu differenzieren, sodass es mit einer effizienten Bewegungsökonomie funktionieren kann.

Es ist auch in der Lage, zwischen Geräuschen zu unterscheiden, die in seinem Innenohr Schwingungen erzeugen, und es lernt, darauf zu achten, was es hört. Ebenso kann das Kind die eigenen Körperbewegungen mithilfe visueller Empfindungen koordinieren, und es lernt zu unterscheiden, was es sieht.

Es lernt, an allen Arten von Bewegung Freude zu haben. Eine Art ist die lineare Bewegung – vor und zurück, von einer Seite zur anderen oder hoch und runter. Langsame, lineare Bewegungen, bei denen die Schwerkraft nicht herausgefordert wird, sind normalerweise beruhigend. Eltern wissen schon seit alters her, dass sie ein Baby in einem Schaukelstuhl, in einer Wiege oder durch sanftes Hin- und Herschaukeln beruhigen können. Viele Kinder (und Erwachsene) wiegen sich als eine Art beruhigende Selbsttherapie selbst hin und her, wenn sie aufgebracht sind.

Eine andere Art der Bewegung ist die Rotation, sich also im Kreis zu bewegen. Beispiele für rotierende Bewegungen sind unter anderem, sich selbst um eine enge Achse zu drehen (zum Beispiel auf einem Bein zu stehen und sich schnell zu drehen), Karussell zu fahren oder sehr hoch auf einer Schaukel zu schwingen, die an einem langen Seil hängt. Die meisten Kinder haben Spaß daran, auf einer Reifenschaukel herumzuwirbeln, sogar so heftig, bis ihnen schwindelig wird. Rotierende Bewegungen stimulieren das vestibuläre System. Normalerweise fühlt sich das gut an und deshalb macht es so viel Spaß!

Der vestibuläre Sinn eines Betroffenen mit sensorischen Verarbeitungsstörungen

Ein Kind mit vestibulären Problemen empfängt wie jedes andere Kind durch das Innenohr Empfindungen über die Schwerkraft, das Gleichgewicht und die Bewegung im Raum. Das Gehirn eines betroffenen Kindes verarbeitet die empfangenen Informationen jedoch anders, was zu vestibulären Problemen führt.

Es entwickelt möglicherweise nicht die posturalen Reaktionen, die erforderlich sind, um eine aufrechte Haltung einzunehmen. Möglicherweise ist es nie gekrabbelt, nie gekrochen und lernte erst spät zu laufen. Es legt sich vielleicht gern ausgestreckt auf den Boden, ist beim Sitzen in sich zusammengesackt und stützt den Kopf auf die Hände, wenn es am Tisch sitzt.

Wenn ein betroffenes Kind älter wird, ist es möglich, dass es sich bei Spielen auf dem Spielplatz und auf dem Schulhof unbeholfen und unkoordiniert verhält. Es fällt möglicherweise oft und leicht hin, stolpert einfach so, wenn es sich bewegt, stößt gegen Möbel und verliert das Gleichgewicht, wenn es von jemandem leicht aus der Balance gebracht wird.

Da das vestibuläre System bei Augenbewegungen eine Rolle spielt, hat ein betroffenes Kind möglicherweise Sehprobleme. Es kann eine unzureichende Blickstabilität haben, und seine Augen sind vielleicht nicht in der Lage, sich auf bewegende Objekte zu fokussieren oder auf regungslose Objekte, während es sich selbst bewegt. In der Schule ist es womöglich verwirrt, wenn es erst zur Tafel aufblickt und dann hinunterschaut auf seinen Schreibtisch. Es können Leseprobleme auftreten, wenn das Gehirn eines betroffenen Kindes nicht die Gehirnfunktionen entwickelt hat, die erforderlich sind, um die Augenbewegungen von links nach rechts zu koordinieren.

Vestibuläre Störungen können auch dazu beitragen, die Sprachverarbeitung zu erschweren – ein großer Nachteil im täglichen Leben. Einem Kind, das Probleme damit hat, Sprache richtig wahrzunehmen, fällt es womöglich schwer zu kommunizieren, zu lesen und zu schreiben.

Viele Bewegungen haben eine beruhigende Wirkung. Ein Kind mit einer sensorischen Verarbeitungsstörung kann sich jedoch nicht immer selbst beruhigen, weil sein Gehirn vestibuläre Botschaften nicht modulieren kann. Schwierigkeiten dabei, sich flüssig zu bewegen, können das Verhalten, die

Aufmerksamkeit, das Selbstwertgefühl und die Emotionen eines betroffenen Kindes beeinträchtigen. Ein Kind mit einem ineffizienten vestibulären System kann unter Modulations- und Diskriminationsstörungen sowie unter sensorisch basierten motorischen Störungen leiden, die sich auf jede Bewegung des Kindes auswirken können.

Sensorische Modulationsstörungen:

Vestibuläre Überempfindlichkeit – „Nein!"

Heftige Bewegungen oder die Aussicht, bewegt zu werden, sorgen bei einem Kind mit vestibulärer Überempfindlichkeit für eine negative oder eine emotionale Reaktion oder dafür, dass es übermäßig aufgeregt ist.

Diese Art der Modulationsstörung bedeutet, dass das Gehirn eines betroffenen Kindes Bewegungsempfindungen nicht so regulieren kann wie ein normales Gehirn. Insbesondere wenn ein solches Kind den Kopf oder die Augen bewegt, wird das Gehirn mit sensorischen Reizen bombardiert, die es nicht in der Lage ist, zu organisieren und zu verarbeiten. Zwei Arten von vestibulärer Überempfindlichkeit sind Intoleranz gegenüber Bewegungen und Gravitationsunsicherheit.

Intoleranz gegenüber Bewegungen: „Nein, mach das nicht!"

Ein Kind, das überempfindlich auf vestibuläre Empfindungen reagiert, ist womöglich intolerant gegenüber Bewegungen. Eine falsche Verarbeitung löst aversive Reaktionen aus. „Nein, lass das – ich will mich nicht bewegen! Mich schnell zu bewegen, ist nichts für mich."

Für ein betroffenes Kind sind lineare Bewegungen unangenehm und stressig, vor allem schnelle lineare Bewegungen. In einem Auto zu fahren, insbesondere auf dem Rücksitz, verursacht häufig Übelkeit. Es vermeidet womöglich, Fahrrad zu fahren, auf dem Spielplatz zu rutschen oder zu schaukeln oder sogar einfach nur die Straße entlangzugehen.

Rotierende Bewegungen können noch unangenehmer sein. Einem betroffenen Kind wird es auf einer Reifenschaukel möglicherweise leicht schwindelig und übel. Schon der Anblick von jemandem oder etwas, das sich dreht oder herumgewirbelt wird, kann für Übelkeit sorgen. Sich im Kreis zu drehen, löst vielleicht Kopf- und Bauchschmerzen aus.

Wenn das Kind es vermeidet, sich zu bewegen, verliert es womöglich die Fähigkeit, mit anderen Gleichaltrigen mitzuhalten. Es kann kurzatmig werden und leicht ermüden. Seine Fähigkeiten der motorischen Planung und seine Koordination werden beeinträchtigt, weil es diese nicht mit Selbstvertrauen üben kann.

Wie Intoleranz gegenüber Bewegung das Verhalten eines Kindes beeinflusst

Ein normales Kind	**Ein Kind mit sensorischen Verarbeitungsstörungen**
Noahs Lieblingsaktivitäten sind Bewegung und Musik. Heute spielen die Vorschüler „Die Reise nach Jerusalem ohne Verlierer". Das Spiel besteht darin, sich um die Stühle herumzubewegen, während die Musik läuft, und sich auf einen Stuhl zu setzen, wenn die Musik aufhört. Alle spielen die ganze Zeit mit. Kein Stuhl wird weggenommen und niemand scheidet aus. Wenn die Musik beginnt, springt Noah auf und geht mit den anderen Kindern um die Stühle herum. Wenn die Musik aufhört, setzt er sich schnell auf einen Stuhl. Einmal landet er auf dem Schoß eines anderen Kindes, aber er blickt sich schnell um, entdeckt einen freien Stuhl und rennt hin. Geschafft!	Sean, vier Jahre alt, hat an den meisten Aktivitäten, die mit Musik und Bewegung verbunden sind, keinen Spaß. „Die Reise nach Jerusalem ohne Verlierer" bereitet ihm besonderes Unbehagen. Während die anderen Kinder ausgelassen um die Stühle herumlaufen, schiebt er sich langsam an ihnen entlang und hält sich an den Sitzflächen der Stühle fest. Nachdem er die Stühle zweimal umrundet hat, hat er Schweiß auf der Stirn und einen flauen Magen. Schließlich hört die Musik auf, und Sean setzt sich mit einem Seufzer der Erleichterung hin. Als die Musik wieder beginnt, bleibt er sitzen.

Gravitationsunsicherheit: „Ich falle!"

Mit der Erde verbunden zu sein, ist ein grundlegendes Überlebensbedürfnis. Das vestibuläre System sagt uns, wo wir uns im Verhältnis zum Boden befinden. Das Vertrauen, mit der Erde verbunden zu sein, wird Gravitationssicherheit genannt.

Normalerweise verspürt ein Kind einen inneren Drang, mit der Schwerkraft zu experimentieren. Beim Springen, Schaukeln oder Purzelbaum schlagen kann ein Kind sich vorübergehend von seiner festen Verbundenheit mit der Erde lösen, weil es weiß, dass es immer wieder auf sie zurückkehren wird. Dieses grundlegende Gefühl von Stabilität ermöglicht es ihm, emotionale Sicherheit zu entwickeln.

Ein Kind mit schlechter Modulation kann dieses Gefühl von Stabilität möglicherweise nicht erleben. Es fühlt sich verletzlich, wenn seine Füße den Boden verlassen. Da ihm das grundlegende Gefühl dafür fehlt, mit der Erde verbunden zu sein, leidet es unter Gravitationsunsicherheit.

Gravitationsunsicherheit ist eine durch unnormalen Stress und Angst geprägte Reaktion darauf zu fallen oder die Aussicht oder Möglichkeit zu fallen. *Es handelt sich dabei um eine Urangst.* Sie stellt sich ein, wenn das Gehirn des Kindes auf Veränderungen im Hinblick auf die Schwerkraft überreagiert, sogar auf so leichte Veränderungen wie aufzustehen.

Bewegung macht diesem Kind keinen Spaß. Für ein betroffenes Kind ist sie sogar etwas Beängstigendes. Wenn sich sein Kopf bewegt, lautet die Reaktion: „Ich falle! Ich habe keine Kontrolle mehr!" Es überreagiert mit einer Kampf-oder-Flucht-Reaktion.

Die „Kampf"-Reaktion äußert sich als ein negatives, trotziges Verhalten, vor allem wenn das Kind passiv bewegt wird. Möglicherweise sträubt es sich dagegen, hochgehoben, geschaukelt oder im Kinderwagen geschoben zu werden. Es kann wütend und störrisch werden, wenn jemand vorschlägt, mit dem Auto irgendwohin zu fahren oder mit dem Schlitten einen Hügel hinunterzufahren.

Die „Flucht"-Reaktion äußert sich in extremer Vorsicht oder dem Meiden von Bewegungen. Das Kind bevorzugt es, den Kopf oben zu haben und mit beiden Füßen fest auf dem Boden zu stehen. Möglicherweise meidet es Kreisspiele, Fahrräder, Rutschen und Schaukeln. Möglicherweise fürchtet es instabile Oberflächen wie einen Sandstrand oder ein Kletternetz auf dem Spielplatz. Es kann sein, dass es neue Erfahrungen meidet, zum Beispiel einen Freund oder eine Freundin in deren Zuhause zu besuchen, weil jeder andere Ort als das eigene Zuhause ein unberechenbarer Ort ist.

Wie Gravitationsunsicherheit das Verhalten eines Kindes beeinflusst

Ein normales Kind	**Ein Kind mit sensorischen Verarbeitungsstörungen**
Jack, neun Jahre alt, macht mit seiner Klasse eine Wanderung auf einen kleinen Berg. An einer Stelle hängt eine dicke Ranke von einem Ast herab. Jack schwingt an der Ranke hin und her und ruft: „Ich bin Tarzan!" Sein effizientes vestibuläres System ermöglicht es ihm, die Schwerkraft dadurch zu erkunden, dass er durch die Luft schwingt und segelt.	An dem Tag, an dem seine Klasse die Wanderung macht, achtet Brad, neun Jahre alt, auf jeden Schritt. Er ist mürrisch, still und geht langsam. Während seine Klassenkameraden an der Ranke schwingen, steht er abseits. Als er an der Reihe ist, umfasst er die Ranke widerwillig. Er kann sich nicht bewegen. Die anderen feuern ihn an: „Na los! Was ist dein Problem? Es macht Spaß!" Brad hat das Gefühl, dass er ins Leere fallen wird, wenn seine Füße den Boden verlassen. Er sagt: „Ich habe keine Lust auf dieses doofe Spiel." Dann lässt er die Ranke los und stapft davon.

Ein Kind, das solche Ängste hat, neigt dazu, inflexibel und bestimmend zu sein. Es hat oft emotionale und soziale Probleme, weil es so eine Angst davor hat, hinzufallen, dass es sich immer verletzlich fühlt, wenn andere Menschen in der Nähe sind. Das führt dazu, dass es sich nicht organisieren kann, um andere Aufgaben zu bewältigen, zum Beispiel zu spielen oder soziale Kontakte aufzubauen und zu pflegen.

Vestibuläre Unterempfindlichkeit – „Moment mal, wie bitte?"
Ein anderes Kind kann gegenüber Bewegungserfahrungen unterempfindlich sein. Es reagiert auf Bewegungen nicht negativ, es scheint sie schlicht und einfach nicht wahrzunehmen. Als Säugling war es womöglich „so ein pflegeleichtes Baby", immer bereit, sich in jedermanns Arm zu kuscheln, immer bereit für ein sehr ausgedehntes Nickerchen. Wenn ein betroffenes

Kind heranwächst, scheint es ihm an innerem Antrieb zu mangeln, sich aktiv zu bewegen. Obwohl das Kind mehr Bewegung braucht, um „in die Gänge" zu kommen, trachtet es normalerweise nicht danach, sich zu bewegen. Doch wenn es erst einmal losgelegt hat, fällt es ihm möglicherweise schwer, wieder aufzuhören.

Es kann auch sein, dass ein betroffenes Kind nicht empfindet, wenn es fällt. Möglicherweise reagiert es beim Fallen nicht effizient, indem es sich dadurch schützt, dass es eine Hand oder einen Fuß ausstreckt oder versucht, sich aufzufangen. Viele Kinder mit einer Autismus-Spektrum-Störung, die unter diesem Problem leiden, können aufgrund der häufigen Stürze blaue Flecke haben.

Wie vestibuläre Unterempfindlichkeit das Verhalten eines Kindes beeinflusst

Ein normales Kind	**Ein Kind mit sensorischen Verarbeitungsstörungen**
Jeff, 13 Jahre alt, kommt ins Schwimmbad zur Wassertherapie, um sein Bein zu stärken, das er sich beim Schlittschuhlaufen gebrochen hat. Am Rand des Schwimmbeckens rutscht er auf dem Betonuntergrund in einer Pfütze aus und reagiert sofort, indem er versucht, sich aufzufangen und an der Wand festzuhalten – damit er nicht stürzt und sich auch noch das andere Bein bricht!	Cameron, 13 Jahre alt, ist Autist. Er kommt ins Schwimmbad zur Wassertherapie. Während er schwerfällig auf seinen Aktivierungstherapeuten zustapft, rutscht er am Beckenrand in einer Pfütze aus. Da er nicht wahrnimmt, dass er fällt, und zu langsam ist, sich zu schützen, knallt er gegen die Wand und kracht auf den Boden. Der Therapeut stürzt zu ihm und führt ihn in das wohltuende Wasser, bevor er einen Zusammenbruch erleidet.

Vestibuläres Verlangen – „Mehr"

Ein Kind, das ein ausgeprägtes Verlangen nach vestibulären Empfindungen hat, scheint von Bewegungen, die für andere Kinder ausreichend befriedigend sind, niemals genug zu bekommen. Ein „Reiz-Sucher" (Sensory Craver) hat eine erhöhte Toleranz gegenüber Bewegungen. Er sucht jede

Menge intensive Aktivität, um seine sensorischen Bedürfnisse zu befriedigen, und hat Spaß daran.

Um sich vestibuläre Empfindungen zu verschaffen, versucht das betroffene Kind vielleicht, der Schwerkraft auf ungewöhnliche Weise zu trotzen. Es kann sich zum Beispiel gerne in Kopfüber-Positionen begeben und sich von Bettkanten herunterhängen lassen oder den Kopf auf den Boden legen und sich um diesen herumdrehen.

Wie sensorisches Verlangen das Verhalten eines Kindes beeinflusst

Ein normales Kind	**Ein Kind mit sensorischen Verarbeitungsstörungen**
Justin, drei Jahre alt, ist mit seiner Mutter im Schwimmbad. Er planscht im Kinderbecken herum und hält hin und wieder inne, um zuzusehen, wie die großen Kinder die Leiter zu dem hohen Sprungbrett hinaufsteigen und ins Wasser springen. Als es Zeit ist, nach Hause zu gehen, nimmt er die Hand seiner Mutter und sagt: „Komm, wir sehen uns mal die hohe Leiter an." Er blickt sehnsüchtig nach oben. Die Leiter ist so hoch. So unheimlich! Eines Tages wird er groß und mutig genug sein, um sie hochzuklettern, aber jetzt noch nicht.	Billy, drei Jahre alt, ist mit seiner Mutter im Schwimmbad. Er ist gerade drauf und dran, ins Schwimmerbecken zu springen, aber seine Mutter hält ihn zurück und bringt ihn ins Kinderbecken. Während sie mit dem Bademeister den Termin für Billys erste Schwimmstunde bespricht, entwischt er aus dem Kinderbecken und klettert die Leiter zu dem hohen Sprungbrett hoch. Er steht ganz vorne am Rand, bereit, ins tiefe Wasser zu springen. Seine Mutter merkt, dass er nicht mehr im Kinderbecken ist, stürmt die Leiter hoch und kriegt ihn gerade noch zu fassen, bevor er in die Tiefe fällt.

Möglicherweise verspürt das Kind häufig den Drang, intensive Bewegungsempfindungen zu erleben, zum Beispiel von der obersten Sprosse des Klettergerüsts herunterzuspringen oder schnell zu rennen, obwohl ein gemächliches Tempo ausreichen würde. Es kann sein, dass Klettern seine Leidenschaft ist. Ein reizsüchtiges Kind klettert auf allem herum.

Vielleicht hat es das Bedürfnis, lineare Bewegungen zu empfinden, und mag es, außergewöhnlich lange gewiegt zu werden oder zu schaukeln. Es kann sein, dass es vor allem den Wunsch verspürt, rotierende Bewegungen zu erleben, zum Beispiel sich im Kreis zu drehen, den Kopf heftig hin und her zu schütteln, auf einer Reifenschaukel herumzuwirbeln, Karussell zu fahren oder sich in einem anderen Fahrgeschäft im Freizeitpark zu vergnügen.

Möglicherweise wechselt es ständig von einer Aktivität zur nächsten, immer auf der Suche nach einem neuen Kick. Seine Aufmerksamkeitsspanne ist kurz, sogar bei Aktivitäten, die ihm Spaß machen. Obwohl das Kind vielleicht ständig in Bewegung ist, kann es dabei unvorsichtig sein und keine gute motorische Koordination haben.

Vestibuläre Diskriminationsstörungen: „Was hat das zu bedeuten?“

Ein Kind mit einer übermäßig ausgeprägten vestibulären Diskrimination liebt es womöglich, sehr hoch zu schaukeln, und träumt davon, ein durch die Luft fliegender Artist am Trapez zu werden. Ein Kind mit vestibulären Diskriminationsproblemen, das sich am anderen Ende des Kontinuums der sensorischen Verarbeitung befindet, ist hingegen ganz anders: Es ist bestrebt, den Kopf und den Körper in der Nähe des Bodens zu halten.

Kopfbewegungen irritieren einen „Reiz-Durcheinanderbringer“. Wenn ein betroffenes Kind den Kopf dreht, während es am Tisch sitzt, kann dies zur Folge haben, dass es vom Stuhl fällt. Möglicherweise fällt es häufig hin, wenn es steht oder geht. Es kann schnell verwirrt sein, wenn es die Richtung wechselt, sich um die eigene Achse dreht oder bei einem Volkstanz herumgewirbelt wird. Sich zu bücken, um ein Gänseblümchen zu pflücken oder sich einen Schuh zuzubinden, kann dafür sorgen, dass es das Gleichgewicht verliert. Vielleicht ist es nicht in der Lage zu erkennen, wann aus genug schaukeln zu viel schaukeln wird, und es schaukelt dann so lange weiter, bis ihm sehr schwindelig oder schlecht wird. Mit geschlossenen oder bedeckten Augen fühlt es sich möglicherweise besonders unbehaglich und weigert sich, sich zu bewegen, weil das Sehen ihm dabei hilft zu empfinden, wo es sich im Raum befindet.

Wie die vestibuläre Diskrimination das Verhalten eines Kindes beeinflusst

Ein normales Kind	**Ein Kind mit sensorischen Verarbeitungsstörungen**
Rachel, zehn Jahre alt, spielt auf ihren Geburtstagsfeiern gerne Spiele wie „Steck dem Esel den Schwanz an". Es macht ihr nichts, mit verbundenen Augen herumgedreht zu werden, und sie bringt den Schwanz fast immer in der Nähe des Hinterteils des Esels an.	Im vergangenen Jahr musste Betty, zehn Jahre alt, sich übergeben, als sie auf Rachels Geburtstagsfeier „Steck dem Esel den Schwanz an" gespielt hat. In diesem Jahr möchte sie auf andere Weise an dem Spiel teilnehmen. Ihre kluge Lösung besteht darin zu sagen: „Mir wird bei dem Spiel schwindelig, also helfe ich dabei, den anderen Kindern die Augen zu verbinden und sie herumzudrehen."

Wie der vestibuläre Sinn alltägliche Fähigkeiten beeinflusst

- Gravitationssicherheit (siehe Seite 165)
- Praxis (motorische Planung)
- Sehen und Hören
- Bewegung und Gleichgewicht (siehe Kapitel 8 und 9)
- Muskeltonus
- Emotionale Sicherheit
- Bilaterale Koordination

Bewegung und Gleichgewicht

Automatische, koordinierte Bewegungen und das Erlangen und Bewahren des Gleichgewichts sind möglich, wenn das zentrale Nervensystem vestibuläre Empfindungen mit anderen Empfindungen verbindet. Bewegung und Gleichgewicht sind sensorisch basierte motorische Fähigkeiten, keine eigenen Sinne.

Das vestibuläre System sagt uns, wo oben ist und dass oben da ist, wo wir sein wollen. Wenn wir uns in einer aufrechten Position befinden, sind wir wachsam und haben die Kontrolle. Um in einer aufrechten Position zu bleiben, nehmen wir unbewusst physische Anpassungen vor. Dies wird posturale Kontrolle und Haltungshintergrund genannt. Diese unbewussten feinen Anpassungen ermöglichen es uns, unseren Körper zu stabilisieren, das Gleichgewicht zu korrigieren und aufrechtzuerhalten und uns leicht und geschmeidig zu bewegen.

Ein Kind mit vestibulären Störungen bewegt sich zu wenig oder zu viel und ist dabei zu vorsichtig oder zu unvorsichtig. Sein Gleichgewichtsgefühl kann gestört sein und seine Bewegungen wirken unkoordiniert und unbeholfen.

Wie Bewegung und Gleichgewicht das Verhalten eines Kindes beeinflussen

Ein normales Kind	**Ein Kind mit sensorischen Verarbeitungsstörungen**
Als Jeremy, zehn Jahre alt, sein Skateboard bekam, fiel er anfangs häufig hin, doch nach und nach hat er gelernt, sein Gewicht passend zu verlagern und das Gleichgewicht zu halten. Er richtet auf der Straße mit Rampen und Verkehrsleitkegeln Hindernisparcours ein und animiert seine Freunde, neue Kunststücke auszuprobieren. Wenn Jim mit ihm zusammenstößt und ihn aus dem Gleichgewicht bringt, schafft Jeremy es normalerweise, auf den Füßen zu landen.	Jim, zehn Jahre alt, bekommt es nicht hin, mit seinem Skateboard zu fahren, obwohl er jeden Tag hart daran arbeitet, es zu lernen. Er kollidiert nach wie vor mit den von Jeremy aufgestellten Rampen und Verkehrsleitkegeln und kracht sogar in Jeremy hinein. Normalerweise spürt Jim, dass er fällt, kann jedoch nichts dagegen tun. Seine posturale Kontrolle und sein Haltungshintergrund sind ineffektiv, und er verliert ständig das Gleichgewicht.

Muskeltonus

Der Muskeltonus ist der Spannungszustand eines Muskels im Ruhezustand. (Muskeln sind nie vollständig entspannt, es sei denn, man ist bewusstlos.) Der Muskeltonus ist eine Komponente eines normalen Bewegungsmusters.

Wenn wir einen guten Muskeltonus haben, halten wir ihn normalerweise für etwas Selbstverständliches, das automatisch da ist.

Führen Sie ein normales Leben und treiben Sie hin und wieder Sport, haben Sie wahrscheinlich einen ausreichenden Muskeltonus, wenn Sie sich ausruhen. Treiben Sie regelmäßig Sport, haben Sie wahrscheinlich einen hohen Muskeltonus. Wenn Sie eine Couch-Potato sind, haben Sie wahrscheinlich einen niedrigen Muskeltonus, und weil der Apfel nicht weit vom Stamm fällt, ist die Wahrscheinlichkeit groß, dass für Ihr Kind das Gleiche zutrifft.

Wie der Muskeltonus das Verhalten eines Kindes beeinflusst

Ein normales Kind	**Ein Kind mit vestibulären Störungen**
Kenny, vier Jahre alt, zieht sich seine Socken und seine High Top Sneaker an. Er kann sich die Schnürsenkel noch nicht alleine zubinden. Er fixiert die nicht zugebundenen Schuhe mit den Zehen, damit sie ihm nicht von den Füßen fallen, und zupft seinen Vater am Ärmel, damit dieser ihm hilft. Sein Vater sagt: „Du wirst so schnell groß – bald kannst du dir deine Schuhe alleine zubinden." Kenny sagt: „Aber ich kann sie blinken lassen. Willst du mal sehen, Papa?" Er springt hoch, und als er wieder auf dem Boden landet, leuchten die Absätze seiner Sneakers auf.	Teds Vater setzt den Jungen aufs Bett und versucht, ihm ein Paar Socken über seine schlaffen Füße zu ziehen. „Kannst du mir mal helfen, Ted?", bittet er ihn. „Sieht so aus, als ob ich hier die ganze Arbeit machen müsste." Ted versucht zu kooperieren, aber seine Füße gehorchen ihm nicht immer. Schließlich hat er die Socken an. Während sein Vater ihm die Sneakers über die Füße zerrt, legt Ted sich rücklings mit ausgestreckten Armen aufs Bett. „Kannst du mir bitte helfen?", fragt sein Vater. „Ich bin zu müde", erwidert Ted.

Zusammen mit dem propriozeptiven System spielt das vestibuläre System eine wichtige Rolle für den Muskeltonus. Es reguliert neurologische Informationen des Gehirns für die Muskeln und teilt diesen genau mit, wie stark sie sich zusammenziehen müssen, damit wir der Schwerkraft trotzen können, um geschickt Aufgaben zu erledigen. Normalerweise ist unser Muskeltonus weder zu hoch noch zu niedrig, sondern genau angemessen, sodass es uns keine große Anstrengung kostet, unseren Körper zu bewegen oder uns in einer aufrechten Position zu halten.

Der Körper eines Kindes mit vestibulären Störungen kann „locker und schlaff" sein und einen niedrigen Muskeltonus aufweisen. Das ist ein posturales Problem, das die Bewegungen eines betroffenen Kindes beeinträchtigt. Es liegt kein strukturelles Problem der Muskeln vor, aber das Gehirn sendet nicht ausreichend Botschaften aus, um ihnen „Schwung" zu verleihen. Ohne diesen anregenden Schwung mangelt es den Muskeln des Kindes an der Leistungsfähigkeit oder der erforderlichen Spannung, damit es Bewegungen reibungslos und einfach ausführen kann.

Der sensorische Zusammensacker legt möglicherweise häufig den Kopf auf den Tisch, hängt zusammengesackt auf dem Stuhl oder legt sich mit ausgebreiteten Beinen und Armen auf den Boden. Einem betroffenen Kind fällt es vielleicht schwer, Türknaufe zu drehen oder Hebel zu drücken. Es kann sein, dass es Gegenstände locker oder sehr fest umfasst, um den niedrigen Muskeltonus, über den es verfügt, auszugleichen. Möglicherweise ist es schnell müde und erschöpft, weil es viel Energie aufbringen muss, um der Anziehungskraft der Schwerkraft zu trotzen.

Bilaterale Koordination

Ein integriertes vestibuläres System hilft uns dabei, beide Seiten des Körpers einzusetzen – sozusagen als Team. Bilaterale (abgeleitet aus den lateinischen Worten *bi* für „zwei" und *latus* für „Seite") Koordination stellt eine wichtige perzeptuell-motorische Fähigkeit dar; es ist also die Kompetenz eines Kindes, seine sich entwickelnden Fähigkeiten der sensorischen Verarbeitung einzusetzen, um etwas über die Umwelt, die es umgibt, zu lernen, indem es sich in ihr bewegt und mit ihr interagiert.

Zur bilateralen Koordination gehören unter anderem:

- Symmetrische Bewegungen: auf einem Trampolin springen, mit beiden Händen einen Ball fangen, Klatschspiele spielen oder Legosteine zusammenstecken.
- Alternierende oder reziproke Bewegungen: auf Händen und Knien krabbeln, Treppen steigen, Fahrrad fahren oder den Reißverschluss einer Jacke zuziehen.

- Bewegungen mit der dominanten/nicht dominanten Hand: mit einer Hand ein Blatt Papier halten und mit der anderen schneiden oder schreiben, Schnürsenkel zusammenbinden oder eine Nadel einfädeln.

Bilaterale Koordination führt zur Lateralisierung beziehungsweise Lateralität. Eine Seite des Gehirns steuert Bewegungen auf der gegenüberliegenden Seite des Körpers, während die andere Seite des Körpers zur Stabilisierung eingesetzt wird. Auf diese Weise kann sich jede Seite des Körpers unabhängig von der anderen bewegen. Ein Vorschulkind hat zum Beispiel in der Regel feste Hand- und Fußpräferenzen. Es verwendet die nicht dominante Hand, um eine Seifenblasenflasche zu halten, und die dominante Hand, um einen Pustestab hineinzutauchen. Es hält auf einem Bein das Gleichgewicht und schießt mit dem anderen einen Ball. Ein älteres Kind hält beim Tischtennis mit der einen Hand den Tischtennisball und mit der anderen den Schläger.

Das Überkreuzen der Mittellinie ist eine weitere perzeptuell-motorische Fähigkeit, die aus der bilateralen Koordination hervorgeht. Damit ist die Fähigkeit gemeint, eine Hand, einen Fuß oder ein Auge im Raum der gegenüberliegenden Seite des Körpers zu verwenden. Wenn ein Kind heranwächst, lernt es, die Mittellinie zu überkreuzen, um sich am Ellbogen zu kratzen, mit übergeschlagenen Beinen zu sitzen und von links nach rechts zu lesen, ohne den Kopf zu bewegen.

Zu welchen Problemen können Schwierigkeiten mit der bilateralen Koordination bei einem Kind mit einer sensorischen Verarbeitungsstörung führen? Einem betroffenen Kind kann es zum Beispiel schwerfallen, beide Teile des Körpers gleichzeitig einzusetzen, um zu springen, oder beide Teile des Körpers getrennt voneinander einzusetzen, um einen Reißverschluss zuzuziehen. Möglicherweise hat das Kind noch keine Lateralität entwickelt und verfügt noch nicht über eine dominante Hand, mit der es zeichnet. (Wenn das Kind zum Zeichnen, Malen, Schneiden und Essen beide Hände verwendet, bedeutet das nicht, dass es beidhändig ist, also über die Fähigkeit verfügt, beide Hände gleich gut einzusetzen. Es zeigt vielmehr, dass das Kind keine Hand gut verwenden kann, weshalb es die Hand immer wieder wechselt, um eine Aufgabe zu erledigen.)

Darüber hinaus kann es für das Kind eine Herausforderung sein, die Mittellinie zu überkreuzen. Es fällt ihm womöglich schwer, den Flug eines

Vogels zu verfolgen, ohne ihn aus dem Blick zu verlieren, wenn dieser seine Mittellinie kreuzt. Beim Malen an einer Leinwand kann es sein, dass ein betroffenes Kind in der Mitte die Hand wechselt, um eine horizontale Linie zu ziehen, anstatt den Pinsel mit einer Hand über das ganze Blatt zu bewegen. Worte auf einer Seite von links nach rechts zu lesen, ist möglicherweise verwirrend, ermüdend und unbefriedigend.

Fünf Spaß machende Aktivitäten, um die bilaterale Koordination zu entwickeln und zu verbessern, werden auf Seite 300 vorgestellt. In anderen Büchern dieser Reihe finden sich weitere Aktivitäten.

Wie bilaterale Koordination das Verhalten eines Kindes beeinflusst

Ein normales Kind	**Ein Kind mit sensorischen Verarbeitungsstörungen**
Chelsea, acht Jahre alt, bastelt eine Valentinskarte. Sie nimmt ein Blatt rotes Papier in beide Hände, faltet es zweimal und glättet die Faltkanten. Dann legt sie mit der linken Hand ein Herz aus Pappe auf das Papier und zeichnet mit der rechten Hand den Umriss nach. Anschließend hält und dreht sie mit der linken Hand das Papier und schneidet das Herz mit der rechten Hand aus. Während der Kunststunde bastelt sie vier weitere Valentinskarten.	Celia, acht Jahre alt, möchte eine rosa Valentinskarte basteln. Es fällt ihr schwer, das Papier zu falten und das Herz aus Pappe festzuhalten, um den Umriss nachzuzeichnen. Der Umriss ist unförmig, muss jedoch ausreichen. Celia nimmt das Blatt Papier in die rechte Hand und die Schere in die linke. Das ist nicht korrekt, weshalb sie die Hände wechselt. Statt das Papier mit der linken Hand zu drehen, fährt sie mit der rechten, in der sie die Schere hält, unbeholfen um das Blatt herum. Ihre Valentinskarte ist kein Schmuckexemplar, aber Celia weiß, dass sich ihre Mutter darüber freuen wird.

Schlechte bilaterale Koordination wird irrtümlicherweise häufig für eine Lernschwäche wie Legasthenie gehalten. Schwierigkeiten mit der bilateralen Koordination können zwar tatsächlich zu Lern- und Verhaltensproblemen führen, aber sie bedeuten normalerweise nicht, dass es einem betroffenen Kind an Intelligenz oder an akademischen Lernfähigkeiten mangelt.

Visuelle und auditive Verarbeitung

Das vestibuläre System spielt eine wichtige Rolle für das Sehen und für das Hören. In den folgenden Kapiteln erfahren Sie mehr darüber.

Praxis (Motorische Planung)

Praxis oder motorische Planung ist, wie bereits dargelegt, die Fähigkeit, eine komplexe Folge nicht vertrauter Bewegungen zu planen, zu organisieren und durchzuführen. Wenn unser Nervensystem vestibuläre Empfindungen mit taktilen und propriozeptiven Empfindungen integriert, haben wir ein gutes Körperschema. Wenn wir ein gutes Körperschema haben, können wir motorisch planen. Wenn wir motorisch planen können, können wir das, was wir tun wollen, umsetzen und durchführen.

Einem Kind mit vestibulären Problemen kann es daher sehr schwerfallen, sein Verhalten anzupassen, um eine neue Fähigkeit zu erlernen. So ist ein sensorischer Tollpatsch zum Beispiel vielleicht in der Lage, in die Badewanne zu steigen, aber es fällt ihm schwer, in ein Auto zu steigen. Ein betroffenes Kind kann gelernt haben, mit Rollschuhen zu laufen, jedoch Schwierigkeiten haben, Schlittschuh zu laufen oder Inliner zu fahren. Wenn das zentrale Nervensystem eines betroffenen Kindes Bewegungs- und Gleichgewichtsempfindungen nicht effizient verarbeitet hat, ist sein Gehirn nicht in der Lage, sich daran zu erinnern, wie es sich anfühlt, sich in einer bestimmten Weise zu bewegen. Infolgedessen fällt es ihm nicht leicht, eine erlernte Fähigkeit zu übernehmen, um eine neue Fähigkeit zu planen und durchzuführen, die nur ein wenig anders ist als die bereits erlernte.

Wie können Sie nun ein Kind unterstützen, das unter Dyspraxie leidet? Natürlich hilft eine sensorische Integrationstherapie im Rahmen einer Ergotherapie. Geben Sie dem Kind zu Hause und in der Schule viel Zeit und Raum, um anspruchsvolle motorische Bewegungsabläufe durchzuführen und zu üben. Bieten Sie ihm Objekte an, die über viele Affordanzen, also Gebrauchseigenschaften verfügen (siehe Seite 392), damit es verschiedene

Möglichkeiten erkunden kann, diese zu verwenden. Gehen Sie, wann immer möglich, mit ihm nach draußen, damit es im Dreck herumwühlen, durch den Wald gehen und mit der Natur spielen kann.

Wie Praxis das Verhalten eines Kindes beeinflusst

Ein normales Kind	Ein Kind mit sensorischen Verarbeitungsstörungen
Maddy, sieben Jahre alt, lernt gerne neue Tänze. Heute lernen die jungen Pfadfinderinnen den Macarena, einen Tanz, den die Leiterin der Pfadfinderinnengruppe als Mädchen gelernt hat. Bei diesem Tanz bewegen die Mädchen die Arme und die Hände in einer komplizierten Abfolge, drehen sie in der Luft und berühren mit den Händen einen Körperteil nach dem anderen. Nachdem sie diese Abfolge absolviert haben, lassen sie die Hüften kreisen, vollziehen springend eine Vierteldrehung und wiederholen den Bewegungsablauf. Der Macarena ist viel schwieriger zu tanzen als der Looby Loo. Maddy liebt den Macarena.	Libby ist gerne eine Pfadfinderin. Besonders gut gefallen ihr Exkursionen, aber sie tanzt nicht gerne. Der Looby Loo war schon schwierig genug. Jetzt muss sie mit dem Macarena klarkommen. Die Arme und die Hände zu bewegen, verwirrt sie und ist frustrierend. Die Hüften kreisen zu lassen, fällt ihr schwer, deshalb wackelt sie einfach nur hin und her. Bei dem Versuch, springend eine Vierteldrehung zu vollziehen, springt sie in die falsche Richtung. Die Sequenz, also die Bewegungsabfolge zu lernen, findet sie kompliziert. Sie wünschte, sie könnten bei vertrauten Aktivitäten bleiben, anstatt immer etwas Neues machen zu müssen.

Emotionale Sicherheit

Jedes Kind hat von Geburt an ein Recht auf emotionale Sicherheit, aber ein Kind mit vestibulären Störungen fühlt sich möglicherweise unsicher. Aufgrund der eingeschränkten Fähigkeit seines vestibulären Systems zu verarbeiten, wo es sich im Raum befindet und wie es sich durch den Raum bewegt, ist es möglicherweise in vielen Aspekten seines jungen Lebens beeinträchtigt und desorganisiert.

Womöglich hat ein betroffenes Kind ein schlechtes Selbstwertgefühl und ein geringes Selbstbewusstsein. Da es sich dessen bewusst ist, dass die Bewältigung alltäglicher Aufgaben es überfordert, sagt es vielleicht: „Ich kann das nicht.“ Möglicherweise versucht es nicht einmal, diese Aufgaben anzugehen. Wenn es im Hinblick auf seine Fähigkeiten unsicher ist, kann sich selbst das am meisten geliebte Kind der Welt als ungeliebt und nicht liebenswert empfinden.

Wie emotionale Sicherheit das Verhalten eines Kindes beeinflusst

Ein normales Kind	**Ein Kind mit sensorischen Verarbeitungsstörungen**
Mark, vier Jahre alt, schenkt seinem Freund Darius einen großen, weichen Baseball und einen Plastikschläger zum Geburtstag. Nachdem Darius das Geschenk ausgepackt hat, sagt Mark: „Los, lass uns damit spielen!“ Einige Kinder können den Schläger schwingen und den Ball damit schlagen. Als Mark an der Reihe ist, schlägt er den Ball über den Zaun. Er klatscht in die Hände. „Klar, dass ich das gut kann! Jetzt bist du dran, Darius.“ Er reicht seinem Freund den Schläger, aber Darius setzt einen missbilligenden Blick auf und wendet sich ab. Als Marks Mutter kommt, um ihn abzuholen, sagt Mark: „Der Basketballschläger hat Darius nicht gefallen, Mama, aber egal. Ich fand die Geburtstagsfeier trotzdem super.“	Darius, vier Jahre alt, packt Marks Geschenk aus, aber will nicht mit dem Ball und dem Schläger spielen. Er weiß, dass er dabei nicht gut sein wird. Er sieht zu, wie die anderen Kinder sich in einer Reihe aufstellen, um den Ball mit dem Schläger zu schlagen, aber als Mark ihn drängt, es zu versuchen, wendet er sich ab und sagt: „Ich kann das nicht.“ Als die Gäste seiner Geburtstagsfeier gegangen sind, sagt er zu seiner Mutter: „Mark ist nicht mein Freund. Er mag mich nicht.“ Seine Augen sind voller Tränen. Er wirft sich heulend in die Arme seiner Mutter und fragt schluchzend: „Hast du mich lieb, Mama?“

Merkmale vestibulärer Störungen

Die folgenden Checklisten werden Ihnen dabei helfen zu erkennen, ob Ihr Kind unter vestibulären Störungen leidet. Wenn Sie systematisch überprüfen, ob Ihr Kind erkennbare Merkmale aufweist, werden Sie auftretende Muster wahrnehmen, die Ihnen helfen, sich das durch eine sensorische Verarbeitungsstörung geprägte Verhalten Ihres Kindes zu erklären.

Auf den **„Reiz-Vermeider“** mit einer **Intoleranz gegenüber Bewegungen** trifft möglicherweise Folgendes zu:

- ❑ Mag keine Aktivitäten, die mit Schaukeln, Drehbewegungen oder Rutschen verbunden sind.
- ❑ Ist vorsichtig, bewegt sich langsam oder möglichst gar nicht; zögert, sich auf Risiken einzulassen.
- ❑ Wirkt wie ein Weichling.
- ❑ Erscheint eigensinnig und nicht kooperativ.
- ❑ Fühlt sich in Aufzügen und auf Rolltreppen sehr unwohl, und ihm wird möglicherweise im Auto oder bei Bewegung schlecht.
- ❑ Verlangt ständig nach körperlicher Unterstützung durch einen vertrauten Erwachsenen.

Bei einem Kind mit **Gravitationsunsicherheit** tritt möglicherweise Folgendes auf:

- ❑ Hat große Angst davor hinzufallen, selbst wenn gar keine reale Gefahr besteht, hinfallen zu können. Erlebt diese Angst als eine *Urangst.*
- ❑ Hat Angst vor Höhe, sogar vor nur leicht erhöhten Oberflächen. Möglicherweise vermeidet es, auf einer Bordsteinkante zu gehen oder von der untersten Stufe einer Treppe zu springen.
- ❑ Bekommt Angst, wenn die Füße den Boden verlassen, und hat das Gefühl, schon durch die geringste Bewegung ins Weltall geschleudert zu werden.
- ❑ Hat Angst, Treppen hinauf- oder hinabzusteigen, und hält sich mit aller Kraft am Geländer fest.
- ❑ Fühlt sich bedroht, wenn sein Kopf geneigt oder in eine Position gebracht wird, in der er nach unten zeigt, etwa wenn er beim Haarewaschen über dem Waschbecken schamponiert wird.

- ❑ Reagiert ängstlich, wenn es bewegt wird, zum Beispiel wenn ein Lehrer es mitsamt dem Stuhl an den Tisch heranrückt.
- ❑ Versucht seine Umgebung und andere Menschen zu manipulieren, um sich selbst zu schützen.
- ❑ Verfügt über eine schlechte Propriozeption und eine schlechte visuelle Diskrimination.

Bei einem „Reiz-Spätbemerker" (Sensory Struggler) mit Unterempfindlichkeit gegenüber vestibulären Empfindungen tritt möglicherweise Folgendes auf:

- ❑ Merkt nicht, wenn er bewegt wird, und hat auch nichts dagegen, bewegt zu werden.
- ❑ Scheint keinen inneren Antrieb zu verspüren, sich aktiv zu bewegen.
- ❑ Wenn er einmal angefangen hat zu schaukeln, schaukelt er lange weiter, ohne dass ihm schwindelig wird.
- ❑ Spürt nicht, wenn er hinfällt, und reagiert möglicherweise nicht effizient, um sich zu schützen, indem er die Hände oder einen Fuß ausstreckt.

Bei einem Reiz-Süchtigen mit einer erhöhten Toleranz gegenüber Bewegungen tritt möglicherweise Folgendes auf:

- ❑ Hat das Bedürfnis, sich so viel zu bewegen wie nur irgend möglich, um zu funktionieren. Dem Kind fällt es möglicherweise schwer, still zu sitzen oder auf einem Stuhl sitzen zu bleiben.
- ❑ Schüttelt mehrmals hintereinander heftig den Kopf. Schaukelt hin und her und springt auf und ab.
- ❑ Verspürt den Drang, intensive Bewegungsempfindungen zu erleben, zum Beispiel auf Möbeln herumzuspringen, in einem Schaukelstuhl zu schaukeln, sich in einem Drehstuhl zu drehen, sich in Positionen zu begeben, in denen der Kopf nach unten hängt, oder den Kopf auf den Boden zu legen und sich um ihn herum zu drehen.
- ❑ Ist immer auf der Suche nach einem „Kick", hat zum Beispiel Spaß an Geräten auf dem Spielplatz, auf denen man sich schnell bewegt oder schnell dreht, oder geht in Freizeitparks bevorzugt in die rasanten oder „gruseligen" Fahrgeschäfte.

- ❑ Ihm wird nicht schwindelig, nicht einmal nach langem schnellem Drehen oder Herumgewirbeltwerden.
- ❑ Schaukelt gerne sehr hoch und/oder sehr lange.
- ❑ Fühlt sich von Wippen und Trampolinen stärker angezogen als andere Kinder.

Bei einem **sensorischen Zusammensacker** mit **posturalen Störungen,** die die **Bewegung des Kopfes, das Gleichgewichtsgefühl, den Muskeltonus oder die bilaterale Koordination** betreffen, kann Folgendes auftreten:

- ❑ Ein betroffenes Kind verliert das Gleichgewicht, wenn es nicht mit beiden Füßen fest auf dem Boden steht, zum Beispiel wenn es sich auf die Zehenspitzen stellt, springt oder mit geschlossenen Augen auf den Füßen steht.
- ❑ Verliert leicht das Gleichgewicht, wenn es nicht auf zwei Beinen steht, zum Beispiel wenn es eine Treppe hinaufsteigt, Fahrrad fährt, hüpft oder auf einem Bein steht.
- ❑ Bewegt sich auf eine unkoordinierte, unbeholfene Weise.
- ❑ Ist zappelig und tollpatschig.
- ❑ Hat einen lockeren und schlaffen Körper.
- ❑ Fühlt sich an wie ein nasser Sack, wenn Sie es hochheben; seine Arme und Beine sind schlaff, wenn Sie sie anheben, um dem Kind beim Anziehen zu helfen, oder dabei, auf einer Wippe oder einem Schwebebalken das Gleichgewicht zu halten.
- ❑ Neigt dazu, auf einem Stuhl zusammenzusacken oder sich ausgestreckt darauf zu lümmeln, sich mit dem Oberkörper auf den Tisch zu legen; liegt lieber, als aufrecht zu sitzen, und stützt den Kopf immer auf eine Hand oder einen Arm.
- ❑ Es fällt ihm schwer, gleichzeitig den Kopf, die Arme und die Beine hochzuhalten, wenn es auf dem Bauch liegt.
- ❑ Sitzt in „W“-Position auf dem Boden, also mit angewinkelten Knien und zu den Seiten hin ausgestreckten Füßen, um seinen Körper zu stabilisieren.
- ❑ Hat Schwierigkeiten, Türknaufe zu drehen oder Türklinken herunterzudrücken, wenn Druck erforderlich ist, und hält „Hilfsmittel“ wie Bleistifte, Löffel oder eine Schere nur sehr locker in der Hand.

- ❑ Umfasst Gegenstände sehr angespannt und fest (um den lockeren Griff zu kompensieren).
- ❑ Hat Probleme mit der Verdauung und der Ausscheidung.
- ❑ Ermüdet bei sportlichen Aktivitäten oder Familienausflügen leicht.
- ❑ Ist nicht in der Lage, sich bei Stürzen selbst aufzufangen.
- ❑ Ist als Baby nicht gekrabbelt oder gekrochen.
- ❑ Hat eine schlechte Körperwahrnehmung.
- ❑ Hat schlecht entwickelte grobmotorische Fähigkeiten, stolpert häufig oder verhält sich bei sportlichen Aktivitäten und Bewegungsspielen unbeholfen. Erscheint so, als hätte es „zwei linke Füße".
- ❑ Hat schlecht entwickelte feinmotorische Fähigkeiten und Schwierigkeiten beim Verwenden von „Hilfsmitteln" wie Essbesteck, Buntstiften, Bleistiften oder einem Kamm.
- ❑ Hat Schwierigkeiten, beide Füße oder beide Hände koordiniert zusammen einzusetzen, zum Beispiel beim Auf- und Abspringen oder beim Werfen oder Fangen eines Balls.
- ❑ Hat Schwierigkeiten, einen Fuß oder eine Hand einzusetzen, um den anderen Fuß oder die andere Hand zu unterstützen, zum Beispiel auf einem Fuß zu stehen, um mit dem anderen einen Ball zu schießen, oder mit der einen Hand ein Blatt Papier zu halten, um mit der anderen zu schreiben oder zu schneiden.
- ❑ Hat Schwierigkeiten, beide Hände fließend und gleichmäßig im Wechsel zu benutzen, beispielsweise wenn es Rhythmusinstrumente aneinanderschlägt, um einen musikalischen Takt zu halten.
- ❑ Hat im Alter von vier bis fünf Jahren noch keine klare Handpräferenz. Möglicherweise verwendet das Kind beide Hände, um zu malen oder zu schreiben, oder verwendet abwechselnd mal die eine, mal die andere Hand, um den Buntstift oder den Bleistift zu halten.
- ❑ Vermeidet es, die Mittellinie zu überkreuzen. Möglicherweise wechselt das Kind die Hand, mit der es den Pinsel hält, wenn es eine horizontale Linie malt, oder es fällt ihm schwer, sich bei Spielen wie „Simon sagt" mit der Hand auf die Schulter der anderen Körperseite zu tippen.
- ❑ Hat Probleme mit der Organisation und mit strukturierten Aktivitäten.

Bei einem **sensorischen Tollpatsch** mit **Dyspraxie (schlechter motorischer Planung)** kann Folgendes auftreten:

- ❑ Hat Schwierigkeiten, eine Sequenz, also eine Abfolge unvertrauter Bewegungen zu planen, zu organisieren und auszuführen.
- ❑ Ist nicht in der Lage, bereits erlernte Fähigkeiten zu übertragen und anzuwenden, um neue Aufgaben zu bewältigen.

Bei einem Kind, das **emotional unsicher** ist, kann Folgendes auftreten:

- ❑ Ist leicht frustriert und gibt schnell auf.
- ❑ Ist zögerlich, wenn es darum geht, neue Aktivitäten auszuprobieren.
- ❑ Hat eine niedrige Toleranz gegenüber potenziell stressigen Situationen.
- ❑ Hat ein niedriges Selbstwertgefühl.
- ❑ Ist in Gegenwart anderer Menschen nervös und meidet andere Menschen oder zieht sich vor diesen zurück.
- ❑ Hat Schwierigkeiten, Freundschaften zu schließen und Beziehungen zu Gleichaltrigen aufzubauen.

Vestibuläre Störungen können das Hauptproblem sein, unter dem Ihr Kind leidet, während der taktile Sinn (Kapitel 5) und der propriozeptive Sinn (nächstes Kapitel) ebenfalls Herausforderungen darstellen können. Auf die visuelle und die auditive Verarbeitung wird in den Kapiteln 8 und 9 eingegangen.

Kapitel 7

Woran Sie erkennen, ob der propriozeptive Sinn bei Ihrem Kind durch eine sensorische Verarbeitungsstörung beeinträchtigt ist

Ein Neunjähriger im Schwimmbad

Tony hat versucht, Mannschaftssport zu treiben, aber es fällt ihm schwer, seinen Körper dazu zu bringen, in einer koordinierten Weise zu funktionieren. Er hasst es, wenn andere Kinder und sogar seine Geschwister gemeine Dinge sagen wie: „Du hast ein miserables Gespür für richtiges Timing", oder „Niemand wählt dich in eine Mannschaft, weil du der Mannschaft nichts bringst."

Da Tonys Mutter weiß, wie gerne Tony an einer sportlichen Aktivität teilnehmen möchte, überzeugt sie ihn davon, im Anfängerteam der Schwimmer mitzumachen, das in dem Schwimmbad in ihrem Wohnviertel trainiert. Nachdem sie eine Schwimmbrille, eine Mannschaftsbadehose und eine neue Sporttasche gekauft haben, beginnt Tony zu glauben, dass Schwimmen etwas für ihn sein könnte. Zumindest ist es nicht damit verbunden, Bälle schießen, werfen oder schlagen zu müssen.

An seinem ersten Trainingstag schlurft Tony langsam in den Umkleideraum. Die anderen Jungen stürmen scherzend und lachend hinein und hinaus, während Tony sich mühsam umzieht. Er achtet auf jede seiner Bewegungen ganz genau, vor allem als er die Schnur im Bund seiner Badehose zubindet. Er will ganz sicher sein, dass die Badehose richtig sitzt, damit ihn niemand auslacht.

Er geht zum Schwimmbeckenrand und steuert auf den Trainer zu. Er geht unbeholfen, stapft mit den Fersen auf und achtet auf seine Füße, aber nicht darauf, wohin er geht, was zur Folge hat, dass er mit einem Stuhl kollidiert, der über den Boden scheppert.

Der Trainer blickt auf, winkt ihn zu sich und ruft: „Auf geht's! Setzt deine Brille auf! Und dann rein mit dir!"

Die Brille aufzubekommen, fällt Tony ziemlich schwer, weil er nicht sieht, was er tut. Als er sie endlich aufhat und zurechtgerückt hat, sind die anderen Kinder schon ins Wasser gesprungen und schwimmen zur anderen Seite des Beckens.

Tony weiß nicht, wie man ins Wasser springt, weshalb es für ihn eine weitere Herausforderung ist, ins Schwimmbecken zu gelangen. Er geht zur Leiter und stellt sich, dem Wasser zugewandt, ans obere Ende. Dann versucht er, die Arme ungelenk hinter sich ausgestreckt und sich ans Geländer klammernd, hinunterzusteigen. Schließlich fällt ihm ein, dass er sich der Leiter zuwenden muss, nicht dem Wasser. Er dreht sich um, tastet mit den Füßen nach den Sprossen und steigt langsam hinunter ins Wasser.

Tony schwimmt los. Er hatte Schwimmunterricht, beherrscht also die Grundlagen. Doch das Muster seiner Schwimmzüge ist unregelmäßig. Er streckt den rechten Arm richtig aus, beugt den linken Ellbogen jedoch zu stark, sodass seine Züge nicht gleichmäßig sind, sondern leichte „Schlagseite" haben. Infolgedessen dreht er immer wieder nach links ab und stößt gegen das Seil, das die Schwimmbahnen voneinander trennt.

Ein anderes Problem ist das Atmen. Er konzentriert sich intensiv: rechter Arm, linker Arm, Atmen, rechts, links, Atmen – aber er bringt die Reihenfolge durcheinander. Wenn er atmet, hören seine Arme auf, sich zu bewegen, und er hat das Gefühl, als würde er untergehen.

Als er das Ende des Beckens erreicht, ist Tony erschöpft. Die anderen Kinder schwimmen bereits zurück zur gegenüberliegenden Seite. Er ist immer der Letzte. Schwimmen ist vielleicht doch nichts für ihn, denkt er sich.

Atypische Verhaltensmuster

Tony ist nicht im Einklang mit seinem Körper, und seine Bewegungen weisen ein atypisches Muster auf. Er stampft mit den Fersen auf dem Schwimmbeckenrand auf, um seinen Muskeln und seinen Gelenken zusätzliche Informationen zu liefern. Sein unbeholfener Gang lässt ihn aussehen wie ein Roboter.

Tony hat ein schlechtes Körpergefühl. Er kann nicht wahrnehmen, wie sich die einzelnen Teile seines Körpers bewegen oder wo sie sich im Raum befinden. Er ist auf seine Sehkraft angewiesen, um zu wissen, was er tun muss, damit sein Körper die richtigen Bewegungen vollzieht. Er braucht sehr lange, um sich auszuziehen und sich seine Badehose anzuziehen, weil er dabei seine Hände im Auge behalten muss. Die Schwimmbrille richtig vor seinen Augen zu positionieren, fällt ihm schwer, weil er dabei nicht sehen kann, was er tut.

Ein weiteres Problem ist für ihn, seinen Körper richtig auszurichten, um ins Schwimmbecken zu gelangen. Zunächst hat Tony Schwierigkeiten, seinen Körper auf der Leiter richtig zu positionieren. Als er sich daran erinnert, sich der Leiter zuzuwenden und rückwärts ins Wasser zu steigen, ist es nicht leicht für ihn, mit den Füßen Halt auf den Sprossen zu finden.

Im Becken angelangt, schwimmt Tony nicht gleichmäßig. Seine Schwimmzüge sind unregelmäßig, weil es ihm schwerfällt, die Bewegungen seines rechten und seines linken Arms aufeinander abzustimmen.

Tony gibt sich beim Schwimmen alle Mühe. Er mag Wasser und möchte erfolgreich sein. Doch er ist leicht frustriert und kommt zu dem Schluss, dass Schwimmen nichts für ihn ist. Tony ist unkoordiniert, hat kein richtiges Körpergefühl und leidet nicht nur unter propriozeptiven Störungen, sondern, wie es häufig der Fall ist, darüber hinaus auch noch unter Dyspraxie und einigen vestibulären Problemen.

Auf den nächsten Seiten erfahren Sie, wie der propriozeptive Sinn im Normalfall funktioniert, gefolgt von einer Erklärung der Arten von sensorischen Verarbeitungsstörungen, die Tony zu schaffen machen.

Der reibungslos funktionierende propriozeptive Sinn

Propriozeption (abgeleitet aus den lateinischen Worten *proprius* für „eigen“ und *recipere* für „aufnehmen“) liefert uns Informationen über unsere eigenen Bewegungen und über unsere Körperposition. Propriozeption informiert uns darüber:

- wo sich unser Körper und einzelne Körperteile im Raum befinden,
- in welcher Beziehung sich unsere Körperteile zueinander befinden,
- wie stark und wie schnell sich unsere Muskeln dehnen,
- wie schnell sich unser Körper durch den Raum bewegt,
- wie es um unser Timing bestellt ist,
- wie viel Kraft unsere Muskeln aufbringen.

Diese Informationen sind für jede Bewegung, die wir machen, von entscheidender Bedeutung. Auf ihnen beruhen unsere Reflexe, unsere automatischen Reaktionen und unsere geplanten Handlungen (Praxis). Die Selbstwahrnehmung, die die Propriozeption uns verschafft, ermöglicht es uns, unseren Job zu erledigen – ungeachtet dessen, ob wir begnadet Geige spielen, mit Skiern die Piste hinunterfahren, einen Salat zubereiten, lernen, Fahrrad zu fahren, Kekse stibitzen oder eine Buchrezension schreiben.

Propriozeption findet sowohl *unbewusst* statt, beispielsweise wenn wir unsere Position beim Sitzen auf einem Stuhl automatisch aufrecht halten, als auch *bewusst*, zum Beispiel wenn wir unsere übereinandergeschlagenen Beine auseinandernehmen, bevor wir uns von dem Stuhl erheben. Lehrer und Therapeuten verwenden manchmal den Begriff „Kinästhetik“ zur Beschreibung des bewussten Empfindens der Gelenkstellung, auf das wir beim Lernen zurückgreifen, und meinen damit ebenfalls die bewusste Propriozeption.

Propriozeption ist der „Sinn für die Körperposition“ oder der „Muskelsinn“. Die Rezeptoren für diese Sinnesempfindung befinden sich vor allem in den Muskeln und in der Haut, jedoch auch in den Gelenken, den Bändern, den Sehnen und dem Bindegewebe. Der Stimulus für diese Rezeptoren ist Dehnung. Wenn Muskeln oder Hautpartien sich dehnen oder zusammenziehen und Körperteile sich beugen oder strecken, erhält das zentrale Nervensystem Botschaften darüber, wo und wie diese Bewegungen stattfinden.

Die intensivste und beste propriozeptive Wahrnehmung empfinden wir, wenn wir uns aktiv strecken und dehnen und unsere Muskeln bei Bewegungen, die mit einem Widerstand gegen die Anziehungskraft der Schwerkraft verbunden sind, anspannen, also wenn wir einen Liegestütz machen oder anstrengende Arbeit verrichten wie einen schweren Wäschekorb hochzuheben. Werden wir passiv bewegt, zum Beispiel wenn eine Verkäuferin im Schuhgeschäft unseren Fuß anhebt, um uns einen Schuh anzuziehen, ist unsere Propriozeption schwächer.

Selbst wenn wir uns nicht bewegen, empfangen wir propriozeptive Botschaften, ohne diese bewusst wahrzunehmen. Sitzen Sie zum Beispiel genau in diesem Moment auf einem Stuhl und schließen die Augen, erhalten Sie die Information, dass Sie auf einem Stuhl sitzen, nicht durch das Sehen, sondern durch die Propriozeption. Befinden sich Ihre Füße auf einem Schemel? Halten Ihre Hände dieses Buch? Die Propriozeption verschafft Ihnen diese Information, ohne dass Sie dazu Ihre Füße und Ihre Hände ansehen müssen.

Muskelempfindungen, die durch das propriozeptive System wahrgenommen werden, sind eng mit dem taktilen System und dem vestibulären System verknüpft. Die Propriozeption trägt dazu bei, Berührungs- und Bewegungsempfindungen zu integrieren. Weil diese Systeme so eng miteinander verbunden sind, sprechen Fachleute manchmal von „taktil-propriozeptiver“ oder „vestibulär-propriozeptiver“ Verarbeitung.

Die taktil-propriozeptive (oder somatosensorische) Diskrimination vermittelt Informationen im Hinblick auf die gleichzeitige Wahrnehmung von Berührung und der Körperposition. Diese Fähigkeit ist für so alltägliche Fähigkeiten erforderlich, wie das Gewicht eines Glases Milch einzuschätzen oder einen Bleistift richtig in der Hand zu halten, um damit schreiben zu können.

Die vestibulär-propriozeptive Diskrimination vermittelt Informationen im Hinblick auf die gleichzeitige Wahrnehmung der Kopf- und Körperposition, wenn das Kind sich aktiv bewegt. Dies ist erforderlich, um einen Ball zu werfen oder zu fangen oder um Treppen zu steigen.

Wofür benötigen wir die Propriozeption? Die Funktionen der Propriozeption tragen dazu bei, die Körperwahrnehmung zu verbessern und die motorische Kontrolle und das motorische Planen zu steuern. Darüber hinaus unterstützt die Propriozeption die visuelle Diskrimination. Je mehr wir uns bewegen, desto besser können wir erfassen, was wir sehen. Sie hilft uns beim Körperausdruck und unterstützt unsere Fähigkeit, unsere Bewegungsabläufe zu koordinieren und unsere Körperteile effizient und ökonomisch zu bewegen. Ebenso ermöglicht sie es uns, gleichmäßig und geschmeidig zu gehen, schnell zu rennen, einen Koffer zu tragen, zu sitzen, zu stehen, uns zu strecken oder zu liegen. Sie verleiht uns emotionale Sicherheit, denn wenn wir unserem Körper vertrauen können, fühlen wir uns sicher und geborgen.

Eine weitere sehr wichtige Funktion der Propriozeption besteht darin, die Regulierung unseres Arousal-Levels zu unterstützen. Diese Funktion bringt uns auf Touren, wenn wir auf der Skala unseres Arousal-Levels ganz unten sind, und bringt uns wieder runter, wenn wir voll aufgedreht sind. Propriozeptive Erfahrungen beruhigen und organisieren uns und bringen uns wieder ins Gleichgewicht, wenn wir durch *irgendeinen* unserer anderen Sinne unter- oder überstimuliert wurden. Zum Beispiel kann der propriozeptive Input, der dadurch geliefert wird, gegen eine Wand zu drücken, an einem Gummischlauch zu ziehen oder von einer Trapezstange herabzuhängen, den Arousal-Level einer Person erhöhen, die den ganzen Tag gesessen hat. Der gleiche Input beruhigt womöglich eine Person, die an einer sensorischen Überlastung leidet, der sie in einem lauten Klassenzimmer ausgesetzt war.

Darüber hinaus können die Ruhe und Ausgeglichenheit, für die propriozeptiver Input sorgt, einige Stunden lang andauern, und man kann sich propriozeptiven Input zunutze machen, um sich selbst dabei zu helfen zu funktionieren. Lehrer, Eltern und Therapeuten, die mit diesem Phänomen vertraut sind, wissen, dass man Kinder am besten dazu bringen kann, sich zu beruhigen, um sich eine Geschichte anzuhören oder die Hausaufgaben zu machen, indem man ihnen erst einmal jede Menge Gelegenheiten bietet, sich zu strecken und zu dehnen und sich bei Aktivitäten auszutoben, die mit Widerstand gegen die Anziehungskraft der Schwerkraft verbunden sind.

Eine weitere Funktion der Propriozeption ist die Unterscheidung von Bewegungen im Hinblick auf Zeit und Raum. Ein Beispiel für die Bedeutung dieser Funktion ist das Zubinden von Schnürsenkeln, was eine gute Propriozeption der Fingermuskeln erfordert, koordiniert mit einer guten visuellen und taktilen Diskrimination. Um zu wissen, wann man das eine Ende des Schnürsenkels loslassen muss, wie groß die Schlaufe sein muss und an welcher Stelle man die Schlaufe legen muss, benötigen wir Übung, Übung und nochmal Übung. Als Erwachsener sollte man in der Lage sein, sich die Schuhe im Dunkeln und sozusagen im Schlaf zu binden. Stellen Sie sich mal vor, sie würden das versuchen, ohne über Propriozeption zu verfügen.

Der propriozeptive Sinn eines Betroffenen mit sensorischen Verarbeitungsstörungen

Eine ineffiziente Verarbeitung von Empfindungen, die über die Muskeln, die Haut und die Gelenke wahrgenommen werden, verursacht propriozeptive Probleme. Diese werden fast immer von taktilen und/oder vestibulären Störungen begleitet. Während es oft vorkommt, dass ein Kind nur ein taktiles oder nur ein vestibuläres Problem hat, ist es weniger wahrscheinlich, dass ein Kind ausschließlich ein propriozeptives Problem hat.

Einem Kind mit schlechter Propriozeption fällt es schwer, Empfindungen, die die Position und die Bewegung seiner Körperteile betreffen, zu interpretieren. Sein zentrales Nervensystem ist ineffizient dabei, diese normalerweise unbewusst wahrgenommenen Empfindungen zu modulieren. Unabhängig davon, ob es unterempfindlich oder reizsüchtig ist, ist ein betroffenes Kind möglicherweise nicht in der Lage, diese Informationen zu verwenden, um sich adäquat zu verhalten. Womöglich zeigt es sich verwirrt, wenn es eine Straße entlanggeht, in die Badewanne steigt oder sie verlässt oder sich eine Brille aufsetzt. Vielleicht rempelt es alles und jeden an.

Zu unterscheiden, wo sich seine Körperteile befinden und wie intensiv und schnell seine Bewegungen sind, bereitet ihm Mühe. Weil es seine grobmotorischen und seine feinmotorischen Muskeln nicht kontrollieren kann, stellen die motorische Kontrolle und die Praxis für ein betroffenes Kind Herausforderungen dar. Seine Unbeholfenheit ist für das Kind frustrierend. Andere Menschen nehmen es als einen „Tollpatsch“ wahr.

Beim Verwenden von Gegenständen übt es möglicherweise zu viel oder zu wenig Druck aus. Es kann sein, dass es ihm schwerfällt, einen Türknauf zu drehen, und ihm ständig Spielzeuge kaputtgehen und Bleistiftspitzen abbrechen. Möglicherweise verschüttet es ständig Milch. Vielleicht kann es schwere Gegenstände wie einen Eimer Wasser oder leichte Gegenstände wie eine Gabel oder einen Kamm schlecht greifen. Es kann ihm auch Schwierigkeiten bereiten, Gegenstände unterschiedlichen Gewichts hochzuheben und zu halten.

Aufgrund seiner schlechten Körperwahrnehmung muss ein betroffenes Kind die Augen einsetzen, um zu sehen, was sein Körper tut. Normale alltägliche Dinge, wie den Körper richtig zu positionieren, um sich anzuziehen, den Reißverschluss einer Jacke zuzuziehen, sich ein Hemd zuzuknöpfen oder im Dunkeln aus dem Bett zu steigen, können ohne die Zuhilfenahme der Augen sehr schwer zu bewältigen sein. Wenn das Kind nicht jede Bewegung mit den Augen verfolgen kann, ist es möglicherweise unfähig, eine Bewegung der einen Seite des Körpers mit einer ähnlichen Bewegung der anderen Seite des Körpers zu koordinieren.

Ebenso kann ein betroffenes Kind ängstlich sein, wenn es sich im Raum bewegt, weil es ihm an posturaler Stabilität mangelt. Weil es durch jede neue Bewegung und jede neue Position verunsichert wird, ist es emotional unsicher.

Ein Kind mit einem ineffizienten propriozeptiven System leidet möglicherweise unter Modulations- und Diskriminationsstörungen, die sich auf jede seiner Bewegungen auswirken.

Sensorische Modulationsstörungen

Propriozeptive Überempfindlichkeit – „Nein!“

Ein Kind, das es vermeidet, seine Muskeln zu strecken, ist möglicherweise überempfindlich gegenüber propriozeptiven Reizen und weist wahrscheinlich posturale Störungen und sensorisch basierte motorische Probleme auf.

Wie Überempfindlichkeit das Verhalten eines Kindes beeinflusst

Ein normales Kind	**Ein Kind mit sensorischen Verarbeitungsstörungen**
Nisha, 13 Jahre alt, probiert in einem japanischen Restaurant zum ersten Mal Tintenfisch. Die Konsistenz ist gummiartig. Beim Kauen vergleicht sie das Gefühl mit den Empfindungen, die sie beim Essen anderer Speisen verspürt hat, die sie bereits gegessen hat. Sie kommt zu dem Schluss, dass der Tintenfisch anders ist als andere Meeresfrüchte. Er erinnert sie eher an Lakritze oder Kaugummi.	Tia, 13 Jahre alt, will im japanischen Restaurant keine Spielverderberin sein und erklärt sich bereit, ein winziges Stück Tintenfisch zu probieren. Es fühlt sich so an, als würde sie auf Gummi kauen, und das ist für sie nicht in Ordnung. Sie nimmt den Bissen aus dem Mund und versteckt ihn in ihrer Serviette. Anschließend wendet sie sich dem Reis zu.

Möglicherweise meidet ein betroffenes Kind Aktivitäten, die mit einem hohen sensorischen Input verbunden sind, zum Beispiel zu springen, zu hüpfen, zu rennen, zu krabbeln oder sich herumzurollen. Es kann sein, dass es sich weigert, ungewohnte Positionen einzunehmen, wie sich auf dem Schulhof zwischen den Sprossen eines Klettergerüsts hindurchzuzwängen oder im Sportunterricht Gymnastikübungen durchzuführen. Das Kind ist womöglich ein wählerischer Esser, weil die Konsistenz bestimmter Nahrungsmittel ein kraftvolles, koordiniertes Kauen erfordert, was das Kind als unangenehm empfindet.

Propriozeptive Unterempfindlichkeit – „Moment mal, wie bitte?"
Einem Kind, das gegenüber propriozeptiven Reizen unterempfindlich ist, scheint es an innerem Antrieb zu mangeln, sich zu bewegen und zu spielen. Es verfügt oft über eine schlechte somatosensorische (taktil-propriozeptive) Unterscheidungsfähigkeit und leidet darüber hinaus unter posturalen Problemen und Dyspraxie. Das Kind neigt dazu, sich „stabilisieren" zu wollen, indem es sich zum Beispiel die Ellbogen in die Rippen stößt, um sich mehr Input beim Schreiben zu verschaffen oder um posturale Instabilität zu kompensieren.

Wie Unterempfindlichkeit das Verhalten eines Kindes beeinflusst

Ein normales Kind	Ein Kind mit sensorischen Verarbeitungsstörungen
Lily, zwölf Jahre alt, sitzt seit einer Stunde in ihr Harry-Potter-Buch vertieft auf dem Sofa. Sie fühlt sich steif und hat das Bedürfnis, sich zu bewegen. Sie steht auf, verschränkt die Hände ineinander und streckt sie vor sich, über dem Kopf, von einer Seite zur anderen und hinter dem Kopf aus. Sie wiederholt die Abfolge der Streckungen, diesmal jedoch mit nach außen gewendeten Handflächen. Ah, jetzt fühlt sich ihr Körper schon viel besser an. Sie ist bereit, beim Schneiden des Gemüses für das Abendessen zu helfen und den Tisch zu decken.	Dina, zwölf Jahre alt, hat den ganzen Tag in ihr Harry-Potter-Buch vertieft in der gleichen Position verbracht. Ihre Mutter ruft sie. Dina erhebt sich steif und stapft in die Küche, um ihrer Mutter bei der Vorbereitung des Abendessens zu helfen. Da sie dazu neigt, Geschirr fallen zu lassen und sich beim Gemüse Zerkleinern in die Finger zu schneiden, weist ihre Mutter ihr Aufgaben zu, die ihr sensorischen Input verschaffen, ohne dass sie dabei Schaden anrichten kann. Dina putzt Kartoffeln, mixt die Zutaten für die Fischfrikadellen, presst Zitronen aus und wendet den Salat. Jetzt fühlt sie sich deutlich wacher.

Dem Kind fehlen die „inneren Augen", die ihm dabei helfen zu wissen, was seine Körperteile tun. Möglicherweise hat es eine schlechte Körperwahrnehmung und geht mit Gegenständen außergewöhnlich ungeschickt um. Der „Reiz-Spätbemerker" merkt vielleicht nicht, dass er schon lange in einer unbequemen Position sitzt. Ein kribbelndes oder stechendes Gefühl empfindet ein betroffenes Kind womöglich nicht. Es kann ihm schwerfallen, seinen Körper richtig zu positionieren, um sich anzuziehen. „Moment mal, wie ging das?"

Dieses Kind benötigt jemanden, der die Rolle eines „Zündschalters" übernimmt, um es auf Touren zu bringen. Eltern und Lehrer stellen möglicherweise fest, dass das Kind im Anschluss an eine intensive körperliche Aktivität wacher wird und sich besser organisieren kann. Das Erleben vieler Sinneseindrücke, wozu auch die Erledigung vieler Aufgaben im Haushalt und im Klassenzimmer gehört, wird einem betroffenen Kind helfen. Ebenso hilft eine sensorische Integrationstherapie, in deren Rahmen dem Kind jede Menge propriozeptives Feedback geliefert wird, das dafür sorgt, sein Arousal-Level zu erhöhen.

Propriozeptives Verlangen – „Mehr!“

Der Reiz-Süchtige ist ein „Stoßer und Rempler“. Ein betroffenes Kind verlangt nach aktiven Bewegungen. Es schubst und zieht, legt „Bauchlandungen“ hin, indem es sich auf den Boden wirft, läuft gegen Wände und Tische und rempelt andere Menschen an. Darüber hinaus verlangt es nach passivem Input für seine Muskeln und Gelenke. Es will heftig umarmt und gedrückt oder beim Raufen hart angegangen werden.

Immer auf der Suche nach mehr propriozeptivem Input beißt, tritt und schlägt ein reizsüchtiges Kind möglicherweise und verhält sich in einer scheinbar aggressiven Weise. Einige betroffene Kinder stimulieren sich selbst und beißen sich zum Beispiel in die eigene Haut oder schlagen den Kopf gegen die Seiten des Kinderbetts oder gegen eine Wand. Diesen Kindern hilft eine sensorische Integrationstherapie, die ihnen viele Möglichkeiten bietet, intensive propriozeptive Empfindungen zu erleben, und dadurch dafür sorgt, ihr hohes Arousal-Level zu senken.

Wie propriozeptives Verlangen das Verhalten eines Kindes beeinflusst

Ein normales Kind	Ein Kind mit sensorischen Verarbeitungsstörungen
Bevor sie ein paar Dinge einkaufen, gehen Aaron, fünf Jahre alt, und sein Vater auf den Spielplatz. Aaron hat Spaß daran, ganz alleine zu schaukeln. Später im Supermarkt hilft er und übernimmt den Einkaufswagen. Ihn nach vorne zu schieben und nach hinten zu ziehen, fühlt sich in seinen Armen, seinem Bauchbereich und seinem Rücken gut an. Einmal verpasst er dem Wagen einen kräftigeren Stoß, und dieser kracht versehentlich gegen die Kiste mit den Äpfeln. Einige fliegen heraus – direkt in den Einkaufswagen! Aarons Vater zieht die Augenbrauen hoch. Aaron beherrscht sich daraufhin und schiebt und zieht den Einkaufwagen jetzt behutsamer.	Der fünfjährige Erik und seine Mutter sind im Supermarkt. Sie hat es eilig, und Erik ist quengelig. Er weigert sich, sich in den Kindersitz zu setzen, also lässt sie ihn den Einkaufswagen schieben. Er schiebt und zieht den Wagen abwechselnd, und dann stößt er sich den Kopf an der Schiebestange. Den Kopf nach unten geneigt, kann er nicht sehen, wohin er den Wagen lenkt, und stößt gegen einen Behälter mit Erdnüssen. Wow, das hat sich toll angefühlt! Bevor seine Mutter ihn zurückhalten kann, rammt Erik den Einkaufswagen mit Absicht gegen eine Auslage mit Cantaloupe-Melonen. Vor dem nächsten gemeinsamen Einkauf achtet Eriks Mutter darauf, dass er Zeit hat zu laufen, zu spielen und herumzutoben.

Propriozeptive Diskriminationsstörungen: „Was hat das zu bedeuten?“
Ein Kind mit einem gut entwickelten propriozeptiven Unterscheidungsvermögen ist sehr gut in der Lage, seine Muskelbewegungen und Körperpositionen seinen Aufgaben anzupassen, sei es, um sich selbst zu helfen oder um Arbeiten im Haushalt oder sportliche Aktivitäten durchführen zu können. Ein Kind mit propriozeptiven Diskriminationsstörungen ist anders. Es scheint mit seinem eigenen Körper nicht vertraut zu sein, als ob es seine Arme, Hände, Beine und Füße noch nicht kennengelernt hätte.

Der „Reiz-Durcheinanderbringer“ (Sensory Jumbler) hat Schwierigkeiten, Arme und Beine richtig zu positionieren, um sich anzuziehen, einen Ball zu schießen, in oder aus einem Auto zu steigen oder Fahrrad zu fahren. Ein betroffenes Kind bewegt seine Muskeln in einer ruckartigen Weise, wenn es Körperteile beugt oder streckt, um zu gehen, seine Zehen zu berühren oder Treppen zu steigen. Seine Muskeln haben Schwierigkeiten, sich anzupassen, um schwere Gegenstände wie Kisten oder Eimer heben und halten zu können. Dem Kind fällt es schwer einzuschätzen, wie viel Kraft es aufwenden muss, um einen Bleistift oder kleine Spielzeuge in die Hand zu nehmen und zu benutzen – manchmal lässt es sie fallen, manchmal bricht es sie kaputt. Beim Raufen oder bei Kreisspielen schubst und drängelt es die anderen oft, zerrt an ihnen oder wirft sich in sie hinein.

Wie propriozeptive Störungen das Verhalten eines Kindes beeinflussen

Ein normales Kind	**Ein Kind mit sensorischen Verarbeitungsstörungen**
In einem Football-Kurs in der Mittelstufe lernt Omar, andere Jungen zu tackeln. Er lernt, „genau den richtigen“ Körperkontakt auszuüben – nicht zu grob, um ein Foul zu riskieren, und nicht so leicht, dass der Gegenspieler den Ball behält.	Beim Footballspielen rempelt Rasheed, zwölf Jahre alt, die anderen Jungen oft und tut ihnen weh. Er scheint nicht einschätzen zu können, wie viel Kraft er aufwenden muss. Er wird wegen groben Spielens oft bestraft. Seine Eltern sagen: „Er kennt seine eigenen Kräfte nicht.“

Einem Kind mit einer schlechten Propriozeption hilft es, viel draußen zu spielen, sich beaufsichtigt zu raufen und über den Tag verteilt viele Gelegenheiten zu haben, sich zu bewegen und zu dehnen und zu strecken. Bieten Sie dem Kind Möglichkeiten, etwas zu schieben, zu ziehen oder schwere Gegenstände zu heben und zu tragen. Es benötigt diese Aktivitäten, und auch wenn es sich anfangs vielleicht darüber beklagt, wird es mit der Zeit lernen, Spaß daran zu haben.

Wie der propriozeptive Sinn alltägliche Fähigkeiten beeinflusst

Die Propriozeption arbeitet eng mit dem taktilen und dem vestibulären System zusammen, weshalb sich einige Funktionen überschneiden. Zu diesen Funktionen gehören unter anderem:

- Körperwahrnehmung
- Posturale Stabilität
- Motorische Kontrolle
- Praxis (motorische Planung)
- Abstufung von Bewegungen
- Emotionale Sicherheit

Körperwahrnehmung

Eine effiziente Propriozeption liefert Informationen über die Körperwahrnehmung, eine wichtige perzeptuell-motorische Fähigkeit. Ein Kind mit schlechter Propriozeption ist sich seiner Körperposition und seiner Körperteile möglicherweise nicht bewusst.

Ein normales Kind	Ein Kind mit sensorischen Verarbeitungsstörungen
Um die Kinder zu beruhigen, bevor sie ihnen eine Geschichte vorliest, lässt die Vorschullehrerin sie eine Streckübung machen. Sie sagt: „Schließt die Augen und streckt einen Arm hoch zur Decke. Jetzt lasst den Arm wieder sinken und streckt den anderen Arm ganz hoch." Jonah, drei Jahre alt, befolgt die Anweisungen ohne Probleme.	Mitch, drei Jahre alt, lässt die Augen während der Streckübung offen. Er sieht seinen rechten Arm an, um sich zu vergewissern, dass er sich bewegt. Als die Lehrerin die Kinder auffordert, den anderen Arm zu strecken, blickt Mitch zu Jonah, um zu sehen, was er macht. Beim Versuch, ihn nachzuahmen, kommt Mitch durcheinander. Er hebt erneut den rechten Arm anstatt den linken.

Motorische Kontrolle

Die Propriozeption liefert Informationen, die erforderlich sind, um grobmotorische und feinmotorische Bewegungen zu koordinieren. Einem Kind mit schlechter Propriozeption fällt es daher schwer, sowohl grobmotorische Bewegungen, wie sich zum Beispiel von einer Position in eine andere zu begeben, als auch feinmotorische Bewegungen, wie zum Beispiel nach Gegenständen zu greifen, zu kontrollieren.

Wie motorische Kontrolle das Verhalten eines Kindes beeinflusst

Ein normales Kind	**Ein Kind mit sensorischen Verarbeitungsstörungen**
Benjy, elf Jahre alt, trommelt Kinder zusammen, um eine Runde „HORSE“ zu spielen, das folgendermaßen funktioniert: Vor einem Basketballkorb bestimmt jedes Kind einen Punkt, von dem aus alle anderen Kinder einen Ball auf den Korb werfen müssen. Jedes Mal, wenn ein Kind den Korb verfehlt, erhält es einen Buchstaben des Wortes HORSE. Benjy hat eine gute motorische Kontrolle und sammelt nur selten alle Buchstaben, die zusammen das Wort HORSE ergeben, was zu seinem Ausscheiden aus dem Spiel führen würde.	Jasper, elf Jahre alt, versucht, auf dem Basketballplatz HORSE zu spielen. Er ist an der Reihe und nimmt den Ball. Seine motorische Kontrolle ist gestört, weil es ihm schwerfällt, Empfindungen im Hinblick auf seine Körperposition und Muskelbewegungen zu unterscheiden. Er versucht, den Ball in den Korb zu werfen, aber seine Muskeln sind zu schwach. Er verfehlt den Korb und kassiert ein H. Beim nächsten Versuch kassiert er ein O, dann ein R, ein S und schließlich ein E. Und damit scheidet er aus.

Abstufung von Bewegungen

Die Propriozeption hilft uns dabei, unsere Bewegungen abzustufen. Das bedeutet, dass wir spüren, wie viel Druck wir ausüben müssen, wenn wir unsere Muskeln beugen und strecken. Wir können die Quantität und Qualität im Hinblick auf eine erforderliche Muskelbewegung beurteilen und einschätzen, wie kraftvoll die Bewegung für das, was wir durchführen wollen, sein sollte. Auf diese Weise können wir abschätzen, wieviel Kraft wir aufwenden müssen, um einen flauschigen Klumpen Staub oder eine schwere Kiste aufzuheben oder eine verhakte Schublade aufzureißen.

Wie die Abstufung von Bewegungen das Verhalten eines Kindes beeinflusst

Ein normales Kind	**Ein Kind mit sensorischen Verarbeitungsstörungen**
Rosie, sieben Jahre alt, will im Zeltlager dabei helfen, den Fahrradschuppen zu streichen. In der einen Hand hält sie einen Pinsel, in der anderen einen schweren Farbeimer. Auf dem Weg zum Schuppen richtet sie ihren Körper passend aus, um trotz der unterschiedlichen Gewichte, die sie in jeder Hand trägt, in einer aufrechten Position zu bleiben.	Ruth, sieben Jahre alt, hält mit einer Hand einen Pinsel, den sie fest umfasst, um ihn nicht fallen zu lassen. Ihr Betreuer gibt ihr einen Eimer Farbe, den sie tragen soll. Weil Ruth nicht empfinden kann, wie schwer der Eimer ist, kann sie ihre Muskeln nicht anspannen, um in einer aufrechten Position zu bleiben. Sie neigt sich stark zur Seite, während sie den Eimer zum Schuppen schleppt.

Stellen Sie sich vor, Sie nehmen an einem Picknick teil und stellen Ihr Glas Limonade neben einem leeren Becher eines anderen Picknickteilnehmers ab. Später kommen Sie zurück an den Tisch, um einen Schluck zu trinken, langen jedoch nach dem Becher des anderen. Sie spüren sofort, dass das nicht Ihr Becher ist, weil er sich nicht voll anfühlt. Und warum wissen Sie das? Die Propriozeption verrät es Ihnen!

Weil ein Kind mit einer sensorischen Verarbeitungsstörung keine effizienten Botschaften von seinen Muskeln und seinen Gelenken empfängt, fällt es ihm schwer, seine Bewegungen abzustufen, um sich an wechselnde Anforderungen anzupassen.

Posturale Stabilität

Die Propriozeption verleiht uns ein unbewusstes Körpergefühl, das es uns ermöglicht, uns zu stabilisieren, wenn wir sitzen, stehen oder uns bewegen. Einem Kind mit einer sensorischen Verarbeitungsstörung mangelt es an der erforderlichen Stabilität, um die für die Bewältigung dieser alltäglichen Aufgaben grundlegenden Haltungsanpassungen vornehmen zu können.

Wie posturale Stabilität das Verhalten eines Kindes beeinflusst

Ein normales Kind	**Ein Kind mit sensorischen Verarbeitungsstörungen**
Chase, zehn Jahre alt, zieht seinen Stuhl heran und mustert den Esstisch. Juhu! Maiskolben! Er isst mit auf den Tisch gestützten Ellbogen. Seine Mutter sagt: „Benimm dich, bitte." Daraufhin setzt er sich gerade hin.	Adam, zehn Jahre alt, hockt auf dem Stuhl, einen Fuß unter seinen Körper geklemmt, den anderen auf dem Boden. Seine Mutter missbilligt, dass er die Ellbogen auf dem Tisch aufstützt, aber er kann nicht anders, erst recht nicht, wenn er Maiskolben isst.

Praxis (Motorische Planung)

Praxis beruht auf präziser Modulation und Diskrimination propriozeptiver Botschaften. Motorische Handlungen zu planen und deren Abfolge zu koordinieren, fällt Betroffenen, die an Dyspraxie leiden, schwer, insbesondere wenn sie eine Unterempfindlichkeit aufweisen.

Wie Praxis (Motorische Planung) das Verhalten eines Kindes beeinflusst

Ein normales Kind	**Ein Kind, das an Dyspraxie leidet**
Todd, sechs Jahre alt, übt zur Vorbereitung auf die Parade anlässlich des Sportfestes der Schule zu marschieren. Er skandiert „rechts, zwei, drei, vier, links, zwei, drei, vier" und zieht geschickt die Knie hoch. Als der Sportlehrer die Kinder anweist, auch die Arme zu schwingen, und schneller zählt, hat Todd an der zusätzlichen Herausforderung Spaß.	Collin drückt sich am Ende der Aufstellung herum, als die Erstklässler das Marschieren üben. Selbst als er skandiert, „rechts, zwei, drei, vier", gelingt es ihm nicht, seine Knie in einem rhythmischen Muster zu koordinieren. Zusätzlich auch noch die Arme zu schwingen und sich schneller zu bewegen, macht es ihm noch schwerer mitzuhalten. Collin schlurft mit den anderen mit und murmelt: „Ich mache es so."

Emotionale Sicherheit

Die Propriozeption trägt zu unserer emotionalen Sicherheit bei, indem sie uns Orientierung dahingehend verschafft, wo sich unsere verschiedenen Körperteile befinden und was wir mit unserem Körper tun. Ein Kind mit einer sensorischen Verarbeitungsstörung hat im Hinblick auf seinen Körper kein Vertrauen. Weil es kein „Gefühl“ für seinen Körper hat, ist es emotional unsicher.

Wie emotionale Sicherheit das Verhalten eines Kindes beeinflusst

Ein normales Kind	Ein Kind mit sensorischen Verarbeitungsstörungen
Jenny, fünf Jahre alt, steht morgens auf, zieht sich an, geht in die Schule, bearbeitet ihre Arbeitsblätter, geht nach draußen zum Spielen und begleitet ihre Mutter zum Einkaufen. Im Hinblick auf sich selbst und die Welt, in der sie lebt, hat sie ein gutes Gefühl. Ihr Gefühl, sicher zu sein, beruht zum Teil auf verlässlichen Botschaften, die ihr Körper aussendet. Sie kann ihren Körper leicht orientieren, und diese Fähigkeit verleiht ihr Selbstvertrauen, während sie ihren Tag durchlebt.	Für Sara, fünf Jahre alt, ist fast alles, was sie tut, anstrengend – morgens aufzustehen, sich anzuziehen, in die Schule zu gehen, ihre Arbeitsblätter zu bearbeiten, auf dem Spielplatz zu spielen oder ihre Mutter zum Einkaufen zu begleiten. Ihr Gefühl im Hinblick auf sich selbst und die Welt, in der sie lebt, ist nicht gut. Ihr Gefühl von Unsicherheit ist eine Folge der unverlässlichen Botschaften, die ihr Körper sendet, der sich nicht in der Weise bewegt, wie sie es möchte. Sie hat wenig Selbstvertrauen.

Merkmale propriozeptiver Störungen

Die folgenden Checklisten werden Ihnen dabei helfen zu erkennen, ob Ihr Kind unter propriozeptiven Störungen leidet. Wenn Sie systematisch überprüfen, ob Ihr Kind erkennbare Merkmale aufweist, werden Sie auftretende Muster wahrnehmen, die Ihnen helfen, sich das durch eine sensorische Verarbeitungsstörung geprägte Verhalten Ihres Kindes zu erklären.

Auf den **„Reiz-Vermeider"**, der mit einer **Überempfindlichkeit** auf propriozeptiven Input reagiert, trifft möglicherweise Folgendes zu:

- ❑ Bevorzugt es, sich nicht zu bewegen und nicht bewegt zu werden.
- ❑ Meidet Aktivitäten wie springen, hüpfen, rennen, krabbeln oder sich herumrollen.
- ❑ Ist ein wählerischer Esser.

Auf den **„Reiz-Spätbemerker"** (Sensory Struggler) mit **Unterempfindlichkeit** trifft möglicherweise Folgendes zu:

- ❑ Hat einen niedrigen Muskeltonus.
- ❑ Drückt den Ellbogen beim Schreiben an die Rippen, presst die Knie aneinander, wenn es steht, oder drückt den Oberkörper gegen den Schreibtisch, um den niedrigen Muskeltonus auszugleichen.
- ❑ Geht auf Zehenspitzen, um die propriozeptive Wahrnehmung in den Füßen zu verbessern.
- ❑ Zerbricht oft Spielzeug.

Auf den **Reiz-Süchtigen** kann Folgendes zutreffen:

- ❑ Rempelt und stößt bewusst gegen Objekte in seiner Umgebung, springt zum Beispiel von erhöhten Oberflächen herunter, wirft sich in einen Laubhaufen oder rempelt andere Menschen.
- ❑ Stapft beim Gehen mit den Füßen auf den Boden.
- ❑ Tritt mit den Absätzen auf den Boden oder gegen den Stuhl.
- ❑ Schlägt beim Gehen mit einem Stock oder einem anderen Gegenstand gegen Wände oder Zäune.
- ❑ Stimuliert sich durch bestimmte Aktivitäten selbst, um sein Arousal-Level zu modulieren, schlägt zum Beispiel den Kopf irgendwo dagegen, kaut Fingernägel, nuckelt an Fingern oder knackt mit den Knöcheln.
- ❑ Reibt häufig mit den Händen auf Tischen.
- ❑ Wird zur Schlafenszeit gerne fest in eine Decke eingemummelt.
- ❑ Mag es, wenn Schnürsenkel, Kapuzen oder Gürtel fest zugebunden werden.
- ❑ Kaut ständig auf irgendetwas herum, zum Beispiel auf einem Hemdkragen, einem Ärmelaufschlag, Kapuzenbändern, Bleistiften, Spielzeugen

oder Kaugummi. Möglicherweise mag das Kind gerne Nahrungsmittel und Speisen, die man stark kauen muss.
- ❑ Scheint ein aggressives Verhalten an den Tag zu legen.

Auf ein Kind, das nicht oder nicht richtig in der Lage ist, seine Bewegungen abzustufen, kann Folgendes zutreffen:
- ❑ Beugt und streckt die Muskeln stärker oder weniger als nötig, um zum Beispiel die Arme in Ärmel zu stecken oder beim Klettern.
- ❑ Hält Bleistifte oder Buntstifte zu locker in der Hand, um auf dem Blatt eine deutliche Abbildung zu erzeugen, oder so fest, dass die Spitzen abbrechen.
- ❑ Fertigt unordentliche schriftliche Arbeiten an, oft mit großen ausradierten Lücken.
- ❑ Zerbricht häufig empfindliche Gegenstände, wirkt wie ein „Elefant im Porzellanladen".
- ❑ Bricht Genstände kaputt, die leicht zu handhaben sind, zum Beispiel Lampenschalter, Haarspangen oder Spielzeuge, die zusammengesetzt und auseinandergenommen werden müssen.
- ❑ Nimmt einen Gegenstand wie ein Glas Wasser mit mehr Kraft in die Hand als erforderlich, was zur Folge hat, dass der Gegenstand umkippt oder herunterfällt.
- ❑ Nimmt einen Gegenstand mit weniger Kraft als erforderlich in die Hand und ist infolgedessen nicht in der Lage ihn hochzuheben. Klagt womöglich darüber, dass Gegenstände wie Stiefel oder Bücher zu schwer sind.
- ❑ Hat Schwierigkeiten, Gegenstände unterschiedlichen Gewichts hochzuheben oder in den Händen zu halten. Versteht möglicherweise nicht, was mit „leicht" oder „schwer" gemeint ist.

Auf den **„Reiz-Durcheinanderbringer"** und den **„sensorischen Tollpatsch"** mit **schlechter Diskrimination** und **Dyspraxie** trifft möglicherweise Folgendes zu:
- ❑ Verfügt über eine schlechte Körperwahrnehmung und eine schlechte motorische Kontrolle.
- ❑ Hat Schwierigkeiten damit, Bewegungen zu planen und auszuführen. Motorische Aufgaben zu kontrollieren und zu steuern, wie einen

Hemdkragen zurechtzurücken oder sich eine Brille aufzusetzen, kann einem betroffenen Kind besonders schwerfallen, wenn es nicht sehen kann, was es tut.
- ❑ Hat Schwierigkeiten dabei, seinen Körper richtig zu positionieren, wenn ihm zum Beispiel jemand in den Anorak hilft, oder wenn es versucht, sich alleine an- oder auszuziehen.
- ❑ Hat Schwierigkeiten zu bestimmen, wo sich sein Körper im Verhältnis zu Gegenständen und anderen Menschen befindet. Stolpert häufig, fällt häufig hin und läuft häufig gegen Hindernisse.
- ❑ Hat Schwierigkeiten, Treppen hoch- und hinunterzusteigen.
- ❑ Ist ängstlich, wenn es sich im Raum bewegt.

Auf den **sensorischen Zusammensacker** mit **posturalen Störungen** kann Folgendes zutreffen:
- ❑ Hat eine schlechte Körperhaltung.
- ❑ Stützt beim Arbeiten am Schreibtisch den Kopf auf die Hände.
- ❑ Nimmt beim Sitzen auf einem Stuhl, am Tisch oder auf dem Boden eine zusammengesackte Position ein.
- ❑ Sitzt auf dem Rand des Stuhls und stellt einen Fuß auf den Boden, um sich zusätzliche Stabilität zu verschaffen.
- ❑ Ist nicht in der Lage, das Gleichgewicht zu halten, wenn es auf einem Bein steht.

Auf ein emotional unsicheres Kind kann Folgendes zutreffen:
- ❑ Meidet die Teilnahme an normalen Bewegungserfahrungen, weil es sich dabei unwohl oder minderwertig fühlt.
- ❑ Hält starr an den Aktivitäten fest, die es beherrscht, und sträubt sich dagegen, neue körperliche Herausforderungen auszuprobieren.
- ❑ Mangelndes Selbstvertrauen. Sagt schon, bevor es etwas ausprobiert: „Das kann ich nicht."
- ❑ Wird in unvertrauten Situationen ängstlich.

Propriozeptive Störungen treten normalerweise gleichzeitig mit taktilen Störungen (Kapitel 5) und/oder vestibulären Störungen (Kapitel 6) auf.

Kapitel 8

Woran Sie erkennen, ob der visuelle Sinn bei Ihrem Kind durch eine sensorische Verarbeitungsstörung beeinträchtigt ist

Zwei Siebtklässlerinnen in der Schule

Nur wenige würden vermuten, dass Francesca, 12 Jahre alt, ein Sehproblem hat. Sie ist die beste Leserin in der siebten Klasse und liebt Bücher wie *Oliver Twist.* Sie liest und liest und liest.

Heute huscht sie nach einem schnellen Mittagessen aus der Mensa und steuert die Bibliothek an, ihren Rückzugsort. Sie duckt sich, um den anderen Schülern auszuweichen, die über den belebten Flur hin- und hereilen. Sie betritt die Bibliothek, sucht sich zwei Bücher über Drachen aus und zieht sich in eine Ecke des Raums zurück. Nun lässt sie sich auf den Boden sinken, lehnt sich, einer nackten Wand zugewandt, an ein Bücherregal und vertieft sich in die Bücher.

Francesca liebt die ruhige Bibliothek, in der sie nicht blinzeln muss und keine Kopfschmerzen bekommt. Das liegt daran, dass die Decke der Bibliothek im Gegensatz zu den Klassenzimmern, in denen es flackernde Leuchtstoffröhren gibt, mit Vollspektrumlampen ausgestattet ist. Außerdem scheint in ihrer ruhigen Ecke, anders als im Klassenzimmer, kein Sonnenlicht durch die Jalousien und reizt ihre Augen.

Dann kommt Charity, die ebenfalls nicht erkannte Sehprobleme hat, und hält nach Francesca Ausschau. Da sie die meisten Hindernisse nicht wahrnimmt, läuft sie gegen einen Bücherwagen. Der Wagen kippt um und die Bücher fallen herunter. Charity sucht die Bücher unbeholfen zusammen und stellt sie auf den Wagen.

Charity ist oft unsicher, wo sie sich im Raum befindet, und hat einen schlechten Orientierungssinn. Sich auf Worte auf einer Seite zu konzentrieren oder ihre Augen geschmeidig von einer Zeile zur nächsten zu bewegen, fällt ihr ebenfalls schwer. Ihre Stärke ist das Hören, deshalb ist sie gut in Französisch, Spanisch, Poesie und Musik. „Charity ist schlau wie ein Fuchs", sagt Francesca, aber keine gute Leserin.

Francesca hört Charity kommen. „Hallo", sagt sie und blickt zu ihrer Freundin auf.

Charity hat Francesca gebeten, die Regale nach einigen Titeln abzusuchen, weil diese detaillierte visuelle Aufgabe sie verwirrt. „Hast du ein paar gute Bücher über Drachen gefunden? Mit irgendwelchen tollen Mustern?"

„Hier ist ein Schmetterlingsmuster für dich", sagt Francesca, „und hier ist der Baltimoretrupial, den ich nachmachen will." Die Mädchen bewundern die Illustrationen und tuscheln über die Drachen, die sie im Kunstunterricht basteln wollen. Die beiden freuen sich auf einen bevorstehenden Ausflug nach Washington, wo sie sich die Parade anlässlich des Kirschblütenfests ansehen und auf der National Mall Drachen steigen lassen wollen.

Später, im Kunstunterricht, versuchen sie, ihre Drachen zu basteln, und haben sofort Probleme. Ein Problem, das ihnen zu schaffen macht, besteht darin, den Blick von der Illustration in dem Buch auf das Bastelwerk zu richten und wieder zurück auf die Abbildung. Das ständige Fokussieren und Neufokussieren fallen ihnen schwer. Darüber hinaus haben sie Schwierigkeiten, das Muster, das sie ausgewählt haben, auf die Flügel des Drachens zu übertragen. Sie können sich nicht vorstellen, wie sie den Schmetterling und den Vogel vergrößern sollen, denn die einzelnen Teile mit dem Ganzen ins Verhältnis zu setzen, ist eine visuelle Fähigkeit, die sie noch nicht entwickelt haben.

Die Kunstlehrerin kommt an ihren Tisch und runzelt angesichts der vergeblichen Anstrengungen der Mädchen die Stirn. Um etwas Positives zu sagen, stellt sie fest: „Wie ich sehe, gebt ihr euch wirklich Mühe."

Die Mädchen starren die Lehrerin nervös an. Charity fragt sich, ob die Lehrerin verärgert ist. Sie versucht, den Gesichtsausdruck der Lehrerin zu ergründen, ist sich jedoch nicht sicher.

„Hm", sagt die Lehrerin. „Vielleicht solltet ihr das nächste Mal mit etwas anfangen, das nicht so kompliziert ist. Manchmal ist weniger mehr."

„Ja", stimmt Charity zu. „Mit etwas Einfacherem." Sie entspannt sich ein wenig. Vielleicht ist die Lehrerin doch nicht ungehalten. Zumindest klingt sie nicht so, als ob sie sauer wäre.

Francesca seufzt. „Ich könnte ja auch einfach große Punkte malen statt eines Vogels."

Die Schulklingel läutet, und als die Mädchen ihre Sachen zusammenpacken, bedenkt die Lehrerin sie mit einem aufmunternden Lächeln. Sie kann jedoch nicht verstehen, warum sich so gute Schülerinnen mit einem Kunstprojekt so schwertun, das sie eigentlich gut bewältigen können müssten. Warum ergeben die Bilder, die sich direkt vor ihren Augen befinden, für Francesca und Charity keinen Sinn?

Atypische Verhaltensmuster

Wieso können sich Francesca und Charity keinen Reim auf das machen, was sie sehen?

Die beiden Mädchen weisen atypische Verhaltensmuster auf. Francesca ist überempfindlich gegenüber visuellen Empfindungen. Ihr Körper gleicht dies durch eine Überakkomodation aus (ein Problem mit einer grundlegenden visuellen Fähigkeit). Ja, sie kann gut lesen, aber die meisten visuellen Reize stellen für sie eine Überlastung dar. Es fällt ihr schwer, sich auf einem vollen Flur ihren Weg zu bahnen, flackerndes Licht zu ertragen oder direkten Blickkontakt aufrechtzuerhalten.

Bei Charity funktioniert die visuelle Verarbeitung anders. Sie ist unterempfindlich gegenüber visuellen Reizen. Charity hat Schwierigkeiten damit zu erkennen, was sie sieht, wo sie sich im Raum befindet und wo sie sich im Verhältnis zu den Dingen, die sie sieht, befindet. Ein Problem ist die Konzentration der visuellen Aufmerksamkeit: Sie kann sich immer nur auf ein einziges Objekt konzentrieren, anstatt das ganze Bild zu sehen. Konzentrierte visuelle Aufmerksamkeit sorgt für eine schlechte Figur-Grund-Wahrnehmung (ein Diskriminationsproblem). Für sie ergeben der Wagen, der ihr im Weg steht, die Titel der Bücher im Regal oder die gedruckte Schrift auf der Seite keinen Sinn. Außerdem missversteht sie visuelle Signale bei Gesichtsausdrücken.

Darüber hinaus leiden beide Mädchen unter visueller Dyspraxie. Ihr Gehirn integriert visuellen Input ineffizient mit motorischem Output. Infolgedessen sind ihre visuell-motorischen Reaktionen verzögert und unbeholfen. Es fällt ihnen nicht leicht, das, was sie sehen, dazu zu nutzen, ihre Bewegungen zu steuern, und etwas, das sie sich vorgenommen haben, umzusetzen, zum Beispiel Muster, die sie den Abbildungen eines Buchs entnehmen, beim Basteln nachzubilden.

Auf den nächsten Seiten erfahren Sie, wie der visuelle Sinn im Normalfall funktioniert, gefolgt von einer Erklärung der Arten von visuellen Verarbeitungsstörungen, die den Blick dieser beiden Siebtklässlerinnen auf die Welt trüben.

Der reibungslos funktionierende visuelle Sinn

Dem Sehen liegt ein komplexes sensorisches System zugrunde, das es uns ermöglicht, Dinge, die wir sehen, zu identifizieren, vorauszusehen, was „auf uns zukommt", und uns darauf vorzubereiten, entsprechend zu reagieren. Zuerst nutzen wir unser Sehvermögen, um Kontraste, Umrisse und Bewegungen auszumachen[49], um uns gegebenenfalls verteidigen zu können, und danach, um unsere Bewegungen zu koordinieren und zu steuern, damit wir in der Welt, die uns umgibt, sinnvoll interagieren, soziale Kontakte knüpfen und lernen können.

Der Reiz, der das Sehen anregt, ist Licht oder eine Veränderung des Lichts. Dabei handelt es sich um einen externen Reiz, zu dem wir anders als bei taktilen, vestibulären und propriozeptiven Stimuli keinen tatsächlichen physischen Kontakt haben.

Eine einzigartige Eigenschaft des Sehens besteht darin, uns sowohl zeitliche (Zeit) als auch räumliche (Raum) Informationen zu liefern. Wir sehen Dinge aufeinanderfolgend, und gleichzeitig sehen wir ein Raumvolumen. Wenn wir zum Beispiel lesen, bewegen wir unsere Augen von einer Gruppe von Worten zur nächsten. Wenn wir unsere Augen in eine neue Position bewegen, sehen wir eine andere Gruppe von Worten und nehmen diese auf. Das Sehvermögen ermöglicht es uns, innerhalb eines Wimpernschlags ein enormes Raumvolumen zu verarbeiten.

Dass das Sehen heute für uns so wichtig ist, ist erstaunlich, denn in evolutionsgeschichtlicher Hinsicht ist das Sehen für das Nervensystem eher ein neuer Sinn. Bei unseren frühen Vorfahren war der Geruchssinn der vorherrschende Sinn und spielt bei vielen Tieren auch heute noch die entscheidende Rolle. Heute ist das Sehen beim Menschen der wichtigste Sinn, wenn es darum geht zu wissen, wo wir sind, was um uns herum passiert oder was im nächsten Moment passieren kann.

Sehen sollte nicht mit dem Sehvermögen verwechselt werden, das nur ein Teil des Sehens ist. Das Sehvermögen, also die grundlegende Fähigkeit, auf der Sehtest-Tafel das große „E“ zu erkennen, ist eine vorhandene oder nicht vorhandene Fähigkeit. Entweder wir können sehen oder wir können nicht sehen. Wir können nicht lernen zu sehen, und niemand kann uns beibringen zu sehen.

Interessante Fakten über das Sehen

- 80 Prozent der Informationen, die wir aufnehmen, empfangen wir über die Augen.
- 80 Prozent der visuellen Verarbeitung sind dafür verantwortlich, was wir sehen, und 20 Prozent dafür, wohin und wie wir sehen.
- 66 Prozent, also zwei Drittel der Gehirnaktivität, sind mit dem Sehen befasst, wenn die Augen geöffnet sind. Das zentrale Nervensystem empfängt jede Sekunde drei Milliarden Impulse. Zwei Milliarden davon sind visuelle Impulse.
- 93 Prozent der menschlichen Kommunikation finden nonverbal statt. 55 Prozent der Kommunikation erfolgen über das Sehen der Mimik und der Gesten des Sprechenden.
- Für 75 bis 90 Prozent des Lernstoffs, den man in der Schule im Klassenzimmer aufnimmt, spielt das Sehen die entscheidende Rolle.
- 90 Prozent aller Sehprobleme werden nie diagnostiziert.
- 25 Prozent aller Kinder im Schulalter leiden unter nicht diagnostizierten Sehproblemen.
- 70 Prozent der Jugendlichen, die straffällig werden, leiden unter nicht diagnostizierten Sehproblemen.

Anders als das Sehvermögen ist das Sehen keine Fähigkeit, mit der wir geboren werden, sondern eine Fähigkeit, die sich nach und nach entwickelt, wenn wir lernen, unsere Sinnesempfindungen zu integrieren. Wenn wir heranwachsen, lernen wir, das, was wir sehen, zu begreifen.

Wie? Durch Bewegung! Bewegung, die Grundlage allen Lernens, hilft unseren Augen dabei, das, was sie sehen, zu begreifen, wohingegen still vor einem Computer zu sitzen und auf den Monitor zu starren oder auf diesem zu lesen, diese Aufgabe nicht erfüllt.

Das vestibuläre System und das propriozeptive System haben großen Einfluss auf das Sehen. Wenn wir posturale Muskeln dehnen und zusammenziehen, um uns hinzulegen, uns aufzusetzen oder auf zwei Beinen zu stehen, wird unser Gehirn mit Sinnesempfindungen bombardiert, was wiederum Augenbewegungen fördert. Bewegen wir uns, wechseln wir die Richtung oder verändern wir die Position unseres Körpers, unseres Kopfes und unserer Augen, stärken wir unsere visuellen Fähigkeiten. Wenn wir bewusst zielgerichteten Aktivitäten nachgehen, sorgt das für eine bessere Koordination unserer Augen. Deshalb sind Bewegung, Gleichgewicht, Muskelkontrolle und posturale Reaktionen eine unerlässliche Voraussetzung für die Entwicklung der Fähigkeit, richtig sehen zu können.

Der taktile Sinn spielt ebenfalls eine sehr wichtige Rolle für das Sehen. Die Hand eines Säuglings streift seine Zehen, woraufhin er den Blick nach unten wendet, um zu sehen, was er berührt hat. Ein Vorschüler hat eine Apfelsine in der Hand und schenkt ihren taktilen Eigenschaften visuelle Aufmerksamkeit. Wenn er am nächsten Tag eine andere Apfelsine sieht, weiß er, dass sie rund, nicht glatt und fest ist und genau die passende Größe hat, um sie in der Hand halten, drücken, rollen oder werfen zu können. Ein älterer Schüler kann sich Bilder von Dingen wie einer Pyramide, einem Polizisten oder einer Peperoni-Pizza vorstellen, ohne diese Dinge tatsächlich zu berühren oder zu sehen. Um gut sehen zu können, sind sehr viele reale taktile Erfahrungen von entscheidender Bedeutung!

Der Hörsinn spielt für das Sehen ebenfalls eine wichtige Rolle. Wenn wir ein Geräusch hören, stärkt die empfangene auditive Information unsere visuelle Verarbeitung im Hinblick darauf, wo sich das Gehörte befindet. Knallt eine Tür zu, ruft ein Freund unseren Namen oder zwitschert ein Vogel, drehen wir uns um, um die Quelle des Geräuschs zu lokalisieren und zu sehen. Außerdem verstärkt das Hören unsere visuelle Verarbeitung von dem, was gesagt wird. Wenn wir zum Beispiel das Wort „Apfel" hören oder sagen, löst dies eine visuelle Vorstellung eines Apfels aus.

Tatsächlich benötigen wir all unsere Sinne, um unsere Sehfähigkeit zu entwickeln, genauso wie wir das Sehen benötigen, um unsere anderen Sinne zu entwickeln, auch unseren Geruchs- und Geschmackssinn. Die Fähigkeit, über viele sensorische Informationen über das, was wir sehen, zu verfügen, zum Beispiel zu wissen, wie ein Muffin schmeckt und was für ein Aroma er hat, bevor wir überhaupt abgebissen haben, ist das schöne Resultat sensorischer Integration.

Zwei Komponenten: defensiv („Okay!" oder „Oh!") und diskriminativ („Aha!")

Wie die anderen Sinne hat das Sehen zwei Komponenten. Unsere erste Reaktion ist immer defensiv (siehe Kapitel 4). Das Sehen erfüllt in erster Linie die Funktion, uns vor Gefahren zu schützen. Wenn Licht auf unsere Augen fällt, reagieren wir als Erstes reflexartig, also unwillkürlich und ohne bewusste Kontrolle. Wir reagieren automatisch adaptiv, um klar und deutlich sehen zu können, denn klares und scharfes Sehen ist eine essenzielle Fähigkeit, um überleben zu können.

Zu den grundlegenden visuellen Fähigkeiten – den unbewussten Mechanismen des Sehvermögens – gehören unter anderem:

- Sehschärfe, die Fähigkeit, Details von Objekten zu erkennen.
- Die Fähigkeit, sich von Dunkelheit auf helles Licht umstellen zu können, zum Beispiel wenn wir aus einem dunklen Flur ins Sonnenlicht treten.
- Akkomodation, also die Fähigkeit jedes Auges, Gegenstände in verschiedenen Entfernungen immer scharf wahrzunehmen, sowohl in der Ferne als auch in der Nähe, zum Beispiel beim Hin- und Herblicken zwischen dem Schreibtisch und einer Szenerie draußen vor dem Fenster oder beim Abschreiben von Matheaufgaben an der Tafel in ein Matheheft.
- Erkennen von Bewegungen, zum Beispiel einer Spinne, die an der Wand hochkrabbelt, eines Autos, das die Straße entlanggefahren kommt, oder von Mitschülern, die sich im Klassenzimmer bewegen.

- Binokularität (beidäugiges Sehen), die Fähigkeit, die Augen koordiniert aufeinander abzustimmen und als Team zu verwenden, um aus den Bildern, die die Augen getrennt voneinander empfangen, ein einziges mentales Bild zu erzeugen, zum Beispiel mit beiden Augen zum Himmel zu blicken und einen Mond zu sehen.
- Okularmotorische Fähigkeiten (Augenmotorik), unter anderem der anhaltenden Aufmerksamkeit auf ein Objekt (Fixation), der effizienten Bewegung von einem Punkt zum anderen oder von Wort zu Wort (Sakkaden) und der Verfolgung eines sich bewegenden Objekts (geschmeidiges Folgen), etwa eines Balls in der Luft.

Wie grundlegende visuelle Fähigkeiten das Verhalten eines Kindes beeinflussen

Ein normales Kind	**Ein Kind mit schlechten visuellen Fähigkeiten**
Danny, 13 Jahre alt, spielt für sein Leben gern Baseball. Er ist in körperlicher Hinsicht ein „Ass“, unter anderem aufgrund seiner hervorragenden visuellen Fähigkeiten. Beim Schlagen mit dem Baseballschläger behält er den Ball problemlos im Auge und verlagert seine Aufmerksamkeit schnell von einem fernen Punkt (Outfielder Kerry) zu einem nahen Punkt (Schlagmal). Wenn er den Ball wirft, hilft ihm eine gute Augenkoordination, genau zu sehen, wo er den Ball platzieren muss. Er ist ein „Naturtalent“.	Bevor Kerry, ein Achtklässler, eine Brille bekommen und eine Sehtherapie gemacht hat, war er kein besonders guter Ballspieler. Jetzt fällt es ihm leichter, beim Schlagen des Balls den Werfer ins Visier zu nehmen und mit den Augen schnelle Bälle zu verfolgen. Wenn Kerry die Position im Außenfeld innehat, muss er sich nicht mehr anstrengen, um seine Augenbewegungen zu koordinieren. Ist er sehr müde, kann es immer noch vorkommen, dass er doppelt sieht, aber inzwischen ist er einer der besten Spieler des Teams.

Wenn wir über gesunde, funktionierende Augen verfügen, die die Grundlage unseres Sehens bilden, können wir mit der diskriminativen Komponente des Sehens klarkommen, die unter anderem bewusste, komplexe kognitive

Funktionen beinhaltet. (Für diese Funktionen sind verschiedene Begriffe gebräuchlich, unter anderem „visuell-räumliche Wahrnehmung“, „visuelle Kognition“, „räumliche Kognition“, „Form- und Raumwahrnehmung“ und „visuelle Diskrimination“, der in diesem Buch verwendete Begriff.)

Die visuelle Diskrimination hilft uns dabei, genauere Informationen darüber zu erhalten, was wir sehen, wo das Objekt, das wir sehen, sich im Raum befindet, und wie wir dazu in Beziehung stehen. Dieses „Was, Wo und Wie“ des Sehens lenkt unsere Reaktionen auf das, was wir sehen.

Zu den diskriminativen Fähigkeiten gehört unter anderem:

- Peripheres Sehen – das Wahrnehmen von Dingen, die uns umgeben, am Rand unseres Gesichtsfelds, vor allem zum Erkennen von Bewegungen.
- Tiefenwahrnehmung – die Fähigkeit, Objekte und Räume, die uns umgeben, dreidimensional wahrzunehmen und die relativen Distanzen zwischen Objekten oder zwischen Objekten und uns selbst einschätzen zu können, um zum Beispiel eine Treppe hinabzusteigen oder Risse und Spalten im Bürgersteig zu umgehen.
- Stabiles Gesichtsfeld – die Fähigkeit zu unterscheiden, welche Objekte sich bewegen und welche sich nicht bewegen.
- Räumliche Beziehungen – unter anderem der Direktionalität (einschätzen zu können, wie nah sich Objekte im Verhältnis zu anderen Objekten und zu einem selbst befinden) und Lateralität (mit der eigenen Beidseitigkeit als Referenz, die Wahrnehmung von rechts/links, vorne/hinten und oben/unten).
- Visuelle Diskrimination – die Fähigkeit, Ähnlichkeiten und Unterschiede im Hinblick auf Größe, Umriss, Muster, Form, Position und Farbe zu erkennen.
- Formkonstanz – die Fähigkeit, eine Form, ein Symbol oder einen Umriss zu erkennen, auch wenn sich deren Größe, Position oder Textur ändert, um gleiche Objekte einander zuordnen, ungleiche Objekte voneinander unterscheiden und Objekte kategorisieren zu können, um zum Beispiel zu wissen, ob es sich bei einem Zeichen um ein „u“ oder ein „n“, ein „p“ oder ein „q“, eine „5“ oder ein „S“ handelt.
- Visuelle Figur-Grund-Wahrnehmung – die Fähigkeit, Objekte im Vordergrund und Objekte im Hintergrund voneinander zu unterscheiden,

um zum Beispiel ein Wort auf einer Seite oder ein Gesicht in einer Menge erkennen zu können.

- Visuelle Aufmerksamkeit – die Fähigkeit, die Augen, das Gehirn und den Körper lange genug gemeinsam einzusetzen, um eine Aktivität aufrechtzuerhalten, zum Beispiel zu lesen, Anweisungen zu befolgen oder ein Objekt oder einen Menschen anzusehen.
- Visuelles Gedächtnis – die Fähigkeit, visuelle Details, die man schon einmal gesehen hat, zu erkennen, zu assoziieren, zu speichern und abzurufen.
- Sequentielles Gedächtnis – die Fähigkeit, Wörter und Bilder in einer bestimmten Reihenfolge wahrzunehmen und sich an diese Reihenfolge zu erinnern; eine wichtige Fähigkeit, um lesen und buchstabieren zu können.
- Visualisierung – die Fähigkeit, vor dem geistigen Auge Bilder von Gegenständen, Menschen oder Szenarios erzeugen und gestalten zu können, eine Fähigkeit, die eine Voraussetzung für die Sprachentwicklung darstellt.
- Visuell-sensorische Integration – die Fähigkeit, das Sehen mit Berührungen, Bewegungen, Gleichgewicht, Körperhaltung, Hören und anderen Sinnesempfindungen zu kombinieren und zu vereinen.

Wenn beide Komponenten des Sehens miteinander im Einklang sind, sehen wir nicht nur, sondern wir reagieren auch in passender Weise darauf, was wir in unserer sozialen und physischen Umgebung sehen. Visuell-motorische Fähigkeiten sind Bewegungen, die auf der Unterscheidung visueller Informationen basieren. Diese Fähigkeiten entwickeln sich nach und nach, und wir lernen, das, was wir sehen, mit dem, was wir tun, also mit der Praxis zu verbinden. Nach intensiver Praxis können wir das „Was, Wo und Wie" unserer durch das Sehen empfangenen Eindrücke mit unseren grobmotorischen und feinmotorischen Bewegungen koordinieren. Ist das Schlagloch tief und breit? Wir können es umfahren oder umgehen. Ist unser Ärmel voller Fusseln? Wir können sie abklopfen.

Zu den visuell-motorischen Fähigkeiten gehören unter anderem:

- Augen-Hand-Koordination – die Fähigkeit der Augen, feinmotorische Aufgaben zu steuern, zum Beispiel mit Spielzeugen umzugehen, runde Stifte in runde Löcher zu stecken, Hilfsmittel und Werkzeuge zu verwenden, zu essen, sich anzuziehen, zu schreiben und gedruckte Vorlagen zu befolgen, um mit Bauklötzen Dinge zu bauen.

- Augen-Fuß-Koordination – die Fähigkeit der Augen, grobmotorische Aktivitäten zu steuern, zum Beispiel um das Hüpfspiel Himmel und Hölle zu spielen, in eine Badewanne zu steigen oder einen Ball zu schießen.
- Augen-Ohren-Koordination – die Fähigkeit der Augen, einen Buchstaben zu sehen, die Botschaft mit gespeicherten auditiven Informationen zu verknüpfen und einem anderen Menschen zu sagen, wie man diesen Buchstaben ausspricht oder in einem Wort verwendet.

Ein Kind, das die Fähigkeit der visuellen Diskrimination und visuell-motorische Fähigkeiten entwickelt hat, hatte viel Praxis darin, sich umzusehen, sich zu bewegen und aktiv viele verschiedene Sinneserfahrungen zu machen. Dieses Kind kann einen Hammer, ein „R“ oder ein Trapez erkennen, egal ob es sich in einer aufrechten Position befindet oder in einer Kopfüber-Position. Es kann Zahlenkolonnen aneinanderreihen und sauber zwischen den Rändern schreiben. Es kann eine Schublade durchwühlen, in der Unordnung herrscht, und zwei zueinanderpassende Socken finden. Es kann quadratische, rechteckige und gebogene Holzklötze erkennen und verwenden, um ein Haus zu bauen.

Ebenso kann es sich draußen bewegen und eine Schatzkarte lesen und den Anweisungen folgen. Es kann genau einschätzen, wo sich Objekte im Raum befinden, und Möbeln und anderen Hindernissen ausweichen. Es kann auf einem Spielfeld auf einen Ball zulaufen. Es kann bei einer Parade in die gleiche Richtung marschieren wie alle anderen. Es kann mit dem Fahrrad von der Garage zum Supermarkt fahren und von dort wieder zurück nach Hause.

Ein Beispiel für den Einsatz visueller Fähigkeiten

Stellen Sie sich folgendes Szenario vor, um zu verstehen, wie wichtig sämtliche Komponenten des Sehens für das Überleben sind: Sie gehen auf einem Bürgersteig, der neben einem Park entlangführt. Im Gehen fällt Ihnen ein Weg ins Auge, der diagonal durch den Park auf die gegenüberliegende Seite führt. Sie biegen vom Bürgersteig ab und nehmen den Weg (Direktionalität). Sie lassen den Blick (Binokularität) von links nach rechts schweifen (flüchtiger Überblick), suchen die Umgebung im Park ab und spüren, dass sie friedlich ist. Aus dem Augenwinkel (peripheres Sehen) nehmen Sie eine leichte Bewegung wahr (Bewegungserkennung), die von einem großen Umriss herrührt, der in eine rote Decke eingehüllt ist und auf einer Bank liegt (visuelle Diskrimination). Sie verharren reglos, damit der Umriss Sie nicht bemerkt. Aus der Ferne schätzen Sie die Szenerie ein. Könnte es sich bei dem Umriss um einen Menschen handeln, der dort liegt (Formkonstanz)? Der Umriss sieht wie andere Umrisse aus, die Sie schon gesehen haben (visuelles Gedächtnis). Sie konzentrieren sich, damit die Augen fokussieren, um scharf sehen zu können (Akkomodation). Sie mustern den Umriss, die Bank, den Baum und den Weg (Fixation) und nehmen die ganze Szenerie konzentriert in Augenschein (visuelle Aufmerksamkeit). Ist die Situation gut, unheilvoll oder neutral? Wo befindet sich der Umriss im Verhältnis zu Ihrem Standort, und wo befinden Sie sich im Verhältnis zur sicheren Zone auf der belebten Straße (räumliche Beziehungen)? Finden Sie Ihren Weg aus dem Park (Orientierung)? Plötzlich regt sich der Umriss, und Sie zucken zusammen (visuelle Überempfindlichkeit). Ohne innezuhalten, um zu analysieren, ob Sie kämpfen, fliehen, den unbekannten Umriss füttern sollen oder essen können oder sich zu ihm gesellen sollen, reagieren Sie adaptiv in einer sich selbst schützenden Weise. Sie drehen die Füße einfach in die der Bank entgegengesetzte Richtung und rennen los (Augen-Fuß-Koordination).

Der visuelle Sinn eines Betroffenen mit sensorischen Verarbeitungsstörungen

Dr. Ayres und ihre begabten Mitstreiter fanden heraus, dass viele Kinder mit Lernschwierigkeiten unter problematischen Sehstörungen leiden. Normalerweise ist das Gehirn betroffener Kinder ineffizient dabei, die visuelle Diskrimination und die visuell-motorischen Fähigkeiten mit vestibulären, propriozeptiven und posturalen Prozessen zu koordinieren. Mit anderen Worten: Ihre Augen und ihr Körper sind nicht aufeinander abgestimmt.

Bei Kindern mit Autismus-Spektrum-Störungen ist eine gestörte Entwicklung des Sehens sehr verbreitet, auch wenn dies häufig nicht erkannt wird. Ein autistisches Kind hat oft schlechten Blickkontakt und es fällt ihm schwer, Objekten und Menschen in seiner Umgebung Aufmerksamkeit zuzuwenden und ihnen einen Sinn zu geben. Wenn ein betroffenes Kind visuell gestresst ist, blinzelt es womöglich und legt ein selbststimulierendes Verhalten an den Tag (fuchtelt zum Beispiel mit den Händen vor seinen Augen herum). Selbststimulation, auch „Stimming“ genannt, ist ein kompensatorischer Versuch des Kindes, den visuellen Raum zu öffnen, seine konzentrierte visuelle Aufmerksamkeit zu entspannen und seine Körperfunktionen besser zu kontrollieren.

Natürlich haben auch viele nicht autistische Kinder offensichtliche oder nicht so offensichtliche Sehprobleme. Wenn diese sich unter anderem durch Bewegungsprobleme (zu stolpern, obwohl keine Hindernisse im Weg sind), Haltungsprobleme (zusammengesackt am Tisch zu sitzen) oder Probleme mit der Körperwahrnehmung (Schwierigkeiten zu lernen, zwischen links und rechts zu unterscheiden) äußern, ist es wahrscheinlich, dass dem Ganzen sensorische Probleme zugrunde liegen und eine sensorische Verarbeitungsstörung die Ursache ist.

Wenn die Probleme jedoch mit visueller Diskrimination zu tun haben, ohne dass Bewegung eine Rolle spielt (zum Beispiel Probleme damit, gleiche Farben einander zuzuordnen oder eine Karte zu lesen), muss eine sensorische Verarbeitungsstörung nicht unbedingt die Ursache sein. Die Ursache könnte eine verminderte Sehschärfe sein, zum Beispiel Kurzsichtigkeit, oder eine geistige Behinderung, wie sie beim Down-Syndrom vorkommt. Es ist sehr wichtig, die Ursache, die Sehproblemen zugrunde liegt, zu bestimmen, damit das spezifische Problem richtig behandelt werden kann.

Ein Kind mit sensorischen Verarbeitungsstörungen und einer Sehschwäche kann ein Problem oder mehrere Probleme mit der Modulation, der Diskrimination und dem Verwenden visueller Empfindungen haben, um adäquat auf die Welt, die es umgibt, zu reagieren.

Sensorische Modulationsstörungen

Visuelle Überempfindlichkeit – „Nein!“

Ein Kind mit einer visuellen Überempfindlichkeit reagiert extrem stark auf leichte visuelle Umweltreize wie Kontraste, Reflektionen, glänzende

Oberflächen oder helles Licht. Möglicherweise wendet es die Augen von plötzlichem intensivem oder flackerndem Licht ab und schirmt die Augen vielleicht mit den Händen, einer Sonnenbrille oder dem Schirm einer Kappe ab. Ein betroffenes Kind kann auch durch sich bewegende Objekte wie ein herabhängendes Mobile oder in einer belebten Umgebung umherlaufende Menschen verunsichert werden. Möglicherweise duckt es sich, wenn Objekte auf es zukommen, zum Beispiel ein Ball oder ein anderes sich schnell bewegendes Kind.

Wie Überempfindlichkeit das Verhalten eines Kindes beeinflusst

Ein normales Kind	**Ein Kind mit sensorischen Verarbeitungsstörungen**
Leah, elf Jahre alt, passt auf dem Spielplatz auf ihren kleinen Bruder auf. Er tapst auf die Schaukel zu. Gerade noch rechtzeitig sieht Leah, dass er sich direkt im Weg eines Kindes befindet, dessen Schaukel in einem weiten Bogen hinunterschwingt. Ohne zu zögern, packt Leah ihren Bruder am Arm und zieht ihn weg.	Dorothy, elf Jahre alt, passt auf das Kleinkind ihrer Nachbarin auf. Auf dem Spielplatz zieht der Kleine Dorothy zu den Schaukeln. Die schnellen Bewegungen der schaukelnden Kinder erschrecken Dorothy. Sie schließt die Augen, um ihre innere Aufregung zu unterdrücken. Eines der schaukelnden Kinder kracht unbeabsichtigt in die beiden hinein und stößt Dorothy und ihren kleinen Schützling zu Boden.

Visuelle Unterempfindlichkeit – „Moment mal, wie bitte?“

Ein unterempfindliches Kind schenkt neuen visuellen Reizen wie einer Feiertagsdekoration oder anders angeordneten Möbeln im Klassenzimmer möglicherweise keine Aufmerksamkeit. Es kann auch sein, dass es nicht schnell und effizient reagiert, wenn ein Objekt auf das Kind zukommt, zum Beispiel wenn ein Ball in seine Richtung geworfen wird.

Wie Unterempfindlichkeit das Verhalten eines Kindes beeinflusst

Ein normales Kind	**Ein Kind mit sensorischen Verarbeitungsstörungen**
Nathan, ein Viertklässler, blickt zur Tafel auf, an der mit Kreide geschrieben steht, welche Hausaufgaben anzufertigen sind. Er schreibt die Aufgaben in sein Hausaufgabenheft ab und blickt noch einmal auf, um sich zu vergewissern, dass er alles richtig abgeschrieben hat. Dann packt er seine Sachen in seinen Rucksack und steuert die Tür an.	Während die anderen Kinder die Hausaufgaben von der Tafel abschreiben, starrt Rex, neun Jahre alt, aus dem Fenster. Die Lehrerin winkt ihn zu sich und sagt: „Vielleicht fällt es dir leichter, die Aufgaben zu hören, als sie zu lesen. Ich lese sie dir vor, damit du sie aufschreiben kannst." Rex ist dankbar, kann den Blickkontakt zu ihr jedoch nicht aufrechterhalten. Er starrt direkt durch sie hindurch.

Möglicherweise nimmt ein betroffenes Kind helles Licht oder das Licht der Sonne nicht wahr. Vielleicht blinzelt es nicht oder wendet sich von dem blendenden Licht nicht ab. Es kann sein, dass es Objekte anstarrt und diese gar nicht zu sehen scheint oder die Gesichter von Menschen anblickt, als ob sie gar nicht da wären.

Sensorisches Verlangen – „Mehr"

Ein Kind, das nach mehr sensorischer Stimulation verlangt als die meisten anderen Kinder, besteht möglicherweise darauf, übermäßig viel Zeit vor dem Fernseher oder dem Computermonitor zu verbringen, und wird vielleicht von hellem flackerndem Licht wie Stroboskoplicht oder durch die Jalousien fallenden Sonnenlichtstrahlen angezogen.

Wie sensorisches Verlangen das Verhalten eines Kindes beeinflusst

Ein normales Kind	Ein Kind mit sensorischen Verarbeitungsstörungen
Die defekte Leuchtröhre stört Lucy ein wenig, aber sie ignoriert sie während der Schulaktivität „Show and Tell", bei der die Kinder ihren Mitschülern einen mitgebrachten Gegenstand vorstellen. Dann ist Pause und Zeit, draußen zu spielen. Nach der Schule geht Lucy mit zu Lynne. Sie gesellt sich kurz zu Lynne, die sich einen Videofilm ansieht, bis sie sich langweilt und nach Verkleidungsstücken Ausschau hält, die sie anprobieren kann.	Lynn, vier Jahre alt, starrt an die Decke zu der flackernden Leuchtröhre. Das lange „An" und das kurze „Aus" lenken sie von der Schulaktivität „Show and Tell" ab. Nach der Schule kommt Lucy mit zu ihr, um zu spielen. Lynne setzt sich dicht vor den Fernseher und betrachtet ein fesselndes Video, während Lucy weggeht und Verkleidungsstücke anprobiert.

Visuelle Diskriminationsstörungen:

Ein normales Kind kann bestimmte Eigenschaften dessen, was es sieht, unterscheiden. Es ist in der Lage, Unterschiede zwischen Menschen oder Dingen, die es sieht, zu erkennen.

Ein Kind mit einer schlechten visuellen Unterscheidungsfähigkeit sieht, aber es nimmt die Bedeutung dessen, was es sieht, nicht wahr. Anstatt visuelle Informationen mit Hör-, Berührungs- und Bewegungsempfindungen zu verknüpfen, kann es sein, dass das Gehirn eines betroffenen Kindes die Botschaften falsch miteinander verbindet. Wenn das Problem zum Beispiel darin besteht, Gesehenes mit Gehörtem zu verknüpfen, weiß das Kind womöglich nicht, wohin es blicken muss, wenn es die Stimme des Lehrers hört. Besteht das Problem darin, Gesehenes mit Berührungsempfindungen zu verknüpfen, weiß das Kind womöglich nicht – allein durchs Sehen –, dass ein Nagel spitz und ein Hammer schwer ist. Wenn das Problem darin besteht, Gesehenes mit Bewegungsempfindungen zu verknüpfen, weicht es womöglich nicht aus, um nicht gegen Möbel zu laufen. Werden all die sensorischen Informationen im Gehirn des Kindes nicht zu einem einheitlichen

Ganzen zusammengefügt, ist es eine große Herausforderung für das Kind, sich entsprechend dem, was es mit den Augen sieht, adäquat zu verhalten.

Wie visuelle Diskrimination das Verhalten eines Kindes beeinflusst

Ein normales Kind	Ein Kind mit sensorischen Verarbeitungsstörungen
Eden, fünf Jahre alt, betrachtet in einer Zeitschrift eine Seite mit der Überschrift „Was stimmt bei diesem Bild nicht?“ Sie entdeckt auf einer Küchenuhr eine „4“, die auf dem Kopf steht, ein Lineal, wo ein Messer sein sollte, und in einer Reihe Ameisen, die eine Zuckerdose ansteuern, eine Spinne. Kichernd zeigt sie Opal die Seite und ermuntert sie, auch nach den falschen Dingen zu suchen, aber zu Edens Enttäuschung zeigt Opal kein Interesse.	Opal, ein Kindergartenkind mit vestibulären Problemen, wirft einen kurzen Blick auf die Seite „Was stimmt bei diesem Bild nicht?“, als Eden sie ihr zeigt. Aber Opal fällt es schwer, visuelle Details zu erkennen, weshalb sie der Seite keine längere Beachtung schenkt. Sie zuckt mit den Schultern und gibt Eden die Seite zurück. Sie merkt nicht, dass Eden deswegen enttäuscht ist.

Das Kind ist möglicherweise nicht in der Lage, gleiche Farben, Formen, Zahlen, Buchstaben oder Worte einander zuzuordnen und unterschiedliche Farben, Formen, Zahlen, Buchstaben oder Worte voneinander zu trennen. Vielleicht kann es keine gedruckten Worte voneinander unterscheiden und nicht einmal seinen eigenen Namen erkennen. Wenn es heranwächst, kommt es womöglich mit ähnlichen Symbolen (▲/▼), Buchstaben *(q/p)*, Zahlen *(1000/10000)* oder Worten *(Ausfall/Ausraster, uniformiert/uninformiert, Australien/Austria)* durcheinander. Möglicherweise hat es Schwierigkeiten, sich auf Details in Bildern, Puzzles, Lego-Bauanleitungen, Geschichtsbüchern, geometrischen Beweisen, Rezepten, Nähmustern usw. zu konzentrieren.

Das Kind ist vermutlich nicht in der Lage, zwischen Objekten im Vordergrund und im Hintergrund zu unterscheiden. Möglicherweise hat es keinen Spaß daran, sich mit reich illustrierten Wimmelbilderbüchern wie *Wo ist Walter?* zu befassen. Es kann Probleme haben einzuschätzen, welche Teile in ein Puzzle passen, oder nicht in der Lage sein, in einer Menschenmenge einen Freund zu erkennen.

Vielleicht deutet es bei sozialen Interaktionen wichtige visuelle Informationen, die mehr als 50 Prozent der menschlichen Kommunikation ausmachen, wie Gesichtsausdrücke und Gesten, falsch. Unfähig zu sein zu unterscheiden, ob ein anderer Mensch finster dreinschaut oder lächelt, ist eine erhebliche Beeinträchtigung!

Visuell-motorische Fähigkeiten

Ein normal entwickeltes Kind verwendet visuelle Informationen, um geplante und zielgerichtete Bewegungen zu steuern. Mit aufeinander abgestimmten visuell-motorischen Fähigkeiten kann es seinen Körper effizient bewegen, von einem Punkt A zu einem Punkt B gelangen, eine einfache Zeichnung betrachten und diese nachzeichnen, mit Bauklötzen etwas nachbauen oder ein Objekt sehen, nach ihm fassen und es in die Hand nehmen.

Wie Augen-Hand-Koordination das Verhalten eines Kindes beeinflusst

Ein normales Kind	Ein Kind mit sensorischen Verarbeitungsstörungen
In der Esspause gießt David, drei Jahre alt, Saft in einen Becher und hört genau in dem Moment auf zu gießen, bevor der Saft den Rand des Bechers erreicht. Nach der Esspause setzt er ein Puzzle zusammen. Ein Teil scheint nicht zu passen. Er mustert es und stellt fest, dass er versucht hat, es verkehrt herum einzufügen. Er korrigiert seinen Fehler und vervollständigt das Puzzle. Dann nimmt er sich ein anderes, schwierigeres vor.	In der Esspause gießt Freddy Saft in den Becher, bis der Saft überläuft. Die Vorschullehrerin macht ihn sauber und gibt ihm ein einfaches Puzzle. Freddy versucht, die vier Teile zusammenzusetzen, doch es gelingt ihm nicht. Frustriert schiebt er das Puzzle vom Tisch. Er fragt, ob er sich nicht einfach in die gemütliche Ecke setzen und das Meerschweinchen halten darf.

Einem Kind mit schlechten visuell-motorischen Fähigkeiten fällt es schwer, das, was es sieht, dazu zu nutzen, seine Bewegungen zu steuern. Visuelle Dyspraxie kann zur Folge haben, dass ein betroffenes Kind Probleme damit hat, eine Abfolge komplexer Bewegungen zu visualisieren, zu planen und auszuführen, zum Beispiel sich im Bett zu drehen, um einen Blick auf den Wecker werfen zu können. Möglicherweise greift es zu weit, wenn es einen Gegenstand fassen möchte. Es kann sein, dass es unbeholfen eine Treppe hinaufstolpert. Vielleicht fällt es ihm schwer, auf einem Schwebebalken zu gehen, Fahrrad zu fahren, sich die Schuhe zuzubinden, Papierpuppen auszuschneiden, Butter auf eine Scheibe Toast zu schmieren oder eine Nadel einzufädeln. Es kann durcheinander und emotional unsicher sein oder sich im Raum nicht zurechtfinden.

Wie visuelle Praxis das Verhalten eines Kindes beeinflusst

Ein normales Kind	Ein Kind mit visueller Dyspraxie
Howie und Curt, Zweitklässler, spielen mit Spielzeugsoldaten. Howie hat die Idee, im Sandkasten ein Schlachtfeld abzustecken, dafür auch Kieselsteine und Zweige zu verwenden und ihre Armeen strategisch zu positionieren. Während er das Schlachtfeld aufbaut, visualisiert er, wie er seine Soldaten strategisch platzieren kann – einige hinter einem Stein, einige zwischen belaubten Zweigen und andere hinter Sandhügeln. Eine spannende und fesselnde Aufgabe.	Curt hält das Abstecken eines Schlachtfelds im Sandkasten auch für eine gute Idee, aber er hat keinen Plan und keine Strategie im Kopf. Es fällt ihm schwer, visuelle Informationen in eine Reihenfolge zu bringen und zu verwenden. Er lässt Howie seinen Plan entwerfen und ausführen. Curts Seite des Schlachtfelds gleicht weitgehend einem offenen Gelände. Er stellt seine Soldaten in parallelen Reihen auf und wartet darauf, dass die Schlacht beginnt.

Eine schlechte Augen-Hand-Koordination kann bedeuten, dass es einem betroffenen Kind schwerfällt, seine Augen und seine Hände gemeinsam einzusetzen. Möglicherweise hat es Schwierigkeiten, mit Spielzeugen umzugehen, Schulutensilien zu verwenden, einen Ball zu fangen, Bunt-

und Bleistifte zu verwenden, Knöpfe zuzuknöpfen und Reißverschlüsse zuzuziehen.

Eine schlechte Augen-Fuß-Koordination kann ein Kind dabei beeinträchtigen, gleichmäßig zu gehen oder zu rennen oder auf dem Spielfeld erfolgreich zu sein. Eine schlechte Augen-Ohr-Koordination wiederum mindert seine Fähigkeit, einen Buchstaben oder ein Wort zu sehen und auszusprechen und somit seine Sprech-, Lese- und Schreibfähigkeiten.

Ein Kind mit visueller Dyspraxie ist möglicherweise nicht in der Lage, im Voraus zu planen und Probleme vor seinem geistigen Auge zu lösen. Vielleicht betrachtet es bestimmte Dinge, weiß, dass man mit ihnen etwas machen kann, ist jedoch nicht in der Lage, die visuellen Prozesse und Fähigkeiten abzurufen, die erforderlich sind, um etwas, das es machen möchte, tatsächlich hinzubekommen.

Eine schlechte bilaterale Integration und schlechte posturale Reaktionen beeinträchtigen häufig die visuell-motorischen Fähigkeiten. Möglicherweise fällt es einem betroffenen Kind schwer, die beiden Seiten seines Körpers zu koordinieren und seinen Kopf, seinen Rumpf und seine Glieder ausreichend zu stabilisieren, damit diese Körperteile richtig funktionieren und die visuell-motorischen Fähigkeiten unterstützen.

Wie posturale Reaktionen das Verhalten eines Kindes beeinflussen

Ein normales Kind	**Ein Kind mit sensorischen Verarbeitungsstörungen**
Bennet, ein Erstklässler, sitzt aufrecht an seinem Tisch und liest die Anweisungen in seinem Aufgabenbuch. Er versteht sie, nimmt seinen Buntstift in die Hand und verbindet die Punkte miteinander.	Clark, sechs Jahre alt, sitzt zusammengesackt am Tisch. Er rutscht auf dem Stuhl hin und her und versucht, eine bequeme Position zu finden, um in seinem Aufgabenbuch lesen zu können. Er dreht den Kopf hin und her. Die Worte tanzen auf der Seite.

Zum Glück gibt es Hilfsangebote. Ein Entwicklungsoptometrist kann eine Sehtherapie durchführen, um die Kontrolle der Augenmotorik, die visuelle

Diskrimination und die Augen-Hand-Koordination zu verbessern (siehe Kapitel 10).

Darüber hinaus verbessert sich die Sehfähigkeit auch oft, wenn ein Ergotherapeut eine Therapie mit der Herangehensweise einer sensorischen Integrationstherapie durchführt, um vestibuläre, propriozeptive und posturale Probleme zu lindern. Kommt eine Therapie nicht in Betracht, ist ein um Sinnesempfindungen bereichertes Leben mit vielen visuellen Erlebnissen sehr wichtig, um eine adäquate Entwicklung der Sehfähigkeit zu gewährleisten. Sich zu bewegen bedeutet zu sehen!

Merkmale visueller Störungen

Die folgenden Checklisten werden Ihnen helfen zu erkennen, ob Ihr Kind unter visuellen Störungen leidet. Wenn Sie systematisch überprüfen, ob Ihr Kind erkennbare Merkmale aufweist, werden Sie auftretende Muster wahrnehmen, die Ihnen helfen, sich das durch eine sensorische Verarbeitungsstörung geprägte Verhalten Ihres Kindes zu erklären.

Auf ein Kind, das Probleme mit den **grundlegenden visuellen Fähigkeiten** hat, trifft möglicherweise Folgendes zu:

- ❑ Hat Kopfschmerzen, überanstrengte Augen oder rote, brennende, juckende oder tränenden Augen.
- ❑ Reibt sich die Augen, verzieht das Gesicht oder blinzelt übermäßig häufig.
- ❑ Klagt darüber, verschwommen zu sehen, wenn es Bilder, Gedrucktes oder Gesichter betrachtet.
- ❑ Klagt darüber, doppelt zu sehen.
- ❑ Klagt darüber, dass sich die Worte auf der Seite zu bewegen scheinen.
- ❑ Wendet oder neigt beim Lesen den Kopf.
- ❑ Hält ein Buch zu nah vor die Augen oder senkt den Kopf zu tief über den Schreibtisch.
- ❑ Hat Schwierigkeiten, das Buch mit den Kindergeschichten oder die Tafel zu sehen, und verlangt danach, näher herangehen zu dürfen.

- ❑ Hat Schwierigkeiten, den Blick von einem Objekt zum anderen zu wenden, zum Beispiel von der Tafel auf das eigene Arbeitsblatt oder Heft, und macht Fehler beim Abschreiben von der Tafel.
- ❑ Hat Schwierigkeiten, sich auf unbewegliche Objekte zu konzentrieren.
- ❑ Vergisst beim Lesen oft, an welcher Stelle es war, liest Worte oder Zeilen zweimal, überspringt beim Lesen oder Schreiben Zahlen, Buchstaben, Worte oder ganze Zeilen oder nimmt beim Lesen einen Finger zu Hilfe, um zu wissen, an welcher Stelle es ist.
- ❑ Hat Schwierigkeiten, mit den Augen einem sich bewegenden Objekt wie einem Tischtennisball oder einer Zeile gedruckter Worte zu folgen.
- ❑ Ermüdet leicht bei der Erledigung von Schulaufgaben oder bei sportlichen Aktivitäten.

Auf ein Kind mit Schwierigkeiten bei der **Modulation visueller Empfindungen** trifft möglicherweise Folgendes zu:

- ❑ Schirmt die Augen ab, um Dinge nicht zu sehen, schließt oder bedeckt ein Auge oder blinzelt.
- ❑ Meidet helles Licht und Sonnenlicht, trägt gerne eine Sonnenbrille, sogar in Innenräumen.
- ❑ Fühlt sich beim Anblick sich bewegender Objekte oder Menschen unbehaglich oder überfordert.
- ❑ Duckt sich oder versucht auszuweichen, wenn ein Objekt wie ein Ball oder ein anderes Kind auf es zukommt.
- ❑ Beteiligt sich nicht am Unterricht und meidet Gruppenaktivitäten.
- ❑ Meidet direkten Augenkontakt.
- ❑ Verspürt beim Einsatz der Augen Kopfschmerzen, Übelkeit oder Schwindel.
- ❑ Nimmt Hell-Dunkel-Kontraste, Umrisse oder Reflektionen nicht wahr.
- ❑ Nimmt Bewegungen nicht wahr, stößt oft gegen sich bewegende Objekte wie eine schwingende Schaukel.
- ❑ Reagiert spät auf visuelle Informationen, zum Beispiel auf Hindernisse im Weg.
- ❑ Fühlt sich von hellem Licht, Stroboskoplicht und direktem Sonnenlicht angezogen.

- ❑ Fühlt sich von visuellen Reizen angezogen, zum Beispiel von Fingerschnippen oder sich drehenden Objekten, und betrachtet gerne Muster und Kanten, zum Beispiel die Zimmerdecke oder eine Zaunlinie.
- ❑ Bewegt sich bei visuellen Tätigkeiten wie der Erledigung von Aufgaben in einem Arbeitsbuch übermäßig viel (rutscht hin und her, zappelt herum).

Bei einem Kind mit einer **schlechten visuellen Diskrimination** kann Folgendes auftreten:

- ❑ Hat Schwierigkeiten, Objekte dreidimensional zu sehen (Tiefenwahrnehmung).
- ❑ Scheint beim Anblick sich bewegender Objekte oder Menschen überfordert zu sein, weil es ein Problem damit hat, zwischen Dingen, die sich bewegen, und Dingen, die sich nicht bewegen, zu unterscheiden (stabiles Gesichtsfeld).
- ❑ Hat Schwierigkeiten, relative Distanzen zwischen Objekten wie Buchstaben, Worten, Zahlen oder Zeichnungen auf einer Seite einzuschätzen. Hat Schwierigkeiten, die Distanz zwischen sich selbst und Objekten in seiner Umgebung einzuschätzen. Stößt oft gegen Dinge und hat Schwierigkeiten, sich in einer neuen Umgebung zurechtzufinden (räumliche Beziehungen).
- ❑ Versteht Begriffe wie oben/unten, vorwärts/rückwärts, vor/hinter oder Erster/Zweiter nicht (räumliche Beziehungen). Möglicherweise hat das Kind Schwierigkeiten, Perlen in einer bestimmten Reihenfolge aufzuziehen, einer Anleitung zu folgen, um etwas mit Bauklötzen zu bauen, oder den Weg zu finden (von einem Ort zu einem anderen zu gelangen, ohne sich zu verlaufen, oder sich an einem neuen Ort zurechtzufinden).
- ❑ Hat Schwierigkeiten bei Mannschaftssportarten, bei denen es darauf ankommt, zu wissen, wo man sich selbst auf dem Spielfeld befindet, wo die Mitspieler sind und wie sie sich bewegen.
- ❑ Verwechselt Ähnlichkeiten und Unterschiede von Bildern, Worten, Symbolen und Objekten und hat Schwierigkeiten, Eigenschaften von Objekten zu unterscheiden.
- ❑ Verwechselt häufig ähnliche Wortanfänge und -endungen („*drei/frei*“, „*Sicht/Schicht/schlicht*“, „*Land/lang*“).

- ❑ Hat Schwierigkeiten mit Schulaufgaben, bei denen die Größe der Buchstaben, die Abstände zwischen Buchstaben und Worten auf der Linie und das Aneinanderreihen von Zahlen eine Rolle spielen (Formkonstanz). Möglicherweise vertauscht oder verdreht das Kind beim Lesen und Schreiben Buchstaben („b/d“) oder Wörter („Regal/Lager“).
- ❑ Hat Schwierigkeiten, Objekte im Vorder- und Hintergrund zu unterscheiden, was notwendig ist, um ein Wort auf einer Seite oder ein Gesicht in einer Menschenmenge zu erkennen (Figur-Grund-Wahrnehmung).
- ❑ Ist nicht in der Lage, sich vor dem geistigen Auge Bilder von Gegenständen, Menschen oder Szenarios auszumalen, um sich vorzustellen, was es liest oder hört, oder Bilder oder Worte mit den „realen Dingen“ in Beziehung zu setzen (Visualisierung).
- ❑ Hat Schwierigkeiten, Gedanken oder Handlungen zu beschreiben, sowohl mündlich als auch schriftlich.
- ❑ Kann schlecht buchstabieren.
- ❑ Hat Schwierigkeiten, sich daran zu erinnern, was es während des Tages getan oder gesehen hat.
- ❑ Ist nicht in der Lage, nur dadurch, dass es Dinge sieht, einzuschätzen, wie diese sich wohl anfühlen. Das Kind muss das Kätzchen anfassen, um zu wissen, dass es weich und flauschig ist.
- ❑ Versteht nicht, was es liest, und verliert schnell das Interesse.
- ❑ Hat eine kurze Aufmerksamkeitsspanne beim Lesen oder beim Abschreiben von der Tafel und ein schlechtes visuelles Gedächtnis für etwas, das es gelesen hat.

Bei einem Kind mit **schlechten visuell-motorischen Fähigkeiten** kann Folgendes zutreffen:

- ❑ Hat eine schlechte Augen-Hand-Koordination – verfügt also nicht über ein effizientes Zusammenspiel von Augen und Händen, das erforderlich ist, um mit Spielzeugen umzugehen, Hilfsmittel und Werkzeuge zu verwenden, sich anzuziehen, zu schreiben und schulische Aufgaben zu erledigen.
- ❑ Ist nicht in der Lage, die Augen einzusetzen, um Handbewegungen zu steuern, die erforderlich sind, um Zeichnungen oder Worte auf einer

Seite korrekt zu positionieren. Das Kind ist möglicherweise nicht in der Lage, beim Ausmalen innerhalb der vorgegebenen Linien zu bleiben, seine Handschrift kann krumm und schief sein, die Abstände zwischen den Buchstaben und Worten gering.

- ❑ Hat Schwierigkeiten mit Aktivitäten, die feinmotorisches Geschick erfordern, bei denen räumliche Beziehungen eine Rolle spielen, zum Beispiel ein Puzzle zusammenzusetzen, die Möbel eines Puppenhauses umzustellen oder entlang einer Linie zu schneiden.
- ❑ Hat eine schlechte Augen-Fuß-Koordination und Schwierigkeiten, eine Treppe hochzusteigen oder einen Ball zu schießen.
- ❑ Verfügt über schlechte grobmotorische Fähigkeiten und hat Schwierigkeiten, sich auf Spielplatzgeräten zu bewegen, zum Beispiel nach den Sprossen eines Klettergerüsts zu greifen und auf diesem zu klettern.
- ❑ Meidet Sportarten und Gruppenaktivitäten, bei denen Bewegung erforderlich ist.
- ❑ Hat Schwierigkeiten mit rhythmischen Aktivitäten.
- ❑ Verfügt über eine schlechte Koordination und ein schlechtes Gleichgewichtsgefühl.
- ❑ Hat Schwierigkeiten, ein Wort still mit den Lippen zu formen und es dann laut auszusprechen, oder es spricht ähnliche Worte beim Weiterlesen falsch aus (Augen-Ohr-Koordination).
- ❑ Positioniert Zeichnungen auf einer Seite schlecht oder schreibt schräg nach oben oder schräg nach unten.
- ❑ Hat am Tisch oder am Schreibtisch eine sehr schlechte Körperhaltung oder dreht sich zur Seite oder neigt den Kopf, um den Lehrer oder ein Buch zu sehen.
- ❑ Beteiligt sich nicht am Unterricht.
- ❑ Hat ein geringes Selbstwertgefühl.

Kapitel 9

Woran Sie erkennen, ob der auditive Sinn bei Ihrem Kind durch eine sensorische Verarbeitungsstörung beeinträchtigt ist

Eine Drittklässlerin im Musikunterricht

Es ist der erste Montag nach den Ferien, und May hat Bauchschmerzen. Sie hat keine Lust, in die Schule zu gehen, denn montags gehen die Drittklässler in den Mehrzweckraum, weil dort Musik unterrichtet wird. May hasst die Lehrerin, die mürrische alte Miss Cross, die darauf besteht, dass die Kinder die ganze Stunde über still sitzen. Sie ist nicht auf Kinder wie May eingestellt, die am besten lernen, wenn sie sich bewegen.

Die Kinder üben gerade für das Frühlingskonzert. Wenn sie in den Raum kommen, setzen sie sich zunächst hin und singen Volkslieder. May bewegt nur die Lippen, ohne die Worte auszusprechen, denn Miss Cross hat zu ihr gesagt: „Wenn du nicht in der richtigen Tonlage singen kannst, sing auch nicht laut." Miss Cross versteht nicht, dass May die Melodie richtig singen würde, wenn sie könnte, aber sie kann es nicht.

Nach dem Singen spielen die Kinder Instrumente. Die Hälfte der Schüler spielt die Melodien auf ihren Blockflöten, die anderen begleiten sie mit Trommeln, Rhythmusstöcken und anderen Schlaginstrumenten, die keine Tonhöhen erzeugen. Dann wechseln die Gruppen und wiederholen das Repertoire.

May hasst die Blockflöte, weil sie nie weiß, ob der Ton, den sie spielt, auch so klingt, wie er klingen sollte. Sie kann die Tonlage nicht gut einschätzen, kann also nicht beurteilen, wie hoch oder tief die Töne im Verhältnis zueinander sind. Wenn sie zum Beispiel versucht, ein b zu spielen, bringt ihre Blockflöte manchmal einen kreischenden Ton hervor, der zu scharf ist und höher klingt, also wie ein c. Die anderen Kinder wenden sich ab, und Miss Cross straft sie mit einem finsteren Blick.

Die Instrumente zu spielen, die keine Tonhöhen erzeugen, fällt May leichter, aber sie hat auch Probleme mit dem Rhythmus, dem Timing und der Dynamik. Ihr Einsatz kommt oft zu spät, sie kann den Takt nicht halten und spielt fortissimo, wenn sie pianissimo spielen sollte. May hat es einfach nicht „drauf", was das Musizieren angeht.

Als die Kinder heute den Raum betreten, sind sie überrascht, einen neuen Lehrer zu sehen. Mr Harmon lächelt, als sie sich hinsetzen, und sagt: „Ich bin ab jetzt euer Lehrer. Miss Cross hat beschlossen, nach den Ferien nicht wiederzukommen. Sie hat mir ein paar Tipps gegeben, wie ich in dieser Klasse unterrichten soll, aber ich werde diese Tipps ignorieren und etwas anderes mit euch machen. Lasst uns mit ganzem Körpereinsatz musizieren. Steht alle auf und lasst uns loslegen!"

Anstatt die Kinder dazu zu zwingen zu sitzen, lässt er sie auf einem Fleck stehen und Tonleitern singen; dabei bücken sie sich und berühren den Boden und strecken sich zur Decke, um die auf- und absteigenden Noten zu begleiten. Dann bewegen sie sich durch den Raum und singen Lieder. Er weist sie an, zu gehen und langsam zu singen, zu rennen und schnell zu singen, zu stampfen und laut zu singen und auf Zehenspitzen zu gehen und leise zu singen.

May schaut den anderen Kindern einen Moment lang zu, bis sie versteht, worum es geht. Als sie einmal in Bewegung ist, gefällt es ihr, sich zu bücken, zu strecken und sich durch den Raum zu bewegen. Sie hört die Musik nicht nur, sondern sie nimmt sie mit ihrem ganzen Körper auf. Allmählich ergibt das für sie alles einen Sinn.

Nachdem ihr Körper und ihre Stimmen entsprechend vorbereitet sind, nehmen die Kinder schließlich die Instrumente in die Hand. Mit einem neuen Gefühl für Tonhöhe und Rhythmus, das sie jetzt in ihrem Körper verspürt, begreift May, wie sie etwas von diesem Gefühl auf die Musik übertragen kann. Blockflöte zu spielen, fällt ihr an diesem Tag gar nicht so schwer.

Am kommenden Montag kann May es kaum erwarten, in die Schule zu gehen. Magenschmerzen an dem Tag, an dem Musik auf dem Stundenplan steht? Unvorstellbar!

Ein atypisches Verhaltensmuster

Bei der Verarbeitung von Geräuschen zeigt May ein atypisches Verhaltensmuster. Ihre Probleme bei der auditiven Verarbeitung werden durch eine sensorische Diskriminationsstörung verursacht.

Sie singt falsch und bringt auf der Blockflöte schiefe Töne hervor, weil sie Tonhöhenunterschiede in den Musikstücken nicht wahrnehmen kann. Wenn sie Schlaginstrumente spielt, kommt sie aus dem Takt, weil sie kein Gefühl für die Wahl des richtigen Zeitpunkts und für den Rhythmus hat. Sie muss die anderen Kinder ansehen, wenn sie den Anweisungen des Lehrers folgt, weil es nicht ausreicht, die Anweisungen zu hören – sie benötigt visuelle Informationen, die ihr helfen zu verstehen, was sie hört.

Viele Kinder mit sensorischen Diskriminationssstörungen haben auch Modulationsprobleme, das trifft jedoch nicht auf May zu (sie reagiert nicht überempfindlich auf Geräusche; sie nimmt Geräusche durchaus wahr, und sie verlangt nicht danach, ständig laute Geräusche zu hören). Sie ist etwas ungeschickt, aber nachdem sie verstanden hat, was Mr Harmon von ihr erwartet, verbessern sich ihre Körperbewegungen und ihre motorische Planung.

Der reibungslos funktionierende Hörsinn

Das vestibuläre und das auditive System arbeiten bei der Verarbeitung von Bewegungs- und Geräuschempfindungen zusammen. Diese Sinnesempfindungen sind eng miteinander verknüpft, da sie beide von speziellen Haarzellen in den Rezeptoren des Ohrs verarbeitet werden.

Zu hören beziehungsweise das Hörvermögen ist die Fähigkeit, Töne zu empfangen. Wir werden mit dieser grundlegenden Fähigkeit geboren, wir können sie nicht erlernen. Entweder wir hören oder wir hören nicht.

Die Entwicklung der auditiven Fähigkeiten beginnt im Mutterleib. Das auditive Nervensystem ist das erste Nervensystem, das funktionsfähig wird. Zusammen mit dem vestibulären System steht es in Verbindung mit Muskeln im ganzen Körper und hilft bei der Regulierung von Bewegung, Gleichgewicht und Koordination.

Der Einfluss des Ohrs auf die körperliche Entwicklung ist sehr groß. Das Ohr ist nämlich nicht nur wichtig für das Hören, das Gleichgewicht und die Beweglichkeit, sondern auch für die bilaterale Koordination, die Atmung, das Sprechen, das Selbstwertgefühl, die sozialen Beziehungen, das Sehen und natürlich für das akademische Lernen.

Zwei Komponenten: defensiv („Okay!“ oder „Oje!“) und diskriminativ („Aha!“)

Der Hörsinn hat wie die anderen Sinne auch zunächst eine defensive Komponente. Als Säugling erschrecken wir, wenn wir laute oder unerwartete Geräusche hören. Nach und nach entwickelt unser Gehirn die Fähigkeit, Empfindungen zu modulieren und uns zu sagen, ob wir das Geräusch, das wir hören, als angenehm empfinden und nutzen können, oder ob es sich um ein Geräusch handelt, das wir meiden oder dem wir aus dem Weg gehen müssen, um uns selbst zu schützen. Wenn wir erkennen, dass das Geräusch nur eine Tür war, die geschlossen wurde, und keine Gefahr darstellt, kehren wir in einen Zustand der Ruhe und Wachsamkeit zurück.

Die Fähigkeit, zu hören und Geräuschempfindungen zu modulieren, bildet die Grundlage für unsere Fähigkeit, Geräusche um uns herum wirklich wahrzunehmen und ihre Bedeutung zu verstehen. Die Fähigkeit des Hinhörens wird uns nicht in die Wiege gelegt, sondern wir erwerben sie, indem wir unsere Gleichgewichts- und Hörempfindungen integrieren. Dadurch, dass wir zielgerichtet mit unserer Umwelt interagieren, lernen wir nach und nach, das, was wir hören, zu interpretieren und ausgefeilte auditive Diskriminationsfähigkeiten zu entwickeln, also das, was wir hören, unterscheiden und einschätzen zu können.

Die diskriminative Komponente des Hörsinns entwickelt sich, wenn ein Kind sich bewegt, Dinge berührt und viele multisensorische Erfahrungen macht. Zu den diskriminativen Funktionen, die uns helfen, Details über das „Was" und „Wo" von Geräuschen zu verfeinern, gehören unter anderem:

- Lokalisierung – die Fähigkeit, die Quelle eines Geräuschs zu identifizieren, zum Beispiel die Stimme der Mutter oder des Vaters oder das „Huhu!" eines Freundes, und die Fähigkeit, die Entfernung zwischen dem Geräusch und sich selbst einschätzen zu können.
- Verfolgung – die Fähigkeit, einem Geräusch zu folgen, zum Beispiel einem Hubschrauber, der am Himmel entlangknattert, oder den Schritten einer Person, die im Haus herumgeht.
- Auditives Gedächtnis – die Fähigkeit, sich an Gehörtes zu erinnern, zum Beispiel an Gespräche, Wegbeschreibungen, Hausaufgaben oder Liedtexte, und sich sofort (unmittelbare Erinnerung) oder zu einem späteren Zeitpunkt (aufgeschobene Erinnerung) daran zu erinnern.
- Auditive Sequenzierung – die Fähigkeit, Gehörtes zu ordnen und in logischer Reihenfolge zu wiederholen, zum Beispiel das Alphabet, spanische Verbkonjugationen oder mehrsilbige Wörter wie „Hindernis" oder „nuklear".
- Auditive Diskrimination – die Fähigkeit, Umgebungsgeräusche zu vergleichen und zu differenzieren, zum Beispiel einen Mixer von einem Staubsauger unterscheiden zu können, und Ähnlichkeiten und Unterschiede in Wortlauten zu erkennen, z. B. Last/fast, Brei/Blei, weg/wett.
- Auditive Figur-Grund-Wahrnehmung – die Fähigkeit, zwischen Vordergrund- und Hintergrundgeräuschen zu unterscheiden, um die Hauptbotschaft zu verstehen, ohne abgelenkt zu werden.
- Assoziation – die Fähigkeit, ein neues Geräusch mit einem vertrauten Geräusch in eine Beziehung zu setzen, zum Beispiel das Bellen des neuen Welpen des Nachbarn der Kategorie „Hund" zuzuordnen, und die Fähigkeit, ein visuelles Symbol, zum Beispiel einen Buchstaben des Alphabets oder eine musikalische Note, mit dem entsprechenden Laut oder Ton in Verbindung zu bringen.
- Auditive Kohäsion – die Fähigkeit des Hörens auf höherer Ebene, also die Fähigkeit, verschiedene Ideen zu einem Ganzen zu vereinen, aus dem Gesagten Schlussfolgerungen zu ziehen, Rätsel, Witze, Wortspiele

und mathematische Textaufgaben zu verstehen und sich im Unterricht Notizen zu machen.

- Auditive Aufmerksamkeit – die Fähigkeit, sich ausreichend zu konzentrieren, um einem Lehrer im Unterricht, einem Gespräch oder einer Geschichte zuhören zu können; dies ist wichtig, um die anderen auditiven Verarbeitungsfähigkeiten miteinander zu verbinden.

Ein Beispiel für die Anwendung der auditiven Fähigkeiten

Sie nehmen am Schulsportfest der Schule Ihres Kindes teil. Zweihundert Erwachsene und Kinder tummeln sich dort, reden und lachen. Der Lärmpegel ist hoch, aber Sie gewöhnen sich daran. Unerwartet brüllt direkt hinter Ihnen ein Sportlehrer Anweisungen in ein Megafon. Sie ducken sich und halten sich die Ohren zu. Was hat er gebrüllt? Sie sind sich nicht sicher, weil Sie den Lärm ausblenden mussten. Er bewegt sich an der Seitenlinie entlang. Ah, jetzt können Sie seine Anweisung hören, die lautet, dass sich die Schüler klassenweise aufstellen sollen (auditive Aufmerksamkeit). Jetzt hören Sie ein anderes Geräusch – es ist ein Trommler (auditive Diskrimination), der die Schülerkapelle vom Schulgebäude in Richtung der Menge führt (Verfolgung). Sie finden sich selbst dabei wieder, im Takt zu marschieren (Gehör-Körper-Koordination), während Sie sich am Rande des Spielfelds entlangbewegen. Sie halten Ausschau nach Ihrem Kind, können es aber nicht sehen. Durch den Lärm hindurch hören Sie es rufen: „Hallo, Mama!“ (Figur-Grund-Wahrnehmung) Sie drehen sich zu der Quelle des Rufs um (Lokalisierung) und winken Ihrem Kind über den Sportplatz zu. Dann stimmt die Schülerkapelle die Nationalhymne an. Die Menge verstummt. Alle singen mit (auditives Gedächtnis). Ein anderes Elternteil sagt: „Ist das nicht super?“ Sie nicken (rezeptive Sprache) und antworten: „Das Schulsportfest ist immer eine tolle Veranstaltung!“ (Expressive Sprache) Die Spiele beginnen.

Wenn unsere defensiven und diskriminativen Kompetenzen aufeinander abgestimmt sind, können wir adäquat auf Geräusche reagieren. Wir wissen, um was für Geräusche es sich handelt und woher sie kommen, oder wir können auf der Grundlage von Geräuschen, die wir schon einmal gehört haben, Vermutungen anstellen. Mit den Informationen über das „Was“ und „Wo“ von Geräuschen entwickeln wir die auditiv-motorische Koordination – ich nenne sie „Ohr-Körper-Koordination“ – und lernen, wie und wann wir uns entsprechend den Geräuschen bewegen. Das Schreien unseres hungrigen Säuglings veranlasst uns, uns auf das Stillen vorzubereiten. Eine heftige Beschimpfung lässt uns zusammenzucken, das Hupen im Berufsverkehr macht uns angespannt, und klare, harmonische Musik wie die von Mozart macht uns wach und konzentriert.

Wenn wir Geräusche auf normale Weise verarbeiten, können wir auf die einzigartige menschliche Weise Laute hervorbringen – in der Form von Sprechen und Sprache. Sprechen und Sprache sind miteinander verwoben, aber nicht dasselbe.

Sprechen ist das physische Hervorbringen von Tönen. Es beruht auf reibungslos funktionierenden Muskeln im Rachen, in der Zunge, den Lippen und im Kiefer. Das vestibuläre, das propriozeptive und das taktile System steuern die motorische Kontrolle und die motorische Planung, damit diese feinen Muskeln so eingesetzt werden, dass der Sprechende verständliche Laute erzeugt.

Sprache ist das Mittel, um mit anderen Menschen zu kommunizieren. Sie ist ein Code zur Entschlüsselung der Bedeutung von Wörtern, die wiederum Symbole für konkrete Objekte und abstrakte Ideen sind. Sprache beinhaltet auch den sinnvollen Einsatz von nonverbaler Gestik und Mimik.

Während wir heranwachsen, verknüpfen wir das, was wir hören, mit dem, was wir sehen, und entwickeln „soziale Pragmatik". Soziale Pragmatik umfasst sprachliche Fähigkeiten, die wir benötigen, um mit anderen Menschen in Beziehungen zu treten. Wir lernen zu verstehen, was die andere Person mitteilt, wie sich die andere Person möglicherweise fühlt, warum es wichtig ist, sich für die Ideen und das Gespräch der anderen Person zu interessieren, wann wir an der Reihe sind zu sprechen (oder nicht zu sprechen) und so weiter.

Sprache, die wir durch Zuhören und Lesen aufnehmen und verstehen, wird als „rezeptive Sprache" bezeichnet. Rezeptive Sprache konzentriert sich auf äußere Geräusche, also auf Stimmen anderer Menschen und auf all die Geräusche um uns herum.

Die Sprache, die wir verwenden, um uns mitzuteilen, sei es durch Sprechen, Singen oder Schreiben, wird als „expressive Sprache" bezeichnet. Expressive Sprache konzentriert sich auf Geräusche, die wir innerlich hören und die wir so genau wie möglich mit unserer Stimme wiedergeben.

Wir hören, bewegen uns, sprechen und lesen mit unseren Ohren. Körperwahrnehmung, Gleichgewichtsgefühl, motorische Koordination, Muskelkontrolle, posturale Reaktionen, das Sequenzieren, also das Organisieren von Abfolgen, sprachliche Fähigkeiten, vorausschauendes Planen und Problemlösungsfähigkeiten werden gestärkt, während wir die Geräusche um uns herum verarbeiten.

Der auditive Sinn eines Betroffenen mit sensorischen Verarbeitungsstörungen

Eine auditive Verarbeitungsstörung tritt häufig zusammen mit einer sensorischen Verarbeitungsstörung auf. Dieses Problem kann aber auch allein auftreten, zum Beispiel als Folge einer Ohrinfektion oder eines Hörverlusts.

Unabhängig davon, ob ein Kind unter einer sensorischen Verarbeitungsstörung leidet oder nicht, kann es durchaus richtig hören können, jedoch Geräusche langsam oder ungenau verarbeiten. Es kann ein Problem damit haben, Geräuschempfindungen zu modulieren oder zu differenzieren. Oder es leidet unter Dyspraxie und erstarrt regelrecht beim Hören von Geräuschen, weil es nicht weiß, wie oder wann es eine Aktivität beginnen oder beenden soll. Das Kind hat Schwierigkeiten, seinen Rhythmus und das richtige Timing zu finden, was sich auf die Art und Weise auswirkt, wie es sich bewegt, liest und kommuniziert.

Auch die Sprache des Kindes kann darunter leiden. Womöglich fällt es ihm schwer, sich daran zu erinnern, was es sagen möchte, seine Gedanken zu ordnen oder die Worte herauszubekommen. Möglicherweise hat das Kind Probleme, die Wörter deutlich genug auszusprechen, um verstanden zu werden. Es kann sein, dass es nicht wahrnimmt, wie sich sein Mund, seine Lippen und seine Zunge anfühlen und zusammenarbeiten. Es sagt vielleicht „Tandal“ statt „Skandal“ oder „dieh mal“ statt „sieh mal“, weil es Schwierigkeiten hat, die für die richtige Artikulation erforderlichen Muskeln richtig zu positionieren.

Sensorische Modulationsstörungen

Auditive Überempfindlichkeit – „Oh nein!“

Bei den meisten von uns zieht sich, wenn laute Geräusche auf uns einwirken, ein Muskel im Mittelohr zusammen, um die Vibrationen zu unterdrücken. Dieser Mechanismus schützt uns davor, mit Geräuschen überlastet oder taub zu werden. Wenn wir uns jedoch bedroht fühlen („Oje!“) und in den Kampf-/Flucht-/Erstarrungsmodus gehen, zieht sich dieser kleine Muskel nicht zusammen. Dann nehmen wir augenblicklich alle Geräusche mit großer Aufmerksamkeit wahr.

Menschen, die aufgrund ihrer auditiven Überempfindlichkeit ständig in Alarmbereitschaft sind, müssen auf jedes Geräusch achten. Sie lassen sich leicht ablenken und reagieren auf gewöhnliche Geräusche mit einer infantilen, den ganzen Körper betreffenden Schreckhaftigkeit. Dieser Zustand ständiger, alarmierter Wachsamkeit verbraucht Energie, beeinträchtigt das Lernen und behindert die Sprachentwicklung und die sozialen Interaktionen.

Wie sich Überempfindlichkeit auf das Verhalten eines Kindes auswirkt

Ein normales Kind	**Ein Kind mit sensorischen Verarbeitungsstörungen**
Vor dem Mittagessen eilt Brynna, eine Fünftklässlerin, auf die Schultoilette. Die Toilettenspülung und der brummende Händetrockner sind laut, aber diese Alltagsgeräusche stören sie nicht. Wenn sie plötzlich laute Geräusche hört wie quietschende Reifen oder einen Feueralarm, wird sie aufmerksam und zuckt zusammen. Ansonsten spitzt sie bei unerwarteten Geräuschen, zum Beispiel wenn Bücher vom Schreibtisch fallen, kurz die Ohren und ignoriert sie dann.	Wenn Nelia, 10, von der Schule nach Hause kommt, eilt sie auf die Toilette. In der Schule geht sie nie, denn der Lärm auf der Toilette tut ihr in den Ohren weh. Die Wasserspülung ist so ohrenbetäubend laut wie die Niagarafälle. Nelia fährt auch aus der Haut und hält sich mit den Händen die Ohren zu, wenn ein Bleistift auf den Boden fällt oder eine Tür zufällt. Ihre Überempfindlichkeit gegenüber Geräuschen hat dafür gesorgt, dass alle sie die „nervöse Nellie“ nennen.

Menschen mit Autismus-Spektrum-Störungen (und natürlich auch andere) sind oft überempfindlich gegenüber akustischen Reizen. Geräusche, die andere als angenehm empfinden, wie Vogelgezwitscher oder raschelnde Blätter können bei ihnen dafür sorgen, dass sie sich fühlen, als würde an ihren Trommelfellen herumgeschabt.

Egal ob er unter Autismus leidet oder nicht, ein „Reiz-Vermeider" (Sensory Avoider) reagiert stark, schnell und negativ auf laute, unerwartete Geräusche. Er reagiert auf die meisten Geräusche – sogar auf solche, die für die meisten Menschen zu leise oder zu hoch sind, um sie überhaupt wahrzunehmen. Wenn ein „Reiz-Vermeider" Sirenen heulen, Bauklötze fallen oder Menschen kauen hört, kann es passieren, dass er darüber klagt oder sich mit den Händen, einem Kissen oder sogar Ohrenschützern die Ohren zuhält. Ein betroffenes Kind macht sich möglicherweise ununterbrochen Sorgen über die Möglichkeit, dass laute Geräusche auftreten, und diese Sorgen können sein Verhalten beeinflussen.

Wenn einem Kind der metallische Klang von Gitarrensaiten wehtut, hält es sich womöglich beim Mitsingen zurück. Wenn der Knall eines zerplatzenden Luftballons ihm großes Unbehagen bereitet, sträubt es sich möglicherweise dagegen, zu Geburtstagsfeiern zu gehen. Wenn die Veranstalter eines Rockkonzerts einen „Mega-Sound" versprechen, zieht ein Betroffener es vielleicht vor, den Abend, an dem das Konzert stattfindet, lieber allein zu Hause zu verbringen. Kann sich ein betroffenes Kind dem Trubel um es herum nicht entziehen, erhebt es vielleicht seine eigene Stimme und brüllt „LA-LA-LA-LA", um dem Lärm entgegenzuwirken, so als würde es Feuer mit Feuer bekämpfen wollen.

Auditive Unterempfindlichkeit – „Moment mal, was?"

Ein „Reiz-Spätbemerker" scheint Geräusche nicht wahrzunehmen, die andere hören. Aber nimmt ein Kind, das bestimmte Geräusche nicht wahrzunehmen scheint, diese Geräusche *tatsächlich* nicht wahr? In vielen Fällen wissen wir das nicht. Kinder, die zum Beispiel an Autismus leiden und sich nicht klar ausdrücken können, hören vielleicht mehr, als wir erkennen können, indem wir sie einfach nur betrachten.

Ein Kind mit einer Unterempfindlichkeit gegenüber Geräuschen nimmt leise Geräusche, leise Stimmen und Flüstern vielleicht nicht erkennbar wahr, weil diese Geräusche „unter seinem Radar“ bleiben. Ebenso scheint es auf normale Geräusche, Stimmen, Fragen und Bemerkungen nicht zu reagieren. Und wenn das Kind doch antwortet, spricht es möglicherweise sehr leise, beinahe im Flüsterton.

Wie sich Unterempfindlichkeit auf das Verhalten eines Kindes auswirkt

Ein normales Kind	**Ein Kind mit sensorischen Verarbeitungsstörungen**
Auf dem Spielplatz spielen die Kindergartenkinder Asher und Frankie unter dem Klettergerüst mit Lastwagen im Sand. Ein anderer kleiner Junge, Jed, klettert über ihren Köpfen und ist im Begriff, herunterzuspringen. Er ruft „Achtung, aus dem Weg!“ Asher springt flink beiseite, gerade noch rechtzeitig.	Frankie hockt unter dem Klettergerüst und ist intensiv mit seinem Lastwagen beschäftigt. Er hört, wie Jed „Achtung!“ ruft –, aber er reagiert nicht und spielt weiter. Jed springt und landet direkt neben Frankie. Erschrocken jammert Frankie: „Was soll das?“ Jed entgegnet: „Ich habe doch gesagt, dass ich springe, du Baby.“

Sensorisches Verlangen – „Mehr!“

Ein „Reiz-Sucher“ (Sensory Craver) liebt Menschenmengen und Orte, an denen es laut zugeht, wie Rodeos, Autorennen und Paraden. Er hat Freude an lauten Geräuschen und verspürt normalerweise immer den Drang, die Lautstärke hochzudrehen. Möglicherweise produziert er auch selbst laute Geräusche, indem er im Klassenzimmer oder in der Küche eine laute Stimme einsetzt oder klatscht oder singt.

Wie sensorisches Verlangen das Verhalten eines Kindes beeinflusst

Ein normales Kind	**Ein Kind mit sensorischen Verarbeitungsstörungen**
Gwen, sieben Jahre alt, spielt bei Kaneesha. Gwen hält sich die Ohren zu, als ihre Freundin den Fernseher lauter stellt. „Aua! Lass uns was anderes machen", sagt Gwen. Die Mädchen beschließen, „Löffelglocke" zu spielen, ein Klangexperiment mit Löffeln. Sie nehmen jeweils eine meterlange Schnur, binden einen großen Löffel in die Mitte, wickeln die Schnurenden um ihre Zeigefinger und führen sie an ihre Ohren. Dann beugen sie sich vor und lassen den baumelnden Löffel gegen die Küchentheke, Tische und Stühle stoßen. Das sanfte Anschlagen überträgt die Schwingungen über die Schnur zu Gwens Ohren. Gong! Genau wie eine Kirchenglocke!	Kaneesha und ihre Freundin Gwen können sich nicht darüber einigen, wie laut der Fernseher sein soll. Gwen mag es leise, und Kaneesha mag es so laut, dass sie die Vibrationen durch ihren Stuhl spüren kann. Anstatt sich zu streiten, spielen die Mädchen „Löffelglocke". Sie gehen in der Küche herum und schlagen ihren an einer Schnur baumelnden Löffel gegen die Arbeitsplatte und gegen Möbel. Kaneesha holt ein Backofengitter heraus und schlägt ihren Löffel mit voller Wucht dagegen, um einen lauten Gongschlag zu erzeugen. Wahnsinn! Sie schabt den Löffel über die Gitterstäbe. Sie liebt den metallischen Nachhall. Der Krach ist Musik in ihren Ohren.

Auditive Diskriminationsstörungen: „Was hat das zu bedeuten?"

Ein Kind mit einer sensorischen Verarbeitungsstörung hat möglicherweise Schwierigkeiten, Ähnlichkeiten und Unterschiede von Worten zu erkennen. Es kann ihm schwerfallen, die Stimme des Lehrers wahrzunehmen, ohne durch Hintergrundgeräusche abgelenkt zu werden. Seine rezeptive Sprache leidet darunter: Das Kind kann möglicherweise schlecht zuhören und Schwierigkeiten beim Lesen haben. Es scheint sich nicht zu fügen oder Anweisungen nicht gut zu befolgen, weil es nicht in der Lage ist, das Gesagte zu entschlüsseln. Es kann sein, dass seine expressive Sprache unzureichend ist: Möglicherweise fällt es ihm schwer, sich an Gesprächen zu beteiligen, Fragen zu beantworten und seine Gedanken zu Papier zu bringen.

Diese Unterschiede im Hinblick darauf, wie die meisten Kinder Geräusche wahrnehmen, können offensichtlich sein oder bedauerlicherweise auch völlig übersehen werden. Obwohl sich der „Reiz-Durcheinanderbringer“ (Sensory Jumbler) bemüht zuzuhören, denken Erwachsene und andere Kinder möglicherweise, dass er absichtlich „einfach nicht aufpasst!“

Wie die auditive Diskriminierung das Verhalten eines Kindes beeinflusst

Ein normales Kind	**Ein Kind mit sensorischen Verarbeitungsstörungen**
Daisys Vorschullehrerin singt: „This old man, he played two, he played knick-knack on my...“. Sie macht eine Pause und fordert ihre vierjährigen Vorschulkinder auf, den Reim zu ergänzen. Ein Kind sagt: „Shoe!“ Daisy sagt: „Nein, dieses Mal nicht Shoe. Goo!“ Die Lehrerin und die meisten Kinder lachen. „Goo“ reimt sich auf „two“, erfüllt also das Kriterium, und es ist auf jeden Fall lustig!	„This old man, he played four, He played knick-knack on my ...“ Die Lehrerin beugt sich zu Joni vor und fordert sie auf, ein Wort zu nennen, das sich auf „four“ reimt. „Five!“, sagt Joni. „Sag mir ein Wort, das wie ‚four’ klingt“, fordert die Lehrerin sie auf. „Six!“, sagt Joni. Da sie Schwierigkeiten hat, auditiv zu unterscheiden und Zusammenhänge zu erkennen, versteht sie weder die Aufgabe noch den Witz.

Ein häufig beobachtetes Phänomen ist, dass ein Kind, das normalerweise nicht viel oder nicht gut spricht, zu sprechen beginnt, sobald es in Bewegung ist. Wenn es rennt, schaukelt oder auf einem Therapieball hüpft, kann es plötzlich rufen, singen oder sprechen. Um seine Gedanken in Worte fassen zu können, kann es als Selbsttherapie aufspringen und im Zimmer herumgehen.

Ein Kind mit Bewegungs- und Sprachproblemen profitiert in hohem Maße von einer Therapie, die gleichzeitig beide Probleme angeht, da das vestibuläre System und das auditive System eng miteinander verbunden sind. Logopäden und Sprachtherapeuten berichten über bemerkenswerte Erfolge, wenn ein betroffenes Kind in eine Schaukel gesetzt wird. Ergotherapeuten stellen fest, dass sich, wenn sie ein Kind wegen Gleichgewichtsproblemen behandeln, neben dem Gleichgewichtsgefühl, der Bewegung und der motorischen Planung auch die sprachlichen Fähigkeiten des Kindes verbessern. Zu weiteren Behandlungsmethoden gehört die Hörtherapie, die auf der von Alfred Tomatis entwickelten Methode zur Verbesserung des Bewegungs- und Sprachrhythmus basiert. Unter anderem führt das auditive Training bei betroffenen Kindern zu Verbesserungen in folgenden Bereichen:

- Aufmerksamkeitsspanne und Konzentration
- Soziale Interaktionen
- Sprachsteuerung und Sprechmotorik
- Auditive Unterscheidungsfähigkeit und Sensibilität
- Musikalischer Ausdruck
- Selbstwertgefühl, Stimmung und Motivation
- Verstehen gesprochener Sprache
- Lesen, Rechtschreibung und Handschrift
- Bilaterale Koordination
- Körperliches Gleichgewicht und Körperhaltung

Andere Möglichkeiten, einem Schulkind mit Hörproblemen zu helfen, bestehen darin, die Geräusche in einem lauten Klassenzimmer zu dämpfen. Dies kann zum Beispiel durch einen Teppich erfolgen oder dadurch, dass das Kind an einen Platz gesetzt wird, der so weit wie möglich von einem blubbernden Aquarium oder Türen entfernt ist. Auch die Verwendung von visuellen Signalen hilft dem Kind, auditive Informationen zu ergänzen, die ihm möglicherweise entgehen.

Es ist äußerst wichtig, die Ursache für die Hörprobleme eines Kindes zu bestimmen, um sie richtig behandeln zu können. Wenn eine sensorische Verarbeitungsstörung die Ursache ist, ist das Aufsuchen eines Sprachtherapeuten/Logopäden oder eines Ergotherapeuten, der auf sensorische Integrationstherapie spezialisiert ist, die logische Wahl. Wenn eine sensorische Verarbeitungsstörung nicht verantwortlich für die Hörprobleme ist, können ein Kinderarzt, ein Otologe (ein Arzt, der sich auf Ohrenerkrankungen spezialisiert hat) oder ein Audiologe (ein Spezialist für die Beurteilung von Hörbehinderungen) mit Rat und Tat zur Seite stehen.

Wie Bewegung die Hörfunktion eines Kindes beeinflusst

Ein normales Kind	Ein Kind mit sensorischen Verarbeitungsstörungen
Die Viertklässler können in der Pause nicht nach draußen gehen, weil es regnet; also plaudert Hayley mit ihren Freundinnen, während sie ein Puzzle zusammensetzen. Als nach der Pause die Mathestunde beginnt, können die Kinder sich nicht beruhigen. Die Lehrerin beginnt die Stunde mit dem Lied und dem Tanz „Hokey Pokey". Die Arme, Beine und den Kopf hin- und herzuschwingen und sich im Kreis zu drehen, sorgt dafür, dass Hayley wieder aufmerksam wird. Als die Lehrerin sie auffordert, eine Matheaufgabe zu lösen, antwortet Hayley richtig.	An regnerischen Tagen vermisst Caitlin die Pause. Sie streift unruhig durch das Klassenzimmer. Der „Hokey-Pokey"-Tanz wirkt bei ihr nicht, weil sie die Anweisungen nicht versteht. Als die Mathematikstunde beginnt, fühlt sie sich schläfrig. Die Lehrerin stellt ihr eine einfache Frage. Sie kann sie nicht beantworten. Am nächsten Tag ist es sonnig, und die Kinder gehen nach draußen. Caitlin schaukelt die ganze Zeit. Später stellt die Lehrerin eine andere Mathefrage. Caitlin beantwortet sie richtig. Die Lehrerin fragt sich, warum Caitlin offenbar manchmal den „Ein"- und manchmal den „Aus"-Schalter gedrückt zu haben scheint.

Merkmale auditiver Störungen

Die folgenden Checklisten werden Ihnen dabei helfen zu erkennen, ob Ihr Kind unter auditiven Störungen leidet. Wenn Sie systematisch überprüfen, ob Ihr Kind erkennbare Merkmale aufweist, werden Sie auftretende Muster wahrnehmen, die Ihnen helfen, sich das durch eine sensorische Verarbeitungsstörung geprägte Verhalten Ihres Kindes zu erklären.

Auf ein Kind mit Schwierigkeiten bei der **Modulation auditiver Sinnesempfindungen** trifft möglicherweise Folgendes zu:

- ❑ Wird durch laute Geräusche, einschließlich den Klang von Stimmen, verunsichert.
- ❑ Erschreckt bei plötzlich auftretenden Geräuschen wie Donner, Feueralarm, Sirenen oder dem Platzen von Luftballons.
- ❑ Empfindet blecherne oder metallische Geräusche, zum Beispiel das Klingen eines Xylophons oder das Klirren von Silberbesteck, als unangenehm.
- ❑ Empfindet hohe Töne, zum Beispiel solche, die von Pfeifen, Geigen oder quietschender Kreide erzeugt werden, oder Sopranstimmen als unangenehm.
- ❑ Empfindet Geräusche, die andere nicht als störend empfinden, zum Beispiel eine Toilettenspülung, eine entfernt läutende Kirchenglocke oder leise Hintergrundmusik als unangenehm.

Auf ein Kind mit einer **schlechten auditiven Diskrimination** trifft möglicherweise Folgendes zu:

- ❑ Scheint die Quelle von Geräuschen nicht wahrzunehmen oder blickt sich möglicherweise nicht um, um herauszufinden, woher sie kommen.
- ❑ Hat Schwierigkeiten, bestimmte Geräusche wahrzunehmen, zum Beispiel Stimmen von Menschen, die die Straße entlanggehen, oder vorbeifahrende Autos.
- ❑ Hat Schwierigkeiten, ein Geräusch in der Umgebung zu verfolgen, zum Beispiel Schritte.
- ❑ Hat Schwierigkeiten, sich an Wörter, Sätze, Gespräche, Liedtexte oder Anweisungen zu erinnern, sie zu wiederholen und sich auf sie zu beziehen, und zwar sowohl sofort (unmittelbare Erinnerung) als auch später (aufgeschobene Erinnerung).
- ❑ Hat Schwierigkeiten, den Unterschied zwischen Geräuschen zu erkennen, zum Beispiel zwischen nahen und entfernten Schlägen, wütenden oder angenehmen Stimmen oder hohen und tiefen Tönen.
- ❑ Ist unfähig, sich auf eine Stimme, ein Gespräch, eine Geschichte oder ein Geräusch zu konzentrieren oder die Aufmerksamkeit aufrechtzuerhalten, ohne durch andere Geräusche abgelenkt zu werden.
- ❑ Hat Schwierigkeiten, neue Laute mit bekannten Lauten oder visuelle Symbole (Buchstaben, Zahlen, Musiknoten) mit den entsprechenden Lauten zu assoziieren.

- ❑ Hat Schwierigkeiten beim Hören oder Lesen von Witzen, mathematischen Textaufgaben, Kreuzworträtseln oder Diskussionen; es fällt ihm schwer zu verstehen, wie alle Informationen sich zu einem zusammenhängenden Ganzen zusammenfügen.
- ❑ Hat beim Klatschen, Marschieren, Singen, Seilspringen oder dem Spielen von Rhythmusinstrumenten ein schlechtes Gefühl für das Timing und den Rhythmus.

Das Kind kann auch im Hinblick auf die **rezeptive Sprache** Schwierigkeiten haben, und möglicherweise trifft bei ihm Folgendes zu:

- ❑ Hat Probleme, ähnlich klingende Wortlaute zu unterscheiden, vor allem Konsonanten am Wortende, wie zum Beispiel weiß/weit, Flug/Flut, Gans/ganz.
- ❑ Hat beim Zuhören von Geschichten oder beim Lesen eine kurze Aufmerksamkeitsspanne.
- ❑ Versteht Fragen und Aufforderungen falsch.
- ❑ Ist nur in der Lage, eine Anweisung oder zwei Anweisungen nacheinander zu befolgen.
- ❑ Wendet den Blick zunächst anderen zu, bevor es antwortet.
- ❑ Bittet häufig um die Wiederholung von Gesagtem oder seltener als andere um die Klärung nicht eindeutiger Anweisungen oder Beschreibungen.
- ❑ Hat Schwierigkeiten, Reime zu erkennen.
- ❑ Hat Schwierigkeiten, eine Fremdsprache zu erlernen.

Das Kind kann auch im Hinblick auf die **expressive Sprache** Schwierigkeiten haben, und möglicherweise trifft bei ihm Folgendes zu:

- ❑ Hat spät angefangen zu sprechen.
- ❑ Hat Schwierigkeiten, Gedanken in gesprochene Worte zu fassen oder zu Papier zu bringen.
- ❑ Schweift vom Thema ab, redet zum Beispiel über sein neues Hemd, wenn andere über Zootiere oder ein Fußballspiel reden.
- ❑ Hat Schwierigkeiten, „Kommunikationskreise zu schließen“, das heißt auf die Fragen und Kommentare anderer zu antworten, wenn es dazu aufgefordert wird.

- ❑ Hat Schwierigkeiten, Gesagtes zu korrigieren oder zu ergänzen, damit andere es verstehen können.
- ❑ Verfügt nur über einen eingeschränkten Wortschatz.
- ❑ Verwendet unausgereifte Satzstrukturen (schlechte Grammatik und Syntax).
- ❑ Hat schlechte Rechtschreibkenntnisse.
- ❑ Verfügt bei Fantasiespielen nur über eine begrenzte Vorstellungskraft.
- ❑ Hat Schwierigkeiten, Reime zu bilden.
- ❑ Singt falsch.
- ❑ Hat Probleme mit dem Lesen, vor allem beim Lautlesen.
- ❑ Benötigt mehr Zeit als andere Kinder, um auf Geräusche oder Stimmen zu reagieren.

Das Kind kann Probleme mit dem **Sprechen und der Artikulation** haben, und möglicherweise trifft bei ihm Folgendes zu:

- ❑ Ist nicht in der Lage, klar und deutlich genug zu sprechen, um verstanden zu werden.
- ❑ Hat eine flache, monotone Stimmlage.
- ❑ Spricht sehr laut oder sehr leise.
- ❑ Spricht mit rauer, heiserer, schriller, schwacher oder gehauchter Stimme.
- ❑ Spricht zögerlich oder ohne Redefluss und Rhythmus.

Im Allgemeinen kann auf ein betroffenes Kind Folgendes zutreffen:

- ❑ Ist am Ende des Tages müde.
- ❑ Zeigt bei Schularbeiten wenig Motivation oder Interesse.
- ❑ Hat Probleme, anstehende Aufgaben zu planen und sich zu organisieren.
- ❑ Bewegt sich unbeholfen und unkoordiniert.
- ❑ Verfügt über ein schlechtes Timing und schlechte sportliche Fähigkeiten.
- ❑ Hat ein geringes Selbstwertgefühl.
- ❑ Ist schüchtern und neigt dazu, sich aus sozialen Situationen zurückzuziehen.
- ❑ Verbessert seine Sprechfähigkeit während oder nach intensiver Bewegung.

In Teil II dieses Buches finden Sie konkrete, praktische Ratschläge im Hinblick auf die Evaluation, die Diagnose und die Behandlung. Darüber hinaus erhalten Sie viele Anregungen und Vorschläge für Aktivitäten, die Ihrem Kind zu Hause und in der Schule helfen können.

TEIL II

UMGEHEN MIT SENSORISCHEN VERARBEITUNGSSTÖRUNGEN

Kapitel 10

Diagnose und Behandlung

Dieses Kapitel soll Ihnen helfen, das durch eine sensorische Verarbeitungsstörung geprägte Verhalten Ihres Kindes zu erkennen und zu dokumentieren. Sie erhalten Empfehlungen, wann und wie Sie eine professionelle Beurteilung und Diagnose einholen sollten. Das Kapitel liefert unter anderem Beschreibungen verschiedener Behandlungsmöglichkeiten, wobei der Fokus auf der Ergotherapie nach dem Konzept der sensorischen Integrationstherapie (SI) liegt.

Die Suche der Eltern nach Antworten

Eine Mutter schrieb mir diesen Brief:

> *„Als Rob zwei Jahre alt war, spürte ich, dass er spezielle Bedürfnisse hatte, aber ich konnte nicht herausfinden, was es war. Er brauchte ständige Aufmerksamkeit. Auszeiten brachten nichts, weil ich ihn nicht bändigen konnte. Er war trotzig, ungehorsam, respektlos und anstrengend. Er war ständig aktiv, redete unentwegt (mit einer sehr guten verbalen Ausdrucksfähigkeit), war eigenwillig, widerspenstig und schnell frustriert. Natürlich war ich glücklich, Rob zu haben, und hätte ihn um nichts in der Welt gegen ein anderes Kind getauscht, aber er stellte mich ständig auf die Probe und lehnte mich ab.*
>
> *Was war bloß der Grund für sein Verhalten? Wie konnte ich die Kontrolle zurückgewinnen? Mit welcher Methode der Disziplinierung*

könnte ich zu ihm durchdringen? Falls sein Verhalten ein Versuch war, meine Aufmerksamkeit zu erlangen – wie könnte ich ihm diese auf eine Weise zukommen lassen, die ihn zufriedenstellen würde? Wie konnte ich einem energiegeladenen Kind helfen, seine Energie in eine positive Richtung zu lenken? Ich war verzweifelt auf der Suche nach Antworten.

Zunächst habe ich unseren Kinderarzt um Rat gefragt. Er empfahl mir einen Neurologen, der testete, ob Rob womöglich unter epileptischen Anfällen litt (der Befund war normal), und er war auch nicht der Meinung, dass Rob unter ADS litt. Als Nächstes suchten wir einen Psychologen auf, der feststellte, dass Rob ein normaler, aktiver kleiner Junge war. Anschließend konsultierten wir einen Allergologen, weil Rob ständig nach Milch verlangte, und dann einen Hals-Nasen-Ohren-Arzt, weil er oft müde zu sein schien und schnarchte. Ich dachte, er könnte entzündete Polypen haben, was jedoch nicht der Fall war.

Dann gingen wir zu einem Experten für kindliche Entwicklung, der sich mit sensorischen Problemen auskannte. Er führte keine formale Evaluation durch, stellte aber fest, dass Rob ein unreifes, unzureichend reagierendes Gleichgewichtssystem aufwies, verbunden mit Verzögerungen bei der auditiven und der visuellen Verarbeitung. Er schlug uns konkrete Aktivitäten vor, die wir zu Hause durchführen sollten, aber sie funktionierten nicht gut, weil Rob nicht kooperierte. Da die Therapie zu Hause nicht funktionierte, testeten wir Rob auf ADHS (Aufmerksamkeitsdefizit-Störung mit Hyperaktivität). Der Test fiel negativ aus.

Schließlich gab mir eine Nachbarin den Namen einer Ergotherapeutin, die eine gründliche Untersuchung durchführte und eine umfassende Evaluation vornahm. Im Alter von dreieinhalb Jahren wurde bei Rob eine sensorische Verarbeitungsstörung diagnostiziert. Für mich war es eine doppelte Erleichterung, dass Robs Problem erkannt worden war, und zu erfahren, dass eine Therapie wirklich hilft! Nach vier Sitzungen mit Rob ist die Therapeutin der Ansicht, dass er nach einigen Monaten Therapie gute Chancen hat, von der Ergotherapie zu profitieren. Sein ‚Nervenproblem' wäre dann behoben, sodass es einfacher sein wird, sein Verhalten zu steuern.

Der Kinderarzt jedoch ist der Meinung, dass die Therapie nichts ändern wird, und schlägt vor, stärker auf disziplinierende Maßnahmen zu setzen und einen Kinderpsychologen aufzusuchen. Aber wir sehen bereits erste Erfolge und wollen die Ergotherapie so lange fortsetzen, wie die Ergotherapeutin es für nötig hält. Ich hoffe, dass wir auf dem richtigen Weg sind.

Das ist alles so anders als alles, was ich je erlebt habe. Es ist so schwer für mich. Ich bin eine sehr aufgeschlossene Frau und habe viele Freunde, die mich um Rat fragen, aber zum ersten Mal in meinem Erwachsenenleben benötige ich selber dringend Rat! Ich habe mich immer bemüht, unser Leben „perfekt" zu gestalten, aber allein den Tag mit Rob zu überstehen, war schon eine Leistung.

Wir sind noch nicht am Ziel, aber wir machen Fortschritte. Anstatt mich allein und verzweifelt zu fühlen, bin ich jetzt enthusiastisch und hoffnungsvoll. Wenn ich Robs liebenswerte, freundliche Art zum Vorschein kommen sehe, bin ich sicher, dass wir die Harmonie in unserem Zuhause zurückgewinnen werden."

Wie Sie erkennen, wann Ihr Kind professionelle Hilfe braucht

Normalerweise bedeutet älter zu werden für ein Kind, sich weiterzuentwickeln, indem es auf bereits erworbenen Fähigkeiten aufbaut. Ein typisches Kind entwickelt die Fähigkeit zu rennen, nachdem es gelernt hat zu laufen, und die Fähigkeit zu stehen, nachdem es gelernt hat zu krabbeln.

Für ein Kind mit einer sensorischen Verarbeitungsstörung bedeutet älter zu werden hingegen nicht unbedingt, seine Fähigkeiten im Hinblick auf die meisten physischen und intellektuellen Aktivitäten zu verbessern, weil die grundlegende Voraussetzung für eine effiziente Organisation der sensorischen Informationen auf wackligen Beinen steht.

Wenn älter zu werden nicht weiterhilft, was dann? Frühzeitige Förderung! Die am besten geeignete Art der Behandlung bei einer sensorischen Verarbeitungsstörung ist die Ergotherapie mit der Herangehensweise der sensorischen Integrationstherapie, die dem Kind hilft, sein Nervensystem zu entwickeln.

Bevor bei einem Kind eine Ergotherapie mit der Herangehensweise der sensorischen Integrationstherapie oder irgendeine andere Art der Behandlung durchgeführt wird, sind eine professionelle Evaluation und eine Diagnose erforderlich. Woher wissen Sie, ob eine Evaluation nötig ist?

Acht Erklärungsversuche, die zur Folge haben, dass eine sensorische Verarbeitungsstörung nicht erkannt wird

Mindestens acht Erklärungsversuche halten einige Menschen davon ab, eine sensorische Verarbeitungsstörung zu erkennen und infolgedessen eine Diagnose anzustreben. Folgende Feststellungen hören Pädagogen und Therapeuten häufig:

1. **„Sieht aus wie ADHS (Aufmerksamkeitsdefizit-/Hyperaktivitätssyndrom), klingt wie ADHS, muss also ADHS sein.“** Die Symptome einer sensorischen Verarbeitungsstörung können den Symptomen verschiedener anderer Störungen ähneln.
2. **„Ich habe noch nie davon gehört, also kann es nicht von Bedeutung sein.“** Viele Kinderärzte, Lehrer und andere Experten im Bereich der frühkindlichen Entwicklung haben noch nie etwas von sensorischen Verarbeitungsstörungen gehört und sind nicht in der Lage, Eltern das Problem zu erklären. Doch zum Glück wird das Phänomen allmählich immer bekannter und als solches anerkannt, da immer mehr in allgemein verständlicher Sprache geschriebene wissenschaftliche Studien und Bücher zu diesem Thema die breite Öffentlichkeit erreichen.
3. **„Nicht MEIN Kind!“** Selbst wenn Eltern einiges über die Problematik einer sensorischen Verarbeitungsstörung erfahren, sträuben sie sich möglicherweise dagegen zu glauben, dass ihr Kind davon betroffen ist. Menschen suchen nicht nach Antworten, wenn sie die Existenz eines Problems nicht wahrhaben wollen.
4. **„Ist doch egal, wenn er kein Raketenwissenschaftler ist. Wir lieben ihn so, wie er ist.“** Ein Kind so zu akzeptieren, „wie es ist“, ist zwar gut, aber manchmal nehmen Eltern zu viel hin. Möglicherweise stellt die untypische Entwicklung ihres Kindes sie zufrieden, selbst wenn ihr Kind nicht zufrieden ist.

5. **„Was soll's, wenn mein Kind nicht das tut, was andere Kinder tun? Meine Tochter ist für ihr Alter schon sehr weit entwickelt."** Eltern denken womöglich, dass das unkindliche Verhalten ihres Kindes ein Zeichen dafür ist, dass es „zu schlau" ist, um mit Knetgummi zu spielen oder auf den Spielplatz zu gehen. Doch jedes Kind muss erst einmal spielen können, bevor es in der Schule erfolgreich sein kann. Die Fähigkeit, im Alter von fünf Jahren lesen zu können, ist keine Garantie dafür, dass das Kind körperlich, sozial und emotional reif genug ist, um in die Vorschule zu gehen. Was wie frühreifes Verhalten erscheint, kann in Wahrheit auf ein neurologisches Problem hinweisen. Erinnern Sie sich an Johnny? Johnny konnte sich mit fünf Monaten in seinem Kinderbettchen aufrichten. Mit neun Monaten konnte er laufen – auf Zehenspitzen! Seine Eltern dachten, er sei anderen Babys weit voraus, bis sie erfuhren, dass seine taktile Überempfindlichkeit ihn dazu trieb, Berührungen mit dem Bettlaken und dem Boden zu vermeiden. Das Kind überspringt typische Kindheitserfahrungen möglicherweise, weil es sie nicht ertragen kann. Es ist aufschlussreich, sich zu fragen, was das Kind meidet. Die Antwort darauf kann schwer erkennbar sein, da Eltern sich womöglich nicht darüber im Klaren sind, wie wichtig Aktivitäten wie Bewegung, Anfassen und Spielen sind. Diese Situation ist häufig in Familien anzutreffen, in denen das betroffene Kind das älteste oder das einzige Kind ist. Ohne die Anwesenheit eines anderen, besser organisierten Kindes, mit dem die Eltern das desorganisierte Kind vergleichen können, sind die Eltern möglicherweise nicht mit altersgerechten Fähigkeiten vertraut.
6. **„Er ist so klug, was soll's, wenn er sich die Schuhe nicht zubinden kann?"** Auch wenn ein Kind unter einer sensorischen Verarbeitungsstörung leidet, kann es viele Stärken haben. Es kann ein Mathegenie sein, ein Dinosaurierexperte oder ein großartiger Geschichtenerzähler. Im Gegenzug ist dasselbe Kind aber auch vielleicht schwach darin, sich selbst zu helfen, Sport zu treiben oder mit der Hand zu schreiben. Oft entwickelt ein Kind mit einer sensorischen Verarbeitungsstörung ein oder zwei „Splitterfertigkeiten". Das sind Fähigkeiten, an deren Beherrschung das Kind außerordentlich hart arbeitet, die

ihm aber nicht helfen, seine Lernfähigkeiten so zu generalisieren, dass es auch komplexere Fähigkeiten erlernen und meistern kann. Einer meiner Vorschüler hat zum Beispiel gelernt, auf dem Xylophon „Bruder Jakob“ zu spielen. Er war stolz wie Oskar. Leider war das die einzige Melodie, die er spielen konnte. Er spielte das Lied immer wieder und konnte nicht dazu überredet werden, es mit „Old MacDonald hat ’ne Farm“, einer anderen einfachen Melodie, zu versuchen. Ein anderes Kind lernte in der Vorschule, mit einem kleinen Fahrrad zu fahren – eine tolle Leistung. Es hatte jedoch nicht die geringste Idee, wie es seine erworbenen Fahrkünste auf ein etwas größeres Fahrrad zu Hause übertragen sollte. Wenn das Kind in mehreren Bereichen geschickt ist oder eine Splitterfertigkeit entwickelt, glauben Eltern, Lehrer und Kinderärzte häufig, dass es keine identifizierbaren Probleme hat. Sie denken, dass das Kind „einfach nur zu faul“ ist, bestimmte neue Fähigkeiten zu erlernen.

7. **„Mein Sohn kann alles gut, wenn er will.“** Ein Kind kann gute Tage haben, an denen es kooperativ, ruhig und kompetent ist, und schlechte Tage, an denen es wütend, zappelig und frustriert ist. Da sich eine sensorische Verarbeitungsstörung auf unterschiedliche Art und Weise und zu unterschiedlichen Zeiten manifestieren kann, kann man sich leicht in dem Irrglauben wiegen, dass diese Unterschiede im Hinblick auf die Verhaltensweisen kein Problem darstellen. Die Eltern glauben womöglich, dass das auffällige Verhalten ihres Kindes eine Frage der eigenen Entscheidung des Kindes ist. Das ist es aber nicht. Kein Kind ist freiwillig desorganisiert, aber ein Kind mit einer sensorischen Verhaltensstörung verhält sich möglicherweise dauerhaft widersprüchlich.
8. **„Ich war auch so, und ich bin ganz normal geworden.“** Das mag stimmen – aber war Ihre Kindheit so unbeschwert, wie Sie es sich vielleicht gewünscht hätten? Wäre es nicht schön, wenn Ihr Kind mit ein wenig mehr Leichtigkeit und Wohlbefinden mit der Welt interagieren könnte, die es umgibt?

Drei triftige Gründe, Hilfe zu suchen

Sind Sie immer noch unsicher, ob Sie sich um eine professionelle Diagnose bemühen sollen? Wenn ja, sollten Sie die folgenden Kriterien berücksichtigen:

1. **Stellt das Problem für das Kind eine Beeinträchtigung dar?** Die Antwort lautet „Ja", wenn das Kind Schwierigkeiten hat, das zu tun, was es „normalerweise von Natur aus" tut: krabbeln, rennen, springen, klettern, sprechen, zuhören, umarmen und spielen. Die Antwort lautet auch „Ja", wenn es ein geringes Selbstwertgefühl hat. Ein geringes Selbstwertgefühl ist in der Tat ein Warnsignal, das auf eine sensorische Verarbeitungsstörung hindeutet. Manchmal wird ein betroffenes Kind an einen Psychologen überwiesen. Aber wenn die zugrunde liegenden neurologischen Probleme nicht angegangen werden, entwickelt das Kind bestenfalls kompensatorische Mechanismen.
2. **Beeinträchtigt das Problem des Kindes andere Menschen?** Die Antwort lautet „Ja", wenn das Problem zu Verhaltensweisen führt, die das Kind selbst zwar nicht stören, aber alle anderen sehr wohl. Möglicherweise ärgert das Kind andere Kinder, indem es sie schubst, vielleicht ärgert es seine Lehrerin, indem es herumzappelt, oder möglicherweise versetzt es seine Eltern in Angst und Schrecken, indem es leichtsinnig ist – und nicht versteht, warum sie sich ständig Sorgen machen. Ja, wenn das Kind zu Hause, wo es sicher ist, ein „Engel" ist, aber außerhalb seines Zuhauses ein unberechenbarer und furchterregender „Teufel". Ja, wenn es in der Schule, wo es ihm gelingt, sich zusammenzureißen, ein „Engel" ist, sich aber zu Hause wie ein „Teufel" gebärdet und am Ende des Tages regelrecht zusammenbricht. Wenn sich sein Verhalten in unterschiedlichen Situationen dramatisch unterscheidet, sendet es Signale aus, dass es sich unbehaglich fühlt und nicht zurechtkommt.
3. **Sollten Sie darauf hören, wenn ein Lehrer, der Kinderarzt oder ein Freund Ihnen nahelegt, professionelle Hilfe in Anspruch zu nehmen?** Die Antwort lautet „Ja", wenn die Person, die Ihnen diesen Rat erteilt, Erfahrungen mit vielen Kindern gesammelt hat und desorganisiertes Verhalten erkennen kann. Ihr Rat mag zwar wehtun, aber er kann auch bestätigen, was Sie bereits gespürt haben, aber noch nicht anzugehen vermochten. Betrachten Sie es so: Wenn der Automecha-

niker sagt, dass Ihr Auto überholt werden muss, weil es nicht richtig funktioniert, würden Sie auf ihn hören. Warum sollten Sie also nicht auch Ihrem Kind, das unter einer sensorischen Verarbeitungsstörung leidet, professionelle Hilfe zukommen lassen?

Dokumentieren Sie das Verhalten Ihres Kindes

Eltern kennen ihr Kind am besten, können sich aber oft auf das, was ihnen bekannt ist, keinen Reim machen. Vielleicht machen Sie sich Sorgen, weil Ihr Kind Probleme hat, die mit den üblichen Kategorien von Erkrankungen oder Beeinträchtigungen, die bei Kindern normalerweise vorkommen, nicht zu fassen sind. Vielleicht kann der Kinderarzt das Problem auch nicht identifizieren und sagt: „Es ist alles in Ordnung. Es wird schon alles gut werden."

Was sollten Sie in diesem Fall tun?

Erstens: *Vertrauen Sie auf Ihr Bauchgefühl.* Und zweitens: *Dokumentieren Sie Ihre Beobachtungen.*

Die schriftliche Dokumentation ist ein entscheidender Bestandteil des Prozesses, die Bedürfnisse Ihres Kindes zu identifizieren und angemessen darauf einzugehen. Anekdotische Evidenz ist genauso wichtig wie eine professionelle Diagnose. Notieren Sie Beobachtungen, die Sie zu Hause gemacht haben, und Vorfälle, von denen Lehrer Ihnen aus der Schule berichtet haben. Anhand spezifischer Informationen sind Sie besser in der Lage, Muster zu erkennen und einem Arzt oder Therapeuten, der mit sensorischen Verarbeitungsstörungen vertraut ist, die Probleme Ihres Kindes zu beschreiben.

Erinnern Sie sich an Tommy, Vicki und Paul aus Kapitel 1? Tommys Schwierigkeiten betreffen den Tastsinn, Vicki hat vestibuläre Probleme und Paul hat Mühe mit der Propriozeption. (Diese imaginären Kinder haben offensichtliche Probleme. Im wirklichen Leben können sensorische Verarbeitungsstörungen weniger eindeutig erkennbar sein.)

Nachfolgend finden Sie Tabellen, die die Eltern dieser imaginären Kinder erstellt haben. Die erste Tabelle für jedes Kind dokumentiert die „schwierigen Momente" – Situationen, in denen das Verhalten der Kinder aus dem

Ruder läuft. Die zweite Tabelle dokumentiert die „unkomplizierten Phasen“ – Situationen, in denen Tommy, Vicki und Paul gut zurechtkommen. (Die Tabellen für Sebastian, den überaktiven und unbeholfenen Jungen, der ständig nach Sinnesempfindungen verlangt, würden ähnlich aussehen.)

Vielleicht sollten Sie auch Tabellen anfertigen und sie mit Anhaltspunkten füllen, die Ihnen helfen, das Rätsel, was mit Ihrem wunderbaren, aber verblüffenden Kind los ist, zu lösen.

Tommys schwierige Momente (Taktile Störungen)

Da niemand in der Lage zu sein scheint, Tommy helfen zu können, beschließen seine Eltern, ein wenig Detektivarbeit zu leisten. In der Hoffnung, Muster zu entdecken, die Aufschluss über sein Verhalten geben, beginnen sie, die Situationen, in denen sein Verhalten am problematischsten ist, aufzuzeichnen. Das ist ihre Tabelle:

Verhalten	**Datum / Uhrzeit**	**Umstände**
Wutanfall! Hat sich dagegen gesträubt, sich anzuziehen.	10. Oktober 8:30 Uhr	Sagt, dass seine Socken zu eng sind und dass er seinen neuen Rollkragenpullover hasst.
Untröstlich in der Schule.	14. Oktober 10 Uhr	Laut Lehrerin ging es ihm gut, bis das Kunstprojekt anstand (Malen mit Fingern).
Hat einen Teller auf den Küchenfußboden geworfen.	22. Oktober 12 Uhr mittags	Ich dachte, er würde zur Abwechslung Hüttenkäse (statt Joghurt) mögen. Falsch gedacht!
Hat im Supermarkt geschrien. Hat eine Weintraube nach einer freundlichen alten Dame geworfen.	23. November 16:30 Uhr	Tag vor Thanksgiving. Der Laden war laut und überfüllt. Die alte Dame (Fremde) hat ihm durch die Haare gewuschelt.
Hat in „Santa's Workshop“ Spielzeug kaputt gemacht.	18. Dezember 14 Uhr	War von den Spielsachen im Kaufhaus so hingerissen, dass er die Hände nicht davon lassen konnte. Außer Kontrolle, wie ein Elefant im Porzellanladen.

Interpretation der Situationen, in denen Tommy sich problematisch verhält
Auch wenn die Aufzeichnungen scheinbar keinen Zusammenhang erkennen lassen, deuten sie auf ein Muster von taktilen Störungen hin. Sehen wir uns die Vorfälle einen nach dem anderen an.

Erstes Ereignis: Tommy regt sich über seine Kleidung auf, weil ihm der Rollkragen und die zu engen Socken unangenehm sind. Er ist nicht absichtlich störrisch. Er kann nur nicht beschreiben, warum ihm bestimmte Textilien unbehaglich sind. Schuld daran ist sein schlecht reguliertes taktiles System, das ihm auf einer unterbewussten Ebene mitteilt, dass seine Kleidung sein Wohlbefinden bedroht. Seine Mutter sagt dazu: „Derjenige, der wirklich nahtlose Socken erfindet, wird ein Vermögen damit verdienen!"

Zweites Ereignis: Tommy ist in der Schule untröstlich, weil Malen mit Fingern ansteht. Die Lehrerin, die es gut meint und glaubt, ihren Schülern eine schöne Aktivität zu bieten, ist verwundert und drängt Tommy zur Teilnahme. Er verabscheut den bloßen Gedanken an nasse, schmutzige Hände, fühlt sich wie ein Versager und wünscht sich, die Lehrerin würde ihn in Ruhe lassen. Die Szene eskaliert zu einer sehr unerfreulichen Situation.

Drittes Ereignis: Tommy macht beim Mittagessen eine Szene. Er hat Probleme beim Essen, weil sein Mund überempfindlich auf die Textur und Konsistenz von Nahrungsmitteln und Speisen reagiert. Falls Sie sich daran erinnern, wie es sich angefühlt hat, als Sie sich zum ersten Mal eine rohe Auster in den Mund gesteckt haben, können Sie vielleicht nachvollziehen, was Tommy empfindet! Tommy will Joghurt essen, weil er ihm vertraut und in seinen Augen unbedenklich ist. Klumpiger Hüttenkäse ist ihm jedoch nicht geheuer. Tommy kann nicht erklären, dass sein defensives taktiles System Alarmsignale aussendet, also wirft er seinen Teller auf den Boden.

Viertes Ereignis: Im Supermarkt wirft Tommy einer freundlichen Frau eine Weintraube an den Kopf. Warum attackiert er die Frau, woraufhin seine Mutter sich wünscht, sie könnte ihn und den Thanksgiving-Truthahn einfach vergessen und nach Hause gehen und weinen? Die Antwort ist einfach: Für Tommy stellt die Frau eine Bedrohung dar. Sie ist ihm unvertraut und begeht den „Fehler", ihm den Kopf zu tätscheln.

Wir alle reagieren auf unerwartete, leichte Berührungen am Kopf besonders empfindlich. Bei leichten Berührungen neigen die meisten von uns sofort dazu, die Körperteile zu schützen, die wir zum Überleben benötigen. Da Tommy empfindlicher ist als die meisten anderen Menschen, reagiert er in einer Weise, die wir als übertrieben empfinden könnten.

Fünftes Ereignis: Tommy stürzt sich in Santa's Workshop auf die Spielsachen. Während andere in seinem Alter sich möglicherweise damit begnügen, die Spielsachen zu betrachten und vielleicht zaghaft zu berühren, „attackiert" Tommy sie regelrecht. Aufgrund seines gestörten Tastsystems muss er die Gegenstände in die Hand nehmen und grob anfassen, um sie kennenzulernen. Armer Tommy! Er richtet in Santa's Workshop Chaos an, weil er alle Spielsachen kennenlernen (und natürlich auch besitzen) möchte.

Zusammenfassend lässt sich sagen, dass bei Tommy das taktile System von einer sensorischen Verarbeitungsstörung betroffen ist, was unter anderem eine Überempfindlichkeit und eine schlechte Diskrimination, also Unterscheidungsfähigkeit, zur Folge hat.

Tommys tolle Momente

Tommys abweichendes Verhalten aufzuzeichnen, vermittelt nur die halbe Wahrheit. Tommys Eltern dokumentieren auch seine schönen Momente, in denen er mehr im Einklang mit sich selbst ist.

Verhalten	Datum / Uhrzeit	Umstände
Schlief problemlos ein.	11. Oktober 19:30 Uhr	Hat um eine Rückenmassage gebeten: „Papa soll das machen, nicht Mama" (Art war erfreut; normalerweise zieht Tommy mich seinem Vater vor.) „Runter, nicht hoch!" Art rieb seinen Rücken mit kräftigen, abwärts gerichteten Streichbewegungen und drückte ihn danach zehnmal fest an sich, um einen noch stärkeren Druck auszuüben. Dann bat Tommy Art, ihn ins Bett zu bringen – ein Novum!

Genoss das Bad und schlief erneut problemlos ein.	12. Oktober 19:30 Uhr	Zwei gute Ideen: Tommy dabei helfen lassen, die Wassertemperatur „genau richtig" (lauwarm) zu temperieren, und Arts Massagetechnik anwenden, zuerst mit einem Waschlappen, dann mit einem Schwamm. „Mehr, Mama, mehr!" Die Massage entspannte ihn.
Hatte einen tollen Schultag.	15. Oktober 9 Uhr bis mittags	Ich habe seiner Lehrerin berichtet, dass er gerne massiert wird, also hat sie das Spiel „Sandwich" ausprobiert. Er war die „Wurst", eingequetscht zwischen zwei Turnmatten („Brot"). Er genoss das Spiel. Der Rest des Tages verlief gut.
Hat das Mittagessen zu sich genommen, ohne an irgendetwas herumzumäkeln.	15. Oktober 12:30 Uhr	Ich habe ihm eine pürierte Suppe serviert – ohne Klumpen. Er verputzte sie gierig und nahm eine zweite Portion. Warum habe ich so lange gebraucht, um herauszufinden, dass er nur weiches Essen zu sich nimmt?
Der Einkauf im Supermarkt hat Spaß gemacht.	30. November 15 Uhr	Wir waren in einem Supermarkt, in dem es kleine Einkaufswagen für Kinder gab. Es gefiel ihm, so einen mit Kartoffeln und Äpfeln beladenen Wagen zu schieben, und er war mir eine große Hilfe. Gute Idee, mit ihm einkaufen zu gehen, wenn der Laden nicht so voll ist.
Saß auf dem Küchenboden und leistete mir eine Stunde lang Gesellschaft beim Backen.	5. Januar 14 Uhr	Seine Lehrerin hat berichtet, dass es ihm Spaß gemacht hat, mit getrockneten Bohnen in einem großen Eimer zu spielen (wenn sich in dem Eimer Wasser oder Sand befindet, meidet er ihn). Ich füllte eine Schüssel mit Erbsen, Pintobohnen und Linsen und gab ihm einige Messbecher und eine Schöpfkelle. Er maß und schöpfte eifrig Hülsenfrüchte und plauderte dabei. „Das macht Spaß", lautete sein Fazit.

Interpretation der Situationen, in denen Tommy sich super fühlt

Erstes Ereignis: Feste, berechenbare Berührungen hat Tommy immer als angenehm empfunden. Er verlangt nach einer Rückenmassage mit nach unten gerichteten Streichbewegungen – so wie Haare wachsen (aufwärts gerichtete Streichbewegungen „zerzausen seine Federn“ und „reiben in die falsche Richtung“). Er zieht den intensiven väterlichen Druck den sanfteren Liebkosungen seiner Mutter vor. Fester, beruhigender Druck reduziert seine Überempfindlichkeit und bereitet ihn auf den Schlaf vor.

Zweites Ereignis: Tommys Mutter bittet Tommy, beim Temperieren des Wassers zu helfen, bevor er in die Badewanne steigt. Es gefällt ihm, eine gewisse Kontrolle zu haben, anstatt einfach ins Wasser gesteckt zu werden, das er als „zu heiß!“ oder „zu kalt!“ empfindet. An diesem Abend steigt er bereitwillig in die Wanne. Außerdem ahmt Tommys Mutter die Rückenmassage nach, mit der ihr Mann Tommy Wohlbehagen bereitet hat, und reibt Tommys Rücken und Gliedmaßen fest mit einem Waschlappen und einem Schwamm ab, anstatt ihn einfach nur abzuspritzen. Er entspannt sich, und das Zubettbringen verläuft ein weiteres Mal reibungslos.

Drittes Ereignis: Die Lehrerin probiert in der Schule eine Aktivität aus, bei der es darum geht, intensiven Druck auszuüben – mit großem Erfolg. Tommy genießt es, von seinen Klassenkameraden mit „Senf“ beschmiert zu werden, und es macht ihm Spaß, dass sie auf ihm herumkrabbeln. Das Sandwich-Spiel hat therapeutischen Wert, macht Spaß und hilft ihm, mit seinen Mitschülern zu interagieren.

Viertes Ereignis: Tommy mag keine Klümpchen in seinem Essen. Wenn seine Mutter eine Suppe mit einer cremigen Konsistenz zubereitet, mag er sie.

Fünftes Ereignis: Tommy schiebt gerne seinen kleinen Einkaufswagen. Er kann die glatte Griffstange gut anfassen, ohne dass seine Hände gereizt werden. Es tut ihm gut, seine Muskeln anzuspannen, indem er etwas schiebt, das Widerstand bietet. Außerdem achtet Tommys Mutter jetzt stärker darauf, dass er Angst vor Menschenansammlungen hat. Sie hat festgestellt, dass der Einkauf Spaß macht, wenn es im Laden ruhiger zugeht.

Sechstes Ereignis: Tommy hat Spaß daran, mit getrockneten Bohnen zu hantieren, weil sie nicht klebrig sind, und vertieft sich in sein Spiel. Durch den Austausch von Informationen über sein Verhalten können seine

Mutter und seine Lehrerin Strategien entwickeln, um dafür zu sorgen, dass er sowohl zu Hause als auch in der Schule positive Tasterfahrungen hat.

Vickis Missgeschicke (Vestibuläre Störungen)

Vickis Eltern notieren sich das widersprüchliche Verhalten ihres Kindes:

Verhalten	Datum / Uhrzeit	Umstände
Ist zum Briefkasten an der Ecke spaziert, gestolpert und hingefallen. Hat geweint und gesagt: „Ich bin so müde. Trag mich!"	4. Juni 9:30 Uhr	Warum ist sie nach einer langen Nacht und einem guten Frühstück so schlaff? Aber manchmal will sie am Ende des Tages noch mal so richtig durchstarten!
Wollte mich auf Ellens Geburtstagsparty nicht gehen lassen. Als sie mit den Spielen begannen, wurde sie aufgedreht und unkontrollierbar.	9. Juni 14:30 Uhr	Sie war wegen der Geburtstagsfeier so aufgeregt – bis wir ankamen. Die ganze Klasse war eingeladen, und es sollte Fangen gespielt werden und ein Staffellauf stattfinden. Ich war die einzige Mutter, die bleiben musste, und Vicki war das einzige Kind, das nicht mitspielte. Als sie schließlich von meiner Seite wich, haben die Aktivitäten sie richtig aufgekratzt. Sie ging allen auf die Nerven, schrie, schubste und rannte wild umher. Alle waren in Tränen aufgelöst. Wir sind vorzeitig gegangen.
Ist auf dem Spielplatz ausgerastet. Der Wutanfall dauerte 20 Minuten.	3. Juli 14:30 Uhr	Gestern war sie total gerne auf dem Spielplatz, heute hat sie ihn gehasst. Gleicher Ort, gleiche Zeit, gleiches Wetter, aber ein anderes Kind! Alles, was ich getan habe, war, sie ein paar Mal zu drehen, als sie auf der Reifenschaukel saß. Normalerweise liebt sie die Reifenschaukel.

Als wir auf den Mond zeigten, starrte sie auf unsere Finger, statt in den Himmel.	4. September 21:30 Uhr	Sie war länger auf als sonst. Andere Kinder beim Nachbarschafts-Picknick haben sich über den hellen Mond und die Sterne gefreut. Vicki verstand nicht, wohin sie eigentlich blicken sollte.

Interpretation von Vickis Missgeschicken

Erstes Ereignis: Vickis frühmorgendliche Müdigkeit ist ein Anzeichen für einen niedrigen Muskeltonus; ihr Körper ist kraftlos und schlaff. Ein kurzer Gang zum Briefkasten an der Ecke erfordert mehr Energie, als sie im Moment aufbringen kann. Außerdem ist ihr Rumpf instabil, ihre posturalen Reaktionen, ihr Gleichgewichtsgefühl und ihre motorische Koordination sind schlecht. Ihre Mutter stellt jedoch fest, dass Vicki am Abend, nachdem sie sich intensiv bewegt hat, voller Energie ist.

Zweites Ereignis: Neue Situationen beunruhigen Vicki. Da sie ihre Bewegungen nur schwer kontrollieren kann, fühlt sie sich emotional unsicher und klammert sich an ihre Mutter. Mangelnde Koordinationsfähigkeit und schlechte motorische Planung beeinträchtigen ihre Fähigkeit, effektiv mit ihren Klassenkameraden kommunizieren zu können. Ihr Bewegungsdrang ist stark ausgeprägt, aber als sie schließlich an den Spielen teilnimmt, übertreibt sie es und rempelt die anderen Kinder.

Drittes Ereignis: Ihre Mutter weiß, dass Vicki häufig Spaß daran hat, auf der Reifenschaukel zu schaukeln, und glaubt, dass es ihr noch mehr Spaß machen wird, wenn sie ein wenig nachhilft, damit sie sich schneller dreht. Aber Vicki kann die unerwartete, passive Bewegung nicht ertragen. Sie mag es gar nicht, wenn jemand anderes die Reifenschaukel in Bewegung setzt; sie mag die Schaukel nur, wenn sie selbst die Kontrolle hat.

Viertes Ereignis: Das Betrachten des Mondes stellt ein weiteres Problem für Vicky dar. Ihre Augenbewegungen sind nicht gut koordiniert. Da ihre Augen nicht gut zusammenarbeiten, verfügt sie über ein schlechtes Binokularsehen (beidäugiges Sehen) und eine schlechte Tiefenwahrnehmung. Sie blickt auf die zeigenden Finger ihrer Eltern, die sich in ihrem Sichtbereich befinden, und scheint nicht in der Lage zu sein, über diesen Nahbereich hinauszublicken.

Zusammenfassend lässt sich sagen, dass Vicki unterempfindlich auf vestibuläre Sinnesempfindungen reagiert. Die damit verbundenen Probleme sind ein niedriger Muskeltonus, Dyspraxie, posturale Probleme sowie eine schlechte Augenkontrolle.

Vickis Erfolge

Vickis Eltern notieren sich auch Situationen, in denen Vicky erfolgreich ist:

Verhalten	Datum / Uhrzeit	Umstände
Sie stand 5 Minuten lang auf dem Kopf. Danach war sie ruhig und aufmerksam.	6. Juni 20 Uhr	Ich habe versucht, Vicki ins Bett zu bekommen, um ihr eine Geschichte vorzulesen, aber sie war total aufgedreht und lief im Kreis. Schließlich ging sie in eine Ecke und machte einen Kopfstand. Ich habe die Geschichte vorgelesen, und sie hat ruhig zugehört. Dann kam sie wieder auf die Beine, stieg ins Bett und schlief auf der Stelle ein.
Hat im Park 45 Minuten lang geschaukelt! War den ganzen Nachmittag munter, aufgeweckt und gesprächig.	2. Juli 14:30 Uhr	Zuerst lag sie mit dem Bauch nach unten auf der Schaukel und stieß sich mit den Zehen ab. Dann setzte sie sich auf die Schaukel und bat mich, ihr sehr lange Anschwung zu geben. Schließlich hat sie sich auf der Reifenschaukel gedreht und ist herumgewirbelt. Ihr war nicht schwindelig, aber mir schon nur vom Zuschauen.
Sie wippte auf einer improvisierten Wippe auf und nieder. Danach schien sie vergleichsweise ausgeglichen zu sein.	12. Juli 14:30 Uhr	Vicki gesellte sich zu ihrem großen Bruder und dessen Freunden, die auf einer von ihnen selbst gebauten Wippe wippten; sie hatten eine große viereckige Sperrholzplatte über eine Bahnschwelle gelegt. Sie wippte auf und nieder und genoss den Ruck, wenn die Kante des Brettes auf den Boden krachte. Es machte ihr Spaß, verschiedene Möglichkeiten zu entdecken, das Gleichgewicht zu halten.

Hat (zur Abwechslung) mal fröhlich mit anderen Kindern am See gespielt.	1. August 16 Uhr	Anstatt den Wasserball zu werfen und zu fangen, hatte sie Spaß daran, auf ihm zu sitzen und zu liegen. Als sie von dem Ball ins Gras fiel, hat sie gelacht. Die anderen Kinder fanden ihre Spielideen interessant, und sie wechselten sich ab. Es ist wirklich schön, sie mit anderen spielen zu sehen!

Interpretation von Vickis Erfolgen

Erstes Ereignis: Sich auf den Kopf zu stellen und die Beine in die Luft zu strecken, ist eine Form der Selbsttherapie. Obwohl diese Position eigenartig erscheint, hilft sie Vicki dabei, ihren ineffizienten Prozess der Verarbeitung vestibulärer Empfindungen zu regulieren. Über ihr Innenohr erhält sie nützliche Informationen über die Anziehungskraft der Schwerkraft.

Zweites Ereignis: Vicki genießt es, ungewöhnlich lange auf verschiedene Arten zu schaukeln. Wenn sie selber entscheidet, wie und wie lange sie sich bewegt, betreibt sie aktiv Selbsttherapie. Kopfüber herunterzuhängen, liefert einen sehr intensiven vestibulären Input, nach dem ihr Gehirn verlangt. Das sanfte Hin- und Herschwingen, eine Form der linearen Bewegung durch den Raum, ist beruhigend. Das Kreisen auf der Reifenschaukel, eine Form der Rotationsbewegung, trägt ebenfalls zur Regulierung ihres Gleichgewichtssystems bei.

Die Tatsache, dass Vicki *nicht* schwindelig wird, wenn sie sich dreht, deutet darauf hin, dass ihr vestibuläres System aus dem Takt geraten ist. Normalerweise würde einem Menschen, der sich lange im Kreis dreht, schwindelig werden, Vicki hingegen empfindet es als herrlich.

Nach dem Schaukeln ist sie gesprächig und munter. Die Aktivitäten haben die Sprachzentren ihres Gehirns angeregt. Wie alle Kinder hat sie viel zu sagen, aber im Gegensatz zu den meisten Kindern fällt es ihr oft schwer, die Worte herauszubekommen. Wenn sie „sich in Schwung bringt", beginnen die Worte aus ihr herauszusprudeln.

Drittes Ereignis: Das Auf- und Abwippen ist eine Form der linearen Bewegung, die als Oszillation bezeichnet wird. Wie das Schaukeln organisiert es Vickis Gleichgewichtssystem. Sie mag den Ruck, wenn das Brett auf dem Boden aufschlägt. Die Erschütterungen stimulieren sie auf positive Weise, indem sie zusätzliche Signale an ihre Gelenke und ihre Muskeln senden. Wenn sie selbst die Kontrolle über ihr Spiel hat, spielt sie zielgerichtet und aufmerksam.

Viertes Ereignis: Einen Wasserball zu werfen, fällt Vicky aufgrund ihrer schlechten motorischen Fähigkeiten zu schwer. Allerdings hat sie Spaß an einer anderen Herausforderung: das Gleichgewicht zu halten, während sie auf dem Ball sitzt. Jedes Kind besitzt einen inneren Drang, der Schwerkraft zu widerstehen. Manchmal benötigt das Kind nur die richtige Ausrüstung zur richtigen Zeit am richtigen Ort! Als die anderen Kinder in ihr Spiel einsteigen, strotzt Vicki nur so vor Selbstbewusstsein, und sie ist in der Lage, fröhlich mit ihnen zu spielen.

Pauls Probleme (Propriozeptive Störungen)

Pauls Eltern haben diese Tabelle angefertigt, um bestimmte Muster zu identifizieren:

Verhalten	Datum / Uhrzeit	Umstände
Er ist gegen einen Telefonmast gelaufen und musste mit 3 Stichen genäht werden.	9. Juli 15:30 Uhr	Als Paul die Eisdiele verlassen hat, hat er sich voll und ganz auf seine Waffel konzentriert und nicht darauf, wohin er geht. Wie ärgerlich und frustrierend!
Er hat Omas Porzellanfigur in die Hand genommen und sie kaputt gemacht, als er sie wieder hingestellt hat.	2. August 20 Uhr	Vielleicht war er von der langen Anreise zu seiner Oma müde, aber selbst wenn er ausgeruht ist, ist er ungeschickt. Omas Bekümmertheit verschlimmerte die Situation noch. Sie war nicht böse auf ihn, sondern einfach nur traurig. Paul war untröstlich.
Beim Versuch, einen Wasserball aufzufangen, scheiterte er jedes Mal.	4. August mittags	Paul läuft entweder im falschen Moment auf den Ball zu oder schlägt ihn weg. Seine jüngeren Cousins sind gemein und rufen: „Du Baby! Du kannst ja nicht mal einen Ball fangen!“

Hat im Restaurant seine Milch über das Tischtuch und seine gute Kleidung verschüttet.	Labor Day 18:30 Uhr	Manchmal scheint Paul es nicht zu schaffen, seine Milch in den Mund zu bekommen. Obwohl die Kellnerin sehr nett war, war Paul verzweifelt.
Kam an seinem ersten Tag in der 5. Klasse zu spät, weil er beim Zuknöpfen seines neuen Hemds einen Wutanfall hatte.	6. September 8:30 – 9:30 Uhr	Zuerst weigerte er sich, das Hemd anzuziehen, dann knöpfte er es falsch zu und behauptete: „Es ist falsch genäht. Nie kann ich etwas richtig machen.“ Es kostet ihn so eine Mühe, die einfachsten Dinge zu tun.

Interpretation von Pauls Problemen

Erstes Ereignis: Paul läuft gegen einen Mast, weil er sich beim Eisessen voll auf die Eiswaffel konzentrieren muss. Er kann nicht gleichzeitig Eis lecken und laufen. Verglichen mit Pauls Frustration ist die seiner Mutter gar nichts!

Zweites Ereignis: Paul schätzt das Gewicht der Porzellanfigur seiner Oma falsch ein. Natürlich ist die Großmutter aufgebracht. Es ist schwer zu verstehen, dass die mangelnde Kontrolle über die Kraft, mit der er jede Bewegung ausübt, seine Unachtsamkeit verursacht.

Drittes Ereignis: Für Paul ist es ungefähr so schwierig, einen Wasserball zu fangen, wie für die meisten von uns, einen Schmetterling zu fangen. Es fällt ihm schwer, sich im Raum zu bewegen, seine Arme und Beine zu koordinieren und vorauszusehen, wo der Ball herunterkommt. Kein Wunder, dass seine Cousins „so gemein“ sind! Sie spielen nicht gerne mit ihm, weil sie nicht vorhersehen können, was Paul machen wird und wie er reagiert. Sie bemerken seine ruckartigen Bewegungen und halten ihn für einen „Trottel“.

Viertes Ereignis: Der Restaurantbesuch gerät zu einem Desaster. Als Paul ein Glas in die Hand nimmt, das ihm unvertraut ist, können ihm die Empfindungen seiner Muskeln nicht sagen, wie viel Kraft er aufwenden muss. Das Glas Milch kippt um, und Paul richtet mal wieder eine Sauerei an.

Fünftes Ereignis: Es fällt Paul schwer, ein steifes Hemd zuzuknöpfen. Die normale Angst vor dem ersten Schultag, das Drängen seiner Mutter, schneller zu machen, und seine Ungeschicklichkeit verstärken Pauls große Niedergeschlagenheit. Da er sich nicht effizient bewegen kann, hat er ein geringes Selbstwertgefühl. Wenn er jammert: „Nie kann ich etwas richtig machen", glaubt er wirklich, was er sagt.

Zusammenfassend lässt sich sagen, dass Pauls Hauptproblem seine schlechte Diskrimination, also Unterscheidungsfähigkeit im Hinblick auf propriozeptive, taktile und vestibuläre Empfindungen ist, begleitet von sensorisch basierten Motorikstörungen.

Pauls positive Erfahrungen

Pauls Eltern zeichnen auch seine positiven Erfahrungen auf:

Verhalten	Datum / Uhrzeit	Umstände
Schrieb Oma vor unserer Reise bereitwillig eine kurze Mitteilung.	28. Juli 15:30 Uhr	Bevor er zu schreiben begann, ließ Paul alle Fingerknöchel knacken und drückte seine Finger aneinander. „Wenn ich das tue, funktionieren meine Hände besser", erklärte er. Er schrieb, ohne die Bleistiftspitze abzubrechen!
Hatte Spaß daran, Omas „Körperhaltungsspiel" zu spielen.	4. August 10 Uhr	Seine Oma forderte ihn heraus, länger als sie selbst mit einem Kochbuch auf dem Kopf herumzulaufen. Paul „gewann" und durfte zur Belohnung in ein Baseballkartengeschäft gehen. Sie sorgt dafür, dass er „sich voll ins Zeug legt". Er liebt seine Oma über alles.
Unser Tauziehen am Strand hat ihm Spaß gemacht.	7. August mittags	Wir mussten lächerlicherweise mit einigen Cousins Tauziehen, um zu beweisen, dass unsere Familie genauso stark ist wie ihre. Paul war begeistert! „Es ist toll, in einem Team zu sein", sagte er. In diesem Sommer hat er einen ausgeprägten Wettbewerbsgeist entwickelt. Erstaunlich.

Er hat geholfen, Rons Auto zu waschen, und anschließend angeboten, meines auch zu waschen.	28. Dezember 14 Uhr	Paul hat angeboten, mehrere Eimer Wasser aus dem Haus zu schleppen. Er ist in der Lage, etwas ziemlich Schweres zu heben! Es hat ihm Spaß gemacht, Ron dabei zu helfen, das Auto mit dem Schwamm zu reinigen und anschließend trocken zu reiben. „Ich wette, du bist froh, einen Sohn wie mich zu haben", sagte er. Es ist eine Freude, ihn so etwas sagen zu hören. Wir müssen ihm mehr Aufgaben im Haushalt zuteilen.

Interpretation von Pauls positiven Erfahrungen

Erstes Ereignis: Paul „weckt“ seine Schreibmuskeln auf, indem er die Fingerknöchel knacken lässt und seine Finger aneinanderdrückt. Um einen Bleistift handhaben zu können, benötigt er eine zusätzliche Stimulation seiner Hände. Seine Mutter stellt fest, dass er nach dieser Übung nicht wie sonst die Bleistiftspitze abbricht.

Zweites Ereignis: Die Methode der Oma, Pauls Körperhaltung zu verbessern, ist therapeutisch sinnvoll. Durch das Gewicht des Buches werden die Muskeln in seinem Nacken und seinen Schultern komprimiert, und er erhält zusätzliche sensorische Informationen. Er stellt sich gerader hin, ein adaptives Verhalten, um der Schwerkraft zu widerstehen. Auch in psychologischer Hinsicht ist die Methode der Oma klug. Sie vermutet richtig, dass er ihre Herausforderung annimmt, weil sie Spaß macht und nicht allzu schwierig zu bewältigen ist. Der Erfolg stärkt sein Selbstwertgefühl. Vielleicht traut er sich schon morgen eine größere Herausforderung zu – zum Beispiel ein Wörterbuch auf dem Kopf zu balancieren!

Drittes Ereignis: Durch das Ziehen am Seil wird Pauls propriozeptives System organisiert. Das Tauziehen macht ihm Spaß, weil es sich gut anfühlt, die Muskeln zu dehnen. Außerdem gefällt es ihm, Mitglied eines Teams zu sein, in dem alle zusammenarbeiten und niemand als „Versager“ abgestempelt werden kann. Wie alle Kinder verspürt Paul den inneren Drang, seine Muskeln effektiv einzusetzen, aber er ist kein „Selbststarter“, der Eigeninitiative zeigt. Er weiß nicht, wie er sich an Aktivitäten beteiligen kann, die für sein propriozeptives System förderlich sind, es sei denn, die Gelegenheit wird ihm buchstäblich in die Hände gelegt.

Viertes Ereignis: Paul dehnt seine Muskeln intensiv, wenn er Wassereimer trägt, den Schwamm ausdrückt und das Auto trocken reibt. Diese Aktivität verleiht ihm Energie, und er ist bereit, ein weiteres Auto zu waschen. Das Vorhaben seiner Mutter, ihm mehr Aufgaben im Haushalt zu übertragen, wird Paul helfen, denn jedes Kind hat das Bedürfnis, sich nützlich zu fühlen.

Die Diagnose des Problems

Beherzigen Sie das Sprichwort: „Wenn du Hufschläge hörst, denk an Pferde, nicht an Zebras." Die Reaktionen Ihres Kindes zu dokumentieren, wird Ihnen dabei helfen, die „Pferde" ausfindig zu machen, also die spezifischen Situationen zu identifizieren, die das durch sensorische Verarbeitungsstörungen geprägte Verhalten verursachen.

Vielleicht können Sie das Problem klar erkennen. Vielleicht aber auch nicht. Was sollten Sie tun? Wo sollen Sie anfangen? Sie haben drei Möglichkeiten:

1. Sie könnten sich für die Herangehensweise entscheiden, erst einmal abzuwarten – aber tun Sie das bitte nicht! Es ist nicht ratsam, sich zurückzulehnen und darauf zu warten, dass Ihr Kind, das unter sensorischen Verarbeitungsstörungen leidet, seine Probleme von alleine in den Griff bekommt, wenn seine Schwierigkeiten es jeden Tag beeinträchtigen. Möglicherweise wird es mit der Zeit besser klappen – aber wahrscheinlich wird es Ihrem Kind nur immer schwerer fallen, in seinem alltäglichen Leben zurechtzukommen. Warum also ein Risiko eingehen, wenn es viel wirksamer ist, sofort Hilfe in Anspruch zu nehmen, um die Fähigkeiten Ihres Kindes zu verbessern?
2. Sie könnten das Leben Ihres Kindes sensorisch bereichern. Sie könnten gemeinsam mit der Lehrerin oder dem Lehrer ein Programm für die Schule und zu Hause entwickeln, das Ihrem Kind hilft, seine Fähigkeiten zu verbessern (siehe Kap. 11).
3. Sie könnten einen oder mehrere Spezialisten aufsuchen, die Ihr Kind auf mögliche Risikofaktoren hin untersuchen oder eine vollständige Evaluation vornehmen (Untersuchungen und Evaluationen werden weiter unten beschrieben). Wenden Sie sich zunächst an Ihren Kinderarzt, um eine Überweisung an einen Spezialisten zu erhalten. Wenn der Arzt dies aus irgendeinem Grund ablehnt, versuchen Sie es mit einer der unten aufgeführten Unterstützungsorganisationen.

Wo Sie Unterstützung erhalten

Alles, was wir über die Entwicklung unserer Kinder in Erfahrung bringen können, macht uns zu besseren Eltern und Lehrern. Unabhängig davon, ob Sie sicher sind oder nicht, dass Ihr Kind an einer sensorischen Verarbeitungsstörung leidet, wird das Sammeln von Informationen über seine Stärken und Schwächen Einfluss darauf haben, wie Sie Ihr Kind erziehen, disziplinieren und sogar betrachten und schätzen.

Was ist ein Screening?

Ein Screening ist ein schnelles und einfaches Verfahren, mittels dessen ein Ergotherapeut oder ein anderer qualifizierter Experte überprüft, ob Kinder bestimmte Fähigkeiten erworben haben. Oft werden Gruppen von Kindern gleichzeitig in Schulen oder Kindertagesstätten gescreent.

Der Zweck einer solchen Reihenuntersuchung ist, herauszufinden, ob ein Kind oder mehrere Kinder in ihrer Entwicklung beeinträchtigt sind, und zwar im Hinblick auf kognitive, körperliche, sprachliche, psychosoziale, Selbsthilfe- oder adaptive Fähigkeiten.

Ein Screening ist eine kurze, informelle „Inaugenscheinnahme". Es handelt sich weder um einen Test noch um eine gründliche Untersuchung. Wenn es Hinweise darauf gibt, dass ein Kind ein Problem haben könnte, werden die Eltern benachrichtigt und dazu angehalten, das Kind umfassend evaluieren zu lassen.

Was ist eine Evaluation?

Eine formale Evaluation ist eine gründliche, individuelle Untersuchung, bei der die untersuchte Person in ihrer Gesamtheit betrachtet und ihre Fähigkeiten bewertet werden. Welcher Spezialist die Untersuchung durchführt, hängt von dem bzw. den Problemen ab, von denen das Kind betroffen ist. In der Regel werden Kinder, bei denen der Verdacht besteht, dass sie unter sensorischen Verarbeitungsstörungen leiden, von einem Ergotherapeuten untersucht. Es können auch andere Fachleute hinzugezogen werden, zum Beispiel ein Entwicklungsoptometrist (Augenarzt), ein Audiologe (Spezialist für Probleme im Zusammenhang mit einem Hörverlust), ein Logopäde/Sprachtherapeut, ein Kinderarzt, ein Psychologe, ein Sonderpädagoge und/oder ein Sozialarbeiter. Wenn das Kind eine schwere sensorische Verarbeitungsstörung hat, kann ein multidisziplinäres Team, das sich aus mehreren dieser Fachleute zusammensetzt, erforderlich sein, um eine umfassendere Diagnose zu erstellen.

Bestandteil der Evaluation ist auch ein Fragebogen, den die Eltern ausfüllen, zum Beispiel zur medizinischen, sensomotorischen, entwicklungsspezifischen oder familiären Vorgeschichte. Manchmal werden auch Lehrer gebeten, Fragebögen auszufüllen (siehe Anhang A). Ihre Antworten helfen dem Ergotherapeuten oder anderen Experten, Ihr Kind zu beurteilen, denn Verhaltensmuster, die sich ab der Geburt zeigen, können klinische Beobachtungen bestätigen.

Informationen über Ihr Kind zusammenzutragen, hilft auch Ihnen. So stellte eine Mutter nach dem Ausfüllen eines Fragebogens zum Thema Sensomotorik zum Beispiel fest: „Die zurückhaltende Art unseres Vierjährigen, seine verzögerte Sprachentwicklung, sein wählerisches Essverhalten und seine Empfindlichkeit gegenüber Berührungen kamen uns immer merkwürdig vor, aber wir haben den Zusammenhang nie verstanden. Jetzt beginnen die Puzzleteile sich allmählich zusammenzufügen!“

Darüber hinaus gehört zu einer Evaluation, dass das Kind in einem Krankenhaus, einer Praxis, einem Büro, einer Schule oder bei Ihnen zu Hause von einem Ergotherapeuten untersucht wird. Die Evaluation basiert auf standardisierten Tests, sofern dies möglich ist, sowie auf strukturierten Beobachtungen und Analysen der Stärken und Beeinträchtigungen Ihres Kindes. Darüber hinaus sind Beobachtungen in einer normalen Umgebung (also nicht in einer Testsituation), zum Beispiel bei Ihnen zu Hause, in der Kita oder in der Schule Ihres Kindes ebenfalls wichtig, um die tatsächlich zu beobachtenden Kompetenzen Ihres Kindes in einer vertrauten Umgebung beurteilen zu können. Je nachdem, wie umfangreich die erforderlichen Tests sind, kann die Evaluation zwischen einer Stunde und mehreren Stunden dauern oder sich auch über mehrere Tage hinziehen.

Der Ergotherapeut beurteilt die Stärken und die Beeinträchtigungen des betroffenen Kindes. Wo, wann, wie oft und mit welcher Intensität treten die Probleme auf? Seit wann ist das problematische Verhalten des Kindes zu beobachten? Auf welchem Stand befindet sich das Kind im Hinblick auf seine altersgemäße Entwicklung? Was geschieht zu Hause oder in der Schule, das seine Fähigkeit, normal im Alltag zurechtzukommen, möglicherweise beeinträchtigt? Welche Situationen bringen die schlechtesten und welche Situationen bringen die besten Seiten Ihres Kindes zum Vorschein? Warum leidet das Kind nach Meinung des Ergotherapeuten unter einer sensorischen Verarbeitungsstörung?

Die entscheidende Frage lautet: „Um welche Art sensorischer Verarbeitungsstörung handelt es sich?“ Ist es eine taktile Überempfindlichkeit? Oder sind es posturale Störungen, Probleme mit der bilateralen Entwicklung, Sehprobleme oder eine mangelhafte auditive Diskrimination? Dr. Ayres und ihre Anhänger, die ihre Ideen weiterentwickelt haben, haben immer darauf beharrt, wie wichtig es ist, die sensorischen Bedürfnisse des Kindes zu identifizieren, um eine spezifische Behandlung durchführen zu können.

Nach einer eingehenden Beurteilung schreibt der Ergotherapeut einen detaillierten Bericht und führt mit den Eltern ein Beratungsgespräch, um ihnen dabei zu helfen, die Ergebnisse zu interpretieren. (Manchmal stellt ein Arzt die Diagnose auf der Grundlage des Berichts des qualifizierten Ergotherapeuten, der die Untersuchung durchgeführt hat.) Der Bericht ist oft sehr aufschlussreich. Wenn Sie einen Bericht erhalten, den Sie nicht verstehen, zögern Sie nicht und rufen Sie den Therapeuten, der ihn erstellt hat, an, damit er Ihnen alles besser erklärt. Er möchte Ihnen helfen und Sie nicht verwirren.

Wenn ein Kind einfach nur unreif ist, ist eine Therapie möglicherweise nicht erforderlich. Für einen ist es möglicherweise die beste Art der Behandlung, über einen längeren Zeitraum hinweg vielfältige sensomotorische Erfahrungen zu machen. Der Therapeut kann Ihnen Vorschläge unterbreiten, wie Sie das Leben Ihres Kindes zu Hause durch spezifische Aktivitäten um sensorische Erfahrungen bereichern können, die Sie als Familie durchführen können oder die der Lehrer des Kindes in der Schule einsetzen kann. Solche Aktivitäten machen allen Beteiligten Spaß und helfen oft allen Kindern, ihre neurologischen Fähigkeiten zu verbessern.

Wenn jedoch ein erhebliches Problem festgestellt wird, wird der Experte empfehlen, unmittelbar mit einer Therapie zu beginnen. Entscheiden Sie sich dafür, Ihr Kind zu einer Therapie anzumelden, sind Sie nicht verpflichtet, diese Therapie von dem Therapeuten durchführen zu lassen, der die Evaluation durchgeführt hat. Es ist wichtig, den richtigen Therapeuten zu finden, denn ein gutes Verhältnis zwischen dem Therapeuten und dem Kind spielt eine wichtige Rolle dafür, was für Fortschritte Ihr Kind macht.

Die Evaluation durch einen Ergotherapeuten
Ein Ergotherapeut wird das Kind üblicherweise in seiner Praxis evaluieren. Die Kosten werden in der Regel von den Krankenkassen übernommen.

Die sensorische Verarbeitung ist nur einer von mehreren Bereichen, mit denen sich die Ergotherapie beschäftigt. Im Folgenden finden Sie einige der wichtigsten Untersuchungsfelder, die der Therapeut analysiert, da sie sich auf die Fähigkeit des Kindes auswirken, an Alltagsaktivitäten oder „Alltagsbeschäftigungen" teilzunehmen:

- Fein- und grobmotorischer Entwicklungsstand
- Visuell-motorische Koordination (ein Puzzle zusammenfügen oder Formen kopieren)
- Visuelle Diskrimination
- Neuromuskuläre Kontrolle (Gleichgewicht und Körperhaltung)
- Reaktionen auf sensorische Stimulation (taktil, vestibulär und propriozeptiv)
- Bilaterale Koordination
- Praxis (motorische Planung)

Der Ergotherapeut kann auch in anderen Bereichen Defizite feststellen, zum Beispiel Aufmerksamkeitsprobleme, eine etwaige Sprachverzögerung oder Anzeichen für auditive, visuelle oder emotionale Probleme. Wenn der Therapeut feststellt, dass Ihr Kind in diesen Bereichen Schwierigkeiten hat, überweist er Sie möglicherweise an andere Experten, um weitere Untersuchungen durchführen zu lassen.

Verschiedene Therapien, verschiedene Herangehensweisen

Nach einer gründlichen Evaluation ist der nächste Schritt, eine Behandlung zu vereinbaren. Die erfolgversprechendste Behandlung bei einer sensorischen Verarbeitungsstörung ist eine Ergotherapie mit der Herangehensweise der sensorischen Integrationstherapie.

Ergotherapie

Ergotherapie, deren Ausübende einen Beruf im Gesundheitswesen ausüben, umfasst die Evaluation, Beurteilung, Behandlung und Beratung von Patienten. Unter Ergotherapie versteht man den Einsatz zielgerichteter Aktivitäten, um den Erhalt der Gesundheit einer Person und deren Unabhängigkeit zu maximieren, die durch eine körperliche Verletzung oder eine Krankheit, eine kognitive Beeinträchtigung, eine psychosoziale Störung, eine psychische Krankheit, eine Entwicklungs- oder Lernbeeinträchtigung oder durch ungünstige Bedingungen ihres Umfeldes beeinträchtigt ist. Bei einem Kind gehören zu den zielgerichteten Aktivitäten unter anderem das Schaukeln, Klettern, Springen, Zuknöpfen, Malen und Schreiben. Solche Tätigkeiten sind Dinge, mit denen das Kind sich „beschäftigt".

Die spezifischen Ziele der Ergotherapie mit der Herangehensweise der sensorischen Integrationstherapie sind die Verbesserung und Harmonisierung der sozialen Beziehungen des Betroffenen sowie eine Verbesserung der Selbstkontrolle und der sensorischen Integration des Betroffenen. Virginia Spielmann, Geschäftsführerin des STAR Institute, zufolge ist „das eigentliche Ziel ... nicht einfach nur die Beseitigung von dysfunktionalen sensorischen Verarbeitungs- und Integrationsstörungen, sondern das psychologische Wohlbefinden bzw. das ‚Aufblühen' des Betroffenen".[53]

Der Ergotherapeut

Ein Ergotherapeut kann Ihr Kind einzeln oder in einer Gruppe, in der Schule, in einer Praxis, einem Krankenhaus, einem öffentlichen Zentrum für psychische Gesundheit oder bei Ihnen zu Hause behandeln. Idealerweise ist der Ergotherapeut auf Kinderheilkunde spezialisiert und hat eine zusätzliche postgraduale Ausbildung im Bereich der sensorischen Integrationstheorie und -behandlung absolviert.

Unter der Anleitung eines Therapeuten nimmt das Kind in einer spielerischen, sinnvollen und natürlichen Weise aktiv Bewegungs- und Berührungsinformationen auf, die seinem Gehirn helfen, diese grundlegenden neuronalen Botschaften zu modulieren. Ein Kind spricht gut auf die sensorische Integrationstherapie an, weil sein Nervensystem formbar und anpassungsfähig ist. In der Therapie lernt das Kind, erfolgreich zu sein – und das macht ihm *Spaß*!

Aktivitäten, die bei der Ergotherapie angeboten werden können
Da jedes Kind anders ist, wird der Ergotherapeut die Reihenfolge und die Art der Aktivitäten, die er Ihr Kind durchführen lässt, individuell auf Ihr Kind zuschneiden. Der Ergotherapeut entwickelt für Ihr Kind ein Programm, das auf seine besonderen Bedürfnisse abgestimmt ist und im System des Kindes dahin zurückgeht, wo frühe Fähigkeiten entwickelt wurden. Er orientiert sich an dem Kind und stellt es vor „genau die richtigen Herausforderungen", die Wirkung auf sein zentrales Nervensystem (ZNS) entfalten und seine Fähigkeit herausfordern, erfolgreich und organisiert auf sensorische Stimuli zu reagieren.

Ihrem Kind kann es zum Beispiel schwerfallen zu springen, zu klettern, Dreirad zu fahren oder sich anzuziehen. Diese Probleme können nicht „behoben" werden, indem man ihm gezielt beibringt, wie man springt, klettert, in die Pedale tritt oder eine Jacke anzieht, wenn das zugrunde liegende Problem eine sensorische Verarbeitungsstörung ist. Das Kind benötigt keine Springübungen, sondern Gelegenheiten, alle Sinneseindrücke zu integrieren. Mit seinen ansprechenden Hilfsmitteln und seinem Fachwissen kann ein qualifizierter Therapeut professionelle Kunst und wissenschaftliche Erkenntnisse miteinander verbinden, um dem betroffenen Kind diese Gelegenheiten zu geben.

Im Folgenden eine kleine Auswahl von Aktivitäten, die ein Ergotherapeut anbieten kann:

- Zur Verringerung taktiler Überempfindlichkeit – Abreiben der Arme und Beine mit Schwämmen und Tüchern aus unterschiedlichen Texturen.
- Zur Verbesserung der taktilen Diskrimination – Finden von versteckten Spielzeugen durch das Bearbeiten einer Kugel aus therapeutischer Knete.
- Zur Verbesserung der Körperwahrnehmung und einer stabilen Körperhaltung – Schwingen in Bauchlage in einer speziellen, von der Decke hängenden Schaukel, um spezifische Bewegungsempfindungen zu erleben.
- Zur Verbesserung des Gleichgewichts – Liegen oder Sitzen auf großen, mit Luft aufgeblasenen Therapiebällen.

- Zur Verbesserung der bilateralen Koordination – In Bauchlage mit einem in beiden Händen gehaltenen Nudelholz gegen einen von der Decke hängenden Ball schlagen.
- Zur Verbesserung der motorischen Planung – Einen Hindernisparcours absolvieren.
- Zur Verbesserung der feinmotorischen Fähigkeiten – Spielen mit Magneten zum Aufbau der Handmuskulatur und zur Stabilisierung lockerer Gelenke.
- Zur Verbesserung der Dehnungsfähigkeit gegen die Anziehungskraft der Schwerkraft – Auf dem Bauch liegend mit einem Roller über den Boden fahren oder mit dem Kopf voran eine Rampe hinunterfahren.
- Zur Verbesserung der Flexion – Festhalten an einer von der Decke hängenden zylindrischen Schaukel.
- Zur Verringerung der Gravitationsunsicherheit – Sanftes Schwingen auf einer flachen Schwebeschaukel; Springen auf einem Trampolin.
- Zur Verbesserung der Augenkontrolle und des visuellen Unterscheidungsvermögens – Spiele mit Bohnensäckchen, Luftballons und aufgehängten Bällen.

Der wichtigste Faktor, der über den Erfolg der Therapie entscheidet, ist der innere Antrieb des Kindes, die Welt, die es umgibt, zu erkunden und von ihr zu lernen. Die Motivation des Kindes, sich auf einer Schaukel zu drehen, bestimmte Materialien zu berühren oder sanft zwischen zwei Sportmatten zusammengedrückt zu werden, verrät dem Therapeuten, was das Nervensystem des Kindes benötigt.

Dr. Ayres zufolge sind „Empfindungen, die einem Kind Spaß machen, in der Regel integrierend“.[54] Wenn das Kind aktiv an seiner eigenen Therapie beteiligt ist, wird es zunehmend organisierter, hat Spaß und das Gefühl, mit sich selbst im Einklang zu sein.

Andere Therapiearten

Ein Kind mit einer sensorischen Verarbeitungsstörung wird zwar am meisten von einer Ergotherapie mit der Herangehensweise einer sensorischen Integrationstherapie profitieren, aber auch Therapien, die gleichzeitig existierende Störungen behandeln, sind hilfreich. Einige dieser Therapien sind im Folgenden aufgeführt. (Hinweis: Eine sensorische Verarbeitungsstörung ist eine neurologische Störung, aber die meisten Neurologen sind nicht dafür ausgebildet, diese Störung bei Kindern zu erkennen; Neurologen bieten keine sensorische Integrationstherapie an.)

Physiotherapie

Physiotherapie, deren Praktizierende einen Beruf im Gesundheitswesen ausüben, zielt darauf ab, die physischen Fähigkeiten eines Menschen zu verbessern. Die Zusammenarbeit mit einem Physiotherapeuten kann die grobmotorische Kräftigung, Koordination und Kontrolle des Kindes unterstützen. Physiotherapeuten setzen manchmal Massagen, Whirlpool-Bäder oder Ultraschall ein, um den Muskeln eines Kindes dabei zu helfen, sich auf willkürliche Bewegungen vorzubereiten. Einige Physiotherapeuten haben eine Zusatzausbildung im Bereich der sensorischen Integrationstheorie und -behandlung.

Logopädie und Sprachtherapie

Die Logopädie und die Sprachtherapie umfassen Aktivitäten, die darauf ausgerichtet sind, dass das Kind spezifische Ziele erreicht. Das Kind benötigt möglicherweise Hilfe bei seinen Sprachfähigkeiten, zum Beispiel bei der Aussprache von „L", „K" oder „Sch", bei der Steuerung der Stimmhöhe oder bei der Verbesserung der oral-motorischen Kontrolle der Mundmuskulatur. Das Kind profitiert möglicherweise von Aktivitäten, die darauf abzielen, seine Sprachfähigkeiten zu verbessern. Zu diesen Aktivitäten gehören unter anderem das Nacherzählen von Geschichten, das Führen von Gesprächen und Spiele, die darauf abzielen, seinen Wortschatz und sein Gedächtnis zu fördern. Möglicherweise braucht es Hilfe im Hinblick auf seine praktische soziale Kompetenz, also beim Verwenden von Sprache und Gesten, um mit anderen Menschen zu interagieren. Da viele Kinder mit einer sensorischen Verarbeitungsstörung sehr wählerische Esser oder „Problemesser" sind, kann eine Therapie mit einem Ergotherapeuten und einem auf Mundmotorik und Essprobleme spezialisierten Logopäden oder Sprachtherapeuten sehr hilfreich sein.

Sehtherapie

Die Sehtherapie umfasst eine Reihe von Verfahren, die unter der Anleitung eines Entwicklungs-/Verhaltensoptometristen durchgeführt werden und darauf abzielen, die für richtiges Sehen erforderlichen Fähigkeiten zu korrigieren oder zu verbessern. Eine Untersuchung der Sehfähigkeit in der Entwicklungsphase umfasst eine Evaluation der Augengesundheit sowie des Sehvermögens und des Zusammenspiels von Sehen, Tasten, Hören, Bewegung und anderer Sinne. Nach der Evaluation kann der Optometrist eine Sehtherapie empfehlen, die verschreibungspflichtige Linsen, Prismen, sensomotorische Aktivitäten und sogar computergestützte Programme zur Verbesserung der Kontrolle der Augenmotorik, des visuellen Unterscheidungsvermögens und der Augen-Hand-Koordination umfassen kann. Eine Sehtherapie geht weit über „Augenübungen" hinaus und hilft dem Kind, visuelle Informationen mit anderen Sinneseindrücken zu integrieren. Die Behandlung trägt oft dazu bei, dass die Augen und der Körper des Kindes synchron funktionieren, und kann Sehproblemen, die Auswirkungen auf das schulische Lernen haben, vorbeugen oder diese verhindern.

Auditives Training

Das auditive Training ist eine Methode der Klangstimulation, die darauf abzielt, die Hör- und Kommunikationsfähigkeit, die Lernfähigkeit, die motorische Koordination, die Körperwahrnehmung und das Selbstwertgefühl zu verbessern. Das Kind beziehungsweise der Erwachsene hört mehrmals in der Woche Musik und Stimmen, die durch spezielle Kopfhörer gefiltert werden, führt spezielle visuelle Übungen und Gleichgewichtsübungen durch und leistet möglicherweise darüber hinaus Stimmarbeit. Diese Arten der Therapie helfen dem Ohr, Geräusche wahrzunehmen und zu unterscheiden, unterstützen das Gehirn, Informationen des auditiven und vestibulären Systems über den Raum besser zu nutzen, und stärken die Fähigkeit der betroffenen Person, sich besser zu konzentrieren, sich in ihrem Körper zu zentrieren und sich zu organisieren.

Chiropraktik

Chiropraktik ist eine Philosophie, Kunst und Wissenschaft zur Erkennung und Korrektur von Subluxationen im menschlichen Körper. Eine Subluxation ist eine teilweise Verschiebung oder eine abnorme Bewegung eines Knochens in einem Gelenk. Die Chiropraktik hilft Kindern mit sensorischen Verarbeitungsstörungen, indem sie gezielt auf die Struktur und

Funktion der Nerven, Muskeln und Gelenke einwirkt. Diese steuern unsere Körperhaltung und Bewegungen, die wiederum unsere Fähigkeit beeinflussen, mit unserer Umwelt zu interagieren. Einige chiropraktische Ansätze integrieren erfolgreich sensorisch-motorische, sprachliche, kognitive und andere Therapien und tragen dadurch dazu bei, beide Gehirnhälften auszubalancieren.

Cranio-Sacral-Therapie

Die Cranio-Sacral-Therapie (CST) ist eine sanfte Methode zur Beurteilung und Verbesserung der Funktion des craniosacralen Systems (der Membranen und der Gehirn-Rückenmarks-Flüssigkeit, die das Gehirn und das Rückenmark schützen). Bei der CST werden die Knochen des Schädels, des Kreuzbeins und des Steißbeinbereichs durch leichte Berührungen bearbeitet, um ein Ungleichgewicht zu korrigieren, das sich negativ auf die Entwicklung des Gehirns und des Rückenmarks auswirken und zu sensorischen, motorischen und neurologischen Funktionsstörungen führen kann. Die CST wird von einer Vielzahl von Ausübenden von Heilberufen praktiziert.

Hippotherapie

Hippotherapie steht für „Behandlung mithilfe des Pferdes". Ergotherapeuten, Physiotherapeuten und Logopäden setzen das Pferd als therapeutisches Medium ein, um Haltung, Bewegung, Neuromotorik und sensorische Verarbeitung von Menschen mit Beeinträchtigungen zu verbessern. Bei traditionellen Therapieverfahren beeinflusst die Bewegung des Pferdes den Muskeltonus, regt die Muskelaktivität an und verbessert die vestibulären Reaktionen, die sensomotorische Integration und die posturale Kontrolle im Bereich der Körpermitte.

Ernährungstherapie

Eine gute Ernährung ist die Voraussetzung für eine gesunde Entwicklung, eine optimale Leistungsfähigkeit, einen optimalen Aktivitätsgrad und eine hohe Widerstandsfähigkeit gegen Infektionen und Krankheiten. Ein Ernährungsberater kann Menschen mit Ernährungsdefiziten dabei helfen, bei der Nahrungsaufnahme auf ein ausgewogenes Verhältnis von Kohlenhydraten, Fetten, Proteinen, Vitaminen, Mineralstoffen und Wasser zu achten. Weitere

Informationen finden Sie auf den Websites www.kellydorfman.com und www.mariarickerthong.com (Anm. d. Verlags: in engl. Sprache).

Unterstützende Beratung

Eine Verhaltenstherapie hilft dem Kind bei der Bewältigung problematischer Symptome und Verhaltensweisen. Eine Spieltherapie fördert die sozial-emotionale Entwicklung des Kindes. Eine Familientherapie hilft dem Kind, den Eltern und den Geschwistern, zu einer besseren Einheit zu werden. Dies sind Beispiele für Therapien, bei denen das logische, denkende Gehirn eingesetzt wird, um den Körper, Verhaltensweisen und emotionale Verfassungen zu beeinflussen. Die Therapeuten sind unter anderem klinische Psychologen, zugelassene klinische Sozialarbeiter und Kinderpsychiater. (Psychotherapie ist manchmal geeignet, um die sozialen/emotionalen Folgen sensorischer Verarbeitungsstörungen zu behandeln, zum Beispiel Depressionen, mangelndes Selbstbewusstsein oder bestimmte Verhaltensweisen; eine Psychotherapie aber geht nicht die zugrunde liegenden Ursachen des Problems an.)

Unterstützende Aktivitäten in Gemeinschaft

Zusätzlich zu den Therapien können gemeinschaftsbasierte Aktivitäten als „therapeutisch wirksam" angesehen werden, da sie betroffenen Kindern helfen, körperliche und kognitive Fähigkeiten sowie Selbstbewusstsein zu entwickeln und soziale Beziehungen aufzubauen. Viele Grundschulkinder und auch ältere Kinder haben Spaß an Kampfsportarten wie Karate und Taekwondo, die Kraft, Beweglichkeit und Ausdauer fördern. Andere mögliche Therapiemöglichkeiten sind Musiktherapie. Das *STAR Institute* empfiehlt Spaziergänge und Wanderungen in der Natur, Klettern an Wänden und Felsen, Yoga, Tanzen und Trampolinspringen. Ihrer Ansicht nach gibt es auch immer mehr Hinweise auf die vorteilhaften Wirkungen von Massagen wie die Qigong-Sensortherapie.

Therapeut und Kind zusammenbringen

Auf den ersten Ergotherapietermin (oder einem Termin bei einem anderen Therapeuten) sollten Sie Ihr Kind vorbereiten. Sie können zum Beispiel sagen: „Heute lernst du eine Frau kennen, die dir helfen wird, stärker zu werden. Sie hat tolle Spielsachen und Spiele. Ihre Praxis sieht aus wie ein

Fitnessstudio, in dem du Dinge tun kannst, die dir gefallen werden. Ich glaube, du wirst da richtig viel Spaß haben."

Es ist wichtig, dem Kind zu vermitteln, dass die Therapie Freude machen wird. Viele Kinder, die unter sensorischen Verarbeitungsstörungen leiden, haben nicht viel Spaß. Sie wünschen sich, Spaß zu haben, wissen aber einfach nicht, wie sie das anstellen sollen.

Indem Sie positiv über die Therapie denken und sprechen, tragen Sie dazu bei, dass die Therapie bei Ihrem Kind erfolgreich sein wird. Sie vermitteln Ihrem Kind, dass es sich bei der Therapie nicht um eine Bestrafung oder um eine Maßnahme handelt, die es dazu veranlassen müssen, eine defensive Haltung einzunehmen. Das Kind gibt sich vielleicht selbst die Schuld dafür, dass es häufig ungeschickt oder erschöpft ist und Dinge sagt wie: „Nichts kann ich gut machen." Es benötigt regelmäßig die Bestätigung, dass es die Dinge gut *macht* und die Therapie dazu beitragen wird, sie noch besser machen zu können.

Unabhängig davon, ob die Behandlung in einer geschäftigen Praxis, in der Schule oder bei Ihnen zu Hause stattfindet, werden Sie mit einbezogen werden. Zu den Aufgaben des Therapeuten gehört es, mit den Eltern zusammenzuarbeiten, um sich Aktivitäten einfallen zu lassen, die dem Kind helfen, zu Hause besser zurechtzukommen. Der Therapeut kann auch dem Lehrer Vorschläge unterbreiten, wie die Umgebung im Klassenzimmer verbessert werden kann.

Da die Behandlung zu einem Teil des Lebens Ihres Kindes wird, sollten Sie und Ihr Kind sich gut mit dem Therapeuten verstehen. Gut miteinander klarzukommen, ist von entscheidender Bedeutung! Wenn sich Ihr Kind dagegen sträubt, zur Behandlung zu gehen, oder es Ihnen an Vertrauen zu dem Therapeuten mangelt, stimmt etwas nicht, und Sie sollten, wenn möglich, einen anderen Therapeuten aufsuchen. Die Behandlung ist am erfolgreichsten, wenn alle Beteiligten ein respektvolles und angenehmes Verhältnis zueinander haben.

Das Arbeiten mit dem Therapeuten wird einige Zeit und Mühe erfordern, aber Ihr Engagement wird sich auf jeden Fall auszahlen. Die Therapie selbst mag nicht ewig andauern, aber von den Resultaten wird Ihr Kind sein ganzes Leben lang profitieren.

Aufzeichnungen machen

Wenn Sie noch nicht regelmäßig Aufzeichnungen über das Verhalten und die Entwicklung Ihres Kindes machen, sollten Sie jetzt damit beginnen! Ihre Notizen sollten unter anderem Folgendes enthalten:

- Ihre eigenen aufgezeichneten Beobachtungen.
- Hinweise und Berichte von Lehrern.
- Namen, Adressen und Telefonnummern von Spezialisten, die Sie konsultiert haben oder die Sie zu konsultieren beabsichtigen.
- Detaillierte, mit Datum versehene Notizen über Beratungsgespräche und Telefonate mit Experten.
- Schriftliches Festhalten von Informationen, die Sie mündlich erhalten haben.
- Bewertungen, Diagnosen und Empfehlungen von Spezialisten.

Ein geordnetes, chronologisch geführtes Notizbuch ist ein wertvolles Hilfsmittel. Es wird Ihnen helfen, Muster zu erkennen, die Sie möglicherweise übersehen haben. Außerdem kann es als Nachweis dafür dienen, dass die Entwicklung Ihres Kindes nicht reibungslos verläuft, falls Sie irgendwann einmal belegen müssen, dass Ihr Kind besondere Fördermaßnahmen benötigt. Es wird Ihnen auch das Gefühl geben, gut organisiert zu sein und die Lage im Griff zu haben.

Eine professionelle Diagnose, begleitet von einer Therapie, sollte eine gewisse Erleichterung bringen. Das alltägliche Leben zu Hause lässt sich derweil vielleicht darüber hinaus auch noch verbessern, wenn Sie einige der Vorschläge befolgen, die im nächsten Kapitel dargelegt werden.

Kapitel 11

Ihr Kind zu Hause

Eltern können sich und ihrem Kind das Leben zu Hause erleichtern, indem sie den Alltag mit Sinneseindrücken bereichern, unter anderem durch Aktivitäten, die die neurologische Entwicklung fördern und die Fähigkeiten zur Selbsthilfe verbessern.

Eine elterliche Offenbarung

Mit drei Jahren wurde Tonya in die Vorschule St. Columba's eingeschult. Allerdings widerwillig. Sie war ängstlich und matt. Sie sprach ganz leise, scheute Körperkontakt und weinte, wenn sie mit den anderen Kindern nach draußen gehen sollte. Allerdings war sie sehr aufgeweckt und liebte Geschichten, Musik und sich zu verkleiden.

Im Herbst führten wir bei den Dreijährigen ein Screening auf sensorische Verarbeitungsstörungen durch. Tonjas Ergebnisse deuteten darauf hin, dass sie möglicherweise unter einer sensorischen Verarbeitungsstörung litt, aber wir waren uns nicht sicher. Vielleicht war sie auch einfach nur unreif.

Normalerweise beobachten wir Spätentwickler sorgfältig, bevor wir eine ergotherapeutische Behandlung empfehlen, aber in diesem Fall entschieden wir, ein Gespräch mit Tonyas Eltern zu führen. Wir glaubten, Tonyas soziale und körperliche Entwicklung fördern zu können, wenn wir die Eltern davon überzeugen könnten, das Leben ihrer Tochter um Sinneseindrücke zu bereichern.

Während des Gesprächs hörten sie sich höflich unsere Vorschläge an, Tonya jeden Tag zu ermuntern, nach draußen zu gehen, ihr zu ermöglichen, mehr praktische Erfahrungen zu machen, und andere Kinder zum Spielen nach Hause einzuladen.

„Schön und gut, aber das wird nicht funktionieren", stellte ihre Mutter klar. „Tonya hasst es, zu frieren und sich schmutzig zu machen. Sie geht nicht gern nach draußen und spielt nicht gern mit anderen Kindern. Sie will nur mit dem Baby und mir zusammen sein und sich Geschichten anhören." Im Aufstehen fügte sie noch hinzu: „Und das ist für uns in Ordnung." Damit endete das Gespräch für uns alle unbefriedigend.

Und das war es dann erst einmal. Da Tonyas Eltern sich wiederholt sträubten, auf unsere Vorschläge einzugehen, beschlossen wir, nicht weiter zu insistieren.

Doch als wir im Begriff waren, unsere Bemühungen, die Eltern einzubinden, aufzugeben, trat Tonyas kleine Schwester zu Hause auf den Plan. Die Zweijährige verlangte lautstark nach Veränderungen des familiären Alltags. Als geselliges und energiegeladenes Kind liebte sie es, draußen mit den Kindern der Nachbarschaft zu spielen. Ihre Mutter kam zu dem Schluss, dass sie ihr am besten gerecht werden konnte, indem sie täglich mit ihr auf den Spielplatz ging. Natürlich musste Tonya mit.

Nach den Winterferien stellten wir fest, dass es eine „neue" Tonya gab. Sie beteiligte sich bereitwilliger an Aktivitäten und spielte fröhlich mit anderen Kindern. Sie lachte, meldete sich zu Wort und rief sogar laut. Wir staunten und freuten uns über ihre Entwicklung.

Eines Tages sagte ihre Mutter: „Ich hatte wirklich eine Offenbarung. Wir sind jeden Tag auf den Spielplatz gegangen, sogar wenn es eiskalt war. Anfangs hat sich Tonya dagegen gesträubt, aber inzwischen verlangt sie danach, auf den Spielplatz zu gehen. Sie haben mir immer wieder nahegelegt, Tonya mehr sensomotorische Aktivitäten anzubieten, und schließlich habe ich auf Sie gehört. Jetzt weiß ich, dass ein Alltag mit vielen Sinneseindrücken für beide Mädchen sehr sinnvoll ist und einen großen Unterschied macht!"

Ein um Sinneseindrücke bereichertes Leben

„Ein Leben mit vielfältigen Sinneseindrücken" – ein von Lindsey Biel, Ergotherapeutin und Co-Autorin des Buches *Raising a Sensory-Smart Child,* geprägter Begriff – zeichnet sich durch Spaß machende und funktionelle sensorisch-motorische Aktivitäten aus. Ein Ergotherapeut oder ein anderer Spezialist entwirft einen individuellen Plan für sensorische Aktivitäten, die auf die spezifischen physischen und emotionalen Bedürfnisse des Nervensystems des betroffenen Kindes zugeschnitten sind. Der Therapeut schlägt den Eltern vor, diese Aktivitäten in den normalen Tagesablauf zu Hause einzubauen, um dem Kind zu helfen, sein Verhalten besser regulieren, sich besser konzentrieren und adaptieren zu können und seine Fähigkeiten zu verbessern.

(Ein flexibles, Spaß machendes Programm familienzentrierter Aktivitäten unterscheidet sich gravierend von einer sogenannten „sensorischen Diät". Eine sensorische Diät ist ein striktes Programm sensorischer Aktivitäten, zu denen unter anderem gehört, die Gliedmaßen des Kindes mit einer speziellen Bürste zu bürsten, seine Gelenke nach einem bestimmten Muster zu massieren und ihm Finger in den Mund zu stecken und mit diesen durch den Mund zu fahren – und zwar alle zwei Stunden.)

Zu einem Leben mit vielen Sinneseindrücken gehört eine Kombination aus aktivierenden, strukturierenden und beruhigenden Aktivitäten. Je nach den Bedürfnissen Ihres Kindes steht eine aktivierende oder eine beruhigende Aktivität an erster Stelle.

Aktivierende Aktivitäten können vor allem dem „Reiz-Spätbemerker" zugutekommen, der einen Anreiz benötigt, um effektiv angeregt zu werden. Zu diesen Aktivitäten gehören unter anderem:

- Trockene Cerealien, Popcorn, Chips, Cracker, Nüsse, Brezeln, Karotten, Sellerie, Äpfel oder Eiswürfel kauen.
- Duschen.
- Auf einem Therapieball oder auf einem aufblasbaren Wasserball hüpfen.
- Auf einer Matratze oder auf einem Trampolin hüpfen.

Strukturierende Aktivitäten helfen, die Reaktionen des Kindes zu regulieren. Zu diesen Aktivitäten gehören unter anderem:

- Müsliriegel, Fruchtriegel, Lakritze, getrocknete Aprikosen, Käse, Kaugummi, Bagels oder Brotkrusten kauen.
- An den Händen an einer Klimmzugstange hängen.
- Schwere Lasten schieben oder ziehen.
- Sich in eine Kopfüber-Position begeben.

Beruhigende Aktivitäten unterstützen das Kind dabei, seine sensorische Überempfindlichkeit oder Überstimulation abzubauen. Zu diesen Aktivitäten gehören unter anderem:

- An einem Schnuller, einer harten Süßigkeit, einem gefrorenen Fruchtriegel oder einem Löffel Erdnussbutter lutschen.
- Die Hände, die Schultern, den Rücken, das Gesäß oder den Kopf gegen eine Wand drücken.
- Wippen, Schaukeln oder leicht Hin- und Herschwingen.
- Kuscheln oder den Rücken reiben.
- Ein Bad nehmen.

Wenn Sie Ihr eigenes Programm entwickeln, um Ihrem Kind zu Hause ein um Sinneseindrücke bereichertes Leben zu bieten, ist es immer empfehlenswert, einen Therapeuten zurate zu ziehen, um die speziellen Bedürfnisse Ihres Kindes genau bestimmen zu können. Welche Aktivitäten sind geeignet? Wo sollte Ihr Kind sie durchführen? Wann? Wie oft? Wie lange?

Im Folgenden ein paar Ratschläge:

- Legen Sie eine strukturierte Abfolge für bestimmte Tageszeiten fest, zum Beispiel nach dem Frühstück, nach der Schule und vor dem Schlafengehen.
- Bieten Sie Ihrem Kind nach Möglichkeit die Aktivität an, nach der es verlangt. Meistens wird das Kind es Ihnen mitteilen. Selbst wenn es nicht sagen kann: „Mein Nervensystem benötigt dringend eine intensive Bewegungserfahrung“, können Sie womöglich seine Gedanken lesen, wenn es dazu ansetzt, vom Garagendach herunterzuspringen. Finden Sie eine andere Möglichkeit, ihm das Springen zu ermöglichen!

- Überlassen Sie dem Kind die Kontrolle über das Spiel. „Mehr!“ kann zwar bedeuten, dass es mehr spielen will, aber achten Sie sorgfältig darauf, dass das Kind nicht überreizt wird. „Stopp!“ heißt Stopp, unverzüglich. Während der Aktivität sollten Sie auf nonverbale Signale achten: Entspannung und ein zufriedener Gesichtsausdruck deuten darauf hin, dass das Kind sich bei der Aktivität wohlfühlt. Wimmern oder kreischendes Gelächter geben Ihnen einen Hinweis darauf, dass es Zeit für eine Verschnaufpause ist.
- Um für Abwechslung zu sorgen, sollten Sie die Abläufe und die Umgebung hin und wieder variieren.
- Sprechen Sie regelmäßig mit dem Therapeuten, um sicherzustellen, dass Ihr Programm zu Hause durchzuführender Aktivitäten den sich ändernden Bedürfnissen Ihres Kindes gerecht wird.

Ein um viele Sinneseindrücke bereichertes Leben ist wie ein Fitnessplan. Es verbessert die Fähigkeit eines jeden Kindes, problemlos seinen Alltag zu bewältigen, unabhängig davon, ob das Kind unter einer sensorischen Verarbeitungsstörung leidet oder nicht.

Die Förderung einer funktionierenden Sinnesverarbeitung zu Hause

Es gibt viele Kinder, die den Drang verspüren, mehr Sinneserfahrungen zu erleben als andere Kinder. Sie wollen berühren und fühlen, anrempeln und gegen Dinge stoßen. Ihr hoher Aktivitätsgrad sagt uns, dass sie, wenn sie auf der Reifenschaukel schaukeln und irgendwo dagegenkrachen, sich in einen Blätterhaufen stürzen oder mit Farbe und Ton arbeiten können, mit sich selbst und der Welt, die sie umgibt, harmonieren. Die Kinder liegen richtig.

Andere Kinder vermeiden sensorische Reize, die ihnen körperliches Unbehagen bereiten. Wenn sie aufgefordert werden, bestimmte Objekte zu berühren oder sich mit diesen zu bewegen, wissen Kinder mit sensorischen Verarbeitungsstörungen möglicherweise nicht, was sie tun sollen. Deshalb zeigen sie vielleicht kein Interesse an Klötzen, Bällen, Brotteig oder Fahrrädern. Die Folge ist, dass sie sich nicht weiterentwickeln, und je weniger aktiv sie sind, desto weniger können sie es auch.

Was hilft? Praxis, Praxis, Praxis! Diese Kinder brauchen Anleitung, um ihre Umgebung zu erkunden und sich sicher zu fühlen. Wenn sie erst einmal gelernt haben, wie man aktiv spielt, beginnen sie, sich mit sich und der Welt, die sie umgibt, im Einklang zu fühlen.

Außerdem benötigen sie Objekte mit vielen „Affordanzen". Der von dem Psychologen James J. Gibson[55] geprägte Begriff „Affordanz" (Angebot) bezeichnet etwas an einem Objekt in der Umgebung, das eine Person zur Interaktion mit diesem Objekt anregt.

Nehmen wir das Beispiel mit der Papprolle. Die Ergotherapeutin Teresa May-Benson und ihre Kollegen haben untersucht, wie Kinder mit unterschiedlichen sensorischen Verarbeitungsfähigkeiten reagieren, wenn man ihnen eine Papprolle reicht und sie auffordert: „Zeigt mir mal, was ihr damit machen könnt."[56] Die meisten Kinder demonstrieren schnell, wie man durch die Rolle hindurch gucken, hören, pusten oder singen kann. Man kann Murmeln hineinwerfen. Man kann sich damit gegen das Knie schlagen. Man kann sie rollen, werfen, fangen oder die Finger hineinstecken.

Kinder mit sensorischen Verarbeitungsstörungen führen weniger der möglichen Aktivitäten durch, wenn ihnen eine Papprolle gegeben wird. Dr. Ayres fand heraus, dass Kinder mit Dyspraxie ineffektiv mit Objekten interagieren, die sich in ihrer Umgebung befinden. Der Grund dafür ist, dass es ihnen schwerfällt, sich nicht nur vorzustellen, was sie damit tun wollen, sondern auch zu planen, wie sie es tun wollen, und das, was sie tun wollen, umzusetzen.[57]

Im Folgenden finden Sie einige Ideen für Aktivitäten, die mehrere Sinne ansprechen und es Kindern ermöglichen, mit sich und der Welt, die sie umgibt, in Einklang zu kommen. Zu einfachen auch als „netter Krimskram" bezeichneten Materialien, die man im Haus findet, um solche Aktivitäten durchzuführen, gehören unter anderem Strohhalme, Pappteller, Knöpfe und Kreppband.

Jedes Kind kann von diesen Anregungen profitieren – nicht nur Kinder, die solche Aktivitäten benötigen, sondern auch vorsichtigere Kinder sowie Geschwister und Freunde.

Sie möchten mehr erfahren? Im Kapitel „Über die Autorin“ im Anhang finden Sie Informationen über mein Buch *The Out-of-Sync Child Has Fun* und andere Veröffentlichungen, die ich gemeinsam mit Joye Newman verfasst habe: *Growing an In-Sync Child, In-Sync Activity Cards, A Year of Mini-Moves for the In-Sync Child* sowie die Webinar-Serie *The In-Sync Child*. In all diesen Veröffentlichungen sind Hunderte von detaillierten Aktivitäten für Kinder aller Altersgruppen aufgeführt.

Aktivitäten zur Förderung des Tastsinns

Taststraße: Bieten Sie ihrem Kind verschiedene Untergründe an, auf denen es sich bewegen kann, zum Beispiel Gras, Sand, Teppich, Samt, Satin, Luftpolsterfolie, Kunstpelz, Wellpappe, Schmirgelpapier oder eine Autositzauflage aus Holzperlen. Am besten ist es, wenn Ihr Kind barfuß darüber läuft; aber auch mit Schuhen bekommt es wertvollen sensorischen Input.

Zeichnen auf dem Rücken: „Zeichnen“ Sie mit dem Finger eine Form, einen Buchstaben, eine Zahl oder ein Muster auf den Rücken oder die Hand des Kindes. Fordern Sie das Kind auf zu erraten, was Sie gezeichnet haben, und das Gleiche dann mit dem Finger auf den Rücken einer anderen Person zu zeichnen.

Schatztruhe: Geben Sie Sand, Bohnen, Reis, Nudeln oder Schlamm in eine Plastikwanne. Fügen Sie kleine Autos, Figuren und Tiere hinzu, die das Kind anordnen, vergraben und wiederfinden kann. Wenn es für das Kind eine zu große Herausforderung ist, sich schmutzig zu machen, können Sie ihm Vinylhandschuhe anbieten.

Sandwich: Bitten Sie die „Salami“ oder den „Truthahn“ (Ihr Kind), sich mit dem Gesicht nach unten auf das „Brot“ (Turnmatte oder Couch) zu legen. Bestreichen Sie die Gliedmaßen und den Oberkörper des Kindes mit einem „Streichmesser“ (Ihre Hände, ein Schwamm, eine Gemüsebürste oder ein Waschlappen) mit Senf, Mayonnaise, Soße usw. Machen Sie kräftige Streichbewegungen von oben nach unten. Bedecken Sie das Kind vom Hals abwärts mit einem weiteren Stück „Brot“ (gefaltete Matte oder Sofakissen). Drücken Sie nun fest auf die Matte, um den überschüssigen Senf „herauszuquetschen“ und einen tiefen, beruhigenden Druck auszuüben.

Zeit zu Hause: Finden Sie bei sich zu Hause oder im Garten einen gemütlichen Rückzugsort für Ihr Kind. Im Gegensatz zu einem Auszeit-Platz, der einer Bestrafung dient, ist dies ein Rückzugsort, an dem das Kind zur Ruhe kommen und sich wohlfühlen kann. Dies können ein großer Karton, ein Sitzsack, eine Hängematte, ein Tipi oder ein „Fort" unter dem Esstisch sein.

Aktivitäten zur Förderung des vestibulären Systems (Gleichgewichtssinns)

Balancieren auf einer Wippe: Zentrieren Sie ein Brett über einem Holzbalken. Ihr Kind kann von dem einen Ende des Bretts zum anderen laufen, springen oder krabbeln, sich auf den Drehpunkt setzen oder stellen und von einer Seite zur anderen wippen und das Brett wieder auf den Balken ziehen oder schieben, wenn es heruntergerutscht ist.

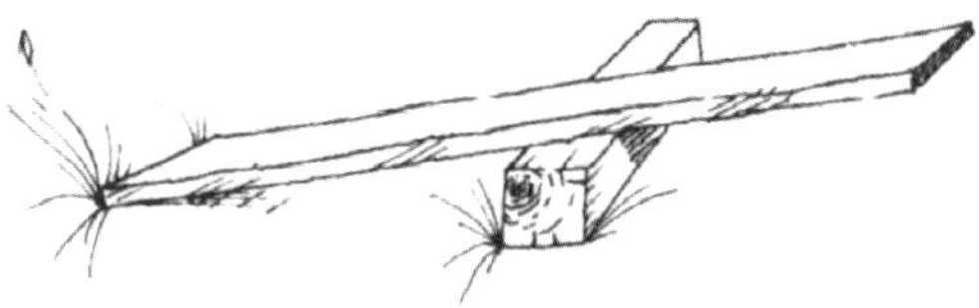

Auf einem T-Hocker sitzen: Selbst das zappeligste Kind findet seine Mitte auf einem T-Hocker, wenn es die Dreibeinformel entdeckt (die beiden Füße vorne und das Hockerbein direkt unter sich). Um einen T-Hocker zu bauen, verschrauben Sie mit zwei langen Holzschrauben zwei 5 cm dicke, 10 cm breite und 30 cm lange Stücke eines Kantholzes. Das Sitzen auf einem T-Hocker verbessert garantiert das Gleichgewicht, die Körperhaltung und – erstaunlicherweise – auch die Aufmerksamkeit.

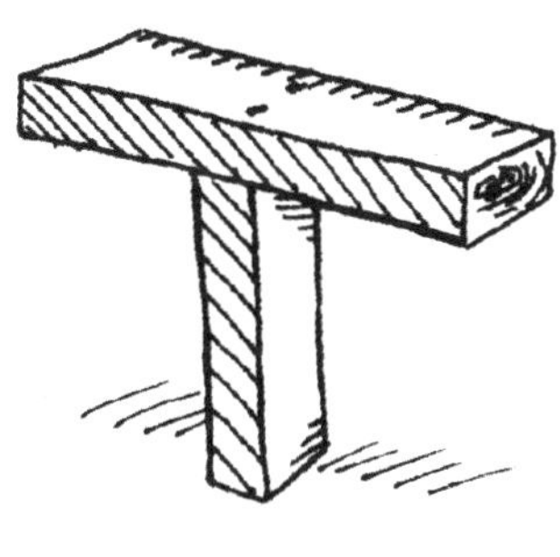

Schaukelndes Boot: Fordern Sie Ihr Kind auf, sich auf den Bauch zu legen, hinter sich die Knöchel zu umfassen und hin und her zu schaukeln. Diese Übung trainiert nicht nur das vestibuläre System, sondern auch die Propriozeption, die motorische Planung und vieles mehr.

Rollender Baumstamm: Verteilen Sie auf dem Boden ein paar Bohnensäckchen. Fordern Sie Ihr Kind auf: „Streck dich auf dem Boden aus, so gerade wie ein Baumstamm! Sieh zu dem roten Bohnensäckchen und roll dich zu ihm hin. Leg deinen Kopf auf das Säckchen. Und jetzt roll zu dem blauen Bohnensäckchen."

Stop-and-Go-Reifen: Verteilen Sie im Zimmer Reifen (oder Pappteller). Sagen Sie: „Wenn ich die Musik anmache, zeig mir, wie du von einem Reifen zum anderen gehst (springst, hüpfst, rollst). Wenn die Musik stoppt, bleibst du in dem Reifen stehen, in dem du gerade bist, und steckst einen Fuß (Finger, Ellbogen, Nase) durch den Reifen." Wenn die Musik weiterläuft, fordern Sie Ihr Kind dazu auf, die Richtung zu ändern.

Aktivitäten zur Förderung der Propriozeption

Papiertüten-Kickball: Treten und Schlagen sind gute Überlebensfähigkeiten. Anstatt dass Sie oder andere Lebewesen als Boxsack herhalten müssen, stellen Sie Ihrem wütenden oder frustrierten Kind eine Papiertüte zur Verfügung. Machen Sie die Tüte ganz auf. Knüllen Sie die Tüte an der Öffnung zusammen, sodass sie wie ein Ball aussieht. Ihr Kind kann allein oder gemeinsam mit anderen Kindern mit voller Wucht gegen die Tüte treten und schlagen. Alternativ kann auch ein stehender, aufblasbarer Boxsack verwendet werden, der zurückfedert, wenn auf ihn eingeschlagen wird.

Busfahrer: Fragen Sie im Fahrradladen nach einem ausrangierten Fahrradschlauch. Reinigen Sie ihn und entfernen Sie das Ventil. Gehen Sie mit Ihrem Kind nach draußen, stellen Sie sich in den Schlauch hinein und halten Sie ihn an die Hüften. Wechseln Sie sich als Fahrer und Fahrgast ab, indem Sie den dehnbaren Schlauch schieben und ziehen, um den Bus zu steuern. (Hinweis: Der Passagier auf dem Rücksitz hat den größten Spaß.)

Tolles Kind, das Dinge liefert: Lassen Sie Ihr Kind Einkaufstaschen, die mit Kartoffelsäcken, Limoflaschen und anderen unzerbrechlichen Gegenständen gefüllt sind, ins Haus tragen. Lassen Sie es den Wäschekorb die

Treppe hinauftragen oder eine Kiste mit Büchern, einen Eimer mit Bauklötzen oder einen Wassereimer von einem Ort zum anderen schleppen.

Stärkung der Körpermitte: Setzen Sie sich neben Ihrem Kind an eine Wand und strecken Sie beide die Beine aus. Drücken Sie den Rücken und die Schultern an die Wand. Sagen Sie: „Wir strecken uns jetzt so, dass wir ganz aufrecht sitzen, und drücken uns dabei so kräftig nach hinten, dass zwischen unserem Rücken und der Wand kaum noch Platz ist. Jetzt führen wir unsere Arme an der Wand entlang nach oben über unseren Kopf. Und nun lassen wir unsere Arme langsam wieder auf den Boden sinken." Wiederholen Sie die Übung.

Aktivitäten zur Förderung des auditiven Systems

Klopfen von Melodien: Klopfen oder klatschen Sie den Rhythmus eines bekannten Liedes, zum Beispiel „Jingle Bells" oder „Alle meine Entchen". Fordern Sie Ihr Kind auf, die Melodie zu erraten. Um das Spiel zu vereinfachen, können Sie einige Schlüsselwörter summen oder singen. Wechseln Sie sich ab.

Keyboard-Geschichten: Setzen Sie sich gemeinsam ans Keyboard und erzählen Sie die Geschichte von „Goldlöckchen", den „Drei kleinen Schweinchen" oder ein anderes Märchen mit 3 bis 5 Figuren. Spielen Sie ein paar tiefe Töne an und sagen Sie mit leiser Stimme: „So klingt Papa Bär". Spielen Sie eine Oktave höher, um Mama Bärs Stimme wiederzugeben, eine weitere Oktave höher, um Goldlöckchen zu mimen, und ein paar sehr hohe Töne für Baby Bär. Erzählen Sie die Geschichte, während Ihr Kind die Töne in der entsprechenden Tonlage anschlägt und die Sätze der Figuren spricht.

Zop und Hop: Sagen Sie: „Ich nenne jetzt ein Quatschwort: ‚Zop'. ‚Zop' reimt sich auf ein anderes Wort, das für eine Art der Fortbewegung steht. Ja, es heißt Hop!" Lassen Sie Ihr Kind weitere Worte für Bewegungen reimen und diese Bewegungen demonstrieren, indem Sie unsinnige Wörter wie „tringen" (springen), „tehen" (gehen) und „pippeln" (tippeln) verwenden.

Gummiband-Harfe: Legen Sie eine Zigarrenkiste (ohne Deckel) und Gummibänder bereit. Ihr Kind darf sich Bänder aussuchen, die es über die Kiste spannt, und dann die „Harfensaiten" zu seinen Lieblingsliedern zupfen. Viele Kinder mit sensorischen Verarbeitungsstörungen und Autismus haben ein ausgezeichnetes musikalisches Gehör, deshalb macht es ihnen vielleicht Spaß, die Harfe zu „stimmen". Um ein Gummiband beim Zupfen höher klingen zu lassen, zieht man es hinter die Kiste, sodass es sich vorne strafft. Um einen tieferen Ton zu erzeugen, zieht man es nach vorne, um es zu lockern. Man kann fühlen, hören und sehen, wie sich die Bänder je nachdem, wie sie gespannt sind, unterschiedlich verhalten.

Aktivitäten zur Förderung des visuellen Systems

Grobe Schätzung: Nehmen Sie zwei Spaghetti-Schachteln und verschiedene kleine Gegenstände wie Büroklammern, Zahnstocher, Knöpfe und Legosteine. Platzieren Sie die Schachteln im Abstand von 15 cm nebeneinander und fragen Sie: „Was glaubst du, wie viele Büroklammern du wohl zwischen den Schachteln aneinanderreihen könntest?"

Wie viele Schritte: Dies ist ein weiteres Ratespiel, das das räumliche Wahrnehmungsvermögen und andere visuelle Fähigkeiten fördert. Fragen Sie: „Wie viele Schritte („Sprünge, Trampelschritte, Hüpfer") sind nötig, um von der Tür zur Spüle zu gelangen?"

Servietten-Origami: Zeichnen Sie auf einem Blatt Papier ein Rechteck, ein Quadrat und ein Dreieck. Geben Sie Ihrem Kind eine Serviette. Zeigen Sie auf das Rechteck und sagen Sie: „Falte die Serviette so, dass sie so aussieht wie diese Form." Machen Sie weiter. Bitten Sie Ihr Kind, neben jeden Teller auf dem Tisch eine gefaltete Serviette zu legen.

Wandball: Kleben Sie eine horizontale Linie aus Abdeckband an eine Wand, ungefähr in Schulterhöhe Ihres Kindes. Reichen Sie Ihrem Kind einen Ball und fordern Sie es auf: „Zeig mir, wie du diesen Ball mit den Händen bis zum Ende des Klebebands entlangrollen kannst." Steigern Sie den Schwierigkeitsgrad dieser Übung, indem Sie vertikale, zickzackförmige oder kurvige Linien an die Wand kleben.

Weitere Aktivitäten zur Förderung sensorisch basierter motorischer Fähigkeiten

Die sensorische Verarbeitung ist die Grundvoraussetzung für das Funktionieren der Feinmotorik, der Mundmotorik, der motorischen Planung und der bilateralen Koordination. All diese Kompetenzen verbessern sich, wenn das Kind die folgenden Aktivitäten ausübt, die die Sinneseindrücke integrieren.

Feinmotorische Fähigkeiten

Zahnstocherkonstruktionen: Bitten Sie Ihr Kind, Zahnstocher in Essensstückchen wie Gurken, Bohnen, Popcorn, Obst, Käse, festen Tofu oder Marshmallows zu stecken. Es kann Häuser, Roboter, Stachelschweine und andere Kreationen erschaffen und diese dann aufessen.

Einen Ball basteln: Stellen Sie Ihrem Kind Gummibänder zur Verfügung, die es über einen Tischtennisball spannen kann.

Büroklammer-Muster: Bringen Sie mehrere Büroklammern an der Kante einer Karteikarte an. Fragen Sie Ihr Kind: „Kannst du deine Büroklammern so an deiner Karteikarte anbringen, dass sie so aussehen wie mein Muster?“ Wechseln Sie sich beim Entwerfen und Nachbilden komplizierterer Muster ab.

Klebe-Armband: Wickeln Sie um das Handgelenk Ihres Kindes ein „Armband“ aus Abdeckband, nicht zu fest, mit der klebrigen Seite nach außen. Legen Sie Knöpfe, Pailletten, Buchstabennudeln, Papierschnipsel und andere kleine Gegenstände bereit, damit Ihr Kind daraus ein schönes Armband gestalten kann.

Oral-Motorische Fähigkeiten

Apfelmus durch einen Strohhalm saugen: Bieten Sie Ihrem Kind Apfelmus, pürierten Pudding oder ein gefrorenes Fruchtgetränk an und fordern Sie es auf, dies durch einen kurzen, dicken Strohhalm aufzusaugen.

Beherzte Hirten: Sie benötigen Wattebällchen (Schafe), Stifte, Strohhalme und eine Kuchenform (Gehege). Markieren Sie die Wattebällchen eines jeden Teilnehmers mit einer bestimmten Farbe. Sagen Sie: „Lasst uns unsere Schafe zum Gehege treiben.“ Setzen Sie sich auf den Boden und „treiben“ Sie Ihre Schafe an, indem Sie sie zum Gehege pusten. Dort angekommen, saugen Sie die „Schafe“ mit dem Strohhalm an, heben sie in die Luft und befördern sie sicher in den „Stall“.

Bubble Gum: Je größer der Kaugummi, desto besser! Kaugummi kauen und Blasen machen ist eine hervorragende Therapie und sorgt für orale

Befriedigung. Kauspielzeug (im Internet erhältlich) ist eine gute Alternative zu Kaugummi.

Motorisches Planen

Spielereien mit Papptellern: Um effektiv mit ihrer Umwelt zu interagieren, benötigen Kinder mit sensorischen Verarbeitungsstörungen mehr Zeit, in der sie mit Objekten spielen können. Geben Sie Ihrem Kind einen Pappteller und sagen Sie: „Zeig mir, was du alles damit machen kannst." Ein Pappteller kann gerollt, gefaltet, zerrissen, geworfen und beschrieben werden, und man kann auch auf ihm skaten. Welche anderen Möglichkeiten fallen Ihrem Kind ein? Kann es diese motorisch planen und dann ausführen?

Weitsprung: Fordern Sie Ihr Kind auf, sich auf eine niedrige Stufe zu stellen. Fragen Sie es: „Wie weit kannst du springen?" Markieren Sie die Stelle nach jeder Landung mit Kreide. Ermuntern Sie es, jedes Mal weiter zu springen.

Schieben und Ziehen: Beladen Sie einen Bollerwagen mit Bohnen- oder Reissäckchen. Lassen Sie Ihr Kind den Wagen zwischen Hindernissen (Verkehrsleitkegel, Papierkörbe usw.) und um diese herum schieben oder ziehen, die in einem Abstand von etwa einem Meter aufgestellt sind.

Nase zum Knie: Bitten Sie Ihr Kind: „Geh auf deine Hände und Knie, sodass dein Körper wie ein Tisch aussieht. Jetzt mach einen runden Rücken und bring deine Nase und dein Knie zusammen. Dann streck das Bein aus, hebe das andere Knie vom Boden ab und guck in den Himmel. Jetzt sei wieder flach wie ein Tisch." Die Übung mit dem anderen Bein wiederholen.

Bilaterale Koordination

Murmelspuren: Legen Sie ein Tablett mit Papier aus. Tupfen Sie ein paar Kleckse Fingerfarbe in die Mitte des Papierbogens. Geben Sie Ihrem Kind eine Murmel, die es durch die Farbe rollen kann, um ein Muster zu kreieren. Ergibt sehr schönes Geschenkpapier!

Armkreisen: Sagen Sie: „Streck deine Arme zu den Seiten aus, und mach kleine Kreisbewegungen, zehnmal. Jetzt in die andere Richtung. Jetzt über dem Kopf. Jetzt hinter dir."

Mit den Füßen klatschen: Sagen Sie: „Zeig mir, wie du mit den Händen klatschst, mit dem Kopf nickst, den Kopf schüttelst, das Gesicht verziehst, mit den Daumen wackelst und die Hände drehst. Toll! Kannst du auch mit den Füßen klatschen, mit den Zeigefingern nicken, die Hände schütteln, die Hände und Füße zusammenpressen, mit den großen Zehen wackeln und die Füße abrollen?"

Dehn dich wie ich: Spielen Sie dieses Spiel, bei dem es darum geht, dem Spielleiter alles nachzumachen, mit drei oder mehr Personen. Jeder benötigt ein 1 Meter langes dehnbares Fitnessband. Fordern Sie die Mitspieler auf: „Seht mich an, und macht es mir nach." Zählen Sie bis acht und führen Sie Ihre Bewegung achtmal vor. Dann sagen Sie: „Jetzt machen wir es gemeinsam." Anschließend sagen Sie: „Jetzt bist du dran. Dehne dein Band so, wie du möchtest, und alle anderen machen es dir nach." Jeder darf einmal der Spielleiter sein.

Vorschläge zur Förderung der Selbsthilfefähigkeiten

Die Fähigkeiten zur Selbsthilfe verbessern sich parallel zur Entwicklung der sensorischen Verarbeitung. Die folgenden Vorschläge können Ihrem Kind das Leben leichter machen – und Ihnen auch!

Anziehen

Lassen Sie Ihr Kind entscheiden, was es anziehen möchte. Wenn ihm schnell zu warm wird, sollte es im Freien lieber mehrere lockere Schichten übereinander tragen als eine dicke Jacke. Wenn es sich darüber beschwert, dass neue Kleidung steif ist oder kratzt, lassen Sie es weiche, getragene Kleidung tragen, auch wenn sie unmodisch ist. Entscheidend ist, dass die Kleidung bequem ist.

Entfernen Sie überflüssige Kleidungsstücke aus der Kommode und dem Kleiderschrank Ihres Kindes, zum Beispiel Kleidung, die nicht mehr passt oder die für die gerade herrschende Jahreszeit ungeeignet ist.

Bringen Sie an der Innenseite der Schranktüren auf Augenhöhe des Kindes große Haken an, damit es seine Jacke und seinen Schlafanzug aufhängen kann.

Legen Sie Zellophantüten bereit, in die das Kind seine Füße stecken kann, bevor es seine Schuhe anzieht. Das Zellophan sorgt dafür, dass die Füße nicht stecken bleiben, und erleichtert die Sache erheblich.

Zwischenmahlzeiten und Mahlzeiten
Stellen Sie einen Stuhl, einen Therapieball oder einen T-Hocker bereit, auf dem das Kind so sitzen kann, dass sich die Ellbogen auf Tischhöhe befinden und die Füße flach auf dem Boden stehen. Ein Hocker oder ein Kissen könnte dazu beitragen, dass sich ein zappeliges Kind geerdet fühlt.

Bieten Sie Ihrem Kind eine Auswahl an Speisen von unterschiedlicher Konsistenz an: klumpige, weiche, knusprige, kaubare. Die Portionen sollten klein sein, vor allem wenn Sie neue Speisen einführen.

Lassen Sie das Kind Saft oder Milch in einen Becher gießen. Ein Kind, das häufig zu viel einschenkt oder Saft verschüttet, braucht viel Übung. Ein Becher, der nicht leicht umfällt, beugt Missgeschicken vor.

Ermuntern Sie Ihr Kind, mit den Utensilien zu hantieren, die bei den Mahlzeiten benutzt werden. Cracker-Packungen zu öffnen, Erdnussbutter aufzustreichen oder mit Besteck zu essen, fördern die Propriozeption, die bilaterale Koordination und die feinmotorischen Fähigkeiten.

Arbeiten im Haushalt
Erstellen Sie gemeinsam eine Liste von Aufgaben, bei denen Ihr Kind im Haushalt helfen kann: sein Bett machen, mit dem Hund Gassi gehen, Papierkörbe leeren, den Müll rausbringen, harken, schaufeln, fegen, staubsaugen, Wäsche zusammenlegen, den Geschirrspüler ausräumen, den Tisch decken und abräumen. Lassen Sie Ihr Kind wissen, dass Sie es brauchen und seine Hilfe wertschätzen.

Befolgen Sie eine Routine. Wenn Ihr Kind eine Aufgabe erledigt hat, darf es einen Stern an die Tafel heften. Belohnen Sie es, indem Sie ihm etwas Besonderes erlauben, oder mit einem Ausflug, wenn es mehrere Sterne gesammelt hat.

Teilen Sie die Aufgaben in kleine Schritte auf. Lassen Sie Ihr Kind einen Teller nach dem anderen abräumen (es muss nicht das ganze Geschirr auf dem Tisch sein).

Baden
Lassen Sie Ihr Kind dabei helfen, die Wassertemperatur zu regulieren. Möglicherweise mag es das Wasser wärmer oder kälter als Sie.

Legen Sie verschiedene Badespielzeuge, Seifen und Bürsten bereit.

Legen Sie ein großes, im Trockner erwärmtes Badetuch bereit, in das Sie Ihr Kind nach dem Bad schön fest einwickeln können.

Schlafen

Kündigen Sie an, wann es an der Zeit ist, ins Bett zu gehen: „Noch eine halbe Stunde, dann ist Schlafenszeit!“ oder „Du kannst noch fünf Minuten malen.“

Achten Sie beim Zubettgehen auf feste Gewohnheiten. Dazu gehören Geschichten und Lieder, ein Blick auf die Stickersammlung, ein Gespräch über die Ereignisse des Tages oder die Pläne für den nächsten Tag, eine Rückenmassage und das liebevolle Zudecken des Kindes.

Kinder, die taktil überempfindlich sind, sollten bequeme Schlafanzüge tragen. Einige mögen lockere, andere enge Schlafanzüge, einige mögen Schlafanzüge aus Seide, andere mögen überhaupt keine Schlafanzüge. Kein Kind mag Schlafanzüge aus groben, kratzigen, spitzenartigen Stoffen oder mit elastischen Bündchen.

Verwenden Sie Perkal- oder Seidenlaken, damit das Bett glatt und ohne störende Falten ist.

Geben Sie Ihrem Kind zusätzliche Kissen und Decken oder lassen Sie es in einem Schlafsack, in einem Schlafzelt oder in einem Wasserbett schlafen.

Eine Bereicherung um viele Sinnesempfindungen und die Berücksichtigung der besonderen Bedürfnisse Ihres Kindes können das Leben zu Hause verbessern, und das Gleiche gilt für den Alltag in der Schule.

Kapitel 12

Ihr Kind in der Schule

Sich für Ihr Kind einzusetzen, mit dem Schulpersonal zu kommunizieren, eine geeignete Schule für Ihr Kind zu finden und sich mit Lehrern auszutauschen – all das kann den schulischen Erfolg Ihres Kindes fördern.

Welch einen Unterschied Kommunikation ausmacht!

Nicky hasste die vierte Klasse, in die er im vergangenen Jahr ging. Mrs Colladay, seine Lehrerin, war gemein zu ihm. Sie schimpfte immer mit ihm, wenn er langsam, unordentlich oder zappelig war. Sie sagte dann: „Ich wünschte, du würdest dich einfach mehr anstrengen." Dabei *hat* er sich angestrengt.

Dieses Jahr geht Nicky in die fünfte Klasse und er ist begeistert. Ms. Berry ist nett. Sie achtet darauf, dass er die Aufgaben versteht, und zeigt ihm, wie er sie so aufteilen kann, dass er sie bewältigen kann. Sie hat ihm einen Stuhl besorgt, der nicht wackelt, und dicke Bleistifte, die nicht abbrechen. Sie hat ihn zum Kapitän des Teams der „Fliegenden Mathe-Asse" gemacht. Sie sorgt dafür, dass er nie die Pause versäumt. Sie mag ihn.

***

Was für einen Unterschied ein Lehrer doch ausmachen kann! Und was für einen Unterschied es macht, wenn ein Elternteil zum Fürsprecher seines Kindes wird!

Nicky ist in einem Klassenraum, der seinen Bedürfnissen entspricht, weil seine Mutter die Initiative ergriffen hat. Nachdem sie jahrelang versucht hatte zu vermeiden, dass Nicky stigmatisiert und abgestempelt wird, beschloss sie, die Schule über seine sensorischen Verarbeitungsstörungen, über die positiven Wirkungen der Therapie und eines um viele Sinnesempfindungen bereicherten Lebens zu informieren. Wenn es Nicky gelingen konnte, zu Hause besser zurechtzukommen, konnte er sicherlich auch in der Schule Selbstvertrauen aufbauen und seine Leistungsfähigkeit verbessern.

Während der Sommerferien traf Nickys Mutter sich mit dem Schulleiter und Ms Berry und stellte erleichtert fest, dass die beiden sehr daran interessiert waren, über Nickys Probleme aufgeklärt zu werden. Sie wollten sich ein Bild von Nickys Stärken und Schwächen machen, um ihn optimal fördern zu können. Sie versprachen ihr, auch die Kunst-, Naturwissenschafts- und Sportlehrerinnen und -lehrer über seine besonderen Bedürfnisse zu informieren. Außerdem sagten sie zu, dafür zu sorgen, dass Nicky in der Schule in den Genuss besonderer Fördermaßnahmen kommen würde. Wenn sie Fragen hätten, wollten sie sie anrufen, und auch Anrufe ihrerseits seien willkommen.

Was für einen Unterschied es doch macht, miteinander zu kommunizieren!

Wenn es doch in der Schule ein bisschen mehr so wäre wie zu Hause

Ein Kind mit einer sensorischen Verarbeitungsstörung hat oft enorme Schwierigkeiten im Schulunterricht. Das Problem ist nicht ein Mangel an Intelligenz oder Lernbereitschaft. Das Problem kann darin begründet sein, dass das Kind unter Dyspraxie leidet, das heißt, dass es ihm schwerfällt zu verstehen, was es tun soll und wie es dabei vorgehen soll.

Aus einem Vorschulkind, das Schwierigkeiten dabei hat, Perlen aufzufädeln, wird oft ein Schulkind, das die einzelnen Bestandteile und Aufgaben eines Rechercheprojekts nicht organisieren kann. Es möchte erfolgreich mit seinem Umfeld interagieren, aber es bereitet ihm Mühe, sein Verhalten anzupassen, um die immer komplexer werdenden Anforderungen bewältigen zu können.

Ein Kind, das unter einer sensorischen Verarbeitungsstörung leidet, ist möglicherweise nicht in der Lage, sich auf seine Aufgaben zu konzentrieren. Alles kann es ablenken – die Nähe eines Klassenkameraden, das Geräusch von raschelndem Papier, die Bewegungen spielender Kinder vor dem Fenster, das kratzende Etikett in seinem Hemdkragen und sogar ein kippeliger Stuhl oder Tisch. Womöglich ist das Kind im Hinblick auf seine Bewegungen, seine verbalen Reaktionen und seine Interaktionen mit Lehrern und Mitschülern unorganisiert.

Die Schule kann aus vielen Gründen zermürbend sein:

1. Die Schule übt Druck auf Kinder aus, damit sie Leistung erbringen und den Anforderungen entsprechen. Während das durchschnittliche Kind sich bemüht, die Erwartungen zu erfüllen, bricht ein Kind, das unter einer sensorischen Verarbeitungsstörung leidet, unter dem Druck zusammen.
2. Das schulische Umfeld verändert sich ständig. Abrupte Übergänge vom Stuhlkreis zu Kunstprojekten, von Mathe zum Lesen oder von der Schulkantine zur Turnhalle können ein Kind überfordern, das nur langsam umschalten kann.
3. Die sensorischen Reize können zu viel sein. Überall schwirren Menschen umher. Lichter, Geräusche und Gerüche sind im Übermaß vorhanden. Ein Kind kann durch die Vielzahl an sensorischen Reizen leicht überfordert werden.
4. Die sensorischen Reize können unzureichend sein. Für ein Kind, das regelmäßig kurze Dehnungspausen braucht, um seinen Körper zu organisieren, kann langes Sitzen ein Problem darstellen. Eine gesprochene oder geschriebene Lektion, die sich an auditiv oder visuell Lernende richtet, kann einen kinästhetisch und taktil Lernenden möglicherweise nicht erreichen.
5. Schulleitungen und Lehrer verstehen sensorische Verarbeitungsstörungen oft falsch. Möglicherweise sind sie wirklich daran interessiert, einem betroffenen Kind zu helfen, können dem individuellen Lernstil

des Kindes jedoch nicht gerecht werden, wenn sie nicht wissen, wo sie anfangen sollen.

6. In der Schule ist es nicht wie zu Hause. Für viele Kinder ist die Schule ein unberechenbarer und riskanter Ort, während das Zuhause vertraut und sicher ist. (Umgekehrt kann die Schule auch ein Ort sein, an dem alles geregelt und vorhersehbar ist, wohingegen es zu Hause stressig und chaotisch zugeht.) Angesichts der unterschiedlichen Umgebungen wird das Kind sich unterschiedlich verhalten. Die Schule kann sich für ein betroffenes Kind jedoch mehr wie zu Hause anfühlen, wenn die Eltern Informationen über ihr Kind an die Erwachsenen weitergeben, die Einfluss auf den schulischen Erfolg des Kindes haben können.

Vor Jahren, als wir über die sensorische Verarbeitung noch nicht so viel wussten, haben die Leiterin der Vorschule St. Columba's und ich uns mit Allens Mutter getroffen, um zu erfahren, wie wir ihren Jungen unterstützen könnten. Er sprach in der Vorschule wenig und bewegte sich kaum. Er verschanzte sich in einer Ecke des Sandkastens hinter einer Barrikade aus Spielzeug-LKWs. Er verfügte nicht über Selbsthilfefähigkeiten, hatte keine Spielkameraden und keinen Einfluss auf andere Kinder. Wir haben ihn als traurigen, verängstigten, hilflosen Einzelgänger gesehen.

Seine Mutter war erstaunt. „Aber so ist er doch gar nicht!", sagte sie. So wie die Mutter ihren Sohn beschrieb, war er komplett anders, als wir ihn wahrgenommen hatten. Zu Hause war er eine Quasselstrippe. Er war lebhaft und fröhlich. Er sprang auf den Möbeln herum, buddelte im Garten und spielte mit den Kindern aus der Nachbarschaft. Allerdings waren die Kinder, mit denen er spielte, alle jünger. Und ja, es fiel ihm schwer, sich anzuziehen. Und es traf auch zu, dass er im Hinblick auf Speisen und Aktivitäten bestimmte Vorlieben und Abneigungen hatte. Aber zu Hause war er ein unproblematisches Kind. „Wenn es doch in der Schule nur ein bisschen mehr so wäre wie zu Hause", sagte sie mit einem Seufzer.

Das Gespräch öffnete uns allen die Augen. Während wir uns unterhielten, wurde seiner Mutter bewusst, dass Allen zu Hause gut zurechtkam, weil sie seinem Bedürfnis nach einem geregelten Ablauf, dem Einhalten strikter Routinen, der genau richtigen Stimulation, körperlicher Sicherheit und ständigen Bekundungen, dass sie ihn lieb hatte, gerecht wurde.

Uns, den Pädagogen, wurde bewusst, dass wir einigen dieser Bedürfnisse auch in der Schule nachkommen konnten, da wir nun wussten, um welche Bedürfnisse es sich handelte.

Wir gingen über zu einer Kooperation zwischen Elternhaus und Schule, um Allen dabei zu helfen, Fortschritte zu machen. Die Lehrerinnen reagierten sensibler auf sein zurückhaltendes Sozialverhalten und schafften es, ihn behutsam an die Vorschulaktivitäten heranzuführen. Sie gaben ihm mehr Struktur und schützten ihn vor Reizüberflutung. Viele kleine Veränderungen hatten eine große, positive Wirkung im Hinblick auf sein Verhalten.

Gleichzeitig passte Allens Mutter seine häusliche Umgebung an seine besonderen Bedürfnisse an. Sie schaffte einige Geräte zur Förderung seiner sensomotorischen Fähigkeiten an, zum Beispiel ein Trampolin, einen Krabbeltunnel, einen Therapieball, eine Gymnastikmatte, einen Sitzsack sowie eine Innenschaukel, und verwandelte den Keller in eine Mini-Turnhalle. Sie wurde sich auch ihrer Verpflichtung bewusst, bestimmte Beobachtungen mit Allens Vorschullehrerinnen und -lehrern zu teilen.

Entscheiden, wem man davon erzählt

Ein Kind mit einer sensorischen Verarbeitungsstörung braucht einen engagierten Fürsprecher. Normalerweise ist es Sache der Eltern, Lehrer und andere Betreuer auf die besonderen Bedürfnisse des Kindes aufmerksam zu machen.

Der Gedanke daran, die Probleme ihres Kindes offenzulegen, bereitet vielen Eltern allerdings Sorgen. Sie befürchten, dass das Kind stigmatisiert und abgestempelt werden könnte, dass sie für das Verhalten des Kindes verantwortlich gemacht werden könnten oder dass unsensibles Schulpersonal indiskret sein oder die Informationen auf falsche Weise verwenden könnte. Außerdem ist es schmerzhaft, über die Defizite des eigenen Kindes zu reden. Und dennoch ist es im Interesse des Kindes unerlässlich, darüber zu sprechen.

Warum ist es notwendig, andere zu informieren? Erwachsene, die mit Kindern arbeiten, müssen – ähnlich wie Bildhauer, die mit Ton arbeiten – ein Gefühl für das Material haben, das sie formen. Wenn sie über ein gewisses Maß an Wissen über sensorische Verarbeitungsstörungen verfügen, können sie sich besser auf die individuellen Fähigkeiten des Kindes einstellen. Wenn sie hingegen nicht informiert sind, kann von ihnen nicht erwartet werden, die Unterrichtsumgebung zu ändern, ihren Unterrichtsstil anzupassen oder ihr Konzept neu auszurichten.

Wer muss informiert werden? Die Klassenlehrer sollten informiert werden. Der Schulleiter, die Kunst-, Naturwissenschafts-, Musik- und Sportlehrer sowie Computer- und Medienfachkräfte müssen möglicherweise ebenfalls Bescheid wissen. Auch Schulbusfahrer und Fahrer von Fahrgemeinschaften, Religionslehrer, Pfadfinder-Betreuer, Trainer und Babysitter sind womöglich rücksichtsvoller, wenn sie informiert werden.

Welche Informationen sollten weitergegeben werden? Erzählen Sie den Lehrern kurz, was das Problem des Kindes ist. (Vermeiden Sie Formulierungen wie „Unterempfindlichkeit gegenüber vestibulären Empfindungen", es sei denn, Sie werden ausdrücklich um detailliertere Informationen gebeten.) Machen Sie konkrete Vorschläge, was zu Hause funktioniert, damit der Lehrer bzw. die Lehrerin überlegen kann, ob und wie sich das, was zu Hause funktioniert, auch in der Schule umsetzen ließe.

Beispiele: „Meine Tochter reagiert sehr empfindlich darauf, berührt oder geschubst zu werden. Zu Hause haben wir festgestellt, dass es ihr am besten geht, wenn sie sich nicht eingeengt fühlt. Könnten Sie bei der Sitzordnung bitte daran denken, dass sie viel Platz braucht?" Oder: „Mein Sohn hat Schwierigkeiten mit der motorischen Koordination. Er macht eine Therapie, die ihm helfen soll, sich geschickter zu bewegen. Zu Hause haben wir festgestellt, dass häufige Pausen, in denen er sich bewegen und strecken kann, ihn darin unterstützen, sich besser zu organisieren."

Wenn Sie den Eindruck haben, dass die Lehrerin Ihres Kindes aufgeschlossen ist, können Sie auch Ihre eigenen dokumentierten Beobachtungen, die Evaluationen der Therapeuten, Vorschläge für einen mit Sinneseindrücken bereicherten Alltag und die Tipps für Lehrkräfte, die am Ende dieses Kapitels aufgeführt sind, weitergeben.

Auf welche Weise sollten die Informationen weitergegeben werden? Formulieren Sie Ihre Informationen positiv: „Sie kann sich wunderbar konzentrieren, wenn ..." Oder: „Seine motorische Koordination verbessert sich, wenn ..." Heben Sie die Fähigkeiten des Kindes hervor: „Sie liebt Kunstprojekte" oder „Er hat einen tollen Sinn für Humor". Bemühen Sie sich um das Wohlwollen und die Unterstützung der Lehrer: „Hoffentlich können wir zusammenarbeiten. Bitte halten Sie mich auf dem Laufenden!"

Wo sollten die Informationen ausgetauscht werden? Vereinbaren Sie Treffen im Voraus, damit Sie und der Lehrer ungestört miteinander reden können. Treffen Sie sich vor oder nach dem Unterricht im Klassenzimmer, in der Mittagspause im Lehrerzimmer oder telefonieren Sie abends miteinander.

Wann sollten Informationen weitergegeben werden? Sehen Sie vor Beginn des neuen Schuljahres voraus, welche Schwierigkeiten Ihr Kind haben wird, und informieren Sie diejenigen, die es wissen müssen. Helfen Sie ihnen, proaktiv statt reaktiv zu handeln, wenn Probleme auftreten.

Gutes Verhältnis zwischen Schule und Kind

Wenn Sie regelmäßig mit dem Schulpersonal kommunizieren, sollte sich dies positiv für Ihr Kind auswirken. Allerdings kann es vorkommen, dass sich Lehrer weigern, Vorschläge anzunehmen und Veränderungen im Klassenzimmer vorzunehmen. Dann müssen Sie entscheiden, ob Sie eingreifen oder sich zurückhalten wollen.

Eine Mutter wusste zum Beispiel, dass Kaugummikauen ihrem Sohn half, sich beim Lesen und Schreiben zu konzentrieren. Sie fragte die Lehrerin, ob es möglich sei, ihrem Sohn das Kaugummikauen zu erlauben. Die Lehrerin lehnte ab: „Er kann keine besonderen Privilegien genießen, nur weil er besondere Bedürfnisse hat." Obwohl die Mutter nicht über den Kopf der Lehrerin hinweg handeln und kein großes Aufheben machen wollte, beschloss sie, sich beim Schulleiter zu beschweren. Der Schulleiter intervenierte, die Lehrerin lenkte ein, und das Kind durfte Kaugummi kauen (aber keine Blasen machen und platzen lassen). Seine Leistungen verbesserten sich, und einige Monate später entschuldigte sich die Lehrerin.

Es kommt auch vor, dass ein Lehrer bereit ist, Veränderungen vorzunehmen, sich jedoch die Schule querstellt. Möglicherweise benötigt Ihr Kind zum Sitzen einen Therapieball anstelle eines Stuhls, anstelle eines gemeinsamen Tisches mit einem anderen Kind ein eigenes Pult oder einen Spind, den es leicht öffnen kann – die Schule besteht aber auf den üblichen Einrichtungsgegenständen. In solchen Fällen sollten Sie sich entscheiden, welche Anliegen Ihnen am wichtigsten sind, und weiter kämpfen.

Wenn das Wohlbefinden Ihres Kindes in der Schule zu wünschen übrig lässt, haben Sie mehrere Möglichkeiten:

- Bitten Sie darum, dass Ihr Kind in eine andere Klasse versetzt wird.
- Informieren Sie sich über sonderpädagogische Programme (die in Deutschland in jedem Bundesland variieren können, Anm. d. Verlags). Förderklassen sind kleiner, und in ihnen gibt es weniger Ablenkungen als in Regelklassen. Sonderpädagogen sind dafür ausgebildet, auf die individuellen Fähigkeiten von Kindern einzugehen. Mit einem individualisierten Unterrichtsprogramm blüht ein Kind, das unter sensorischen Verarbeitungsstörungen leidet, möglicherweise auf.
- Veranlassen Sie einen Schulwechsel und lassen Sie Ihr Kind eine andere öffentliche Schule besuchen.
- Melden Sie Ihr Kind in einer Privatschule an, in der die Klassen kleiner sind und eine individuellere Betreuung möglich ist. In einer Privatschule kann ein noch unreifes Kind bei Bedarf eine Klasse wiederholen, während es in einer öffentlichen Schule möglicherweise nicht die Möglichkeit hat, eine „Pause“ einzulegen, bevor es in eine höhere Klasse versetzt wird.

Suchen Sie den Dialog mit den Lehrern Ihres Kindes in jedem Schuljahr aufs Neue. Lehrer kommen und gehen, einige sind sensibel, andere nicht so sehr. Ihre ständige Unterstützung und Bereitschaft zu kommunizieren wird Ihrem Kind helfen, besser zurechtzukommen und erfolgreich zu sein.

Im Folgenden finden Sie einige Unterrichtsstrategien, die Sie mit dem Lehrer oder der Lehrerin Ihres Kindes besprechen können. Die Empfehlungen können den Lehrern dabei helfen zu lernen, wie sie sich unterstützend verhalten können, wie sie erkennen können, wann sie ermutigen und wann sie sich zurückhalten sollten. Ebenso erfahren sie, wie sie verhindern, das Kind durch übermäßige Stimulation und nicht zu bewältigende Aufgaben zu überlasten, und wie sie eigene Frustration im Umgang mit einem Kind mit sensorischen Verarbeitungsstörungen unter Kontrolle halten können.

Förderung des schulischen Erfolgs Ihres Kindes

Ein Kind, das unter einer sensorischen Verarbeitungsstörung leidet, braucht Verständnis und Unterstützung, wenn es in der Schule erfolgreich sein soll, und zwar unabhängig davon, ob es eine öffentliche oder eine private Schule besucht. Möglicherweise möchte ein Lehrer einem Schüler, der an einer sensorischen Verarbeitungsstörung leidet, helfen, ist aber nicht entsprechend ausgebildet, um zu wissen, welche Techniken und Methoden geeignet sind, ein betroffenes Kind zu fördern. In diesem Fall kann der Lehrer einige der folgenden Unterrichtsstrategien ausprobieren, die ein Kind mit einer sensorischen Verarbeitungsstörung unterstützen und von denen auch alle anderen Kinder profitieren.

Ja, jedes Kind!

Jedes Kind profitiert von einer sicheren, ruhigen und ablenkungsfreien Umgebung. Jedes Kind braucht häufige Unterrichtsunterbrechungen, in denen es sich bewegen und strecken und dehnen kann. Jedes Kind sollte wissen, dass jemand seinen Stärken und Schwächen, seinen Vorlieben und Abneigungen und seinen Stimmungsschwankungen Aufmerksamkeit schenkt. Jedes Kind ist darauf angewiesen, dass ihm jemand zeigt, wie es für Probleme Lösungen finden kann. Jedes Kind braucht die Gewissheit, dass es ganz normal ist, dass verschiedene Kinder über unterschiedliche Fähigkeiten verfügen, dass es erfolgreich sein kann, dass seine Ideen etwas wert sind und dass es als Individuum geschätzt wird.

Wenn ein Kind, das unter einer sensorischen Verarbeitungsstörung leidet, das Gefühl hat, die Situation besser im Griff zu haben, werden sich seine schulischen und sozialen Fähigkeiten verbessern. Ist es weniger abgelenkt, lenkt es auch die anderen Kinder weniger ab. Und wenn dann alle Schüler ihr Bestes geben, kann der Lehrer unterrichten!

Unterrichtsstrategien

Das Umfeld kontrollieren

Reizüberflutung reduzieren: Möglicherweise müssen Sie intuitiv erfassen, welche Art von sensorischer Stimulation dem Kind zu schaffen macht, weil es vielleicht nicht in der Lage ist, dies Ihnen mitzuteilen. Bedenken Sie, dass Reize, die das Kind heute stören, es morgen vielleicht nicht mehr stören, und andersherum. Wenn es Ihnen gelingt, die meisten Ablenkungen zu eliminieren oder zu vermindern, kann sich das Kind besser auf die wichtige Aufgabe des Lernens konzentrieren. Helfen Sie dem Kind, sich immer nur auf eine Sache zu fokussieren, indem Sie irrelevante Sinnesreize auf ein Minimum reduzieren. Die Devise lautet: vereinfachen, vereinfachen, vereinfachen.

Zu enger Körperkontakt kann die Aufmerksamkeit eines Kindes ablenken. Wenn die Nähe von Klassenkameraden ein Kind stört, helfen Sie ihm, einen Platz zu finden, an dem es sich sicher fühlt. Handelt es sich um ein kleineres Kind, setzen Sie es an das Kopfende des Tisches oder an den Rand des Sitzteppichs, um die Möglichkeit eines Körperkontakts mit anderen Kindern zu verringern. Wenn es sich um ein älteres Kind handelt, stellen Sie seinen Arbeitstisch in eine Ecke des Klassenzimmers oder nach vorne in Ihre Nähe.

Lassen Sie ein betroffenes Kind das Schlusslicht bilden, falls die Klasse im Gänsemarsch den Flur entlanggeht, damit es nicht von hinten angerempelt werden kann. Verschaffen Sie dem Kind den Raum, den es benötigt.

Visuelle Ablenkungen können die Konzentration eines betroffenen Kindes beeinträchtigen. Beseitigen Sie Chaos an Pinnwänden. Fixieren Sie Kunstwerke, Karten und Grafiken an den Wänden so, dass sie nicht flattern können. Hängen Sie ein Laken vor offene Regale, um Kunstmaterialien, Spiele und Spielzeug zu verdecken, die die Aufmerksamkeit des Kindes auf sich ziehen könnten. Entfernen Sie Mobiles, die von Lampen herunterhängen. Justieren Sie die Jalousien an den Fenstern so, dass die Sonne nicht grell hindurchschimmert.

Auch die Bewegungen der anderen Kinder können eine optische Ablenkung darstellen. Setzen Sie ein betroffenes Kind in Ihrer Nähe in den vorderen Teil des Klassenzimmers, sodass es seinen Klassenkameraden den Rücken zuwendet. Setzen Sie es in die Nähe von Kindern, die ruhig sitzen, aufmerksam sind und als Vorbilder dienen.

Wenn Sie Arbeitsblätter für ein betroffenes Kind im Schulalter vorbereiten, beschränken Sie die zu lesenden Anweisungen und die zu lösenden mathematischen Aufgaben auf ein Minimum. Ein frei gelassener weißer Bereich um jede Aufgabe hilft dem Kind, sich jeweils auf eine Aufgabe zu konzentrieren. Am besten gelingt dies dem Kind vielleicht, wenn es jede Aufgabe mit einer Pappschablone einrahmen kann.

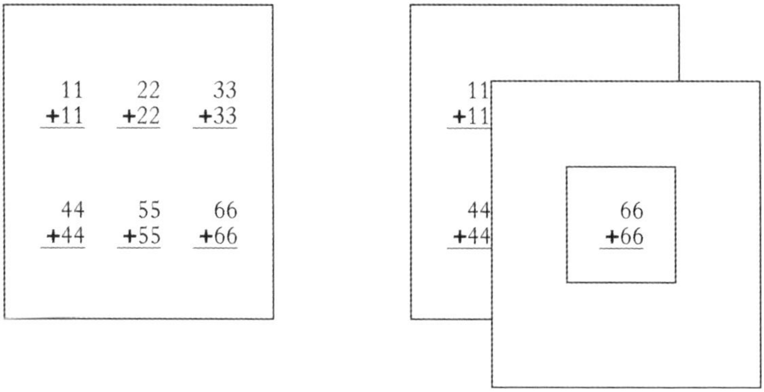

Auditive Ablenkungen können bei einem Kind mit auditiven Störungen dafür sorgen, dass sich der Raum für das Kind wie eine Echokammer anfühlt. Die harten Oberflächen eines Klassenzimmers wie Arbeitsflächen, Linoleumfliesen und gestrichene Wände reflektieren den Schall. Bedecken Sie, wo immer möglich, harte Oberflächen mit Teppichen, Stoffen oder Korkplatten. Achten Sie darauf, dass ein Kind mit einer sensorischen Verarbeitungsstörung nicht in der Nähe des brummenden Aquariums, unter der summenden Leuchtstoffröhre oder neben dem Fenster sitzt, wo es durch von draußen hineindringende Kinderstimmen abgelenkt werden könnte.

Wenn die Kinder an ihren Arbeitstischen arbeiten, werden Sie vielleicht feststellen, dass das Abspielen von klassischer Musik wie Bach oder Mozart das akustische Umfeld entspannt und dafür sorgt, dass alle sich besser organisieren und konzentrieren.

Ablenkungen durch Gerüche können zum Beispiel aus der Mensa oder aus einem Tierkäfig kommen. Wenn es möglich ist, den Stundenplan entsprechend zu gestalten, sollten Sie den Unterricht so legen, dass das Fach, in dem ein betroffenes Kind die größten Schwierigkeiten hat, nicht ausgerechnet dann unterrichtet wird, wenn der Duft von gegrilltem Käse durch die Tür dringt. Halten Sie Tiere, Malutensilien und andere geruchsintensive Materialien vom Arbeitsplatz des Kindes fern.

Bequeme Möbel bereitstellen. Für Lehrer, die sich mit den üblichen Stühlen und Tischen begnügen müssen, mag es schwer sein, diese Vorgabe zu erfüllen. Aber ein Kind, das aufgrund einer beeinträchtigten Körperwahrnehmung häufig von seinem Stuhl fällt, kann seinen Körper möglicherweise besser ausrichten und eine stabile Haltung einnehmen, wenn die Möbel seinen Bedürfnissen entsprechen.

Beschaffen Sie dem Kind einen Stuhl, der nicht kippt, oder stabilisieren Sie ihn, indem Sie die Beine in Tennisbälle stecken. Der Stuhl sollte so hoch sein, dass das Kind die Füße flach auf den Boden stellen kann. Die Höhe der Arbeitsfläche sollte sich auf Taillenhöhe des Kindes befinden.

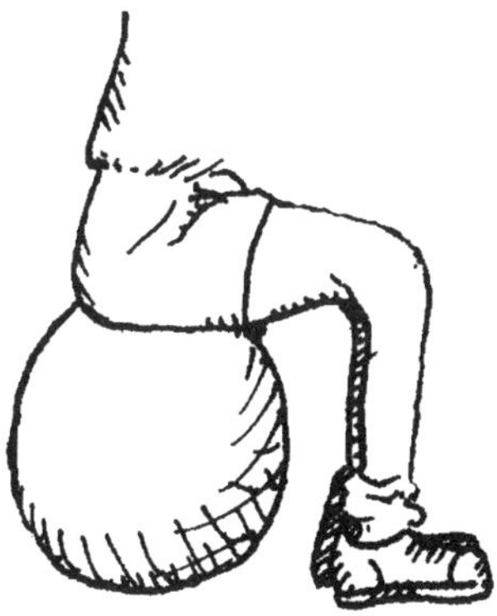

Manchmal hilft auch eine spezielle Sitzgelegenheit. Wenn das Kind zum Beispiel unruhig auf seinem Stuhl zappelt, hilft ein Sitzball dem Kind, seine Aufmerksamkeit zu fokussieren. Der Durchmesser des Balls sollte dem Abstand zwischen dem Gesäß des Kindes und dem Boden entsprechen, wenn die Knie im rechten Winkel gebeugt sind und die Füße flach auf dem Boden stehen.

Ein älteres Kind, das lange Zeit am Schreibtisch sitzen muss, könnte von einem strukturierten Kissen profitieren, das ihm dabei hilft, auf dem Stuhl sitzen zu bleiben. (Einer meiner Schüler hatte einen älteren Bruder, dessen sensorische Probleme übersehen worden waren. Der Teenager klebte zu Hause Reißzwecken – mit der Spitze nach oben – an die Kanten seines Schreibtischstuhls. Die Reißzwecken, so erklärte er seiner verblüfften Mutter, würden ihn daran erinnern, sich richtig hinzusetzen, wenn er vom

Stuhl zu rutschen drohe! Ein Kissen zu Hause oder in der Schule scheint die bessere Alternative zu sein). Wenn die anderen Schüler das Kissen ausprobieren wollen, lassen Sie sie gewähren. Sie werden das Interesse daran bald verlieren, und Sie können den Unterricht fortsetzen, während das Kind, das das Kissen braucht, sitzen bleibt.

Für jüngere Kinder ist es einfacher, an einem bestimmten Platz auf dem Boden zu bleiben, wenn sie in einem *HowdaHug*, einem hölzernen „sensorischen Stuhl“ mit Holzlatten, sitzen. Wie ein Stadion- oder Campingstuhl stabilisiert dieser Stuhl die Haltung, fördert die Aufmerksamkeit und ermöglicht es dem Kind zugleich, schaukeln und wippen zu können. Siehe www.howda.com.

Auf ordentliche Tafeln und Arbeitsblätter achten. Unscharfe Linien stellen für ein Kind mit visuellen Verarbeitungsschwierigkeiten ein Problem dar. Am besten sind scharfe weiße Linien auf einer dunklen Tafel und klare dunkle Linien auf weißem Papier, damit das Kind zwischen dem Hintergrund und den Buchstaben oder Zahlen, die es verstehen soll, unterscheiden kann.

Organisation des Unterrichts im Klassenzimmer

Eine beständige Routine schaffen. Einem Kind, das unter einer sensorischen Verarbeitungsstörung leidet, fällt es möglicherweise schwer, sich zu organisieren, um das zu tun, was von ihm erwartet wird. Es kämpft vielleicht damit, ein Gefühl von Chaos zu überwinden, und zwar von innerem und äußerem Chaos. Deshalb fühlt es sich am wohlsten, wenn die Dinge „genauso sind“, wie sie gestern waren und morgen sein werden. Seine Starrheit ist Ausdruck seines Bedürfnisses, seine Welt zu organisieren.

Für so ein Kind ist ein klar strukturierter Unterricht besser als einer, der durch Spontanität geprägt ist. Helfen Sie ihm, indem Sie Regeln, die im Klassenzimmer gelten, an die Tafel schreiben, und sich strikt an den Stundenplan halten; sorgen Sie dafür, dass das Klassenzimmer in einer vorhersehbaren Weise geordnet bleibt, und denken Sie daran, wer an der Reihe ist, die Schülerreihe anzuführen oder mit dem neuen Magnet-Set zu spielen.

Raumwechsel und Übergangssituationen genauso sorgfältig organisieren wie den Unterricht. Wenn es für ein Kind mit einer sensorischen Verarbeitungsstörung schon schwierig ist, sich auf eine Aufgabe zu konzentrieren, ist es für das Kind noch schwieriger, seine Aufmerksamkeit plötzlich auf etwas anderes richten zu müssen.

Informieren Sie die Schüler über anstehende Veränderungen: „In zehn Minuten gehen wir in den Mehrzweckraum“, oder „Nach der Pause bekommt ihr die neuen Lesebücher“. Kündigen Sie rechtzeitig an, wenn etwas Außergewöhnliches ansteht, zum Beispiel ein Ausflug, der Besuch eines Reptilientrainers oder eine Änderung der Sitzordnung.

Um Übergangssituationen zu erleichtern, können Sie durch Klatschen oder Trommelrhythmen signalisieren, was als Nächstes passiert. Zum Beispiel kann ein zweimaliges langes Klatschen, gefolgt von einem dreimaligen kurzen Klatschen bedeuten, dass es an der Zeit ist, die Mathebücher wegzulegen und aufzustehen, um sich zu strecken.

— — – – –

lang, lang, kurz, kurz, kurz

Eine Folge von einem einmaligen langen Klatschen, gefolgt von einem viermaligen kurzen Klatschen und einem abschließenden langen Klatschen kann bedeuten, dass es an der Zeit ist, den Schulhof zu verlassen und reinzugehen.

— – – – – —

lang, kurz, kurz, kurz, kurz, lang.

Bereiten Sie Überleitungen vor, um Leerlaufzeiten während Übergangssituationen in lehrreiche Momente zu verwandeln. Sagen Sie gemeinsam Gedichte auf oder singen Sie Lieder, die mit Bewegungen verbunden sind. Bieten Sie Aktivitäten an, die die sprachlichen Fähigkeiten und das kritische Denken fördern. Teilen Sie zum Beispiel laminierte „Was-fehlt-hier?“-Seiten aus Kinderzeitschriften aus, oder spielen Sie „Was-wäre-wenn“-Spiele (Was wäre, wenn wir Flügel hätten? Was wäre, wenn wir keinen Strom hätten?).

Machen Sie gemeinsam ein Brainstorming. Schreiben Sie alle Vorschläge für Klassenspiele oder naturwissenschaftliche Projekte auf. Versichern Sie jedem Kind, dass seine Idee gut ist.

Stimmen Sie ab. Wer möchte ein fröhliches Gesicht auf der Laterne aus dem ausgehöhlten Kürbis und wer ein gruseliges? Wer hofft, dass die Demokraten gewinnen, und wer setzt auf die Republikaner? Wer möchte Regenwälder erforschen, und wer bevorzugt Wüsten?

Planen Sie zwischen und während Aktivitäten Bewegungspausen ein. Ermöglichen Sie es einem zappeligen Kind, sich zu bewegen. Integrieren Sie Bewegung in den Unterrichtsablauf, sodass die Kinder aufstehen und sich strecken oder sich quer durch den Raum von der Mathe- zur Naturwissenschaftsstation bewegen oder zu einem Trommelrhythmus marschieren können. Probieren Sie Aktivitäten wie „Alle Vögel fliegen hoch" (ein Spiel, bei dem niemand verliert), Spiele, bei denen die Mitspielenden alles nachmachen müssen, was der Anführer vormacht, Hampelmann spielen oder Staffelläufe aus. Spielen Sie „stummer schneller Ball", ein Spiel, bei dem die Kinder einen Ball schnell im Kreis weitergeben, ohne einen Mucks von sich zu geben. Bewegung regt das Gehirn und den Körper an und hilft jedem Kind, aufmerksam zu sein, mitzudenken, zu sprechen und zu schreiben.

Organisieren Sie Aktionen, die von Teams durchgeführt werden. Teams, die die meisten Bücher lesen, die meisten Matheaufgaben lösen oder gemeinsame Projekte durchführen, erhalten eine Belohnung, die Sie gemeinsam festlegen können. Das Sammeln von Teampunkten kann ein starker Anreiz für Schüler sein, die unter sensorischen Verarbeitungsstörungen leiden, aber auch für besser organisierte Klassenkameraden, die sonst vielleicht nicht mit diesen Schülern zusammenarbeiten würden.

Kindern helfen, ihr Leben besser zu organisieren

Ermutigen Sie Ihre Schüler dazu, aktiv statt passiv zu lernen. Alle Kinder haben einen inneren Drang zu lernen, und sie lernen am besten, wenn sie sich bewegen und Dinge anfassen können. Denken Sie daran, dass das Lesen und Zuhören nicht für jedes Kind die bevorzugten Methoden des Lernens sind. Gestalten Sie daher einen Unterricht, der viele Sinne anspricht, damit das zu Lernende auf allen möglichen Wegen zu dem Kind gelangt.

Ein Vorschulkind mit einer ineffizienten auditiven Verarbeitung lernt zum Beispiel am besten durch taktile und visuelle Erfahrungen. Deshalb lernt es vielleicht mehr über Rhythmus und Tonhöhe, wenn es „Jingle Bells" auf dem Xylophon spielt, als wenn es eine Aufnahme hört. Ein älteres Kind, dessen visuelle Verarbeitungsprobleme dafür sorgen, dass das Bearbeiten von Arbeitsblättern zu einer mühseligen Herausforderung wird, lernt möglicherweise gut in praktischen, lebensnahen Situationen. Beispielsweise kann es mathematische Konzepte verinnerlichen, wenn es in einem Schulladen Wechselgeld herausgibt.

Viele Kinder, die unter sensorischen Verarbeitungsstörungen leiden, haben eingeschränkte Interessen. Finden Sie heraus, für was das Kind eine Vorliebe hat, und leiten Sie es an, das Thema, für das es sich begeistert, auf dem von ihm bevorzugten sensorischen Weg zu erkunden. Interessiert sich das Kind für Spinnen? Planeten? Amerikanische Ureinwohner? Wenn das Kind ein taktiler Lerntyp ist, lassen Sie es ein Bild malen oder ein Modell bauen. Wenn es gerne redet, lassen Sie es eine kurze mündliche Präsentation vortragen. Wenn es sich gerne bewegt, lassen Sie es rituelle Tänze vorführen. Fördern Sie die sensorischen Stärken des Kindes. Geben Sie ihm anschließend Bücher zu dem Themenbereich zum Lesen, in dem es sich auskennt. Selbst Vorschulkinder lernen am besten, wenn sie Themen erkunden können, die sie für interessant und relevant halten.

Hängen Sie dieses chinesische Sprichwort zur Erinnerung in Ihrem Klassenzimmer auf:

> Ich höre und ich vergesse,
> ich sehe und ich erinnere mich,
> ich tue und ich verstehe.

Geben Sie den Kindern Zeit. Niemand mag es, sich gehetzt zu fühlen, vor allem nicht ein Kind mit sensorischer Verarbeitungsstörung, das vielleicht länger braucht, um neue Informationen zu verarbeiten. Für dieses Kind ist eine Aufwärmphase ebenso wichtig wie eine Cool-down-Phase.

Geben Sie diesem Kind ausreichend Zeit, um den neuen Stoff zu lernen:

1. Informieren Sie die Klasse vor einer Unterrichtsstunde darüber, was Sie den Kindern beibringen werden.
2. Halten Sie die Unterrichtsstunde.
3. Erklären Sie den Kindern, was Sie ihnen beigebracht haben.
4. Lassen Sie ihnen Zeit, um die Unterrichtsinhalte zu verinnerlichen oder zu vertiefen. Das Üben und Vertiefen helfen vor allem Kindern, denen es an einem inneren Ordnungssinn mangelt und für die es erforderlich ist, Schulaufgaben zu wiederholen, bevor sie sie begreifen.

Geben Sie dem Kind Zeit, eine Frage zu verarbeiten, bevor es antwortet. Ein Kind mit besonderen Problemen und Bedürfnissen verfügt oft über das Wissen, braucht aber einfach länger, um dies zu demonstrieren. Zehn Sekunden auf eine Antwort zu warten, die ein anderes Kind in drei Sekunden geben kann, ist nicht zu lange.

Vereinfachen Sie Ihre Anweisungen. Nehmen Sie möglichst Blickkontakt mit dem Kind auf, wenn Sie Anweisungen erteilen. (Kindern, die unter sensorischen Verarbeitungsstörungen oder Autismus leiden, ist es oft unangenehm, Blickkontakt zu haben, und sie können besser zuhören, wenn sie nicht gezwungen sind, Ihnen in die Augen zu sehen.) Geben Sie immer nur eine Anweisung oder zwei Anweisungen auf einmal. Fassen Sie sich kurz, aber präzise. Wiederholen Sie die Anweisungen, falls nötig. Wenn Sie tägliche Hausaufgaben aufgeben, sollten Sie diese mündlich und schriftlich formulieren. Lassen Sie das Kind die Anweisungen wiederholen und selbst aufschreiben.

Kurze Arbeitseinheiten werden der kurzen Aufmerksamkeitsspanne des Kindes gerecht, helfen ihm zu erkennen, wann die Aufgabe erledigt ist, und bescheren ihm mehrere kleine Erfolge.

Teilen Sie umfangreiche Aufgaben in kleine Arbeitsschritte auf. Vielleicht kann ein Kind gut lesen, hat aber Schwierigkeiten, langfristige Schulprojekte zu planen. Stellen Sie einen Zeitplan auf und machen Sie Ihre Erwartungen deutlich. Zum Beispiel: Woche 1: Jedes Kind teilt Ihnen das Thema mit, das es gewählt hat. Woche 2: Es legt eine vorläufige Leseliste vor. Woche 3: Eine Gliederung. Woche 4: Ein grober Entwurf. Woche 5: Die fertige Ausarbeitung.

Stellen Sie verschiedene Schreib- und Malutensilien zur Verfügung. Einige Kinder schreiben besser mit normalen Bleistiften, andere mit dickeren Bleistiften. Einige Kinder malen besser mit normalen Buntstiften, andere mit dicken Buntstiften. Während sich die feinmotorischen Fähigkeiten bei Jungen im Allgemeinen später herausbilden als bei Mädchen, entwickeln sich diese Fähigkeiten bei Jungen oder Mädchen, die unter sensorischen Verarbeitungsstörungen leiden, besonders spät. Helfen Sie dem Kind dabei, das Schreibgerät auszuwählen, mit dem es am besten zurechtkommt.

Respektieren Sie die Bedürfnisse des Kindes. Das wichtigste Bedürfnis des Kindes ist es, sich sicher zu fühlen. Wenn es sich sicher fühlt, ist sein Gehirn bereit zu lernen.

Viele gute Lehrer machen bei Kindern, die unter sensorischen Verarbeitungsstörungen leiden, häufig in bester Absicht einen Fehler. Sie versuchen, die Kinder zu ermutigen, Dinge zu tun, die ihnen aufgrund ihres Problems Unbehagen bereiten. Zum Beispiel sagt ein Lehrer zu einem Vorschulkind mit taktiler Überempfindlichkeit – womöglich in der Hoffnung, dem Kind dabei zu helfen, sein Unbehagen gegenüber Berührungen zu überwinden: „Alle Kinder malen gerne mit Fingerfarbe. Na los, jetzt bist du dran." Oder ein Sportlehrer versucht, ein älteres Kind mit vestibulärer Überempfindlichkeit dazu zu bringen, auf der Bodenmatte einen Purzelbaum zu schlagen. Diese Ermutigungen werden die Probleme des Kindes nicht „beheben", sondern können stattdessen eine Abwehrreaktion auslösen, weil es sich bedroht fühlt.

Wenn Sie nicht genau wissen, was Sie tun, ist es besser, die sensorische Überempfindlichkeit des Kindes zu respektieren. Denken Sie daran, dass das Kind sich nicht deshalb ungewöhnlich verhält, weil es die Dinge nicht richtig machen will, sondern weil es sie nicht tun kann. Es ist nicht fair, das Kind zu zwingen, Dinge zu tun, die zu tun es nicht in der Lage ist.

Bieten Sie dem Kind Alternativen an. Sehen Sie Probleme voraus und helfen Sie dem Kind, geeignete Alternativen zu Situationen zu finden, die ihm Probleme bereiten. Zum Beispiel meidet ein Kind, das Probleme mit der Koordination hat, in der Pause möglicherweise Spiele, bei denen es wild zugeht. Animieren sie es dazu, sich anderen Aktivitäten zu widmen, bei denen es sich hervortun kann, die seine motorischen Fähigkeiten stärken und bei denen es sich nicht wie ein Zuschauer oder ein Weichling fühlen muss.

Bei einem Vorschulkind bietet sich es sich zum Beispiel an, ihm die Möglichkeit zu geben, einen Hindernisparcours in seinem eigenen Tempo zu durchlaufen, nachdem alle anderen ihn absolviert haben. Wenn sich das Kind gegen ein bestimmtes Hindernis sträubt, zum Beispiel gegen den Schwebebalken oder den Tunnel, lassen Sie es diese Hindernisse auslassen! Loben Sie es für die Bewältigung der Hindernisse, mit denen es zurechtkommt.

Bei älteren Kindern kann sich die Ballgeschicklichkeit verbessern, wenn sie mit einem Lehrer oder einem Freund Tetherball und Fang- und Wurfspiele spielen oder Dribbeln üben. (Tetherball ist ein Spiel, bei dem ein Ball, der an einem an einer Stange befestigten Seil hängt, geschlagen wird, sodass sich das Seil um die Stange herumwickelt, Anm. d. Verlags.)

Im Unterricht erweckt ein Kind, das durch zu viele Wahlmöglichkeiten abgelenkt ist, möglicherweise den Eindruck, dass es sich für keine der angebotenen Möglichkeiten entscheiden kann. Es sagt vielleicht, dass es sich langweilt, obwohl es in Wirklichkeit verwirrt ist. Helfen Sie ihm, Aktivitäten oder Projekte zu finden, bei denen es sich nur mit einem anderen Kind oder mit zwei anderen Kindern beschäftigen muss.

Wenn möglich, sollten Sie sich mit einem Ergotherapeuten über Veränderungen im Klassenzimmer, pädagogisch relevante Aktivitäten und sensomotorische Techniken, mit denen Sie auf die besonderen Bedürfnisse des Kindes während des Schulunterrichts eingehen können, beraten.

Ihr eigenes Verhalten anpassen

Betonen Sie das Positive. Geben Sie jedem Kind das, was der Psychotherapeut Carl R. Rogers als „bedingungslose, positive Wertschätzung“ bezeichnet. Ein Kind, das unter einer sensorischen Verarbeitungsstörung leidet, braucht ständig die Gewissheit, dass sich seine Bemühungen lohnen und geschätzt werden. Möglicherweise fühlt es sich nicht kompetent – obwohl es kompetent ist! Loben Sie das Kind für das, was es geschafft hat, anstatt zu erwähnen, was es nicht geschafft hat. Erfolg zieht Erfolg nach sich.

Sprechen Sie leise. Ein Kind mit einem überempfindlichen auditiven System kann sich sehr unbehaglich fühlen, wenn es eine hohe oder laute Stimme hört. Es kann Ihren Tonfall sogar falsch interpretieren und verstört reagieren.

Einmal musste ich mit einer kräftigeren Stimme als sonst eine Gruppe von Vorschulkindern anleiten, ein Halloween-Lied zu singen, bei dem die Kinder verschiedene Rhythmusinstrumente spielten, die Hexen, Skelette und Kürbisse darstellten. Mitten im Lied erhob ich meine Stimme, um besser gehört zu werden: „Legt jetzt bitte eure Tamburine weg, und nehmt eure Holzklötze in die Hand."

Damals verstand ich nicht, was ich heute verstehe, nämlich warum ein besonders ängstlicher Junge schrie: „Rede nicht so mit mir! Weißt du nicht, dass ich nichts richtig machen kann, wenn du so mit mir redest?" Dabei waren meine Worte nicht drohend und meine Anweisungen nicht kompliziert gewesen. Es war meine lautere, höhere Stimme, die ihn aus der Fassung brachte. Es wäre effektiver gewesen zu flüstern, eine Methode, die ich insbesondere in einem lauten Raum anzuwenden gelernt habe.

Geben Sie körperliches Feedback. Wenn Sie sich vergewissern wollen, dass das Kind aufmerksam ist, gehen Sie ganz nah an es heran. Sehen Sie dem Kind in die Augen, wenn ihm dies nicht unbehaglich ist. Legen Sie ihm, während Sie sprechen, die Hände auf die Schultern und drücken Sie diese fest nach unten. Diese Maßnahme hilft dem Kind möglicherweise, sich besser auf das zu konzentrieren, was Sie sagen.

Bleiben Sie realistisch mit Ihren Erwartungen. Was macht es schon, wenn ein Kind eine Aufgabe nicht erledigt oder sie anders löst als andere Kinder? Denken Sie daran, was beim Lernen am wichtigsten ist: der Prozess und nicht das Produkt, die Partizipation und nicht die Perfektion.

Kapitel 13

Der Umgang mit den Gefühlen Ihres Kindes

Damit betroffene Kinder sich besser selbst regulieren und deren Familien mit den emotionalen Folgen sensorischer Verarbeitungsstörungen umgehen können, gibt es positive Worte und Maßnahmen, die die Fähigkeiten und das Selbstwertgefühl des Kindes verbessern. Allerdings gibt es auch Fallstricke, die es zu vermeiden gilt.

Ein typischer schrecklicher Morgen

Marge, Mutter von zwei Kindern, erzählt diese Geschichte: „Heute Morgen war es wieder einmal furchtbar. Chip, mein Achtjähriger, ist mit dem falschen Bein aufgestanden. Genau genommen ist er sogar aus dem Bett gefallen. Dann stieß er auf dem Weg ins Bad mit Melissa zusammen und warf sie um. Er schrie sie an: ‚Immer kommst du mir in die Quere, blöde Kuh!' Sie rannte heulend die Treppe hinunter. Er ist immer so gemein zu ihr, und sie ist doch erst drei.

Während ich sie tröstete, hörte ich, wie Chip die Schubladen seiner Kommode aufriss und zuknallte und herumbrüllte. Schließlich kam er die Treppe hinunter und trug sein T-Shirt verkehrt herum. Er sagte, auf diese Weise würden ihn die Etiketten nicht stören. Ich hielt das für eine ziemlich gute Art der Problemlösung, aber mein Mann war anderer Meinung. Bevor ich etwas sagen konnte, wies er Chip an, sich umzuziehen. Chip weigerte sich. Mein Mann wurde wütend. Er zog Chip das T-Shirt aus, drehte es richtig herum und zwängte ihn hinein. Chip war total aufgebracht und kämpfte mit den Tränen.

Schließlich setzte er sich an den Tisch und schüttete Orangensaft in sein Müsli. Als ich ihn darauf hinwies, dass das keine gute Idee sei, begann er zu weinen und sagte: ‚Das war ein Versehen. Ich hab' es doch nicht mit Absicht gemacht!' Dann schüttete er den Rest des Saftes auf Melissas Kopf. Und zwar sehr wohl mit Absicht.

Na gut. Ich beherrschte mich, weil es an der Zeit war, zum Schulbus zu gehen. Aber Chip konnte sein Lesebuch nicht finden. Es dauerte zehn Minuten, bis er es hinter dem Sofa gefunden hatte. Er verpasste den Bus, also fuhr ich ihn mit dem Auto zur Schule. Als wir dort ankamen, sahen wir eine seiner Mitschülerinnen aus dem Auto steigen. Sie trug ein Modell eines Iglus aus Zuckerwürfeln bei sich. Da verlor Chip endgültig die Fassung. Er hatte die Projektarbeit „Wohnhäuser rund um die Welt“ völlig vergessen. Ich fühlte mich furchtbar, weil ich sie auch vergessen hatte. Chip kauerte sich hin und weigerte sich, aus dem Auto auszusteigen.

Die Mutter der Klassenkameradin winkte mir zu und sagte: ‚Diese ganzen Projektarbeiten machen einen ganz schön fertig! Was für ein furchtbarer Morgen!'

Wenn die wüsste!“

Was können wir hier beobachten? Schlechte motorische Koordination. Taktile Überempfindlichkeit. Rivalität zwischen Geschwistern. Konflikte zwischen den Eltern. Wut. Raserei. Frustration. Autonomieverlust. Schlechte Selbsthilfefähigkeiten. Passive Aggression. Desorganisation. Verlust der Selbstbeherrschung. Trotz. Hilflosigkeit. Verzweiflung. Schuldgefühle. Minderwertigkeitsgefühle. Isolation.

Wenn Sie ein Kind haben, das unter sensorischen Verarbeitungsstörungen leidet, kommen Ihnen diese Probleme vielleicht nur allzu bekannt vor. Die Auswirkungen sensorischer Verarbeitungsstörungen eines Kindes können das Leben aller Mitglieder Ihrer Familie durchdringen.

Ist es möglich zu lernen, mit den emotionalen Begleiterscheinungen umzugehen? Ja, wenn Sie Ihr Kind verstehen, wenn Sie Unterstützung haben und man Ihnen Verständnis entgegenbringt, und wenn Sie sich in die Materie einarbeiten.

Ratschläge von anderen Experten

Die nachfolgenden Erziehungsmethoden wurden auf der Grundlage der Arbeit verschiedener Kinderentwicklungsexperten ausgewählt, darunter die Doktoren A. Jean Ayres, Ross Greene, Stanley Greenspan, Daniel Shapiro, Daniel Siegel, Larry Silver, Stanley Turecki, Sarah Wayland und Serena Wieder. Ihre Ideen können Ihnen helfen, beständige und positive Bewältigungsstrategien zu entwickeln. (Siehe Anmerkungen und ergänzende Literatur.)

Schenken Sie Ihrem Kind Aufmerksamkeit

Denken Sie daran, dass es sich bei dem Problem des Kindes um ein körperliches Problem handelt. Genauso wie ein Kind mit Masern nichts dafürkann, dass es juckt, kann ein Kind mit einer sensorischen Verarbeitungsstörung nichts dafür, dass es ungeschickt oder ängstlich ist.

Erkennen Sie die Stärken und Schwächen Ihres Kindes. Wenn Ihr Kind eine Diagnose erhalten hat, studieren Sie die Evaluationen sorgfältig. Besorgen Sie sich Informationen bei Lehrern und Fachleuten, die mit unterschiedlichen Fähigkeiten und Lernstilen vertraut sind.

Machen Sie sich klar, dass die meisten Kinder mit problematischen Verhaltensweisen in der Regel nicht nur eine, sondern eine Kombination von mehreren Entwicklungsabweichungen aufweisen, die alle gleichzeitig auftreten.

Achten Sie darauf, welche Arten von Stimulation Ihr Kind meidet und nach welchen es verlangt.

Finden Sie heraus, wie Sie Ihr Kind am besten über seine bevorzugten Sinneskanäle erreichen können. Nutzen Sie eine Vielzahl von Kommunikationsmöglichkeiten (Reden, Schreiben, Zeichnen, Gesten und Vormachen). Halten Sie Ihre Botschaften einfach.

Setzen Sie sich auf den Boden und beobachten Sie Ihr Kind beim Spielen. Achten Sie genau darauf, wofür es sich interessiert. Wenn Sie sich auf Ihr Kind einlassen, entsteht eine warme, vertrauensvolle Beziehung, die die Grundlage für alle künftigen Beziehungen darstellt. (Das Konzept „Floortime“ wurde von Stanley Greenspan, MD, und Serena Wieder, PhD, entwickelt.[59])

Identifizieren Sie das Wesen Ihres Kindes, indem Sie Merkmale wie Aktivitätsgrad, Ablenkbarkeit, Intensität, Stetigkeit, Reizschwelle, Flexibilität und Stimmung analysieren.

Identifizieren Sie die Fähigkeiten, an denen es Ihrem Kind mangelt, um Ihren Erwartungen gerecht zu werden. Dabei kann es sich um Flexibilität, Anpassungsfähigkeit, Frustrationstoleranz oder Problemlösungsfähigkeit handeln.

Identifizieren Sie die Situationen und Verhaltensweisen, mit denen Ihr Kind zu Hause, in der Schule, in der Gemeinschaft und in Beziehungen Probleme und Schwierigkeiten hat, damit Sie proaktive Strategien entwickeln können.

Reaktionen vorhersehen

Sehen Sie emotionale Krisen voraus. Zu viele Reize auf einer Geburtstagsfeier oder in einem überfüllten Einkaufszentrum können bei Ihrem Kind eine negative Reaktion auslösen. Seien Sie bereit, Ihr Kind von Reizen fernzuhalten, die es überlasten werden, bevor es die Kontrolle verliert.

Helfen Sie Ihrem Kind zu erkennen, wenn es immer heftiger in ihm brodelt und es mehr Raum benötigt. Ermöglichen Sie es ihm, sich aus dem Geschehen zurückzuziehen und sich zu erholen, indem es allein ist.

Entwickeln Sie mit Ihrem Kind Strategien, um mit negativen Gefühlen umzugehen, bevor sie auftreten. „Lass uns schon heute Abend deine Anziehsachen bereitlegen, damit du morgen früh nicht in Eile gerätst.“

Um starke Reaktionen Ihres Kindes abzumildern, bieten Sie ihm beruhigende Aktivitäten an, zum Beispiel ein Bad zu nehmen, ihm eine Geschichte vorzulesen, ein ruhiges, fantasievolles Spiel mit ihm zu spielen, im Schaukelstuhl zu sitzen, ihm den Rücken zu massieren oder nach draußen zu gehen und zu spielen.

Wenn Ihr Kind nur langsam auf sensorische Reize reagiert, sollten Sie ihm mehr Zeit zugestehen, bevor es reagiert.

Versetzen Sie sich in Ihr Kind hinein

Machen Sie sich mit der Sichtweise, den Motiven und Zielen Ihres Kindes vertraut und versetzen Sie sich in es hinein, um sein Verhalten zu verstehen, damit es Ihnen leichter fällt, es zu ändern.

Haben Sie Verständnis für die Gefühle Ihres Kindes und reflektieren Sie sie: „Es ist schwierig zu schlafen, wenn du dir Sorgen wegen des Monsters im Schrank machst.“ Reflektierendes Zuhören hilft Ihrem Kind, seine Gefühle zu verstehen und zu beherrschen.

Versichern Sie ihm immer wieder, dass Sie Verständnis für seine Schwierigkeiten haben.

Erzählen Sie Ihrem Kind von Ihren eigenen ähnlichen Gefühlen, um ihm zu zeigen, dass wir alle Ängste haben. „Ich finde Achterbahnen auch unheimlich“ oder „In Menschenansammlungen werden wir beide nervös“.

Reden Sie immer wieder mit Ihrem Kind über seine Erlebnisse und seine damit verbundenen Gefühle. Das wird ihm helfen, die Erinnerungen in seinem Gehirn zu verarbeiten, emotionale Intelligenz zu entwickeln und seine eigenen Gefühle und die Gefühle anderer Menschen zu verstehen.

Nehmen Sie sich Zeit, die Gefühle Ihres Kindes neu zu bewerten. Vielleicht ist es aggressiv, weil es Angst hat und nicht weil es wütend ist. Reagieren Sie auf die primäre Emotion und nicht auf das defensive Verhalten.

Vermitteln Sie Ihrem Kind Bewältigungsfähigkeiten, mit denen es seine Selbstbeherrschung wiedererlangen kann. Sorgen Sie nach einem Gefühlsausbruch dafür, dass es einen ruhigen Ort für sich hat, umarmen Sie es, gehen Sie mit ihm spazieren oder finden Sie passende Worte oder Aktivitäten, die dazu geeignet sind, die Harmonie wiederherzustellen. „Möchtest du irgendwas machen, damit du dich nach dem, was passiert ist, wieder besser fühlst?“

Heben Sie das Positive hervor. Loben Sie die Fähigkeiten, die Interessen und das gute Verhalten Ihres Kindes. Bauen Sie sein Selbstbewusstsein auf, indem Sie sein wachsendes Selbstvertrauen und seine Leistungen hervorheben.

Fördern Sie seine Stärken und helfen Sie ihm, seine Schwächen auszugleichen. Heißen Sie Ihr Kind in der Welt willkommen. Schließen Sie es nicht aus dem Leben aus.

Für Struktur sorgen

Etablieren Sie beständige Strukturen und Zeitpläne. Erklären Sie Ihrem Kind die täglichen Abläufe. Kündigen Sie anstehende Aktivitäten an. Vermeiden Sie Überraschungen.

Begrenzen Sie Übergangssituationen so weit wie möglich. Lassen Sie dem Kind Zeit, eine Aktivität zu beenden, bevor es zur nächsten übergeht.

Rechnen Sie damit, dass Ihr Kind länger als andere braucht, um sich an Routineabläufe zu gewöhnen.

Helfen Sie Ihrem Kind, seine eigene Arbeit zu organisieren. Legen Sie gemeinsam Zeit- und Arbeitspläne fest. Eliminieren Sie Ablenkungen. Bieten Sie Ihrem Kind genügend Raum, Zeit und Anleitung, um Projekte und Hausaufgaben fertigzustellen, damit es das befriedigende Gefühl hat, seine Aufgaben selbstständig zu erledigen.

Realistische Erwartungen haben

Manchmal wird Ihr Kind problemlos zurechtkommen, ein anderes Mal wird es sich dagegen sträuben, in die Schule zu gehen, seine Milch verschütten oder hinfallen. Rechnen Sie mit Unbeständigkeit. Versuchen Sie, Verständnis zu zeigen, wenn Ihr Kind strauchelt.

Teilen Sie Herausforderungen in kleine zu erreichende Aufgaben auf. Ermutigen Sie Ihr Kind, ein Ziel nach dem anderen zu erreichen, damit es das befriedigende Gefühl verspürt, etliche kleine Erfolge erzielt zu haben.

Denken Sie daran, dass sich das Gehirn Ihres Kindes bis Mitte zwanzig weiterentwickeln wird. Bis sein Gehirn mehr Sinneseindrücke und Informationen über die Welt aufgenommen, verarbeitet und integriert hat, werden seine Reaktionen naturgemäß weniger ausgereift, logisch und vernünftig sein, als Sie vielleicht hoffen. Halten Sie sich vor Augen, dass Sie bereits jahrelang Erfahrungen gesammelt haben, um sich in der Welt zurechtzufinden – Ihr Kind hingegen nicht.

Erziehungsmaßnahmen

Wenn Ihr Kind die Beherrschung verliert, vermeiden Sie Bestrafungen. Der Verlust der Selbstbeherrschung ist für das Kind schon beängstigend genug. Wenn Sie Ihr Kind bestrafen, kommen noch Schuldgefühle und Scham hinzu.

Kommentieren Sie das schlechte Verhalten des Kindes, anstatt das Kind selbst zu kritisieren: „Dein Geschrei macht mich wütend" anstatt „Du machst mich wütend!"

Helfen Sie dem Kind, einen ruhigen Ort zu finden, an dem es keiner Reizüberflutung ausgesetzt ist, damit es seine Selbstbeherrschung wiedererlangen kann. Lassen Sie es, wenn möglich, selbst bestimmen, wie lange die Auszeit dauern soll.

Setzen Sie Ihrem Kind Grenzen, damit es sich sicher fühlt. Gehen Sie immer nur ein Problem an, das ihm zu schaffen macht, um ihm zu helfen, Selbstbeherrschung und angemessenes Verhalten zu entwickeln.

Seien Sie im Hinblick auf die Grenzen, die Sie gesetzt haben, konsequent. Zeigen Sie Ihrem Kind, dass seine Emotionen nichts an den gesetzten Grenzen ändern – eine Regel bleibt eine Regel. „Ich weiß, du bist sauer, weil du mit dem Hundebaby spielen willst, aber jetzt gibt es Abendbrot."

Setzen Sie Maßnahmen konsequent um. Erklären Sie Ihrem Kind mit Gesten und Einfühlungsvermögen, warum Sie eine bestimmte Maßnahme ergreifen. (Erziehungsmaßnahmen umzusetzen bedeutet, dem Kind etwas beizubringen oder es anzuweisen, etwas Bestimmtes zu tun – nicht, es zu bestrafen.) Nachdem Sie ihm erklärt haben, was Sie tun werden, tun Sie es auch.

Legen Sie angemessene Konsequenzen für Fehlverhalten fest. Eine natürliche Konsequenz ist am besten geeignet, weil sie vernünftig und eine Tatsache ist und nicht von Ihnen auferlegt wird: „Wenn du nicht frühstückst, wirst du Hunger bekommen." Eine logische Konsequenz, bei der das Kind für das Ergebnis seines Verhaltens zur Verantwortung gezogen wird, ist die zweitbeste: „Wenn du mit Essen um dich wirfst, musst du es aufwischen." Eine Konsequenz, bei der die Strafe nicht eindeutig etwas mit dem Fehlverhalten zu tun hat, ist sinnvoll, wenn nichts anderes funktioniert: „Wenn du das Baby anspuckst, darfst du nicht mit deinen Freunden spielen", oder „Wenn du mich schlägst, darfst du nicht fernsehen".

Honorieren Sie angemessenes Verhalten mit Lob und Anerkennung.

Problemlösung

Gehen Sie die wichtigsten Probleme zuerst an. Beginnen Sie mit den Problemen, die im Hinblick auf die Unversehrtheit und die Sicherheit Ihres Kindes relevant sind.

Planen Sie Zeit für die Lösung von Problemen ein, in der Sie mit Ihrem Kind über Probleme reden, Meinungsverschiedenheiten besprechen und Lösungen finden können. Indem Sie seine Problemlösungskompetenz fördern, helfen Sie ihm, Herausforderungen vorherzusehen, Verantwortung zu übernehmen, mit seinen Gefühlen klarzukommen, logisch und flexibel zu denken und zu lernen, Kompromisse zu schließen.

Fragen Sie Ihr Kind, wie Sie ihm helfen können. Zusammenzuarbeiten, um Probleme gemeinsam zu lösen, macht Sie zu Verbündeten in einem Team – statt zu Gegnern.

Helfen Sie Ihrem Kind, seinen Gefühlen angemessen Ausdruck zu verleihen. Lassen Sie es wissen, wann es schreien darf, wo es sich austoben kann und auf was es einschlagen darf. Vermitteln Sie ihm, dass einige negative Äußerungen akzeptabel und unbedenklich sind, während andere unangemessen sind.

Wenn Sie von den heftigen Emotionen Ihres Kindes bombardiert werden, bringen Sie zunächst Ihre eigenen Gefühle unter Kontrolle. Auf diese Weise zeigen Sie ihm, dass starke Emotionen zum Leben gehören. Jeder muss lernen, damit umzugehen, und auch Ihr Kind kann lernen, sich zu beruhigen.

Haben Sie gemeinsam Spaß und lachen Sie miteinander. Das Leben muss nicht immer nur ernst sein. Sich einen Witz zu erzählen, gemeinsam ein lustiges Video anzusehen oder eine Wasserrutsche hinunterzurutschen, kann Spannungen abbauen und viel Gutes bewirken.

Nehmen Sie bei Bedarf zusätzliche Unterstützung in Anspruch, die Ihnen dabei helfen kann, die „Nebenwirkungen", die mit der Erziehung Ihres nicht so einfach zu erziehenden Kindes einhergehen, in den Griff zu bekommen. Fachleute können Ihnen helfen, das Familienleben und die Beziehungen Ihres Kindes zu Verwandten, Gleichaltrigen und anderen Personen außerhalb der Kernfamilie zu verbessern.

Werden Sie der Fürsprecher Ihres Kindes

Informieren Sie Erwachsene, die über die Fähigkeiten und die Beeinträchtigungen Ihres Kindes Bescheid wissen müssen. Da sensorische Verarbeitungsstörungen unsichtbar sind, ist es möglich, dass Menschen vergessen oder nicht glauben, dass es ein erhebliches Problem gibt, das Ihrem Kind zu schaffen macht. Es ist Ihre Aufgabe, die Personen, die Bescheid wissen müssen, darüber in Kenntnis zu setzen, damit sie Ihrem Kind beim Lernen helfen können.

Beobachten Sie die Aktivitäten Ihres Kindes im Unterricht und in der Gruppe. Wenn Sie feststellen, dass ein Lehrer oder ein Betreuer unsensibel, nicht kooperativ oder zu fordernd ist, schreiten Sie ein.

Greifen Sie ein, wenn Ihr Kind eine stressige Situation nicht allein bewältigen kann. Vermitteln Sie Ihrem Kind, dass das Bitten um Hilfe eine positive Bewältigungsstrategie ist und kein Eingeständnis des Versagens.

Was man tun und was man nicht tun sollte

Dies sind meine Empfehlungen für den alltäglichen Umgang mit einem Kind, das unter einer sensorischen Verarbeitungsstörung leidet:

Was Sie tun sollten …

Setzen Sie auf die Stärken Ihres Kindes: „Du bist so ein guter Koch! Hilf mir dabei, daran zu denken, was wir für unser Hackbratenrezept brauchen. Du kannst die Zutaten dann vermischen." Oder: „Du hast so viel Energie. Könntest du zu Frau Johnson rüberlaufen und eine Zeitschrift für mich holen?" Konzentrieren Sie sich stets auf die „Fähigkeiten" Ihres Kindes, nicht auf seine „Unfähigkeiten".

Setzen Sie bei den Interessen des Kindes an: „Deine Steinsammlung wird ja schnell immer größer. Lass uns ein paar Bücher über Steine lesen. Wir können eine Liste mit den verschiedenen Steinsorten erstellen, die du gefunden hast." Ihr Interesse und Ihre Unterstützung werden das Kind ermutigen, mehr über das, wofür es sich interessiert, zu erfahren und sich mehr damit zu befassen.

Schlagen Sie kleine, überschaubare Ziele vor, um die Fähigkeiten Ihres Kindes zu stärken: „Hast du Lust, mit mir zum Briefkasten zu gehen? Du darfst den Brief einwerfen. Dann trage ich dich huckepack den ganzen Weg zurück nach Hause." Oder: „Du kannst einen Teller nach dem anderen nehmen, um den Tisch abzuräumen. Wir haben keine Eile."

Fördern Sie die Selbsthilfefähigkeiten Ihres Kindes: Um „anerzogene Hilflosigkeit" zu vermeiden, fördern Sie die Selbstständigkeit Ihres Kindes. „Ich weiß, wie schwer es dir fällt, dir die Schuhe zuzubinden, aber es wird dir mit jedem Mal leichter fallen." Heben Sie gegenüber Ihrem Kind hervor, wie viel es schon kann und wie viel Vertrauen Sie in es haben, um sein Selbstwertgefühl zu stärken und seine Selbstständigkeit zu fördern. Zeigen Sie ihm, dass Sie von ihm erwarten, dass es sich selbst helfen kann.

Lassen Sie Ihr Kind Selbsttherapien ausüben, die ihm gerecht werden: Wenn Ihr Kind sich gerne dreht, lassen Sie es sich so lange auf der Reifenschaukel drehen, wie es möchte. Wenn es gerne auf dem Bett hüpft, besorgen Sie ihm ein Trampolin oder legen Sie eine Matratze auf den Boden. Wenn es gerne kopfüber hängt, bringen Sie im Türrahmen seines Zimmers eine Klimmzugstange an. Wenn es darauf besteht, jeden Tag Stiefel zu tragen, lassen Sie es Stiefel tragen. Wenn es häufig nicht essbare Gegenstände in den Mund steckt, bieten Sie ihm Kaugummi an. Wenn es nicht still sitzen kann, verschaffen Sie ihm Gelegenheiten, sich zu bewegen und das Gleichgewicht zu halten, zum Beispiel auf einem Beachball zu sitzen, während es Musik oder eine Geschichte hört. Es wird nach Sinnesempfindungen verlangen, die seinem „hungrigen" Gehirn Nahrung verschaffen. Helfen Sie ihm also dabei, unbedenkliche, sichere Wege zu finden, diesen „Hunger" zu befriedigen.

Verschaffen Sie dem Kind neue Sinneserfahrungen: „Diese Lavendelseife ist wunderbar. Willst du mal daran riechen?" Oder: „Rüben knacken wie Äpfel, wenn du hineinbeißt, aber sie schmecken anders. Willst du mal probieren?"

Berühren Sie Ihr Kind auf eine Art und Weise, die es tolerieren und genießen kann: „Ich rubble deinen Rücken mit diesem Schwamm ab. Hast du es lieber hart oder sanft?" Oder: „Weißt du, was es bedeutet, wenn ich dir viermal so wie jetzt die Hand drücke? ICH HABE DICH LIEB!"

Ermutigen Sie Ihr Kind, sich zu bewegen: „Komm, wir schwingen unsere Arme im Takt der Musik. Ich fühle mich immer besser, wenn ich mich dehne, du dich nicht auch?“ Bewegung verbessert die sensorische Verarbeitung immer.

Ermutigen Sie das Kind, neue Bewegungserfahrungen zu machen: „Wenn du Lust hast, dich auf diese Schaukel zu setzen, helfe ich dir.“ Kinder mit Dyspraxie haben möglicherweise Freude an neuen Bewegungserfahrungen, benötigen jedoch Hilfe, um herauszufinden, wie sie es angehen sollen.

Bieten Sie Ihrem Kind Ihre körperliche und emotionale Unterstützung an: „Ich finde diese Schaukel toll. Willst du sie mal mit mir zusammen ausprobieren? Du kannst auf meinem Schoß sitzen, und wir schaukeln gemeinsam.“ Ein Kind, das sich vor Bewegung fürchtet, ist vielleicht bereit, auf dem Spielplatz zu schaukeln, wenn es die Sicherheit hat, auf dem Schoß eines vertrauten Menschen zu sitzen. (Hören Sie auf, wenn es sich sträubt.)

Lassen Sie zu, dass Ihr Kind unglücklich, frustriert oder wütend ist: „Es tut wirklich weh, wenn man nicht ins Team gewählt wird.“ Indem Sie ihm zu verstehen geben, dass Sie seine Gefühle verstehen, ermöglichen Sie ihm, mit diesen Gefühlen umzugehen. Wenn Sie hingegen jedes Mal, wenn es verletzt ist, überstürzt eingreifen, um alles wieder gut zu machen, lernt es nicht, mit negativen Gefühlen fertigzuwerden.

Verschaffen Sie dem Kind ein angemessenes Ventil für negative Gefühle: Ermöglichen Sie es Ihrem Kind, aufgestaute Gefühle abzulassen. Geben Sie ihm einen Ball oder einen Eimer voller nasser Schwämme, die es gegen den Zaun schleudern kann. Bestimmen Sie einen „Schrei-Raum“ (das Kinderzimmer, den Keller oder die Garage), in dem es sich gegen die Brust trommeln und herumbrüllen kann.

Bestärken Sie Ihr Kind in seinen Gefühlen und Handlungen, auch wenn etwas schiefgeht: „Du hast beim Aufschlagen des Eis nicht absichtlich die Schüssel verfehlt. Eier aufschlagen zu können, erfordert Übung. Ich freue mich, dass du es lernen willst. Versuch es noch mal.“ Helfen Sie Ihrem Kind, seine Erfahrungen positiv zu bewerten, indem Sie mit ihm darüber sprechen, was es richtig gemacht hat und was es beim nächsten Mal besser machen kann. Es ist wunderbar für Ihr Kind zu hören, dass Sie als Erwachsener Verständnis zeigen, anstatt es zu verurteilen!

Loben Sie Ihr Kind: „Ich habe gesehen, dass du den Hund gefüttert und ausgeführt hast. Danke, dass du so verantwortungsvoll bist." Belohnen Sie das Kind für seine Freundlichkeit, sein Einfühlungsvermögen und seine Rücksichtnahme auf die Bedürfnisse anderer. „Du bist ein wunderbarer Freund" oder „Bei dir fühlen sich Tiere geborgen".

Geben Sie Ihrem Kind das Gefühl, selbst entscheiden zu können: „Wenn du jetzt ins Bett gehst, haben wir Zeit für eine lange Geschichte. Wenn du noch länger spielen willst, haben wir keine Zeit für eine Geschichte. Du entscheidest." Oder: „Ich bin bereit, ins Schuhgeschäft zu gehen, wenn du so weit bist. Sag mir, wenn du bereit bist loszugehen." Vermitteln Sie Ihrem Kind, dass nicht alle Entscheidungen, die es betreffen, von anderen getroffen werden müssen.

Setzen Sie vernünftige Grenzen: Um sich anständig und zivilisiert zu benehmen, benötigt jedes Kind Grenzen. „Es ist in Ordnung, wütend zu sein, aber es ist nicht in Ordnung, jemandem wehzutun. Niemand darf andere kneifen."

Rufen Sie sich in Erinnerung, wie Sie sich als Kind verhalten haben: Vielleicht ist Ihr Sohn oder Ihre Tochter genauso, wie Sie es einst waren. (Der Apfel fällt nicht weit vom Stamm.) Fragen Sie sich, was Sie sich als Kind gewünscht hätten, um Ihre Kindheit einfacher und angenehmer erlebt haben zu können. Mehr Ausflüge auf den Spielplatz, mehr Freizeit oder mehr Kuscheleinheiten? Weniger Ansprüche? Geringere Erwartungen? Vielleicht sagen Sie zu Ihrem Kind: „Als ich klein war, bin ich, wenn es mal nicht gut lief, gerne auf Bäume geklettert. Und wie ist das bei dir?"

Respektieren Sie die Bedürfnisse Ihres Kindes, auch wenn sie Ihnen ungewöhnlich erscheinen: „Du magst es ja, wenn man dich eng an sich drückt! Dann drücke ich dich jetzt, und du fühlst dich sicher pudelwohl." Oder: „Ich stelle mich vor dich, solange wir auf der Rolltreppe sind. Ich lasse dich nicht fallen."

Respektieren Sie die Ängste Ihres Kindes, auch wenn sie unbegründet erscheinen: „Ich habe gesehen, dass dein Ball in der Nähe der großen Kinder gelandet ist. Ich begleite dich, um ihn zu holen. Komm, gib mir die Hand." Ihre Bestärkung hilft Ihrem Kind, anderen zu vertrauen.

Sagen Sie: „Ich hab' dich lieb": Versichern Sie Ihrem Kind, dass Sie es so akzeptieren und schätzen, wie es ist. Sie können nicht oft genug „Ich hab' dich lieb" sagen!

Vertrauen Sie auf Ihr Bauchgefühl: Es wird Ihnen mitteilen, dass jeder Mensch das Bedürfnis hat, Dinge zu berühren und berührt zu werden, sich zu bewegen und bewegt zu werden. Wenn Ihnen die Reaktionen Ihres Kindes unnormal vorkommen, stellen Sie Fragen, informieren Sie sich, und ergreifen Sie entsprechende Maßnahmen.

Haben Sie ein offenes Ohr, wenn andere Bedenken äußern: Falls Lehrer oder Betreuer darauf hinweisen, dass das Verhalten Ihres Kindes ungewöhnlich ist, reagieren Sie möglicherweise ablehnend oder verärgert. Bedenken Sie aber, dass diese Personen Ihr Kind nicht zu Hause erleben, sondern unter vielen anderen Kindern. Die Perspektive dieser Personen ist es wert, in Betracht gezogen zu werden.

Informieren Sie sich darüber, wie sich Kinder normalerweise entwickeln: Lesen Sie Bücher zu dem Thema. Besuchen Sie Elternbildungskurse. Informieren Sie sich über die unveränderlichen Phasen der menschlichen Entwicklung sowie über unterschiedliche Temperamente und Lernstile. Es ist beruhigend zu wissen, dass eine breite Palette von Verhaltensweisen in den normalen Bereich fällt. Das wird es Ihnen erleichtern, zwischen typischem und atypischem Verhalten zu unterscheiden. Manchmal ist eine Zigarre nur eine Zigarre, und ein Sechsjähriger ist einfach nur ein Sechsjähriger!

Suchen Sie professionelle Hilfe: Eine sensorische Verarbeitungsstörung ist ein Problem, das ein Kind nicht allein bewältigen kann. Eltern und Lehrer können ein Kind nicht „heilen", genauso wenig wie ein Kind sich selbst heilen kann.

Bewahren Sie einen kühlen Kopf: Wenn Ihr Kind Sie in den Wahnsinn treibt, sammeln Sie sich, bevor Sie reagieren, vor allem wenn Sie wütend, verärgert oder unangenehm überrascht sind. Ein Kind, das die Kontrolle über sich verloren hat, braucht die beruhigende Bestärkung von jemandem, der die Kontrolle über sich hat. Es benötigt die Unterstützung eines Erwachsenen.

Achten Sie auf sich selbst: Wenn Sie einen anstrengenden Tag haben, gönnen Sie sich eine Pause! Engagieren Sie einen Babysitter, gehen Sie spazieren, lesen Sie ein Buch, nehmen Sie ein Bad, gehen Sie essen, nehmen

Sie sich Zeit für sich und Ihren Partner. Man kann von keinem Menschen erwarten, einem anderen ungeteilte Aufmerksamkeit zu schenken und trotzdem immer alles zu schaffen.

Was Sie nicht tun sollten ...

Versuchen Sie nicht, Ihrem Kind einzureden, dass es aus seinen Problemen herauswachsen wird: „Eines Tages wirst du den Mount Everest besteigen!“ Älter zu werden bedeutet nicht immer, stärker, beweglicher oder geselliger zu werden. Für Kinder, die unter sensorischen Verarbeitungsstörungen leiden, bedeutet Älterwerden oft, neue Wege zu entdecken, um ganz alltägliche Erfahrungen zu vermeiden.

Sagen Sie Ihrem Kind nicht, dass es stärker, organisierter oder selbstkontrollierter wird, wenn es sich nur anstrengt: „Du schaffst das, wenn du dich bemühst!“ Ihr Kind *bemüht* sich schon.

Machen Sie sich nicht über Ihr Kind lustig: „Warum bist du denn so erschöpft? Bist du gerade einen Kilometer in zweieinhalb Minuten gelaufen, ha ha?“ Ein Kind, das erschöpft ist, findet das nicht zum Lachen. Scherze sorgen dafür, dass es sich ausgelacht fühlt, und erzeugen verzweifelte Wut und Demütigung.

Flehen Sie Ihr Kind nicht an: „Tu es für Mami. Wenn du mich lieb hättest, würdest du dich hinsetzen wie eine nette junge Dame.“ Ihr Kind hat Sie lieb und will es Ihnen recht machen, kann es jedoch nicht. Außerdem würde es sich allein sich selbst zuliebe aufrecht hinsetzen, wenn es das könnte, selbst wenn es Sie nicht lieb hätte!

Beschämen Sie das Kind nicht: „Ein großer Junge wie du kann die Tür ganz allein öffnen.“ Er mag zwar groß sein, kann aber dennoch wenig Kraft haben.

Drohen Sie dem Kind nicht: „Wenn du beim Laufen nicht die Füße hochnimmst, dann machst du deine Schuhe kaputt und bekommst keine neuen.“ Wenn-Dann-Drohungen gehen nach hinten los.

Sprechen Sie nicht abwertend über Ihr Kind in dessen Gegenwart: „Dieses etwas dümmlich aussehende Kind ist mein Sohn. Wach auf, du Faulpelz, und gib unserem neuen Nachbarn ein High-Five!“ Solche Kommentare sind für den, der sie hören muss, nicht lustig.

Reden Sie nicht hinter dem Rücken Ihres Kindes in abwertender Weise über es: „Mein Sohn ist so ein fauler Taugenichts. Ich kann ihm einfach nicht beibringen zu begreifen, wie wichtig es ist, sich anzustrengen." Was soll Ihrem Chef, Ihren Verwandten oder Ihren Freunden in den Kopf kommen, wenn sie an Ihr Kind denken?

Vergleichen Sie ein Kind nicht laut mit einem anderen: „Dein Bruder konnte mit sechs Jahren Fahrrad fahren. Was stimmt nicht mit dir?" (Notieren Sie sich aber, an welchen Fähigkeiten es Ihrem Kind im Vergleich zu anderen Gleichaltrigen zu mangeln scheint.)

Tun Sie nichts für Ihr Kind, was Ihr Kind selbst tun kann: „Ich spitze deine Bleistifte an, während du deine Hausaufgaben machst." Ein Kind zu verhätscheln, führt zu nichts, weder für Sie noch für Ihr Kind.

Erwarten Sie keine Beständigkeit: „Gestern konntest du deinen Mantel selber aufhängen. Warum kannst du es heute nicht?" Bei Kindern, die unter sensorischen Verarbeitungsstörungen leiden, ist Unbeständigkeit nicht ungewöhnlich. Was gestern funktioniert hat, funktioniert heute vielleicht nicht mehr und umgekehrt!

Zwingen Sie Ihr Kind nicht, Dinge zu tun, die es stressen: „Du musst deine Hand in diese Farbe stecken, damit du einen Handabdruck für Opa machen kannst", oder „Du wirst es toll finden, mit dem Aufzug das Empire State Building hochzufahren." Sie können Ihr Kind nicht dazu bringen, Berührungs- oder Bewegungserfahrungen zu genießen, solange sein neurologisches System nicht bereit dafür ist.

Überfordern Sie Ihr Kind nicht mit multisensorischen Erfahrungen: „Lass uns Chili essen, Steelbandmusik auflegen und Rumba tanzen. Wir machen uns einen tollen südländischen Abend." Lassen Sie es langsam angehen! Es ist in Ordnung, Ihrem Kind verschiedene Sinneseindrücke anzubieten, allerdings einen nach dem anderen. Ihm eine Vielzahl von Sinneseindrücken gleichzeitig anzubieten, wird sein System überfordern.

Haben Sie keine Angst davor, das Problem, unter dem Ihr Kind leidet, beim Namen zu nennen: Viele Eltern fürchten sich vor dem Stigma, das mit einer sensorischen Verarbeitungsstörung verbunden ist. Sie wollen nicht, dass ihr Sohn oder ihre Tochter als Kind mit besonderen Bedürfnissen abgestempelt wird. Diese Angst ist normal, aber sie hilft Ihrem Kind nicht. Sehen Sie es als Vorteil an, wenn eine sensorische Verarbeitungsstörung diagnostiziert wird, denn ab dem Moment wissen Sie, dass Ihr Kind Hilfe bekommen kann, bevor das Problem sich zu einer ernsthaften Lernbeeinträchtigung entwickelt.

Fühlen Sie sich nicht hilflos: Die Welt ist voll von Kindern, die unter sensorischen Verarbeitungsstörungen leiden, und von Menschen, die sie lieben. Sie und Ihr Kind sind nicht allein. Es gibt Unterstützung. Sie wartet auf Sie, und Sie können sie in Anspruch nehmen.

Kapitel 14

Sehen Sie Ihr Kind in einem neuen Licht

Eine elterliche Offenbarung

Ein Vater schreibt: „Als ich im Zusammenhang mit meiner Tochter Julie zum ersten Mal die Worte ‚sensorische Verarbeitung' und ‚niedriger Muskeltonus' hörte, wusste ich nicht, was sie bedeuteten; ich tat sie außerdem als ein weiteres Beispiel dafür ab, dass meine Frau unsere Tochter zu sehr behütete. Die Begriffe wurden uns gegenüber von Dr. Stanley Greenspan verwendet, einem der besten Kinderpsychiater der Stadt (und des Landes), den wir wegen Julies Schlafproblemen konsultiert hatten. Für mich war dieses Fachchinesisch ein Beweis für die stillschweigende Allianz zwischen gut bezahlten Kinderexperten und nervösen Müttern.

Zugegeben, mit zwölf Monaten strampelte und purzelte Julie ein bisschen mehr herum, als ich erwartet hatte (sie krabbelte noch nicht und stand noch nicht auf), und ja, sie kuschelte nicht so gern, wie ich gehofft hatte. Aber ich schrieb das dem Umstand zu, dass sie leicht reizbar war, und dachte, sie wäre so in Ordnung, wie sie war. Tatsache ist, dass ich nicht genug andere Kinder gesehen und erlebt hatte (wie meine Frau und der Arzt), um zu erkennen, dass ihr Verhalten ungewöhnlich war.

Während ich entweder protestierte oder mich heraushielt, ließ meine Frau nicht locker. Sie ging mit Julie zu einer Ergotherapeutin – die wir ebenfalls gut bezahlten und die der Diagnose zustimmte – und ließ Julie zweimal pro Woche an einer Therapiesitzung teilnehmen. Ich blieb skeptisch.

Der Wendepunkt kam, als ich an einem Seminar zum Thema ‚Sensorische Verarbeitung verstehen' teilnahm. Der Vortrag beeindruckte mich zunächst zwar nur bedingt, aber ich war baff, wie viele Eltern anwesend waren. ‚Vielleicht gibt es diesen sensorischen Kram ja wirklich', dachte ich, ‚und wir sind nicht die Einzigen, die davon betroffen sind.'

Noch beeindruckender als die große Teilnehmerzahl waren die ‚Erfahrungsstationen' im hinteren Bereich des Raumes. Als ich versuchte, mit bewusst beeinträchtigten Sinnen einfache Aufgaben zu bewältigen – zum Beispiel in einer geraden Linie zu laufen, während ich falsch herum durch ein Fernglas schaute –, begann es in meinen Dickschädel einzudringen, dass Julie vielleicht tatsächlich mit einigen Beeinträchtigungen auf die Welt gekommen war und mit Gleichaltrigen in einem unfairen Wettbewerb konkurrieren musste, solange sie unter diesen Beeinträchtigungen litt.

Plötzlich dämmerte es mir, was das alles zu bedeuten hatte, und ich begann, meine Tochter in einem neuen Licht zu sehen.

Von diesem Zeitpunkt an unterstützte ich zunehmend alles, was Julies sensorischen und grobmotorischen Horizont erweitern konnte. Ich erinnere mich daran, wie sehr wir uns gefreut haben, als Julie anfing, Essen mit den Händen zu zerkleinern. Inzwischen bin ich entsetzt darüber, dass ich Julie aus Unkenntnis und Vermessenheit um ein Haar in einer entscheidenden Phase ihres Lebens Hilfe verweigert hätte, in einer Phase, in der die Chancen am besten standen zu verhindern, dass ihre sensorischen Defizite ernste und dauerhafte Folgen nach sich ziehen würden. Und ich danke meiner Frau, die gezwungen war, an zwei Fronten zu kämpfen – gegen Julies Beeinträchtigungen und gegen meinen Widerstand –, um es Julie zu ermöglichen, ihre Probleme zu überwinden, bevor sie überhaupt wusste, dass sie unter diesen Problemen litt."

Die Erleuchtung

Wenn Sie beginnen zu verstehen, was es mit sensorischen Verarbeitungsstörungen auf sich hat, werden Sie Ihr Kind in einem neuen Licht sehen. Zu erkennen, dass es ihm schwerfällt, die einfachsten Aufgaben des täglichen Lebens zu bewältigen, ist der erste Schritt, ihm zu helfen, solange es noch klein ist.

Die Beeinträchtigungen zu akzeptieren, unter denen Ihr Kind leidet, ist nicht leicht. Ihr Wunsch, am liebsten leugnen zu wollen, dass die Schwierigkeiten Ihres Kindes aus dem Rahmen fallen, ist ganz natürlich. Es ist verständlich, dass Sie traurig sind, wenn Sie begreifen, wie sehr Ihr Kind sich anstrengen muss. Es ist normal, dass Sie wegen der Male, als Sie mit ihm geschimpft haben oder wegen seines Verhaltens ungeduldig geworden sind, Schuldgefühle empfinden.

Es dauert seine Zeit, sein Kind wahrhaftig in einem neuen Licht zu sehen. Es erfordert psychische und physische Energie, sich auf die Reise zu begeben, deren Ziel es ist, dafür zu sorgen, dass das betroffene Kind ein besseres Selbstgefühl entwickelt und selbstbewusster im Hinblick darauf wird, was es erreichen kann. Wenn Sie diese Worte lesen, sind Sie bereits auf dem Weg, also seien Sie guten Mutes. Es wird besser werden.

Ihr Kind ist unfähig, nicht unwillig, alltägliche Aufgaben zu erledigen. Vielleicht sagt es oft, dass es „einfach zu müde" ist. Möglicherweise sackt es am Esstisch in sich zusammen, anstatt aufrecht zu sitzen, oder es hat nicht die Kraft, einen Türknauf zu drehen, obwohl es ausreichend zu essen und zu schlafen scheint.

Richten Sie Ihr Denken neu aus: Wenn Ihr Kind sagt, es sei müde, dann meint es das auch. Es ist wirklich nicht in der Lage – und nicht unwillig –, alltägliche Aufgaben zu erledigen. Egal wie sehr es sich wünscht, selbstständig und energiegeladen zu sein, seine sensorischen Verarbeitungsstörungen beeinträchtigen seine motorischen Fähigkeiten. Es weiß unbewusst, dass seine Kräfte begrenzt sind. Es hat gelernt, seine Kräfte für die Aufgaben zu reservieren, von denen es weiß, dass es sie bewältigen muss, also zum Beispiel Essen zu kauen, ins Auto zu steigen und wieder auszusteigen oder sich zu bücken, um einen heruntergefallenen Löffel aufzuheben.

Ihr Kind ist nicht faul, es muss sogar sehr viel Energie aufwenden, um durch den Tag zu kommen.

Ihr Kind hat einige geschickte Kompensationsfähigkeiten entwickelt. Auswärts könnte es sein, dass Ihr Kind nicht so clever zu sein scheint, wie Sie es kennen. Möglicherweise redet es nicht viel und vermittelt den Eindruck, dass es wenig zu erzählen hat. Oder vielleicht redet es auch ununterbrochen, ist aber dennoch ein schlechter Gesprächspartner.

Womöglich scheint es gegenüber fremden Erwachsenen und anderen Kindern ungewöhnlich schüchtern zu sein. Es bevorzugt vielleicht immer wieder die gleichen alten Spiele und Spielzeuge, als ob es ihm an Neugierde und Sinn für intellektuelle Abenteuer mangeln würde.

Richten Sie Ihr Denken neu aus: Sensorische Verarbeitungsstörungen treten bei allen Kindern auf, auch bei sehr intelligenten. Rechnen Sie es Ihrem Kind hoch an, dass es so intelligent ist, herausgefunden zu haben, wie es vermeiden kann, sich lächerlich zu machen, wenn es weiß, dass es die Erwartungen anderer nicht erfüllen kann.

Vielleicht hat Ihr Kind hochfliegende Pläne, kann sie aber aufgrund einer Sprachbeeinträchtigung, die manchmal mit vestibulären Problemen einhergeht, nicht gut ausdrücken. Oder es ist verbal geschickt und verfügt über ein Repertoire an Ausreden, um Bewegungen oder taktile Erfahrungen, die ihm Unbehagen bereiten, zu vermeiden: „Ich kann heute nicht malen, weil ich mein neues Hemd angezogen habe und es nicht schmutzig machen darf."

Womöglich hat Ihr Kind herausgefunden, dass Sie es in Ruhe lassen, wenn Sie sehen, dass es im Sandkasten buddelt. Vielleicht weiß es, dass Sie es, wenn es beschäftigt ist, nicht drängen, auf die Schaukel zu gehen, auf der es das Gefühl hat, von der Erde herunterzufallen. Möglicherweise stellen Sie fest, dass es oft zu Ihnen aufblickt, um sich zu vergewissern, dass Sie mit dem, was es tut, zufrieden sind, anstatt sich darauf zu konzentrieren, sich bis nach China durchzugraben.

Wenn es ihm schwerfällt, Treppen zu steigen, hat es vielleicht herausgefunden, wie es Sie dazu bringen kann, es zu tragen. Welche Mutter oder welcher Vater würde annehmen, dass neurologische Störungen vorliegen, wenn ein Kind seine zwei kleinen Arme nach oben streckt und bittend fragt: „Trägst du mich die Treppe hoch?"

Ihr Kind hat Kompensationsfähigkeiten entwickelt, die es ihm ermöglichen, sich akzeptierbare Mittel und Wege auszudenken, um die Dinge zu meiden, von denen es weiß, dass sie ihm Schwierigkeiten bereiten.

Ihr Kind ist mutig. Vielleicht sträubt sich Ihr Kind, auf dem Spielplatz die Rutsche hinunterzurutschen, spielt nicht gern bei anderen Kindern zu Hause, meidet neue Lebensmittel oder ist sehr ängstlich, wenn es zur jährlichen Vorsorgeuntersuchung zum Arzt gehen soll. Möglicherweise ärgert es sie, dass Ihr Kind Ihrer Meinung nach übertrieben und unbegründet ängstlich ist.

Richten Sie Ihr Denken neu aus: Menschen müssen Angst haben, denn Angst warnt uns vor Gefahren. Die Befürchtungen Ihres Kindes mögen Ihnen übertrieben erscheinen, aber sie sind angemessen, weil es die Welt als einen gefährlichen Ort empfindet. Es ist jeden Tag mit denselben beängstigenden Situationen konfrontiert, zum Beispiel mit der Angst, das Gleichgewicht zu verlieren oder berührt zu werden. Kein Wunder, dass es in neuen Situationen vorsichtig ist, denn diese sind noch beängstigender, weil sie unvorhersehbar sind.

Außerdem ist es mutig, sich angenehmen Erfahrungen, Veränderungen oder einem Elternteil zu widersetzen. Die Strafe, die man dafür bekommt, wenn man einen wichtigen Erwachsenen enttäuscht, ist Missbilligung. Niemand will Missbilligung erfahren. Aber das Kind zieht es vor, dass sein Verhalten missbilligt wird, als mit einer Aktivität fortzufahren, die es als lebensbedrohlich empfindet.

Ihr Kind ist mutig, nicht feige.

Ihr Kind hat ein weiches Herz. Vielleicht hat Ihr Kind den Ruf, ein „Enfant terrible“ zu sein. Es verhält sich aggressiv, begegnet der Welt mit einem Stock in der Hand, schlägt auf Spielkameraden ein, die es anrempeln, und schreit: „Ich hasse das!“ „Das ist langweilig!“ „Du bist dumm!“ „Geh weg oder ich bringe dich um!“ Diese feindseligen Reaktionen können Ihr Kind als eine wirklich unangenehme Person erscheinen lassen, auch wenn Sie wissen, dass im Inneren des Rüpels ein weiches Herz schlägt.

Richten Sie Ihr Denken neu aus: Möglicherweise kann Ihr Kind nicht zwischen harmlosen und bedrohlichen taktilen Erfahrungen unterscheiden. Da es sich vor Situationen schützen muss, die es als gefährlich empfindet, schaltet es instinktiv in den Kampfmodus statt in den Fluchtmodus. Es setzt eine „Leg-dich-nicht-mit-mir-an“-Fassade auf, und zwar nicht, weil es menschenfeindlich ist, sondern weil es Angst hat.

Ein Kind, das innerlich defensiv ist, gibt sich nach außen hin oft offensiv. Menschen (auch Erwachsene), die im Hinblick auf ihre Fähigkeiten und ihr Selbstwertgefühl unsicher sind, wirken häufig arrogant oder geben sich als toughe Typen.

Sie wissen, wie liebenswert Ihr Kind zu Hause, in seiner vertrauten Umgebung, sein kann. Es würde auch außerhalb des Familienkreises liebevoll und freundlich sein, wenn es sich in der Welt wohler fühlen würde.

Ihr Kind verfügt über viele Fähigkeiten. Vielleicht kann Ihr Kind nicht so gut lesen, rennen oder aufmerksam sein. Möglicherweise enttäuschen seine Schwächen Sie.

Richten Sie Ihr Denken neu aus: Ihr Kind hat womöglich ein außergewöhnliches Einfühlungsvermögen und Mitgefühl für andere Lebewesen. Vielleicht verfügt es über ein seltenes Talent zum kreativen Denken und ist künstlerisch, musikalisch oder poetisch begabt. Möglicherweise ist es bei Dingen aufmerksam, die andere nicht wahrnehmen. Vielleicht hat es einen wunderbaren Sinn für Humor. Seine besondere Sensibilität kann ein enormer Vorteil sein. Denken Sie an seine Fähigkeiten, nicht an seine „Unfähigkeiten".

Ihr Kind hat ein besonderes Bedürfnis nach Liebe und Anerkennung. Möglicherweise erscheint Ihnen Ihr Kind als zu besitzergreifend. Es schnappt sich alle Spielsachen, spielt aber vielleicht nicht damit, sondern will sie nur haben. Es beansprucht Ihre ganze Zeit, aber wenn Sie sie ihm widmen, ist es dennoch unzufrieden. Wenn es bei dem Spiel Candyland verliert, weint es und ist trübsinnig. Es will immer alles haben.

Richten Sie Ihr Denken neu aus: Ihr Kind benötigt bestimmte Dinge und Aufmerksamkeit, um sein eigenes bescheidenes Selbstwertgefühl aufzubessern. Es muss gewinnen, weil es sich meistens wie ein Verlierer fühlt. Es macht den Eindruck, als sei es gierig, aber in Wahrheit ist es bedürftig.

Vor allem aber hat Ihr Kind ein ausgeprägtes Bedürfnis, geliebt und wertgeschätzt zu werden.

Die „Dickköpfigkeit" Ihres Kindes ist eine Überlebensstrategie. Vielleicht sagt es Dinge wie: „Mein Körper gehört mir. Du hast mir nichts zu sagen." Vielleicht ist es unflexibel, will immer die gleiche Kleidung tragen und das gleiche Müsli in der gleichen Schüssel essen. Vielleicht verlangt es nach aufwendigen Ritualen im Bad oder vor dem Schlafengehen.

Richten Sie Ihr Denken neu aus: Niemand wacht morgens auf und denkt sich: „Heute werde ich mich gegen alles wehren." Menschen lernen, mit einer sich verändernden Umwelt zurechtzukommen, indem sie flexibel sind. Ihr kleiner Sohn scheint jedoch stur zu sein, weil er nicht Herr seines eigenen Körpers ist und sich nicht unter Kontrolle hat. Sein Leben ist voller Ungewissheiten und Hindernisse.

Ein ineffizientes taktiles Wahrnehmungssystem und die damit einhergehende Empfindlichkeit gegenüber Kleidung kann der Grund dafür sein, dass Ihr Kind eine kurze Hose tragen möchte, wenn es schneit. Da sein Mundinneres möglicherweise überempfindlich auf die Konsistenz von Lebensmitteln reagiert, kann es sein, dass es Tag für Tag darauf besteht, die gleiche Sorte Müsli zu essen.

Gleichförmigkeit und Rituale sind Hilfsmittel, die es darin unterstützen, alltägliche Aufgaben zu bewältigen, wie sich anzuziehen oder sich bettfertig zu machen. Seine scheinbare Sturheit ist auf seinen Überlebenswillen zurückzuführen.

Ihr Kind ist nicht absichtlich stur. Es ist stur, weil es ihm schwerfällt, sein Verhalten an sich ändernde Anforderungen anzupassen, also hält es an dem fest, von dem es weiß, dass es funktioniert.

Ihr Kind braucht unbedingt Ihre Aufmerksamkeit, und zwar abgestimmt auf seine Bedürfnisse. Nehmen wir an, Sie ziehen Ihren kleinen Sohn morgens an, weil er so lange braucht und frustriert in Tränen ausbricht, wenn Sie ihm diese Aufgabe überlassen. Nehmen wir weiter an, seine Lehrerin erwähnt, wie viel zusätzliche Zeit sie braucht, um auf seine Bedürfnisse einzugehen. Sie schlägt vor, dass Sie ihn drängen, sich selbständig anzuziehen. Selbst wenn Sie mehr als die Lehrerin über Probleme wissen, die durch sensorische Verarbeitungsstörungen verursacht werden, denken Sie vielleicht trotzdem, dass Ihre erzieherischen Fähigkeiten unzureichend sind.

Richten Sie Ihr Denken neu aus: Es ist völlig in Ordnung, Ihrem Kind Aufmerksamkeit zu schenken, wenn es diese benötigt und wenn eine Aufgabe schnell erledigt werden muss. Vor allem wenn Ihre Familie einen straffen Zeitplan befolgen muss, werden Sie alles daransetzen, alle rechtzeitig von A nach B zu bringen.

Eltern, die nicht wissen, was es mit sensorischen Verarbeitungsstörungen auf sich hat, ignorieren ihre Kinder, die darunter leiden. Eltern, die verstehen, worum es geht, tun alles, um das Leben ihrer Kinder so zu gestalten, dass diese es als angenehm und sicher empfinden.

Mit Unterstützung kann Ihr Kind besser zurechtkommen. Wenn Ihr Kind aktuell an einer sensorischen Verarbeitungsstörung leidet, werden seine Probleme mit der Zeit zunehmen. Natürlich kann es Strategien entwickeln, um stressige Sinneserfahrungen zu vermeiden oder zu kompensieren. Natürlich kann es Fähigkeiten erwerben, die nichts mit seinem beeinträchtigten Gleichgewichtssinn oder seiner Überempfindlichkeit gegenüber Berührungen zu tun haben. Aber es wird sich immer sehr anstrengen müssen, um gut klarzukommen.

Richten Sie Ihr Denken neu aus: Eine sensorische Verarbeitungsstörung ist wie eine Verdauungsstörung des Gehirns. So wie ein Antazidum eine Magenverstimmung lindern kann, können Ergotherapie und ein Leben mit vielen Sinneseindrücken die neuronalen Pfade im Gehirn optimieren.

Vor allem werden Ihre im Alltag gelebte Zuneigung und Ihr Einfühlungsvermögen die emotionale Sicherheit Ihres Kindes stärken. Wir alle brauchen die Gewissheit, dass jemand für uns da ist, vor allem in schwierigen Zeiten.

Ermutigende Worte einer Mutter

Eine Mutter schreibt: „Wenn wir das doch nur gewusst hätten. Hätte es doch bloß ein Buch wie dieses gegeben. Wäre unser lang und sehnsüchtig gewünschtes Kind doch bloß ‚normal' gewesen.

Anfänglich dachten wir, unser Sohn *wäre* normal. Er hatte sehr gute Apgar-Werte (Punktesystem zur gesundheitlichen Beurteilung des Zustands eines Neugeborenen) und erfüllte alle Entwicklungskriterien nach Plan. Er wies auch keine offensichtlichen körperlichen Anomalien auf und war wunderschön. Außerdem war er aufgeweckt und lernte mit sechs Monaten zu sprechen! Als er zwei Jahre alt war, ließen die Kinderärzte in der Klinik alles stehen und liegen, um seine phänomenalen sprachlichen Fähigkeiten zu bewundern. Wir waren so stolz.

Aber gleichzeitig wussten wir auch, dass etwas nicht stimmte. Irgendetwas war von Anfang an nicht in Ordnung gewesen. Auf der Neugeborenenstation weinte er so laut, dass er alle anderen Babys wach hielt. Die

Umstellung vom Stillen auf Flaschennahrung war traumatisch. Genau genommen war jede Art des Übergangs von einer Erfahrung oder Situation zu einer anderen entsetzlich.

Außerdem reagierte er extrem empfindlich auf leichte Berührungen und Konsistenzen und Texturen, die ihm unbekannt waren. Es war schwierig, ihn anzuziehen. Dann nahm er am Kleinkinderturnen teil, wo er bei körperlichen Aktivitäten, die die anderen Kinder liebten, Angst hatte und schrie. Ich musste mich den kritischen Blicken der Kursleiter und der Eltern ‚kooperativerer' Kinder aussetzen. Mit der Zeit wurde sein Verhalten immer problematischer.

Was war mit meinem Kind los? Mit meinem wundervollen, lustigen kleinen Jungen?

Schließlich nahm ich Kontakt zu den Zuständigen für das Programm der öffentlichen Schulen für frühkindliches Screening auf, und wir bekamen einen Termin für ein Gruppenscreening.

Als wir zur vereinbarten Zeit am vereinbarten Ort eintrafen, waren dort viele Kinder mit offensichtlichen Beeinträchtigungen. Es gab einen Tisch, an dem sie spielen konnten, bis sie an der Reihe waren, die verschiedenen Stationen zu durchlaufen. Die Kinder mit kognitiven Behinderungen, Zahnspangen und fehlenden Gliedmaßen begaben sich problemlos vom Tisch zu der Untersuchung.

Als wir an der Reihe waren, kam es durch den Übergang vom Spiel zum Screening dazu, dass unser Sohn plötzlich einen Schreianfall bekam, völlig erschlaffte und all die versammelten Experten es nicht schafften, ihn unter Kontrolle zu bekommen. Wir fuhren weinend nach Hause. Unser Sohn, das einzige Kind ohne eine erkennbare Beeinträchtigung, konnte nicht einmal getestet werden.

Nach einer anschließenden individuellen Evaluation durch ein Team, das aus einem Pädagogen, einem Ergotherapeuten, einem Logopäden und einem Psychologen bestand, erfuhren wir schließlich, was das ‚Problem' war. Unser Kind habe eine sensorische Verarbeitungsstörung. Es benötige ‚Ergotherapie' und eine ‚gute Vorschule'.

Warum hatte es so lange gedauert, diese Diagnose zu erhalten? Warum hatte es *niemand* bemerkt? Warum hatte unsere Familie so leiden müssen?

Aber all das war jetzt nicht mehr wichtig. Eine gute Vorschule befand sich in unserer Nähe.

Auf Empfehlung des Evaluationsteams nahm ich Kontakt zur Vorschule St. Columba's auf. Mein erstes Gespräch mit Carol Kranowitz werde ich nie vergessen. An diesem Tag begann meine Angst zu schwinden. Sie war die Musik- und Bewegungslehrerin, aber sie war noch so viel mehr. Sie war die erste Person, mit der ich je gesprochen hatte, die mein Kind kannte, ohne ihm überhaupt begegnet zu sein. Das lag daran, dass sie sich mit sensorischen Verarbeitungsstörungen auskannte und es sich zur Aufgabe gemacht hatte, ihre Kollegen über die Besonderheiten dieser Störungen zu informieren und zu schulen. Vor allem ging es ihr darum, was noch wichtiger war, sie darin zu schulen, wie man mit Kindern, die unter diesen Störungen leiden, umzugehen hat.

Die Mitarbeiter von St. Columba's fürchteten sich nicht vor meinem Sohn. Sie hielten ihn nicht für „böse" oder „unkontrolliert". Sie sahen, dass er mit sensorischen Verarbeitungsstörungen zu kämpfen hatte, und obwohl er sie mächtig herausforderte, haben sie nie aufgegeben.

Mit der Ergotherapie begannen wir, Hürden zu überwinden, zum Beispiel die Angst unseres Sohnes vor Bewegung und seinen Ekel vor ungewohnten Texturen. Als die Angst unseres Sohnes vor neuen Dingen abnahm und die Welt für ihn zu einem Ort wurde, der weniger furchterregend erschien, klappten auch Übergänge von einer Situation zu einer anderen besser. Mithilfe eines Psychologen strukturierten wir seine Umgebung und gingen konsequent mit seinen Verhaltensreaktionen (zum Beispiel Wutanfällen) um.

Unser Sohn ist nach und nach aufgeblüht, und wir haben erfahren, etwas mit ihm zu erleben, was ich nie für möglich gehalten hätte. Wir erlebten, Freude an ihm zu haben. Er ist jetzt unser liebster Begleiter.

Wenn ich mir vorstelle, wie schlimm es uns ergangen wäre, wenn wir nicht auf zwei Jahre Ergotherapie und eine hervorragende Vorschule zurückblicken könnten, erschaudere ich. Sie waren wie ein Rettungsanker für uns, unser Hoffnungsträger.

Hier mein Appell an Sie: Wenn Sie sich Sorgen um Ihr eigenes oder ein anderes Kind machen, egal wie vage diese Sorgen Ihnen auch erscheinen mögen oder wie schwierig Sie es auch finden mögen, sie in Worte zu fassen – gehen Sie ihnen nach. Ein Kind kann weniger ausgeprägte Probleme haben als mein Sohn und trotzdem Hilfe benötigen. Gehen Sie der Sache so lange auf den Grund, bis Sie auf etwas stoßen, das Ihnen Hoffnung macht. Auf diese Weise befreien Sie vielleicht andere wunderbare, liebenswerte kleine Wesen, die Geiseln sensorischer Verarbeitungsstörungen sind. Sie sind zu klein und zu verängstigt, um sich selbst befreien zu können.

Liebe Leserin, lieber Leser, wir alle wollen wissen, dass jemand unsere Stärken anerkennt, die Herausforderungen, mit denen wir zu kämpfen haben, versteht und unsere Individualität würdigt. Mit Ihrem Wissen über sensorische Verarbeitungsprozesse und sensorische Verarbeitungsstörungen und mit Ihrer liebevollen Unterstützung kann Ihr Kind aufblühen und sich entwickeln, um mit der Welt im Einklang zu sein!

ANHANG A

Musterfragebogen zur sensomotorischen Anamnese

Im Folgenden finden Sie einen Musterfragebogen, wie ihn Eltern oder Lehrer ausfüllen, wenn ein Kind von einem Ergotherapeuten untersucht werden soll. Ein Fragebogen ist ein Screening-Instrument, um festzustellen, ob ein Kind unter einer sensorischen Verarbeitungsstörung leiden könnte. Es handelt sich nicht um ein Diagnoseinstrument wie etwa den *Sensory Integration and Praxis Test*[60] von Dr. Ayres oder die *Sensory Processing Three Dimensions Scale* von Lucy Jane Miller, Sarah Schoen und Shelley Mulligan.[61] Ein Fragebogen hilft dem Therapeuten, etwas über die sensomotorische Vorgeschichte des Kindes zu erfahren. Nach der Auswertung des Fragebogens bestimmt der Therapeut, ob bei dem Kind eine umfassende Evaluation seiner sensorischen Fähigkeiten angeraten ist. Anschließend kann der Therapeut ein individuelles Programm konzipieren oder empfehlen, wie für das betroffene Kind ein um Sinnesempfindungen bereichertes Leben aussehen könnte (siehe Kapitel 11).

Dieser Fragebogen wurde in den 1990er Jahren von Sharon A. Cermak, Doctor of Education, am Sargent College, Boston University, entwickelt, also noch vor der Veröffentlichung standardisierter, normbezogener Bewertungen der sensorischen Verarbeitung. Er ist heute auf alle Kinder anwendbar, obwohl sein ursprünglicher Zweck darin bestand, die sensorischen Verarbeitungsmerkmale von Kindern zu untersuchen, die aus osteuropäischen Ländern adoptiert wurden. Der Fragebogen basiert auf der Arbeit von Dr. Ayres, Winnie Dunn, PhD, und den Therapeuten des OTA-The Koomar

Center. Er wird hier mit ihrer freundlichen Genehmigung in gekürzter Form wiedergegeben.

Nehmen Sie sich ein wenig Zeit und sehen Sie sich die Fragen an (die meisten sind für Kinder im Vorschul- und Grundschulalter anwendbar). Sie werden Ihnen helfen zu verstehen, wie die sensorische Verarbeitung die Gesamtentwicklung Ihres Kindes beeinflusst. Einige Fragen beziehen sich auf die Reaktionen des Kindes auf Sinneseindrücke, unter anderem auf Berührung, Bewegung, Sehen, Hören, Schmecken und Riechen. Andere Fragen betreffen die Selbstregulierung und das Verhalten des Kindes, unter anderem seinen Aktivitätsgrad, seine Nahrungsaufnahme, seine Organisationsfähigkeit und Aufmerksamkeit, sein Schlafverhalten und seine sozial-emotionalen Fähigkeiten, die alle stark von der sensorischen Verarbeitungsfähigkeit beeinflusst werden.

Bevor Sie zum Stift greifen, sollten Sie einige Kopien des Fragebogens anfertigen, um sie auch von dem Lehrer, dem Betreuer oder den Großeltern Ihres Kindes ausfüllen zu lassen. Viele Häkchen in der Spalte „oft“ deuten darauf hin, dass Ihr Kind von einer sensorischen Verarbeitungsstörung betroffen ist und eine professionelle Diagnose unter Verwendung normbezogener, standardisierter Messungen der sensorischen Reaktionsfähigkeit wie dem *Sensory Profile-2*[62] oder dem *Sensory Processing Measure-2*[63] angebracht ist.

Fragebogen zur sensomotorischen Anamnese für Eltern kleinerer Kinder

(Ausgearbeitet von Sharon Cermak, Doctor of Education, Ergotherapeutin)

SINNE			
BERÜHRUNG: Wie reagiert Ihr Kind?	Oft	Manch- mal	Selten
Vermeidet oder mag Ihr Kind es nicht, sich die Hände schmutzig zu machen?			
Wird es ungehalten, wenn man ihm das Gesicht wäscht?			
Wird es ungehalten, wenn man ihm die Haare kämmt oder die Fingernägel schneidet?			
Zieht es lieber langärmelige Kleidung oder Jacken an, selbst wenn es warm ist?			
Sträubt es sich dagegen, Kleidung aus bestimmten Stoffen zu tragen?			
Fällt es Ihrem Kind schwer, die Kleidung zu wechseln, wenn die Jahreszeiten sich ändern?			
Sträubt sich Ihr Kind dagegen, barfuß zu gehen, vor allem im Sand oder auf Gras?			
Reagiert Ihr Kind empfindlich auf Etiketten an der Kleidung?			
Beschwert es sich, wenn die Socken nicht korrekt angezogen sind?			
Beschwert es sich über Unebenheiten an der Bettwäsche?			
Scheint es sich danach zu sehnen, gehalten oder geliebkost zu werden?			
Zeigt es Unbehagen, wenn es von anderen in freundlicher Weise berührt wird?			

Zieht es Ihr Kind vor, selbst andere zu berühren, anstatt von ihnen berührt zu werden?			
Neigt es dazu, andere zu rempeln oder zu schubsen?			
Wirkt es übermäßig kitzelig?			
Scheint es übermäßig schmerzempfindlich zu sein und reagiert gereizt auf kleine Verletzungen?			
Zeigt es ein außergewöhnliches Bedürfnis, bestimmte Texturen, Oberflächen oder Spielzeuge zu berühren?			
Nimmt Ihr Kind häufig Gegenstände oder Kleidung in den Mund?			
Hat es Schwierigkeiten einzuschätzen, wie viel Kraft es einsetzen muss? Streichelt es zum Beispiel Tiere zu heftig?			

BEWEGUNG: Wie reagiert Ihr Kind?	Oft	Manchmal	Selten
Ist Ihr Kind ängstlich oder gestresst, wenn seine Füße den Boden verlassen?			
Meidet es Ihr Kind, zu klettern oder zu springen?			
Scheint es sich nur widerwillig an Sport und Bewegungsspielen zu beteiligen?			
Scheint Ihr Kind davor zurückzuschrecken, Bälle zu fangen?			
Hat Ihr Kind Angst hinzufallen oder hat es Höhenangst?			
Mag es keine Fahrstühle und keine Rolltreppen?			
Widerstrebt es Ihrem Kind, in einem Auto mitzufahren?			

Hat es eine Abneigung gegen Aktivitäten, bei denen der Kopf nach unten zeigt (wie beim Haarewaschen) oder bei denen es sich über den Kopf hinweg bewegt (wie beim Purzelbaumschlagen)?			
Liebt es Ihr Kind, auf den Kopf gestellt oder kopfüber hochgehoben zu werden?			
Verspürt Ihr Kind den Drang, alle möglichen Arten von Bewegungsaktivitäten auszuüben?			
Hat es Spaß in Karussells und bei rasanten Fahrten?			
Springt Ihr Kind oft und lange auf Betten oder anderen federnden Oberflächen?			
Dreht sich Ihr Kind gerne im Kreis?			
Schaukelt es mit dem Körper oder mit dem Kopf hin und her?			
Stößt Ihr Kind absichtlich den Kopf gegen Objekte?			
Wirft es sich zum Spaß auf den Boden, gegen eine Wand oder gegen andere Personen?			
Geht es beim Spielen ungewöhnliche Risiken ein?			

SEHEN: Wie reagiert Ihr Kind?	Oft	Manch- mal	Selten
Lässt sich Ihr Kind leicht durch visuelle Reize ablenken?			
Fühlt es sich bei hellem Licht unwohl?			
Meidet es direkten Blickkontakt oder hat es Schwierigkeiten damit?			
Fällt es ihm schwer, ein einzelnes Objekt aus einer Vielzahl von Gegenständen herauszusuchen, zum Beispiel ein bestimmtes Spielzeug in einer Spielzeugkiste zu finden?			

HÖREN: Wie reagiert Ihr Kind?	Oft	Manch- mal	Selten
Lässt sich Ihr Kind leicht ablenken oder hat es Schwierigkeiten, wenn es von vielen Geräuschen umgeben ist?			
Reagiert es ablehnend auf unerwartete oder laute Geräusche?			
Macht es gerne laute Geräusche?			

SCHMECKEN UND RIECHEN: Wie reagiert Ihr Kind?	Oft	Manch- mal	Selten
Untersucht Ihr Kind Objekte, indem es an ihnen riecht?			
Scheint es Gerüche unbehaglich zu finden, die die meisten anderen Menschen gar nicht wahrnehmen?			
Kaut oder leckt es an Gegenständen, die keine Lebensmittel sind?			

SENSORISCHE FÄHIGKEITEN			
AKTIVITÄTSGRAD: Wie verhält sich Ihr Kind?	Oft	Manch- mal	Selten
Ist Ihr Kind besonders aktiv und ständig auf Trab?			
Neigt Ihr Kind dazu, beim Essen oder beim Erledigen von Aufgaben übermäßig auf seinem Stuhl herumzuzappeln?			
Neigt es dazu, unvorsichtig und impulsiv zu sein?			
Wirkt es beim Spielen aggressiv?			

NAHRUNGSAUFNAHME: Wie verhält sich Ihr Kind?	Oft	Manch- mal	Selten
Benötigt Ihr Kind Hilfe beim Essen?			
Neigt es dazu, unsauber zu essen?			
Verschüttet es häufig Flüssigkeiten?			

Sabbert Ihr Kind?			
Hat es Schwierigkeiten beim Kauen?			
Hat es Probleme beim Schlucken?			
Hat Ihr Kind Schwierigkeiten mit Speisen, die klumpig sind, zum Beispiel mit Suppen, die grobe Bestandteile enthalten, oder mag es diese nicht essen?			
Stopft es sich voll oder nimmt es zu viel Essen auf einmal in den Mund?			

ORGANISATION: Wie verhält sich Ihr Kind?	Oft	Manch-mal	Selten
Verliert Ihr Kind häufig Dinge, zum Beispiel seine Hausaufgaben oder seine Jacke?			
Verläuft es sich leicht?			
Tut es sich schwer, Planänderungen oder veränderte Erwartungen zu akzeptieren?			
Fällt es ihm schwer, von einer Aktivität zur anderen zu wechseln?			
Benötigt es Hilfe, um mit einer Aufgabe oder Aktivität zu beginnen?			
Lässt es sich bei seinen Aufgaben oder Spielen leicht ablenken?			
Hat Ihr Kind eine kurze Aufmerksamkeitsspanne?			

SCHLAF: Wie verhält sich Ihr Kind?	Oft	Manch-mal	Selten
Hat Ihr Kind einen unregelmäßigen Schlafrhythmus?			
Wacht es während der Nacht häufig auf?			
Fällt es ihm schwer einzuschlafen?			

Benötigt es weniger Schlaf als andere Kinder?			
SOZIAL-EMOTIONALE FÄHIGKEITEN: Wie verhält sich Ihr Kind?	Oft	Manchmal	Selten
Fällt es Ihrem Kind schwer, mit anderen Kindern seines Alters zurechtzukommen?			
Scheint es überempfindlich auf Kritik zu reagieren?			
Wirkt es übermäßig besorgt oder ängstlich?			
Wirkt es still oder zurückgezogen?			
Ist es schnell frustriert?			
Neigt es dazu, ungewöhnlich unkooperativ oder störrisch zu sein?			
Bekommt es Tobsuchts- oder Wutanfälle?			
Scheint es mehr Schutz vor alltäglichen Lebenssituationen zu benötigen als andere Kinder?			

ANHANG B

Der sensorische Verarbeitungsapparat

Im Folgenden finden Sie eine kurze Anatomielektion über das zentrale Nervensystem (ZNS) und eine Erklärung, wie die sensorische Verarbeitung in diesem System erfolgt. Dieser Überblick hilft Ihnen vielleicht, das Wunder der Verbindung zwischen Gehirn und Körper zu verstehen.

Das synchronisierte Nervensystem

Alle Tiere reagieren auf Empfindungen wie Berührung, Bewegung, Schwerkraft und Körperposition. Deshalb verfügen Menschen über die gleichen verborgenen Sinne wie Goldfische und Ziegen, Falken und Frösche oder Raupen und Riesengarnelen. Im Verlauf der jahrmillionenlangen Evolution hat der Mensch diese Sinne verfeinert, um in einer gefährlichen Welt zu überleben.

Als Lebensformen allmählich die Meere verließen und an Land und bis in die Baumkronen vordrangen, mussten sie sich an unterschiedliche Umgebungen anpassen. Im Laufe der Zeit entwickelten sich Hände zum Pflücken von Beeren, Gliedmaßen zum Erklimmen von Bäumen, Augen zum Erkennen von sich bewegenden und bewegungslosen Objekten und Ohren zum Aufspüren von Beute und Raubtieren.

Während sich diese Fähigkeiten immer weiter entfalteten, wurden auch die Sinneseindrücke immer komplexer. Das menschliche Gehirn entwickelte sich weiter, um diese Sinneseindrücke verarbeiten zu können, damit die Hand eher eine Beere als einen Dorn pflückte, die Gliedmaßen sich an einem Ast festhalten konnten, das Auge einen reglosen Tiger erkannte, der zum Angriff ansetzte, und die Ohren weit entfernte Hufschläge hörten.

Im Reich der Tiere und der höheren Säugetiere ist der Mensch mit dem komplexesten Gehirn ausgestattet und verfügt über das komplexeste Nervensystem. Seine wichtigste Aufgabe ist die Verarbeitung von Sinneseindrücken.

Das Nervensystem wird in drei Hauptbereiche unterteilt, die harmonisch zusammenarbeiten. Ein Teil ist das periphere Nervensystem, das durch Organe und Muskeln verläuft, zum Beispiel durch die Augen, die Ohren und die Gliedmaßen. Der zweite Bereich ist das autonome Nervensystem, das unwillkürliche Funktionen wie Herzfrequenz, Atmung, Verdauung und Fortpflanzung steuert. Der dritte Bereich ist das zentrale Nervensystem, das aus zahlreichen Neuronen, dem Rückenmark und dem Gehirn besteht.

Drei Bestandteile des zentralen Nervensystems

A) Die Neuronen

Neuronen oder Nervenzellen sind die strukturellen und funktionalen Einheiten des Nervensystems. Neuronen informieren uns darüber, was innerhalb und außerhalb unseres Körpers vor sich geht. Das Gehirn besteht aus etwa 86 Milliarden Neuronen. Jedes Neuron hat:

- einen Zellkörper, in dem sich der Zellkern befindet.
- viele kurze Dendriten (griechisch für „kleine Äste“), Zellfortsätze, die sich zu anderen Neuronen hin erstrecken und Nachrichten oder Impulse empfangen und an den Zellkörper weiterleiten.
- ein langes Axon, das aussieht wie ein Stamm mit Wurzeln und Impulse vom Zellkörper zu den Dendriten anderer Neuronen leitet.

Zwei Arten von Neuronen verbinden das Gehirn und das Rückenmark mit dem Rest des Körpers: sensorische und motorische. Sensorische Neuronen empfangen Impulse von Sinnesrezeptoren in unseren Augen, Ohren, der Haut, den Muskeln, den Gelenken und den Organen.

Ein Neuron

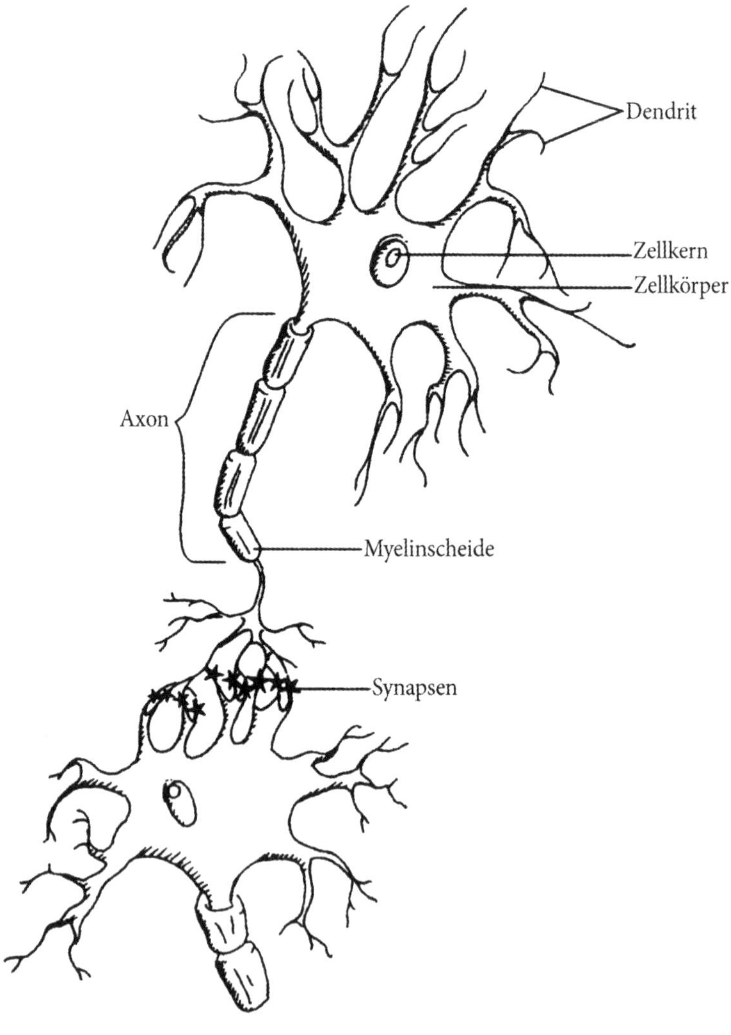

Die Impulse wandern entlang des Axons des sensorischen Neurons und übermitteln an Kontaktstellen, den sogenannten Synapsen – abgeleitet aus den griechischen Wörtern *syn* („zusammen“) und *haptein* („fassen“, „tasten“) –, Botschaften an andere Neuronen. Jedes Neuron stellt jedes Mal, wenn es feuert, Tausende von synaptischen Verbindungen her. Das Neuron, das die Botschaft sendet, wird als präsynaptisch bezeichnet, das Neuron, das die Botschaft empfängt, als postsynaptisch.

In der Nanosekunde, in der die Botschaft abgefeuert wird, werden Neurotransmitter freigesetzt, die eine elektrochemische Reaktion auslösen. Wenn Neurotransmitter die Rezeptoren der postsynaptischen Neuronen aktivieren, werden sie als erregend bezeichnet. Wenn sie keine Rezeptoren aktivieren, werden sie als hemmend bezeichnet. (Der Prozess des Ausgleichs zwischen erregenden und hemmenden Botschaften gilt als Modulation, siehe Seite 92 – 94.)

Bei den postsynaptischen Neuronen kann es sich um andere sensorische Neuronen oder um motorische Neuronen handeln, die zweite Art von Neuronen in unserem zentralen Nervensystem. Die motorischen Neuronen empfangen Informationen und weisen die Muskeln an, sich zu bewegen, signalisieren den Drüsen zu schwitzen, den Lungen zu atmen, den Därmen zu verdauen und anderen Körperteilen, angemessen zu reagieren.

Im heranwachsenden Fötus vermehren sich Neuronen und synaptische Verbindungen schnell. Ein Baby wird mit Milliarden von Neuronen und Billionen von Synapsen geboren. Geruchs-, Berührungs- und Hungerwahrnehmungen aktivieren synaptische Verbindungen, um dem Baby beim Überleben zu helfen. Synaptische Verbindungen unterstützen es zum Beispiel dabei, auf eine Brustwarze zu reagieren, damit es daran saugen kann.

Damit das Baby effizient auf diese frühe Saugfähigkeit und auch auf komplexere Fähigkeiten reagieren kann, findet ein Prozess statt, der Myelinisierung genannt wird. Myelin ist eine Substanz – ähnlich wie ein elektrischer Isolator –, die das Axon des Neurons umhüllt, um es zu schützen, den Pfad geschmeidiger zu machen und die Reizweiterleitung zu beschleunigen.

Mit ungefähr 18 Monaten nimmt die Entwicklung neuer Neuronen stark ab, da das Gehirn des Kindes jetzt fast alles hat, was es benötigt. Neue Synapsen vermehren sich jedoch weiter, da das Kind neue Sinneseindrücke verarbeitet und integriert.

Das heißt, die Synapsen vermehren sich, wenn die synaptischen Verbindungen für die täglichen Abläufe nützlich sind und wiederholt genutzt werden. Andernfalls verschwinden sie. Wenn ein Mensch nicht viele Sinneserfahrungen macht, wird es für ihn schwieriger, bestimmte synaptische Verbindungen zu nutzen. Kehren Astronauten zum Beispiel nach einigen Tagen im Weltraum zur Erde zurück, haben sie Schwierigkeiten, ihren Gleichgewichtssinn wiederherzustellen, weil ihre Schwerkraftrezeptoren nicht stimuliert wurden.

Bis zum Alter von ungefähr zwölf Jahren verliert ein Kind viele Synapsen, mit denen es geboren wurde, und zwar durch einen normalen und notwendigen Prozess, der als Pruning bezeichnet wird. Beim Pruning werden Synapsen eliminiert, die das Kind nicht braucht, und diejenigen Synapsen stabilisiert, die es benötigt. Wenn es sich bei dem Kind um ein japanisches Kind handelt, wird sein Gehirn die Synapsen eliminieren, die es benötigt, um den Laut „r“ auszusprechen, weil „r“ in seiner Sprache nicht verwendet wird. Handelt es sich um ein französisches Kind, wird sein Gehirn diese Synapsen stärken, sodass es ein rollendes „r“ mühelos hervorbringen kann.

Normalerweise vermehren sich nützliche synaptische Verbindungen, wenn das Kind aktiv auf Sinneseindrücke reagiert. Je mehr Verbindungen entstehen, desto stärker ist die Myelinisierung; je stärker die Myelinisierung, desto stärker die neurologische Struktur; und je stärker die neurologische Struktur, desto besser ist das Kind in der Lage, neue Fähigkeiten zu erlernen.

Zwei Beispiele für die Funktion von Neurotransmittern

Städtische Eindrücke werden zur Routine

Sie verlassen Ihr ruhiges Haus auf dem Land und fahren zum ersten Mal in die Stadt. Der Verkehrslärm, der Anblick von Menschenmengen, der Abgasgeruch und die Fahrbewegungen der Rolltreppen bombardieren Ihre Sinne. Milliarden von Neuronen feuern Botschaften ab; Zillionen von Neurotransmittern aktivieren neuronale Reaktionen. Ihr Nervensystem läuft auf Hochtouren; deshalb sind Sie so „nervös“! Nach ein paar Tagen haben Sie sich an die städtischen Eindrücke gewöhnt. Sie zucken nicht mehr jedes Mal zusammen, wenn Sie quietschende Bremsen hören oder in der U-Bahn angerempelt werden. Die Neurotransmitter haben jetzt weniger eine erregende und eher eine hemmende Wirkung. Da sich Ihr Nervensystem an wiederholte Reize anpasst, können Sie jedem Reiz weniger Aufmerksamkeit schenken – und trotzdem überleben.

Schmerzmittel verlieren an Wirkung
Wenn Sie chronische Rückenschmerzen haben, nehmen Sie ein Schmerzmittel. Zunächst hilft das Medikament, da die Neurotransmitter eine Reaktion auslösen. Nach einer Weile lässt die Wirkung des Medikaments nach, weil die postsynaptischen Neuronen ihre Schwelle erhöht haben. Anstatt nur eine Dosis des Schmerzmittels zu nehmen, um sich besser zu fühlen, benötigen Sie jetzt zwei oder drei.

B) Das Rückenmark

In der Verlängerung unterhalb des Gehirns befindet sich das Rückenmark, eine lange, dicke Struktur aus Nervengewebe. Es nimmt alle sensorischen Eindrücke über die peripheren Nerven in unserer Haut und unseren Muskeln auf und leitet diese Botschaften an das Gehirn weiter. Das Gehirn interpretiert die sensorischen Botschaften und sendet motorische Botschaften zurück an das Rückenmark, das wiederum Botschaften an periphere Nerven in bestimmten Körperteilen weiterleitet.

C) Das Gehirn

Das menschliche Gehirn hat sich im Laufe von 500 Millionen Jahren entwickelt. Dr. Paul D. MacLean, Gehirnforscher am National Institute of Mental Health, hat die These aufgestellt, dass jeder Mensch mit einem „dreieinigen Gehirn" geboren wird. (Dieses Modell der Gehirnentwicklung ist eines von vielen. Für unsere Zwecke ist es das einfachste.[64])

Das dreieinige Gehirn

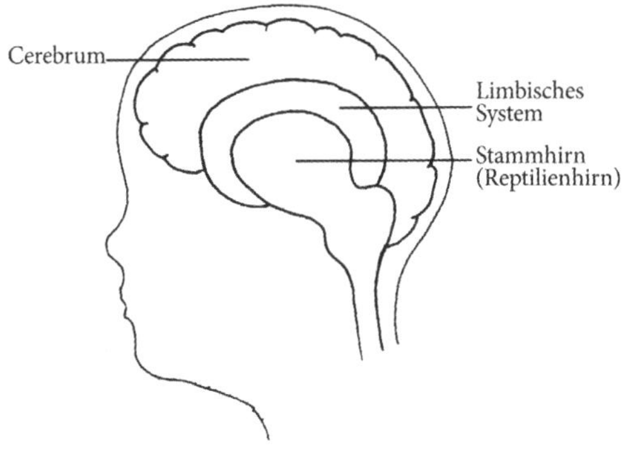

Im Laufe unserer evolutionsgeschichtlichen Entwicklung haben wir Menschen zusätzliche Schichten von Gehirnmaterial aufgebaut, von denen jede die früheren Bereiche verbesserte. Die erste Schicht ist der Reptilienkomplex: das „primitive Gehirn". Es ist für die reflexiven, instinktiven Funktionen zuständig, die für die Selbsterhaltung und den Sexualtrieb notwendig sind. Manchmal werden diese Funktionen als die „4 Fs" bezeichnet: Fressen, Kämpfen (Englisch: *Fighting*), Fliehen ... und das „F"-Wort für die geschlechtliche Fortpflanzung.

Die zweite Schicht ist das limbische System (lateinisch „limbus" für „Grenze, Saum"). Es ist der „Sitz der Emotionen" und steuert Hormone, die es uns ermöglichen, Wut, Begierde und Eifersucht, aber auch Freude und Glück zu empfinden. Dieses System, das manchmal auch als „Riechhirn" bezeichnet wird, verarbeitet Geruchs- und Geschmacksempfindungen, die einen starken Einfluss auf unsere Gefühle haben.

Das limbische System bereichert das ansonsten instinktive Verhalten um Emotionen. Wenn wir uns also bedroht fühlen, kämpfen oder fliehen wir – oder wir schalten ab und erstarren sozusagen. Wenn wir uns sicher fühlen, können wir spielen – und wenn wir spielen, können wir lernen.

Die dritte Schicht ist das Großhirn (Cerebrum): das „denkende Gehirn". Es ist für die Organisation der komplexesten Sinneseindrücke zuständig. Hier findet die präzise Verarbeitung von Sinneseindrücken statt, die es uns ermöglicht, zu denken, uns zu erinnern, Entscheidungen zu treffen, Probleme zu lösen, unsere Handlungen zu planen und auszuführen und mittels Sprache zu kommunizieren.

Vier Gehirnteile, die bei der sensorischen Verarbeitung eine Rolle spielen

An der sensorischen Verarbeitung sind vier wichtige Gehirnstrukturen beteiligt. Sehen wir uns diese Gehirnstrukturen näher an und werfen wir einen Blick darauf, wie sie zum dreieinigen Gehirn passen.

1. Der Hirnstamm

Der Hirnstamm, ein Teil des „primitiven Gehirns", ist eine Verlängerung des Rückenmarks. Der Hirnstamm erfüllt vier wichtige Funktionen.

- **Als Knotenpunkt** empfängt er sensorische Botschaften, insbesondere von der Haut und den Muskeln im Kopf und im Hals, und leitet diese Informationen an das Großhirn weiter. Das Großhirn wiederum übermittelt Botschaften für die motorische Koordination.
- **Als Schaltstelle** ist der Hirnstamm der Ort, an dem Sinnesempfindungen der linken Körperhälfte an die rechte Gehirnhälfte geleitet werden und umgekehrt. Hier weisen die ausgehenden Botschaften für Reaktionen der linken Gehirnhälfte die rechte Körperhälfte an, was zu tun ist, und umgekehrt.
- **Als Zentrale** verarbeitet der Hirnstamm Sinnesempfindungen des vestibulären Systems, die erforderlich sind, damit wir hören, das Gleichgewicht halten, sich bewegende Objekte sehen und unsere Aufmerksamkeit auf das eine oder andere richten können.
- **Als Regulator** verarbeitet der Hirnstamm Empfindungen innerer Organe und steuert Atmung, Herzschlag und Verdauung. Hier befindet sich der *Nucleus reticularis*, ein neuronales Netzwerk, das Botschaften mit dem vestibulären System austauscht, um unser Zeitgefühl zu steuern, damit wir aufwachen, einschlafen, uns aufregen und uns wieder beruhigen können.

Querschnitt des Gehirns

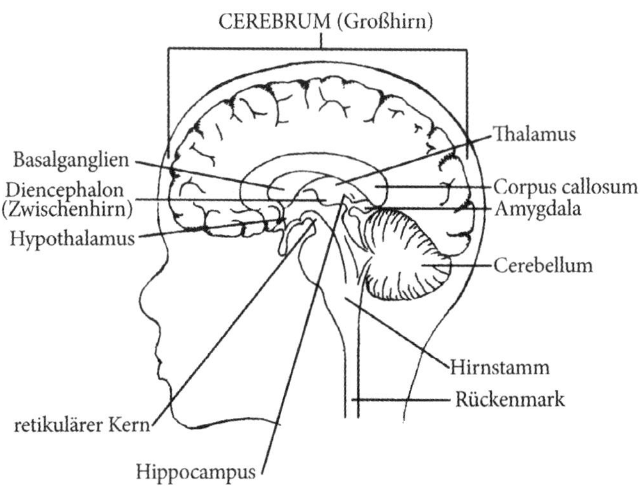

2. Das Kleinhirn (Cerebellum)

Ein weiterer Teil des primitiven Gehirns ist das Cerebellum (Lateinisch für „kleines Gehirn"). Es verarbeitet propriozeptive und vestibuläre Sinneseindrücke und koordiniert Muskeltonus, Gleichgewicht und sämtliche Bewegungen unseres Körpers. Es steuert die feinmotorischen Fähigkeiten, insbesondere sich wiederholende Bewegungen, wie die Fähigkeit, blind auf einer Tastatur zu tippen und Tonleitern einzustudieren. Es erlaubt uns, uns mühelos, präzise und mit gutem Timing zu bewegen. Ein olympischer Taucher hat ein fein abgestimmtes Kleinhirn, das es ihm ermöglicht, einen scheinbar mühelosen Tauchgang durchzuführen.

3. Das Zwischenhirn (Diencephalon)

Das Zwischenhirn (*Diencephalon*, abgeleitet aus dem Griechischen *dis* für „zweifach", „doppelt") befindet sich in der Mitte des Gehirns. Als Teil des limbischen Systems ist das Zwischenhirn mit mehreren wichtigen Strukturen verbunden.

Die Basalganglien (abgeleitet aus den griechischen Wörtern *basis* für „Grundlage" und *gagglion* für „Überbein", „Nervenknoten") sind Nervenstrukturen, die vestibuläre Wahrnehmungen koordinieren, die für Gleichgewicht und willkürliche Bewegungen notwendig sind. Die Basalganglien übermitteln Informationen zwischen dem Innenohr, dem Kleinhirn und dem Großhirn.

Im Hippocampus (abgeleitet aus dem lateinischen Wort *hippocampus* für „Seepferdchen", dem er ähnelt) werden alte und neue Stimuli miteinander verglichen. Wenn der Hippocampus sich an eine Wahrnehmung erinnert, zum Beispiel an das Gefühl, bequeme Schuhe zu tragen, aktiviert er hemmende Neuronen, um der Hirnrinde zu signalisieren, dass es keinen Anlass gibt, erregt zu werden. Handelt es sich um eine neue Empfindung, zum Beispiel das Gefühl, zu enge Schuhe zu tragen, wird der Cortex durch die Aktivierung erregender Neuronen alarmiert.

Die Amygdala (abgeleitet aus dem Griechischen *amygdalon* für „Mandel") verbindet Impulse aus dem olfaktorischen System und dem Cortex. Sie verarbeitet emotionale Erinnerungen, zum Beispiel den Geruch des Rasierwassers eines Ex-Freundes, und beeinflusst emotionales Verhalten, insbesondere Wut.

Der Hypothalamus (abgeleitet aus den griechischen Worten *hypo* für „unter“ und „*thalamos*“ für „Schlafgemach“, „Kammer“) steuert das autonome Nervensystem und reguliert Temperatur, Wasserhaushalt, Fortpflanzung, Hunger und Durst sowie unseren Aufmerksamkeitszustand. Darüber hinaus befinden sich dort Zentren für Emotionen: Wut, Angst, Schmerz und Freude.

Der Thalamus (abgeleitet aus dem Griechischen *thalamos* für „Schlafgemach“, „Kammer“) ist die zentrale Schaltstelle für die Verarbeitung aller Sinnesinformationen mit Ausnahme des Geruchs. Die meisten Sinneseindrücke passieren den Thalamus auf ihrem Weg zu dem großartigen Geschenk, mit dem wir ausgestattet sind, dem Großhirn.

4. Das Großhirn (Cerebrum)

Die jüngste Schicht des dreieinigen Gehirns ist das Cerebrum (abgeleitet aus dem Lateinischen *cerebrum* für „Gehirn“). Seine faltige Oberfläche ist die Großhirnrinde (Lateinisch: Cortex cerebri, abgeleitet aus den Worten *cortex* für „Rinde“ und *cerebrum* für „Gehirn“), die oft als Neocortex bezeichnet wird, weil sie evolutionsgeschichtlich betrachtet neu ist. Das Großhirn besteht aus zwei Hirnhälften.

Warum brauchen wir zwei Hirnhälften? Eine Theorie besagt, dass sich die rechte und die linke Hirnhälfte entwickelten, als frühe Humanoide auf Bäumen lebten und lernten, eine Hand unabhängig von der anderen zu benutzen. Dies war eine nützliche überlebenswichtige Fähigkeit: Die eine Hand konnte Früchte sammeln, während sich die andere an einem Ast festhielt. Das asymmetrische Einsetzen der Hände wie auch die asymmetrischen Gehirnhälften entwickelten sich gemeinsam in einem Prozess, der Lateralisierung genannt wird (abgeleitet aus dem Lateinischen *lateralis* für „seitlich“).

Mit der Lateralisierung kam die Spezialisierung. Die Spezialisierung bezieht sich auf die unterschiedlichen Aufgaben der beiden Hirnhälften. Bei bestimmten Aufgaben müssen die rechte und die linke Hirnhälfte zusammenarbeiten, damit wir auf einem hohen Niveau funktionieren können.

Im Allgemeinen ist die linke Hirnhälfte für die kognitiven Funktionen zuständig. Sie steuert analytische, logische und verbale Prozesse, zum Beispiel mathematische Berechnungen und den Sprachgebrauch. Sie steuert die rechte Seite des Körpers, die normalerweise die handlungsorientierte Seite ist.

Die rechte Gehirnhälfte ist im Allgemeinen für die sensorischen, intuitiven Aufgaben zuständig. Sie steuert nonverbale Aktivitäten wie das Erkennen von Gesichtern, das Erfassen der Form einer Pyramide und die Wahrnehmung von Musik. Sie steuert die linke Seite des Körpers.

Das Corpus callosum (abgeleitet aus den lateinischen Worten *corpus* für „Körper“ und *callus* für „Schwiele“), ein aus Milliarden von Nervenfasern bestehendes Netzwerk, auch Hirnbalken genannt, verbindet die beiden Gehirnhälften miteinander. Auf dieser Nervenautobahn werden Botschaften hin- und hergeschickt und Erinnerungen, Wahrnehmungen und Reaktionen zusammengeführt, die jede Gehirnhälfte separat verarbeitet. Auf diese Weise kreiert unsere rechte Hirnhälfte originelle Gedanken oder eine Melodie, und unsere linke Hirnhälfte ermöglicht es uns, sie aufzuschreiben. Unser rechtes und unser linkes Auge betrachten jemanden und sehen eine ganze Person, nicht zwei getrennte Hälften. Unsere rechte Hand weiß, was unsere linke Hand tut.

Vier kortikale Hauptlappen

Jede Gehirnhälfte hat ihre eigenen vier kortikalen Hauptlappen. Jeder Lappen hat eine rechte und eine linke Seite, die beide zusammenarbeiten müssen, indem sie neuronale Botschaften hin- und herleiten, um die komplexe Aufgabe der Spezialisierung zu ermöglichen. Die Lappen haben viele organisatorische Aufgaben.

Die Hinterhauptlappen, auch Okzipitallappen genannt (Lateinisch *Lobus occipitalis* abgeleitet aus den Worten *lobus* für „Lappen“ und *occipitium* für „Hinterkopf“), sind für das Sehen zuständig. Sie beginnen damit, visuelle Bilder zu verarbeiten, bevor diese zur weiteren Interpretation an die Scheitellappen und Schläfenlappen weitergeleitet werden.

Die linke Hirnhälfte, Darstellung der kortikalen Lappen, des sensorischen Cortex und des Motorcortex

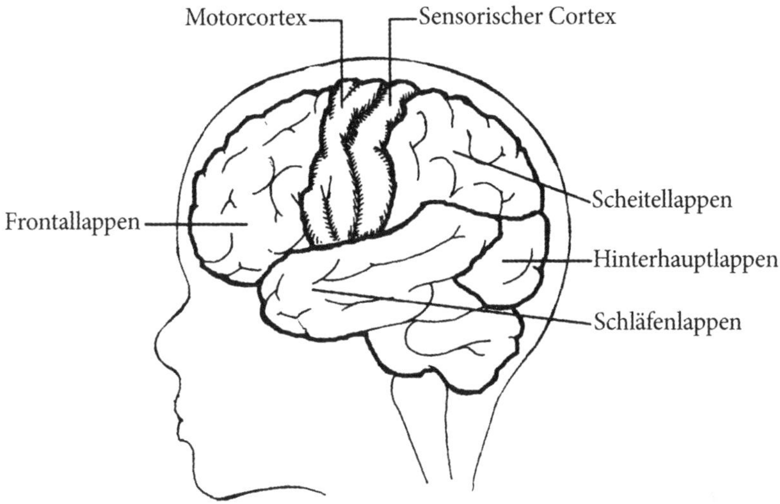

Die Scheitellappen, auch Parietallappen genannt (Lateinisch *Lobus parietalis*, abgeleitet aus den Worten *lobus* für „Lappen" und *parietarius* für „Wand") sind für die Körperwahrnehmung zuständig. Sie verarbeiten propriozeptive Botschaften, sodass wir die Position unseres Körpers im Raum wahrnehmen sowie taktile Botschaften wie Schmerz, Temperatur und Berührungsunterscheidungen. Diese Lappen interagieren mit anderen Gehirnbereichen, um ein „Gesamtbild" zu erzeugen. Zum Beispiel empfangen sie visuelle Botschaften von den Hinterhauptlappen und verknüpfen diese mit auditiven und taktilen Botschaften, was das Sehen und die räumliche Wahrnehmung fördert.

Die Schläfenlappen, auch Temporallappen genannt (Lateinisch *Lobus temporalis,* abgeleitet aus den Worten *lobus* „Lappen" und *tempus* für „Schläfe"), sind für das Hören, das Wahrnehmen von Musik und Sprache, die Verfeinerung vestibulärer Empfindungen und für das Gedächtnis zuständig.

Die Frontallappen, auch Stirnlappen genannt (Lateinisch *Lobus frontalis*, abgeleitet aus den Worten *lobus* für „Lappen" und *frons* für „Stirn", „Vorderseite"), sind für exekutive Funktionen zuständig. Sie verfügen über einen motorischen Bereich, der für die Steuerung willkürlicher Körperbewegungen zuständig ist, und über einen präfrontalen Bereich, der für entscheidende Aspekte der Persönlichkeit verantwortlich ist: Sprechen, Denken, Erinnern, Selbstbeherrschung, Problemlösung und Vorausplanung.

Der sensorische Cortex und der Motorcortex

Auf der Oberseite befinden sich Streifen, die als sensorischer Cortex und Motorcortex bezeichnet werden. Der sensorische Cortex verarbeitet taktile und propriozeptive Sinnesempfindungen des Körpers. Der Motorcortex leitet über die peripheren Nerven Botschaften an die Muskeln.

Zu Beginn des zwanzigsten Jahrhunderts untersuchte der kanadische Neurochirurg Wilder Penfield diese kortikalen Bereiche, um mehr über neuronale Funktionen zu erfahren. Die nachstehende Projektion, die auf seinen Forschungen beruht, wirkt seltsam unproportional. Ihr Zweck ist jedoch durchaus seriös: Sie soll die verhältnismäßige Bedeutung unserer Körperteile veranschaulichen.

Penfields Projektion

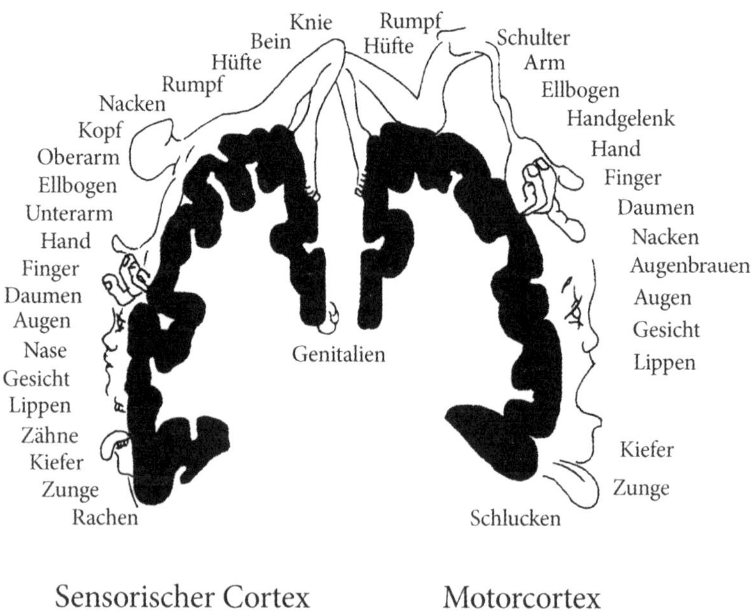

Illustration, die veranschaulicht, wie der sensorische Cortex und der Motorcortex den verschiedenen Körperteilen je nach ihrer relativen Bedeutung bestimmte Bereiche zuordnen.

Beträchtliche Bereiche des sensorischen Cortex sind für den Empfang von Botschaften aus dem Kopf und den Händen vorgesehen – ein größerer Bereich als zum Beispiel für den Empfang von Botschaften aus dem Rumpf oder den Armen. Der Grund dafür ist, dass die Funktionen bestimmter Bereiche des Körpers wichtiger sind als die Größe bestimmter Körperbereiche. Der Kopf und die Hände verfügen über die komplexesten Funktionen und liefern daher die meisten Sinneseindrücke. Ähnlich große Teile des Motorcortex sind dafür zuständig, Botschaften zu übermitteln, die die Funktionen von Fingern, Händen, Zunge und Rachen steuern.

Die Gehirnhälften machen uns zu Menschen

Unsere Großhirnhälften ermöglichen es uns, menschliche Fertigkeiten zu erlernen, zum Beispiel die Fähigkeit, aufrecht zu stehen, wodurch unsere Hände frei sind, um Gegenstände handhaben oder tragen zu können. Sie ermöglichen es uns, zu sprechen, zu denken und Symbole zu verwenden, was die Menschheit in die Lage versetzt hat, Kulturen zu entwickeln. Sie ermöglichen es uns, uns an die Vergangenheit zu erinnern und für die Zukunft zu planen, wodurch sich unsere Überlebenschancen erhöhen. Sie verleihen uns das geistige Rüstzeug, nicht nur zu reagieren, sondern auch vorausschauend zu handeln, also zu erfassen, was als Nächstes passieren wird, und eine angemessene Reaktion vorzubereiten. Sie sind der Ort, an dem unsere raffiniertesten Bewegungen und unsere erhabensten Gedanken entstehen, und machen uns zu Menschen.

Drei Beispiele dafür, wie das zentrale Nervensystem Sinnesempfindungen verarbeitet

Eine Papierschnittwunde

Sie sind am Kopierer beschäftigt und haben sich am Finger eine Papierschnittwunde zugezogen. Schmerzrezeptoren in Ihrer Haut senden die Botschaft über myelinisierte sensorische Neuronen durch Ihr peripheres Nervensystem an Ihr Gehirn: den Arm hinauf, durch das Rückenmark zum Hirnstamm, zum Thalamus und zum sensorischen Cortex. Der sensorische Cortex analysiert die Botschaft und weist Neurotransmitter an, erregende Impulse auszulösen.

Zuerst nehmen Sie eine leichte Druckempfindung wahr, eine Millisekunde später spüren Sie den von der Gewebeschädigung herrührenden Schmerz. Währenddessen senden Motoneuronen Impulse an Ihren Finger. Sie rufen „Aua!“ und ziehen den Finger vom Papier weg.

Ein Sturz von der Leiter

Sie stehen auf einer Leiter und strecken sich, um die Decke zu streichen. Ihr dreieiniges Gehirn ist voll involviert: das Großhirn, während Sie den nächsten Pinselstrich planen; das limbische System, während Sie die Farbe riechen und sich daran erinnern, wie Sie zum ersten Mal zusammen mit Ihrem Vater ein Zimmer angestrichen haben; und der Reptilienkomplex, während Sie sich vorstellen, dass Sie Ihr „Nest“ verbessern.

Sie neigen Ihr Kinn etwas weiter nach oben, und Ihr Innenohr sendet Informationen über diese Veränderung der Hals- und Kopfposition an Ihren Hirnstamm. Der Hirnstamm leitet die vestibulären Informationen an Ihr Kleinhirn, die Basalganglien, den Thalamus und das Großhirn weiter.

Plötzlich wird Ihnen schwindlig, weil Ihr Kopf nicht mehr mittig positioniert ist. Sie verlieren das Gleichgewicht, lassen den Farbeimer fallen und stürzen zu Boden. Ihr Hypothalamus registriert, dass Sie verletzt, verängstigt und wütend sind. Er alarmiert Ihr autonomes Nervensystem, das Ihre Herzfrequenz erhöht und Sie zum Schwitzen bringt.

Sie liegen am Boden. An die verschüttete Farbe denken Sie nicht, denn wenn Gefahr in Verzug ist, schaltet sich Ihr Großhirn ab, und das Reptiliengehirn übernimmt das Kommando. Ihr Selbsterhaltungstrieb sorgt dafür, dass Sie warten, bis Ihr *Nucleus reticularis* Sie wieder beruhigt. Sobald Sie die Kontrolle wiedererlangt haben, stellen Sie fest, dass Sie zwar verletzt sind, sich jedoch nichts gebrochen haben. Sie stehen auf und machen sich wieder an die Arbeit.

Das Autotür-Manöver

Sie haben die Arme voller Pakete und müssen die Autotür schließen. Ihre Scheitel- und Hinterhauptlappen tauschen Informationen aus, damit Sie Ihre Position zum Auto einschätzen und das Manöver planen und durchführen können.

Motoneuronen senden Botschaften durch Ihr Kleinhirn und Ihr Rückenmark an die Muskeln in Ihrem rechten Bein. Erregende Neuronen aktivieren die Muskeln auf der Rückseite Ihres Oberschenkels und weisen sie an, sich zu beugen. Hemmende Neuronen aktivieren die Muskeln an der Vorderseite Ihres Oberschenkels und weisen sie an, sich zu strecken. Die motorische Planung ermöglicht es Ihnen, das Knie zu beugen und das rechte Bein anzuheben.

In Ihrem linken Bein geschieht das Gegenteil, denn es streckt sich. Sie stabilisieren Ihren Körper und halten das Gleichgewicht.

Die Propriozeptoren in Ihren Beinen signalisieren Ihrem Gehirn, was gerade passiert. Sie stoßen mit dem rechten Fuß gegen die Autotür und knallen sie zu.

Der sensorische Verarbeitungsapparat: Zusammenfassung

Die Ausführungen über den „sensorischen Verarbeitungsapparat" verdeutlichen die entscheidende Wechselbeziehung zwischen dem zentralen Nervensystem und den Sinnen. Sie veranschaulichen auch, dass alle Teile des zentralen Nervensystems miteinander kommunizieren müssen, um Sinneseindrücke zu verarbeiten.

Es ist von zentraler Bedeutung, eines zu verstehen: Ganz egal, über wie viel intellektuelles Potenzial ein Kind verfügt, Intelligenz allein reicht nicht aus, um seinen Alltag organisiert und mühelos zu bewältigen, wenn die Sinne, die dafür erforderlich sind, nicht einwandfrei funktionieren. Die harmonische Entwicklung eines Kindes hängt von einer reibungslos funktionierenden sensorischen Verarbeitung ab.

ANHANG C

Dr. Ayres' vier Stadien der sensorischen Integration

In *Sensory Integration and the Child (Bausteine der kindlichen Entwicklung: Sensorische Integration verstehen und anwenden)* beschreibt Dr. Ayres die Entwicklung funktioneller Fähigkeiten als „Vier Stadien der Integration". Wenn Sie diese Zusammenfassung lesen, beachten Sie bitte die Abbildung der Bausteine auf Seite 104.

Stadium 1 (Primäre Sensorische Systeme)

Der Säugling nimmt eifrig sensorische Informationen auf und legt damit den Grundstein für alles zukünftige Lernen. Während die visuellen, die auditiven und die anderen Sinne ihre Tätigkeit verrichten, sind die primären „Lehrer" die Haut (der Tastsinn), die Schwerkraft und die Bewegung (der vestibuläre Sinn) und die Muskeln (der propriozeptive Sinn).

Berührungsempfindungen fühlen sich auf seiner Haut und um seinen Mund herum (ein extrem empfindlicher taktiler Rezeptor) gut an. Er saugt gerne und genießt es, gehalten und geschaukelt zu werden. Durch diese sensorische Verbindung zwischen Mutter und Kind entwickelt sich ein starkes Gefühl der Verbundenheit. Das Baby lernt, dass Nahrung aufzunehmen, zu kuscheln und sich freundlich zu verhalten mit positivem Feedback belohnt wird.

Durch seinen vestibulären und seinen propriozeptiven Sinn erhält das Baby Informationen über seine Bewegungen. Es beginnt auch, seine Augenbewegungen zu steuern. Es blinzelt, wenn sich ein Staubkorn seinem Auge nähert. Mit seinem sich entwickelnden Sehsinn kann es sowohl bewegungslose Gegenstände in der Nähe als auch Menschen und Dinge, die sich um es herumbewegen, wahrnehmen. Es antizipiert und imitiert Gesichtsausdrücke seiner Mutter. Es lernt, sich auf das Kommen und Gehen der Menschen, die ihm nahe sind, zu verlassen.

Die vestibulären und propriozeptiven Sinne beeinflussen auch seine Körperhaltung und seinen Muskeltonus. Es probiert neue Bewegungen aus, und nach einiger Anstrengung gelingt es ihm, diese Bewegungen auszuführen. Es hebt seinen Kopf gegen die Schwerkraft, dann seine Schultern, und schließlich wölbt es sich mit seinem Gewicht auf Händen und Bauch nach oben, dreht sich auf dem Bauch und schaut sich um. Es hört seine Mama seinen Namen sagen und dreht sich um, um sie zu begrüßen. Sich als Reaktion auf seine Umgebung zu bewegen, ist sehr effektiv. Je mehr das Baby sich bewegt, desto selbstsicherer wird es.

Vestibuläre Empfindungen im Hinblick auf die Schwerkraft, die durch sein Innenohr kommen, vermitteln dem Säugling, dass er mit der Erde verbunden ist. Er fühlt sich sicher.

Stadium 2 (Sensomotorische Fähigkeiten)

Nachdem das Kleinkind die elementaren Sinneseindrücke in Stadium eins verarbeitet hat, beginnt es, Körperbewusstsein zu entwickeln. Dabei handelt es sich um ein mentales Bild davon, wo sich die Körperteile befinden, wie sie miteinander verbunden sind und wie sie sich bewegen. Visuelles Feedback trägt dazu bei, dass ein Gefühl für das eigene Ich entsteht.

Zur Körperwahrnehmung gehört auch die bilaterale (beidseitige) Integration. Dabei handelt es sich um den Prozess, der das Kind in die Lage versetzt, beide Seiten seines Körpers symmetrisch, reibungslos, gleichzeitig und koordiniert zu benutzen.

Die bilaterale Integration, bei der es sich um einen neurologischen Prozess handelt, bildet die Grundlage für die bilaterale Koordination, eine sich entwickelnde wahrnehmungsmotorische Fähigkeit. Die bilaterale Koordination ist notwendig, um so interessante Aufgaben wie das Hin- und Herreichen einer Rassel von einer Hand in die andere bewältigen zu können.

Eine Funktion der bilateralen Integration ist die Lateralisierung, also die Entwicklung einer Präferenz für eine Gehirnhälfte, um effiziente Bewegungen auf der gegenüberliegenden Seite des Körpers zu steuern.

Die posturalen Reaktionen verbessern sich. Das Kind kann verschiedene Positionen einnehmen und beibehalten. Es entwickelt Nackenstabilität und kann den Kopf und Oberkörper anheben, um sich umzusehen.

Nackenstabilität hilft dem Kind, seine Augen und seinen Blick ruhig auf das zu richten, was es interessiert. Die Stabilisierung der Augen wiederum hilft dem Kind, seine motorische Kontrolle zu verbessern, denn je mehr es seine Augen benutzt, um seine Umgebung zu beobachten, desto besser koordiniert es seine Bewegungen. Durch die Entwicklung der Binokularität, also des beidäugigen Sehens, sieht das Kind, wohin es geht, und geht dorthin, wohin es blickt.

Das Kleinkind beginnt auf dem Bauch zu robben und krabbelt dann auf allen Vieren. Wenn es abwechselnd seine Hände und Beine einsetzt, benutzt es beide Gehirnhälften und stimuliert die bilaterale Koordination.

Seine heranreifenden taktilen, vestibulären und propriozeptiven Sinne fördern die Praxis beziehungsweise die motorische Planung. Das Kind ist imstande herauszufinden, wie es etwas tun kann, das es noch nie zuvor getan hat, und kann es anschließend wieder tun. Sich umzudrehen erfordert bei den ersten Versuchen motorische Planung, doch sobald das Kind es oft genug geübt hat, kann es diesen Vorgang mühelos bewältigen.

Dadurch, dass das Kind seine sensomotorischen Fähigkeiten den ganzen Tag lang übt, wird sein Aktivitätsgrad immer besser reguliert. Seine Aufmerksamkeitsspanne erhöht sich und seine emotionale Sicherheit wächst, weil seine Sinnesempfindungen zunehmend gut organisiert sind. Es kann bei einer Fahrt zum Lebensmittelgeschäft in seinem Kindersitz im Auto sitzen. Es kann einige Minuten lang auf den Klaviertasten herumklimpern. Es kann am Ende eines anstrengenden Tages friedlich einschlafen.

Stadium 3 (Wahrnehmungsmotorische Fähigkeiten)

Während sich das Kind entwickelt, entwickelt sich auch das kognitive Verständnis für die Informationen, die seine Sinne aufnehmen. In dem Maße, in dem sich sein sensorisches Unterscheidungsvermögen verbessert, verbessert sich auch seine Fähigkeit, mit der Außenwelt zu interagieren.

Auch das Hören (der auditive Sinn) verfeinert sich. Das Kind kann Sprache verstehen und sich mittels Sprache verständigen.

Das Sehen wird präziser. Es kann visuelle Informationen genauer interpretieren. Es versteht räumliche Beziehungen und kann unterscheiden, wo sich Menschen und Gegenstände befinden und wo es sich selbst in Relation zu ihnen befindet.

Die bilaterale Koordination verbessert sich durch kontinuierliche Bewegungen, bei denen beide Körperseiten zum Einsatz kommen. Das Kind entwickelt Lateralität und beginnt, eine Präferenz für eine bestimmte Hand zu zeigen, seine Hände getrennt voneinander einzusetzen und seine Mittellinie zu überkreuzen.

Die Augen-Hand-Koordination entwickelt sich. Jetzt kann das Kind einen Buntstift halten, ein einfaches Bild malen, einen Ball fangen und Saft einschenken. Die Augen-Hand-Koordination trägt zur visuell-motorischen Integration bei, die für Aufgaben wie das Auffädeln einer Perlenkette oder das Einfügen eines Puzzleteils notwendig ist.

Tatsächlich kann das Kind jetzt – einfach so zum Spaß – mit gezielter, spielerischer Aktivität ein Puzzle zusammensetzen. Seine sich entwickelnde sensorische Verarbeitung ermöglicht es ihm, ein Puzzleteil anzusehen, es in die Hand zu nehmen, zu erkennen und in das Puzzle einzufügen.

Im Vorschulalter entwickelt und stärkt das Kind seine grundlegenden Fähigkeiten weiter. Jetzt ist es bereit für das höchste Stadium – den letzten Baustein der sensorischen Verarbeitung in Stadium vier.

Stadium 4 (Akademische Fähigkeiten)

Die Endergebnisse der sensorischen Integration sind akademische Fähigkeiten (unter anderem abstraktes Denken und logisches Denken), komplexe motorische Fähigkeiten, Steuerung der Aufmerksamkeit, Organisation des Verhaltens, Spezialisierung der Körperseiten und Gehirnhälften, Visualisierung, Selbstwertgefühl und Selbstkontrolle.

Diese Fähigkeiten werden zunehmend verfeinert. Im Kindergarten oder in der ersten Klasse ist das Gehirn des Kindes reif genug, um sich zu spezialisieren. Spezialisierung (der Prozess, bei dem ein Bereich des Gehirns im Hinblick auf eine bestimmte Funktion am effizientesten wird) bedeutet, dass das Kind seine Handlungen effizienter und zielgerichteter ausführt. Seine Augen und Ohren sind darauf vorbereitet, die Rolle der wichtigsten „Lehrmeister" zu übernehmen.

Es kann reflexartige Reaktionen auf unerwartete Berührungen unterdrücken, und sein taktiles Unterscheidungsvermögen verbessert sich. An einem winterlichen Tag im Freien kann es eine kleine Unannehmlichkeit wie eine juckende Wollmütze ignorieren und sich darauf konzentrieren, einen Schneeball zu formen. Es kann den Unterschied zwischen einem freundlichen Schulterklopfen und einem aggressiven Schlag erkennen.

Sein propriozeptiver Sinn stärkt zusammen mit seinem vestibulären und seinem taktilen Sinn seine motorische Koordination. Seine grobmotorischen Fähigkeiten funktionieren reibungslos: Es kann springen, rennen und mit seinen Freundinnen und Freunden spielen.

Seine feinmotorischen Fähigkeiten sind gut: Das Kind kann Knöpfe auf- und zuknöpfen, einen Reißverschluss auf- und zuziehen und einen Kreisel drehen lassen. Beim Umgang mit Hilfsmitteln und Werkzeugen bevorzugt es durchweg eine Hand gegenüber der anderen. Es kann mit einem Bleistift oder einem Buntstift erkennbare Formen und Symbole zeichnen.

Es kann sich vergangene und zukünftige Situationen vorstellen: das Ballspiel des gestrigen Tages und das Wannenbad am heutigen Abend. Die Visualisierung hilft ihm, sich imaginäre und reale Bilder vorzustellen: Fantasiemonster und Mamas beruhigendes Gesicht.

Es ist sozial kompetent, in der Lage, Ideen und Spielsachen mit anderen zu teilen, flexibel zu sein, wenn die Dinge nicht nach seinem Willen laufen, sich in andere einzufühlen, wenn die Dinge nicht nach deren Willen laufen, sich an die Regeln zu halten und ein zuverlässiger Freund zu sein.

Das Kind wird sein ganzes Leben lang weiterhin Sinneseindrücke verarbeiten. Wenn es mit unterschiedlichen Situationen und neuen Herausforderungen konfrontiert wird, lernt es, sich auf eine sinnvolle Weise anzupassen. Mit einem gut ausgebildeten Selbstbewusstsein ist es bereit für die Schule und für die große Welt.

Weiterführende Informationen

Für weiterführende Informationen über sensorische Integrations- und Verarbeitungsstörungen sind die Seiten des *STAR Institute* (in englischer Sprache!) interessant, das bedeutendste Behandlungs-, Forschungs- und Bildungszentrum für Kinder und Erwachsene, die unter sensorischen Verarbeitungsstörungen leiden:
STAR-Institute
www.spdstar.org

Informationen in deutscher Sprache:
Sensory Integration German Association: www.si-ga.de

Ergotherapie

Deutscher Verband Ergotherapie e.V. (DVE)
www.dve.info

Physiotherapie und andere Therapien für den Körper

Deutscher Verband für Physiotherapie
www.physio-deutschland.de

Bund deutscher Chiropraktiker e.V.
www.chiropraktik-bund.de

Deutsche Chiropraktoren-Gesellschaft e.V. (DCG)
www.chiropraktik.de

Deutsch-Amerikanische Gesellschaft für Chiropraktik e.V. (DAGC)
www.dagc.de

Craniosacral Verband Deutschland (CSVD) e.V.
www.cranioverband.org

Logopädie und Sprachtherapie sowie Audiotherapie

Deutschen Bundesverbandes für Logopädie e.V.
www.dbl-ev.de

Hör-Wahrnehmungs-Training für Kinder
www.audiva.ch

Tomatis® Method
www.tomatis.com/de
Originelles Hörprogramm für Menschen mit Autismus-Spektrum-Störungen, Aufmerksamkeitsdefizit-Hyperaktivitätsstörung (ADHS) und anderen Schwierigkeiten.

Zentralverband der Augenoptiker und Optometristen
www.zva.de

Unterstützung für Kinder mit Lernschwierigkeiten, ADHS und Autismus

Bundesverband Aspies e.V.
Selbsthilfeverband die Interessen von Menschen mit Autismus
www.aspies.de

Autismus Deutschland e.V.
Bundesverband zur Förderung von Menschen mit Autismus
www.autismus.de

Gemeinschaftsbasierte Aktivitäten

Deutsche Gruppe für Hippotherapie (Reittherapie)
www.dgh-ev.com

Bundesverband für therapeutisches Reiten und tiergestützte Therapien
www.reittherapie-verband.de

Deutsche Musiktherapeutische Gesellschaft
www.musiktherapie.de

Deutsche Taekwondo Union e.V.
www.dtu.de
Kampfsportarten (Karate und Taekwondo) zur Förderung einer positiven geistigen Einstellung, hoher Zielsetzung, Ausdauer, Selbstkontrolle und Selbstvertrauen.

Pädagogische Unterstützung

S'cool Moves (in engl. Sprache)
www.schoolmoves.com
Hier finden Lehrer, Therapeuten und Spezialisten wirksame Lösungen, für die Entwicklung von Schülern durch Strategien, um das Gehirn im Hinblick auf Konzentration, sozial-emotionales Lernen und akademische Fähigkeiten zu vernetzen.

Zeitschriften und Verlage

„neue AKZENTE", Zeitschrift des Vereins ADHS Deutschland e.V. zur Selbsthilfe für Menschen mit ADHS
www.adhs-deutschland.de

„autismus verstehen", Magazin des Vereins Autismus verstehen e.V.
https://autismus-verstehen.de

ANMERKUNGEN

1. L. A. Balzer-Martin and C. S. Kranowitz 1 (1987). The Balzer-Martin Preschool Screening. Available from St. Columba`s Nursery School, in Washington, DC, (202) 742-1980 or https://stcolumbasnurseryschool.org/.
2. A. J. Ayres (2005). Sensory Integration and the Child, 3.
3. S. Smith Roley, Z. Mailloux, H. Miller-Kuhaneck, and T. Glennon (2007). Understanding Ayres' Sensory Integration. OT Practice, 12(7).
4. L. J. Miller, M. Anzalone, S. Lane, S. A. Cermak, and E. Osten (2007). Conceptevolution in sensory integration: a proposed nosology for diagnosis. American Journal of Occupational Therapy 61, 135–140.
5. L. J. Miller, S. Schoen, S. Mulligan, et al. (in process). Sensory Processing Three Dimensions Scale (SP3D). Torrance, CA: Western Psychological Services.
6. Miller, et al. (2007). Concept evolution in sensory integration.
7. D. Shapiro (2016). Parent Child Journey, 10-15. „The Gander" screening tool, designed by Dr. Dan with contributions from Sarah Wayland, is also available at www.parentchildjourney.com/wp-content/uploads/2016/11/Your-Gander-Instruction-Manual-11.26.2016.pdf.
8. K. Mahler (2016). Interoception, 31.
9. C. S. Kranowitz (2016). The Out-of-Sync Child Grows Up, 93.
10. Kranowitz (2016). The Out-of-Sync Child Grows Up, 140.
11. R. V. Whitney and W. Pickren (2014). Self-Regulation.

12. R. Ahn, L. J. Miller, S. Milberger, and D. N. McIntosh (2004). Prevalence of parents' perceptions of sensory processing disorders among kindergarten children. American Journal of Occupational Therapy, 58:3, 287-302.
13. A. Ben-Sasson, A. S. Carter, and M. J. Briggs-Gowan (2009). Sensory overresponsivity in elementary school: prevalence and social-emotional correlates. Journal of Abnormal Child Psychology 37:5, 705-716.
14. Ben-Sasson, et al. (2009). Sensory over-responsivity in elementary school.
15. M. L. Danielson, R. H. Bitsko, R. M. Ghandour, J. R. Holbrook, M. D. Kogan, and S. J. Blumberg (2018). Prevalence of parent-reported ADHD diagnosis and associated treatment among U.S. children and adolescents, 2016. Journal of Clinical Child & Adolescent Psychology, 47:2, 199-212.
16. Ahn, et al. (2004). P 16 revalence of parents' perceptions.
17. M. J. Maenner, Z. Warren, A. R. Williams, et al. (2023). Prevalence of autism spectrum disorder among children aged 8 years — Autism and Developmental Disabilities Monitoring Network, 11 Sites, United States, 2016. Centers for Disease Control and Prevention: Morbidity and Mortality Weekly Report–Surveillance Summaries, 72(2), 1-14.
18. S. D. Tomcheck and W. Dunn (2007). Sensory processing in children with and without autism: a comparative study using the Short Sensory Profile. American Journal of Occupational Therapy 61:2, 190-200.
19. T. F. Boat and J. T. Wu, Eds. (2015). Chapter 16, Prevalence of learning disabilities, 281-294. In Mental Disorders and Disabilities Among Low-Income Children. Washington, DC: National Academies Press.
20. Individuals with Disabilities Education Act, or IDEA 04 (2004). 20 U.S.C. § 1400.
21. Elysa J. Marco (2021). Personal communication.
22. Ahn, et al. (2004). Prevalence of parents' perceptions.
23. L. J. Miller, D. M. Nielsen, and S. A. Schoen (2012). Attention deficit hyperactivity disorder and sensory modulation disorder: a comparison of behavior and physiology. Research in Developmental Disabilities, 33:3, 804-818.
24. J. G. Mulle, W. G. Sharp, and J. F. Cubells (2013). The gut microbiome: a new frontier in autism research. Current Psychiatry Reports, 15(2): 337.
25. P. S. Lemer. (2019). Outsmarting Autism, 331.
26. S. Porges (2017). The Pocket Guide to the Polyvagal Theory.

27. C. Demopoulos, M. S. Arroyo, W. Dunn, Z. Strominger, E. H. Sherr, and E. Marco (2015). Individuals with agenesis of the corpus callosum show sensory processing differences as measured by The Sensory Profile. Neuropsychology, 29(5): 751-758.
28. J. P. Owen, E. J. Marco, S. Desai, E Fourie, J. Harris, S. S. Hill, A. B. Arnett, and P. Mukherjee (2013). Abnormal white matter microstructure in children with sensory processing disorders. NeuroImage: Clinical, 2, 844–853.
29. T. Grandin (2008). Thinking in Pictures, 69.
30. N. Levit-Binnun, M. Davidovitch, and Y. Golland (2013). Sensory and motor secondary symptoms as indicators of brain vulnerability. Journal of Neurodevelopmental Disorders, 5(1), 1–21.
31. K. McMahon, D. Anand, M. M 31 orris-Jones, and M. Z. Rosenthal (2019). A path from childhood sensory processing disorder to anxiety disorders: the mediating role of emotion dysregulation and adult sensory processing disorder symptoms. Frontiers in Integrative Neuroscience, 13(22).
32. E. J. Marco, A. B. Aitken, V. P. Nair, et al. (2018). Burden of de novo mutations and inherited rare single nucleotide variants in children with sensory processing dysfunction. BMC Medical Genomics, 11(50).
33. Mahler (2016). Interoception, 31.
34. C. Koscinski (2018). Interoception –a How I Feel, 16, 19.
35. S. Herculano-Houzel (2012). The remarkable, yet not extraordinary, human brain as a scaled-up primate brain and its associated cost. Proceedings of the National Academy of Sciences, 109 (Supplement 1), 10661–10668.
36. Ayres (2005), Sensory Integration and the Child, 28.
37. With permission of Anita C. Bundy and Jane Koomar, illustration adapted from Chapter 11, Orchestrating intervention: the art of practice, in A. C. Bundy, S. J. Lane, and E. A. Murray, Sensory Integration: Theory and Practice, 2nd ed. (2002), 256. Philadelphia: F.A. Davis. Textbook's 3rd edition, by A. C. Bundy and S. J. Lane (2020), does not include the illustration.
38. Ayres (2005). Sensory Integration and the Child, 55.
39. Ayres (2005). Sensory Integration and the Child, 47.
40. B. Eide and F. Eide (2007). The Mislabeled Child, 310.
41. S. C. Wayland, parenting coach, Guiding Exceptional Parents, at www.guidingexceptionalparents.com (2021). Personal communication.

42. „Gravity monster“ term coined by the Australian OT and songwriter Genevieve Jereb to depict postural challenges that cause a person to slump.
43. Ayres (1972). Sensory Integration and Learning Disorders, 134.
44. Ayres (2005). Sensory Integration and the Child, 87.
45. Ayres (1972). Sensory Integration and Learning Disorders, 61.
46. Ayres (1972). Sensory Integration and Learning Disorders, 60.
47. Ayres (2005). Sensory Integration and the Child, 40.
48. Ayres (2005). Sensory Integration and the Child, 43.
49. S. J. Lane (2020). Chapter 4, Structure and function of the sensory systems, in Sensory Integration: Theory and Practice, 96.
50. Individuals with Disabilities Education Act, or IDEA 04 (2004). 20 U.S.C. § 1400.
51. Free appropriate public education for students with disabilities: requirements under section 504 of the Rehabilitation Act of 1973 (2010). Washington, DC: U.S. Department of Education, Office for Civil Rights.
52. Diagnostic Classification of Mental Health and Developmental Disorders of Infancy and Early Childhood, or DC: 0–5 (2016). Washington, DC: Zero to Three.
53. V. Spielmann (2020). The interplay of regulation, relationships and sensory processing: impact on function and participation. Sensory Integration Education News, SensorNet55: 24-26.
54. Ayres (2005). Sensory Integration and the Child, 17.
55. J. J. Gibson (2014). The theory of affordances (1979). Chapter 9 in The People, Place, and Space Reader, edited by J.J. Gieseking, William Mangold, et al. London: Routledge.
56. T. A. May-Benson and S. A. Cermak (2007). Development of an assessment for ideational praxis. American Journal of Occupational Therapy, 61:2, 148-153.
57. Ayres and Cermak (2011). Ayres Dyspraxia Monograph, 25th Anniversary Edition. Torrance, CA: Pediatric Therapy Network, 67.
58. D. Shapiro, with S. Wayland. „The Gander“ is at www.parentchildjourney.com.
59. Floortime® approach, developed by S. Greenspan and S. Wieder (1980s). www.icdl.com/ and www.profectum.org.

60. Ayres (1989). Sensory Integration and Praxis Tests (SIPT). Torrance, CA: Western Psychological Services.
61. Miller, et al. (in process). Sensory Processing Three Dimensions Scale (SP3D).
62. W. Dunn (2014). Sensory Profile 2. London: Pearson Assessment.
63. L. D. Parham, C. L. Ecker, H. Miller-Kuhaneck, D. Henry, and T. Glennon (2017). Sensory Processing Measure-2 (SPM-2). Also, the Sensory Processing Measure-Preschool (SPD-P) (2021) for identifying children as young as two years old. Torrance, CA: Western Psychological Services.
64. For a quick review of Paul MacLean's Triune Brain concept, see www.thescienceofpsychotherapy.com/the-triune-brain/.

GLOSSAR

Adaptives Verhalten: Die Fähigkeit, aktiv und zielgerichtet auf sich verändernde Umstände und neue Sinneserfahrungen zu reagieren.

Affordanz: Eine Eigenschaft eines Objekts im Umfeld einer Person, die zur Interaktion einlädt. Affordanzen einer Kiste sind zum Beispiel, dass man sie füllen, schließen und schieben kann.

Akademisches Lernen: Die Entwicklung konzeptioneller Fähigkeiten wie das Lesen von Wörtern und das Multiplizieren von Zahlen sowie die Fähigkeit, bereits Gelerntes auf das anzuwenden, was man neu lernt.

Aktivitätsgrad: Der Grad der geistigen, emotionalen oder körperlichen Erregung einer Person. Der Aktivitätsgrad kann hoch oder niedrig sein oder dazwischen liegen.

Arousal: Der Begriff bezeichnet den allgemeinen Grad der Aktivierung des Nervensystems zwischen Schlaf und Wachheit, also zwischen niedrig und hoch. Das optimale Arousal-Level befindet sich in der „genau richtigen" Mitte zwischen Langeweile und Angst, wenn wir uns wach und ruhig fühlen.

Artikulation: Die Erzeugung von Sprachlauten.

Auditive Diskrimination: Die Fähigkeit, Geräusche wahrzunehmen, zu erkennen, zu unterscheiden, zu verstehen und auf sie zu reagieren. Zu den diskriminativen Funktionen gehören unter anderem:

- Aufmerksamkeit: Sich ausreichend konzentrieren, um Stimmen und Klängen zuzuhören.
- Assoziation: Neue Klänge mit bekannten Klängen in Verbindung bringen.
- Diskrimination: Unterscheidung von Geräuschen.
- Figur-Grund-Wahrnehmung: Unterscheidung zwischen Geräuschen im Vordergrund und im Hintergrund.
- Gedächtnis: Sich an Gesagtes erinnern.

- Kohäsion: Verschiedene Ideen zu einem stimmigen Ganzen zusammenfügen und Schlüsse aus dem Gesagten ziehen.
- Lokalisierung: Identifizierung der Quelle eines Geräuschs.
- Sequenzierung: Gehörtes in die richtige Reihenfolge bringen.
- Verfolgen: Einem Geräusch folgen, während es sich bewegt.

Augenmotorische Fähigkeiten: Bewegungen der Augenmuskeln; okularmotorische Fähigkeiten.

- Augen-Hand-Koordination: Die effiziente Zusammenarbeit von Augen und Händen.
- Fixation – Konstante Aufmerksamkeit für ein Objekt.
- Fokussierung – Gleichmäßige Akkomodation, also Anpassung der Augen, um nahe oder ferne Objekte scharf sehen zu können.
- Gleichmäßiges Verfolgen (Tracking) – Verfolgen eines sich bewegenden Objekts oder einer gedruckten Zeile mit den Augen.
- Sakkaden – Effiziente Bewegung der Augen von Punkt zu Punkt.

Auditives Training: Eine Methode der akustischen Stimulation zur Verbesserung der Hör- und Kommunikationsfähigkeit, der Lernfähigkeit, der motorischen Koordination, der Körperwahrnehmung und des Selbstbewusstseins einer Person.

Aufmerksamkeitsdefizit-/Hyperaktivitätsstörung (ADHS): Ein Problem, das die Fähigkeit eines Menschen beeinträchtigt, sich auf sinnvolle Aufgaben zu konzentrieren, seine Impulse zu kontrollieren und seinen Aktivitätsgrad zu regulieren. Die Hauptsymptome sind Hyperaktivität, Unaufmerksamkeit (Ablenkbarkeit) und/oder Impulsivität.

Äußere Sinne: Tastsinn, Geruchssinn, Geschmackssinn, Sehen und Hören; die Umgebungssinne.

Autismus: Eine lebenslange, multisystemische Störung, die in der Regel in den ersten drei Lebensjahren auftritt und die sensorische Verarbeitung, die verbale und nonverbale Kommunikation, die soziale Interaktion, die Vorstellungskraft, das Problemlösungsvermögen und die Entwicklung des Betroffenen stark beeinträchtigt.

Autonomes Nervensystem: Eine der drei Komponenten des Nervensystems; steuert automatische, unbewusste Körperfunktionen wie Atmung, Schwitzen, Frösteln und Verdauung.

Aversive Reaktion: Ein Gefühl der Abscheu und des Widerwillens gegenüber einer Empfindung, begleitet von dem starken Wunsch, sie zu vermeiden oder sich von ihr abzuwenden.

Berührungsdruck: Der taktile Reiz, der die Rezeptoren in der Haut stimuliert zu reagieren.

- Aktive Berührung bedeutet, die Hände, die Füße oder den Mund einzusetzen, um über Objekte in der Umgebung taktile Informationen zu sammeln.
- Leichte Berührungen, zum Beispiel ein Kuss, aktivieren die Rezeptoren des schützenden Systems.
- Tiefer Berührungsdruck, zum Beispiel eine Umarmung, aktiviert die Rezeptoren des diskriminativen Systems.

Bewegungsabstufung (Kraft): Die Fähigkeit, Muskeln zu beugen und zu strecken, je nachdem, wie viel Druckausübung erforderlich ist; eine Funktion der Propriozeption.

Bilaterale Integration: Der neurologische Prozess der Integration von Empfindungen beider Körperseiten; die Grundlage für die bilaterale Koordination.

Bilaterale Koordination: Die Fähigkeit, beide Seiten des Körpers gleichzeitig und reibungslos zu benutzen.

Binokularität (beidäugiges Sehen; Zusammenspiel der Augen): Die grundlegende augenmotorische Fähigkeit, ein einziges visuelles Bild aus zwei Bildern zu formen, die die Augen getrennt aufnehmen.

Darm-Mikrobiom: Alle Mikroorganismen, Bakterien, Viren, Protozoen, Pilze sowie deren genetisches Material, die den Magen-Darm-Trakt besiedeln. Die Kommunikation zwischen Darm und Gehirn über den Vagusnerv ist wichtig für die Selbstregulation, den Stoffwechsel, das Immunsystem, Gefühle usw. Eine gestörte Darm-Hirn-Kommunikation kann ein Faktor sein, der zu sensorischen Verarbeitungsstörungen und Autismus beiträgt.

Defensives (oder schützendes) System: Die Komponente eines sensorischen Systems, die auf eine reale oder potenzielle Gefahr aufmerksam macht und eine Selbstschutzreaktion auslöst. Dieses System ist angeboren.

Defensivität: Die Neigung, auf bestimmte harmlose Empfindungen so zu reagieren, als wären sie gefährlich oder schmerzhaft; Überempfindlichkeit.

Diskrimination: Die Wahrnehmung von sensorischem Input und die Fähigkeit, die Details empfangener Sinneseindrücke mit einem bestimmten Sinnessystem zu unterscheiden.

Diskriminatives System: Die Komponente eines sensorischen Systems, die es ermöglicht, Unterschiede unter und zwischen verschiedenen Reizen zu erkennen. Dieses System ist nicht angeboren, sondern entwickelt sich mit der Zeit und durch Übung und Praxis.

Down-Syndrom: Eine angeborene Störung, die durch ein zusätzliches Chromosom verursacht wird und die normale Entwicklung des Gehirns und des Körpers verändert, was zu geistigen Behinderungen und sensorischen Störungen führt.

Drehbewegung: Sich im Kreis drehen oder herumwirbeln.

Dreieiniges Gehirn: Paul MacLeans Theorie, der zufolge das Gehirn aus drei Systemen besteht (dem Reptilienkomplex, dem limbischen System und dem Großhirn).

Dysgraphie: Eine Lernschwäche im Hinblick auf Transkription, die die Handschrift, das Tastaturschreiben und die Rechtschreibung betrifft.

Dyskalkulie: Eine Lernschwäche im Hinblick auf das Erfassen von Zahlen-, Zeit- und Raumkonzepten.

Dyspraxie: Schwierigkeiten der Vorstellung, der motorischen Planung, der Sequenzierung und der geschickten Ausführung ungewohnter Handlungen (siehe Praxis).

Emotionale Sicherheit: Das Gefühl, dass man liebenswert ist und geliebt wird, dass andere Menschen vertrauenswürdig sind und dass man in der Lage ist, im Alltag zurechtzukommen und effektiv zu funktionieren.

Entwicklungsbedingte Behinderung: Ein Zustand, der durch eine körperliche Beeinträchtigung oder durch eine Beeinträchtigung im Hinblick auf das Lernen, den Sprachgebrauch oder das Verhalten verursacht wird. Sie kann bereits im Mutterleib beginnen und sich im Laufe des Heranwachsens fortsetzen, sich auf das tägliche Leben auswirken und dauert in der Regel ein Leben lang.

Entwicklungsverzögerung: Das Erlernen bestimmter Fähigkeiten nach dem erwarteten Lebensalter. Ein frühzeitiges Eingreifen kann dem Kind helfen, seinen Rückstand aufzuholen.

Ergotherapie: Der Einsatz zielgerichteter Aktivitäten, um die Gesundheit einer Person zu maximieren, die durch körperliche, kognitive, psychosoziale, entwicklungsbedingte oder umweltbedingte Beeinträchtigungen eingeschränkt ist. Ergotherapie umfasst eine Evaluation, Beurteilung, Behandlung und Beratung. Die Ergotherapie mit der Herangehensweise einer sensorischen Integrationstherapie bezeichnet eine Therapie, bei der im Rahmen der Behandlung spielerische sensomotorische Aktivitäten zum Einsatz kommen, um die sensorische Integration zu fördern. Ein Ergotherapeut ist eine praktizierende Fachkraft im Gesundheitswesen mit einer Ausbildung in den Bereichen Biologie, Physik, Medizin und Verhaltenswissenschaften, einschließlich der Bereiche Neurologie, Anatomie, Entwicklung, Kinesiologie, Orthopädie, Psychiatrie und Psychologie.

Erhöhte Bewegungstoleranz: Unterempfindlichkeit gegenüber typischen Bewegungsreizen; oft gekennzeichnet durch ein Verlangen nach intensiven Bewegungserfahrungen wie Schaukeln und Drehen.

Erlernte Hilflosigkeit: Die Neigung, sich im Hinblick auf Orientierung und Entscheidungen auf andere zu verlassen, sich nur schlecht selbst helfen zu können und ein passiver Lerntyp zu sein; geht oft einher mit einem geringen Selbstwertgefühl.

Erregung (Exzitation): Der neurologische Prozess der Aktivierung eines Rezeptors auf einen empfangenen Reiz, um Verbindungen zwischen sensorischem Input und Verhaltensoutput zu fördern.

Evaluation: Der Einsatz von Beurteilungswerkzeugen, zum Beispiel Tests und Verhaltensbeobachtungen, zur Messung des Entwicklungsstands und der individuellen Fähigkeiten eines Menschen oder um mögliche Schwierigkeiten und Probleme zu erkennen.

Expressive Sprache: Die gesprochenen oder geschriebenen Worte und Sätze, die man hervorbringt, um anderen Gefühle und Gedanken mitzuteilen.

Extension: Das Strecken von Muskeln von der Vorderseite des Körpers weg; Aufrichten oder Strecken.

Extrasensorisch: Bezieht sich auf außergewöhnliche spezielle Gaben, Kunstfertigkeiten oder Talente vieler Menschen mit sensorischen Verarbeitungsstörungen.

Feinmotorik: Bezieht sich auf die Bewegung der kleinen Muskeln in den Fingern, Zehen, Augen und der Zunge.

Fetales Alkoholsyndrom: Eine Reihe von Symptomen, unter anderem Wachstumsverzögerung, Gesichtsanomalien, geistige Beeinträchtigungen und Entwicklungsverzögerungen, die durch chronischen Alkoholkonsum der Mutter während der Schwangerschaft verursacht werden.

Fixieren: Die Ellenbogen in die Seiten stemmen oder die Knie zusammendrücken, um für mehr Stabilität zu sorgen.

Flexion: Bewegung der Muskeln um ein Gelenk herum, um ein Körperteil nach vorne oder in dessen Mitte zu ziehen. Beugung.

Floortime®: Ein von Stanley Greenspan und Serena Wieder entwickelter Ansatz, der die gesunde emotionale Entwicklung von Kindern durch intensive Eins-zu-Eins-Interaktionen mit Erwachsenen auf der Ebene des Kindes fördert.

Fragiles X-Syndrom: Eine Reihe von Symptomen, unter anderem geistiger Beeinträchtigungen, Gesichtsanomalien und Defiziten in den Bereichen Kommunikation, Verhalten und soziale und motorische Fähigkeiten; verursacht durch eine Anomalie des X-Chromosoms.

Frühförderung: Behandlung oder Therapie zur Vorbeugung von Problemen oder zur Verbesserung der Gesundheit und der Entwicklung eines Kleinkindes, zum Beispiel der Einsatz von Brillen oder Ohrröhrchen bei medizinischen Problemen und Logopädie/Sprachtherapie oder Ergotherapie bei Entwicklungsproblemen.

Gehirn-Verhalten: Betrifft die Beziehung zwischen eingehenden sensorischen Botschaften und ausgehenden motorischen, sprachlichen oder emotionalen Reaktionen.

Gehirn: Der Teil des zentralen Nervensystems, der sensorische Botschaften empfängt, sie integriert, moduliert und organisiert und Botschaften aussendet, um motorische, sprachliche oder emotionale Reaktionen zu erzeugen.

Geistige Beeinträchtigung: Erhebliche Beeinträchtigungen des Denkens, Lernens und Problemlösens sowie beim adaptiven Verhalten, die vor dem 22. Lebensjahr auftreten.

Gewöhnung: Der neurologische Prozess, vertraute Empfindungen auszublenden.

Gravitationsunsicherheit: Extreme Angst und Sorge zu fallen, wenn sich die Kopfposition ändert oder wenn man sich im Raum bewegt; ist auf eine schlechte vestibuläre und propriozeptive Verarbeitung zurückzuführen.

Grobmotorisch: Bezieht sich auf die Bewegung der großen Muskeln in den Armen, den Beinen und im Rumpf.

Grundlegende visuelle Fähigkeiten: Unbewusste Sehmechanismen.

Gustatorischer Sinn: Der Sinn für die Wahrnehmung von Aromen; Geschmack.

Handpräferenz: Rechts- oder Linkshändigkeit, die sich mit der Entwicklung der **Lateralisierung** herausbildet.

Hemmung: Der neurologische Prozess, der die Überreaktion auf Empfindungen vermindert.

Hörverarbeitung: Die Fähigkeit, Töne wahrzunehmen und zu verstehen; hören.

Hyper- und Hypo-Reaktivität: Übertriebene neurologische und physiologische Prozesse, die wir nicht wahrnehmen können und die zu über- oder unterempfindlichem Verhalten führen können.

Hyperaktivität: Übermäßige Mobilität, Motorik oder Aktivität, zum Beispiel Fingertippen, Aufspringen vom Stuhl oder ständiges Bewegen eines Körperteils; „Zappeligkeit".

Hyperlexie: Ungewöhnlich fortgeschrittene Lesefähigkeit und intensive Begeisterung für Buchstaben und Zahlen in einem sehr jungen Alter, ohne über die Fähigkeit zu verfügen, Gelesenes zu verstehen und verbal zu kommunizieren.

Ideenfindung: Der Prozess der Entwicklung oder Vorstellung einer neuen und komplexen Handlung; der erste Schritt auf dem Weg zur Praxis.

IEP: *Individualized Education Program* (Programm zur individuellen Lernförderung), ein rechtsverbindliches Dokument, in dem in den USA der Förderbedarf eines als beeinträchtigt eingestuften Kindes festgelegt ist und in dem sonderpädagogische und damit verbundene Dienstleistungen geregelt sind.

Impulskontrolle: Kontrolle der eigenen Handlungen, Worte oder Gefühle, wobei Schwierigkeiten auftreten können.

Innenohr: Das Organ, das Empfindungen im Hinblick auf die Schwerkraft sowie Veränderungen des Gleichgewichts und der Kopfposition wahrnimmt.

Innere Augen: Körperwahrnehmung.

Innere Sinne: Die unbewussten interozeptiven, vestibulären und propriozeptiven Sinne, die Körperfunktionen wie Herzfrequenz, Hunger, Arousal-Level, Gleichgewicht und Bewegung regulieren. Sie werden auch als somatosensorische Sinne bezeichnet.

Innerer Antrieb: Die Eigenmotivation eines Menschen, sich aktiv an Erfahrungen zu beteiligen, die die sensorische Integration fördern.

Integration: Die Kombination vieler Teile zu einem einheitlichen, harmonischen Ganzen.

Interozeption: Der Sinn für Wahrnehmungen aus dem Körperinneren, der sowohl für die bewusste Wahrnehmung als auch für die unbewusste Regulierung der körperlichen Funktionen von Herz, Leber, Magen und anderen inneren Organen zuständig ist.

Intersensorische Integration: Das Zusammenwirken von Empfindungen wie Berührung, Körperposition, Bewegung, Sehen, Hören und Riechen.

Intoleranz gegenüber Bewegung: Die Überreaktion auf Bewegung oder schnelles Bewegtwerden, oft gekennzeichnet durch extremes Unbehagen bei Drehbewegungen oder durch das Meiden von Bewegungen im Raum.

Kampf-oder-Flucht-Reaktion (oder Kampf-Flucht-Erstarrungs-Reaktion): Die instinktive Reaktion, sich vor einer tatsächlichen oder vermeintlichen Gefahr zu schützen, indem man aggressiv wird, sich zurückzieht oder nicht mehr in der Lage ist, sich zu bewegen.

Kinästhesie: Die bewusste Wahrnehmung von Gelenkpositionen und Körperbewegungen im Raum, zum Beispiel beim Treppensteigen ohne visuelle Hinweise zu wissen, wo man seine Füße platzieren muss.

Körperbewusstsein, Körperwahrnehmung oder Körperschema: Das mentale Bild der eigenen Körperteile, wo sie sich befinden, wie sie zueinander in Beziehung stehen und wie sie sich bewegen.

Körperhaltung: Die Position des Kopfes, der Gliedmaßen und des Rumpfes. Propriozeption ist der Sinn, der die Position des Körpers wahrnimmt.

Kraft: (siehe **Bewegungsabstufung**).

Lateralisierung: Der Prozess der Ausbildung einer Dominanz einer Gehirnhälfte zur Steuerung geschickter Bewegungen auf der gegenüberliegenden Körperseite, während die andere Körperseite zur Stabilisierung verwendet wird. Lateralität bezeichnet die Bevorzugung der rechten oder der linken Hand, des rechten oder des linken Fußes oder Auges, zum Beispiel Rechtshändigkeit.

Lese-Rechtschreib-Schwäche: Eine Lernbeeinträchtigung, die mit erheblichen Schwierigkeiten bei der Verwendung oder dem Verständnis von Sprache beim Hören, Sprechen, Lesen, Schreiben oder Buchstabieren einhergeht.

Lernbeeinträchtigung: Eine festgestellte Beeinträchtigung beim Lesen und Schreiben, bei der Rechtschreibung, beim Rechnen und beim Kommunizieren. (Sensorische Verarbeitungsstörungen können erhebliche Lernprobleme verursachen, die oft nicht als Lernbeeinträchtigung erkannt oder identifiziert werden.)

Limbisches System: Der Teil des Gehirns, der alle Sinneseindrücke verarbeitet und vor allem an der Regulierung von Emotionen und innerem Antrieb beteiligt ist; der „Sitz der Emotionen"; das „Riechhirn".

Lineare Bewegung: Eine Bewegung, bei der man sich in einer Linie bewegt, von vorne nach hinten, von einer Seite zur anderen oder auf und ab.

Logopädie und Sprachtherapie: Behandlung zur Förderung oder Verbesserung der Artikulation, der Kommunikationsfähigkeit (soziale Pragmatik) und der oral-motorischen Fähigkeiten, einschließlich der Nahrungsaufnahme.

Mittellinie überkreuzen: Eine Hand, einen Fuß oder ein Auge auf der gegenüberliegenden Seite des Körpers benutzen.

Modulation: Die Fähigkeit des Gehirns, den Grad, die Intensität und die Art der Reaktion auf Sinneseindrücke in einer abgestuften und adaptiven Weise zu regulieren und zu organisieren.

Motorische Kontrolle: Die Fähigkeit, die Bewegungen der eigenen Muskeln zu regulieren und zu kontrollieren, um koordinierte Bewegungen zu ermöglichen.

Motorische Koordination: Die Fähigkeit mehrerer Muskeln oder Muskelgruppen, harmonisch zusammenzuarbeiten, um Bewegungen auszuführen.

Motorische Planung: Die Fähigkeit, die Sequenz, also Abfolge einer ungewohnten und komplexen Körperbewegung zu organisieren und koordiniert durchzuführen; ein Bestandteil der Praxis.

Motorisches Lernen: Der Prozess des Erlernens einfacher Bewegungsfertigkeiten, die die Voraussetzung dafür sind, komplexere Bewegungsfähigkeiten entwickeln zu können.

Muskeltonus: Der Grundspannungszustand der Muskeln, wenn sie entspannt sind oder sich in einem Ruhezustand befinden; eine Funktion des vestibulären Systems, die es einem Menschen ermöglicht, seine Körperposition aufrecht zu halten. Ein **niedriger Tonus** bezeichnet den Mangel an unterstützendem Muskeltonus; geht normalerweise mit einer erhöhten Beweglichkeit der Gelenke einher; der Betroffene wirkt „locker und schlaff".

Neurologie: Die Wissenschaft und Lehre von den Nerven und vom Nervensystem. Ein **Neurologe** ist ein Arzt, der Erkrankungen des Gehirns und des zentralen Nervensystems diagnostiziert und behandelt, in der Regel jedoch keine sensorischen Verarbeitungsstörungen.

Neuromuskulär: Bezieht sich auf die Beziehung zwischen Nerven und Muskeln.

Neuron: Eine Nervenzelle, die die funktionelle und strukturelle Grundeinheit des Nervensystems und den Grundbaustein des Gehirns darstellt. **Sensorische Neuronen** empfangen Botschaften von Rezeptoren in Augen, Ohren, Haut, Muskeln, Gelenken und Organen; **motorische Neuronen** senden Botschaften an den Körper, damit dieser entsprechend reagiert.

Niedriger Tonus: (siehe **Muskeltonus**).

Okularmotorik: (siehe **Augenmotorische Fähigkeiten**).

Olfaktorischer Sinn: Der Sinn, der den Geruch wahrnimmt; Geruchssinn.

Optometrist oder **Entwicklungsoptometrist:** Ein Spezialist, der die Augen untersucht, Sehhilfen verschreibt und eine Sehtherapie anbietet, um Sehproblemen vorzubeugen oder diese zu beseitigen und die Sehleistung einer Person zu verbessern.

Oral-motorische Fähigkeiten: Bewegungen der Muskeln im Mund, in den Lippen, der Zunge und im Kiefer, unter anderem die Fähigkeit, saugen, beißen, knirschen, kauen und lecken zu können.

Orale Apraxie: Ein sensorisch-motorisches Problem, das die Fähigkeit beeinträchtigt, Laute zu bilden und in eine bestimmte Abfolge zu bringen – eine für das Sprechen erforderliche Fähigkeit.

Oszillation: Lineare Auf- und Abwärts- oder Hin- und Herbewegungen wie Schwingen, Hüpfen und Springen.

Passive Berührung: Der Akt, von etwas oder jemandem berührt zu werden, ohne dies zu veranlassen.

Passive Bewegung: Der Akt, durch etwas oder jemanden bewegt zu werden.

Peripheres Nervensystem (PNS): Einer der drei Bestandteile des Nervensystems. Die peripheren Nerven in der Haut, den Augen, Ohren, Muskeln und Organen senden über das Rückenmark sensorische Impulse an das Gehirn und empfangen motorische Impulse vom Gehirn.

Physiotherapie: Ein Beruf im Bereich des Gesundheitswesens, der sich der Verbesserung der körperlichen Fähigkeiten durch Aktivitäten widmet, die die Muskelkontrolle und die motorische Koordination stärken, insbesondere der großen Muskeln.

Plastizität: Die Fähigkeit des Gehirns, sich durch Aktivität zu verändern oder verändert zu werden, insbesondere durch das Reagieren auf Empfindungen.

Polyvagaltheorie: Konzept von Stephen Porges, das auf der Rolle des Vagusnervs beruht, Nachrichten zwischen Herz, Lunge und Darm mit dem Gehirn zu verbinden, um Emotionen, soziale Beziehungen und Angstreaktionen zu regulieren.

Posturale Kontrolle und Haltungshintergrund: Automatische Bewegungen des Rumpfes und der Gliedmaßen, die es einer Person ermöglichen, nur diejenigen Muskeln einzusetzen, die für eine bestimmte Bewegung erforderlich sind.

Posturale Probleme oder **Störungen:** Schwierigkeiten, den Körper zu bewegen oder zu stabilisieren, um den Anforderungen der Umgebung gerecht werden oder eine bestimmte motorische Aufgabe durchführen zu können.

Posturale Stabilität: Das Gefühl, sich sicher und selbstbewusst im Raum zu bewegen, basierend auf dem eigenen Körperbewusstsein. Sensorische Verarbeitungsstörungen können zu posturaler Unsicherheit führen, also zu dem Gefühl, dass der eigene Körper nicht stabil ist.

Praxis: Die Fähigkeit, erfolgreich mit der physischen Umgebung zu interagieren, eine Abfolge nicht vertrauter Handlungen zu konzipieren, zu planen, zu organisieren und auszuführen und das zu tun, was man tun muss und tun will. Der Begriff bezieht sich auf willkürliche, freiwillige, koordinierte Handlungen. Motorische Planung wird oft als Synonym verwendet.

Problematische Ernährung: Die Unfähigkeit oder Weigerung, bestimmte Nahrungsmittel zu sich zu nehmen, die durch sensorische Verarbeitungsprobleme, einschließlich visueller und feinmotorischer Probleme, verursacht wird und die ernährungsbedingte und emotionale Entwicklung beeinträchtigt.

Propriozeption/Propriozeptiver Sinn (der Sinn für die Wahrnehmung des eigenen Körpers und dessen Position im Raum): Die unbewusste Wahrnehmung von Empfindungen, die von den Muskeln, den Gelenken und den Bändern ausgehen und Informationen darüber liefern, wann und wie sich Muskeln zusammenziehen oder dehnen, wann und wie Gelenke gebeugt, gestreckt oder gezogen werden, wo sich die einzelnen Körperteile befinden und wie sie sich bewegen.

Psychotherapie: Behandlung von geistigen, emotionalen oder verhaltensbedingten Problemen mit psychologischen Methoden.

Reflex: Eine automatische, angeborene Reaktion auf einen Sinnesreiz.

Reptilienhirn: In evolutionsgeschichtlicher Hinsicht der älteste Teil des Gehirns, der reflexives, instinktives Verhalten steuert; das „primitive Gehirn".

Rezeptive Sprache: Die Fähigkeit zu verstehen, wie Worte Ideen und Gefühle ausdrücken; Sprache, die man durch Zuhören und Lesen aufnimmt.

Rezeptoren: Spezifische Zellen im gesamten Körper, die spezifische sensorische Botschaften empfangen und zur Verarbeitung an das zentrale Nervensystem weiterleiten.

Sättigung: Völlegefühl.

Schärfe: Die scharfe Wahrnehmung von etwas, das man sieht, hört oder anderweitig empfindet.

Schwankende Reaktionsfähigkeit: Eine Kombination aus Über- und Unterempfindlichkeit, wenn das Gehirn des Kindes schnell hin und her schaltet.

Screening: Ein schnelles, informelles Verfahren zur Früherkennung von Gesundheits- oder Entwicklungsproblemen bei Kindern.

Sehen: Der Prozess des Erkennens von Gesehenem, des Verstehens, was die Augen sehen, und der Vorbereitung auf eine Reaktion.

Sehtherapie: Behandlung zur Verbesserung der visuellen Fähigkeiten und zur Vorbeugung von Sehproblemen, die das Lernen beeinträchtigen; optometrisches Visualtraining.

Selbsthilfefähigkeiten: Die Kompetenz, sich um seine persönlichen Bedürfnisse zu kümmern wie Baden, Anziehen, Essen, Körperpflege und Lernen.

Selbstregulierung: Die Fähigkeit, den eigenen Aktivitätsgrad und den Wachheitszustand sowie die emotionalen, geistigen oder körperlichen Reaktionen auf Sinnesempfindungen zu kontrollieren; Selbstorganisation. Wenn die Anpassung an sich verändernde Bedingungen Schwierigkeiten bereitet, kann dies zu Problemen im Hinblick auf die Selbstberuhigung, das Essen, den Schlaf, den Toilettengang, die Aufmerksamkeit, das Pflegen von Beziehungen, die soziale Teilhabe und die Verarbeitung von Sinnesempfindungen führen.

Selbsttherapie: Aktive, freiwillige Teilnahme an Erfahrungen, die die Selbstregulierung fördern, zum Beispiel sich im Kreis zu drehen, um das vestibuläre System zu stimulieren.

Sensibilisierung: Der Prozess, Sinnesreize als wichtig, ungewohnt oder schädlich zu interpretieren, selbst wenn diese Sinnesreize unwichtig, vertraut und harmlos sind.

„Sensorischer Verarbeitungsapparat“: Dr. A. Jean Ayres’ Bezeichnung für das Gehirn.

Sensorisch basierte Motorikstörung: Ein Bewegungsproblem, zum Beispiel posturale Probleme und Dyspraxie, das auf eine ineffiziente sensorische Verarbeitung zurückzuführen ist.

Sensorisch-motorisch: Bezieht sich auf den Gehirn-Verhaltens-Prozess bei der Aufnahme von Sinneseindrücken und der Reaktion durch eine körperliche Handlung.

Sensorische Diskriminationsstörung: Ein Problem bei der Wahrnehmung von Sinnesempfindungen und den Unterschieden zwischen Sinnesempfindungen innerhalb eines sensorischen Systems.

Sensorische Integration (SI): Der Teil des Prozesses der sensorischen Verarbeitung, bei dem Empfindungen aus einem oder mehreren sensorischen Systemen im Gehirn miteinander verbunden werden.

Sensorische Integrationstheorie: Ein auf neurologischen Erkenntnissen, Forschung und Verhalten basierendes Konzept, das die Beziehung zwischen Gehirn und Verhalten erklärt.

Sensorische Integrationstherapie: Eine Methode der Ergotherapie, bei der spielerische, sinnvolle Aktivitäten angeboten werden, die die sensorische Aufnahme eines Betroffenen verbessern und dazu führen, dass dieser seinen Alltag effizienter bewältigt und in seinem täglichen Leben besser zurechtkommt. Der Schwerpunkt liegt auf der Verbesserung der sensomotorischen Verarbeitung und dem „Aufblühen", nicht auf dem Trainieren von Fähigkeiten.

Sensorische Modulationsstörung: Ein Problem, das darin besteht, den Grad, die Intensität und die Art der Reaktionen auf sensorischen Input in einer abgestuften und adaptiven Weise zu regulieren und zu organisieren.

Sensorische Verarbeitungsstörung: Schwierigkeiten bei der Art und Weise, in der das Gehirn sensorische Informationen aufnimmt, integriert, organisiert und nutzt. Dies führt dazu, dass ein Betroffener Probleme hat, in seiner alltäglichen Umgebung effektiv zu interagieren. Sensorische Stimulation kann Schwierigkeiten im Hinblick auf Bewegungen, Emotionen, Aufmerksamkeit, Beziehungen oder adaptive Reaktionen zur Folge haben.

Sensorisches Verlangen: Der ständige Drang nach übermäßiger sensorischer Stimulation.

Sequenzieren: Bewegungen, Geräusche, Gesehenes, Gegenstände, Gedanken, Buchstaben und Zahlen in eine zeitliche und räumliche Abfolge bringen.

Somatosensorisch: Bezieht sich auf die taktil-propriozeptive Diskrimination von Berührungsempfindungen und Körperpositionen; Körperwahrnehmung.

Sonderpädagogische Förderung: Individualisierter Unterricht für ein Kind, das Schwierigkeiten beim Lernen in der Schule hat.

Sozialkompetenz: Effektive Interaktion und Kommunikation mit anderen; notwendig, um Freundschaften aufzubauen und zu erhalten. Sozialpragmatische

Fähigkeiten bezeichnen die Fähigkeit, gesprochene Sprache und nonverbale Gesten zu nutzen, um erfolgreich mit anderen zu interagieren.

Spezialisierung: Der Prozess, durch den ein Teil des Gehirns bei einer bestimmten Funktion am effizientesten wird.

Splitterfertigkeit: Eine isolierte mit viel Mühe erarbeitete Fähigkeit, die jedoch nicht generalisiert und für andere Zwecke eingesetzt werden kann.

Sprache: Die organisierte Verwendung von Wörtern und Sätzen, um Gehörtes oder Gelesenes zu interpretieren und eigene Gedanken und Gefühle mitzuteilen.

Sprechen: Die physischen Aktionen bei der Übermittlung einer verbalen Botschaft.

Stereotypes Verhalten: Unproduktive, repetitive und gewohnheitsmäßige Handlungen, die oft mit Autismus assoziiert sind.

Stimulus (pl., Stimuli): Etwas, das einen Sinnesrezeptor aktiviert und eine Reaktion hervorruft.

Syndrom: Eine Gruppe nicht zusammenhängender, gemeinsam auftretender Merkmale, die von Person zu Person unterschiedlich stark ausgeprägt sein können, zum Beispiel eine kognitive Beeinträchtigung und kleine Ohren, Hände und Füße bei Menschen mit Down-Syndrom.

Taktil-propriozeptiv: Bezieht sich auf die gleichzeitige Wahrnehmung von Berührungsempfindungen und Körperposition.

Taktiler Sinn (der Tastsinn): Das sensorische System, das Druck-, Vibrations-, Bewegungs-, Temperatur- und Schmerzempfindungen aufnimmt, vor allem über Rezeptoren in der Haut und in Haaren. Defensive Rezeptoren reagieren auf leichte oder unerwartete Berührungen und helfen einer Person, körperliche Schäden zu vermeiden; diskriminative Rezeptoren liefern Informationen über die taktilen Eigenschaften des berührten Objekts oder der berührten Person.

Theorie der Unterkonnektivität: Verringerte anatomische und funktionelle Verbindungen zwischen den vorderen und hinteren Bereichen des Gehirns, die die sensorische Verarbeitung, die Sprache, das ausführende Denken, Beziehungen usw. beeinträchtigen.

Tourette-Syndrom: Neurologische Erkrankung, die unter anderem durch sich wiederholende, unwillkürliche Bewegungen und Lautäußerungen (Tics) gekennzeichnet ist.

Überempfindlichkeit: Beobachtbares, auffälliges Verhalten, das durch eine schnelle oder intensive Reaktion auf sensorische Stimuli gekennzeichnet ist, die andere normalerweise als harmlos oder angenehm wahrnehmen; charakterisiert durch übertriebene, negative und emotionale Reaktionen (Kampf-oder-Flucht) oder Rückzug (Erstarren).

Um Sinnesempfindungen bereichertes Leben: Ein geplantes und zeitlich festgelegtes individuelles sensorisch-motorisches Aktivitätsprogramm, das von einem Ergotherapeuten entwickelt wird, um den physischen und emotionalen Bedürfnissen des Nervensystems eines bestimmten Kindes gerecht zu werden. Das Ziel ist es, dem Kind zu helfen, sich besser zu regulieren und konzentrierter, anpassungsfähiger und geschickter zu werden, und zwar sowohl zu Hause als auch in der Schule.

Unilaterale Koordination: Gleichmäßiger, unabhängiger Einsatz einer Körperhälfte, der für das Schreiben und den Umgang mit Hilfsmitteln und Werkzeugen erforderlich ist.

Unterempfindlichkeit: Unterempfindlichkeit gegenüber sensorischen Reizen, die dadurch gekennzeichnet ist, dass Betroffene dazu neigen, Empfindungen nicht wahrzunehmen oder sich zurückzuziehen und nur schwer zu aktivieren sind; ein Untertyp sensorischer Modulationsstörungen.

Verhalten: Jegliche Reaktion auf Stimuli in Form von Handlungen, Gefühlen, Wahrnehmungen, Gedanken, Worten oder Bewegungen.

Vestibulär-propriozeptiv: Bezieht sich auf die gleichzeitige Wahrnehmung der Kopf- und Körperposition, wenn man sich bewegt.

Vestibulärer Sinn (der Gleichgewichts- und Bewegungssinn): Das sensorische System, das auf die Anziehungskraft der Schwerkraft reagiert, Informationen über die Position des Kopfes im Verhältnis zur Erdoberfläche liefert und Bewegungen der Augen, des Kopfes und des Körpers koordiniert, die das Gleichgewicht, den Muskeltonus, das Sehen, das Hören und die emotionale Sicherheit beeinflussen. Die Rezeptoren befinden sich im Innenohr.

Vier Stadien: Dr. Ayres' Konzept der reibungslosen, schrittweisen Entwicklung der sensorischen Integration vom Säuglingsalter bis zum Grundschulalter.

Visualisierung: Der Prozess, bei dem mentale Bilder von Objekten, Personen oder Szenarien gebildet werden.

Visuelle Diskrimination: Die Fähigkeit, sensorische Informationen wahrzunehmen und zu interpretieren, die über die Augen und den Körper aufgenommen werden, während man mit der Umwelt interagiert und seinen Körper durch den Raum bewegt.

- **Aufmerksamkeit** – Der gleichzeitige Einsatz von Augen, Gehirn und Körper, um eine Tätigkeit ausreichend lange auszuüben.
- **Diskrimination** – Erkennen von Ähnlichkeiten und Unterschieden im Hinblick auf Größe, Form, Muster, Gestalt, Position und Farbe.
- **Figur-Grund-Wahrnehmung** – Die Fähigkeit, zwischen Objekten im Vorder- und Hintergrund zu unterscheiden.
- **Formkonstanz** – Erkennen einer Form unabhängig von ihrer Größe, Position oder Beschaffenheit.
- **Gedächtnis** – Erkennen, Zuordnen, Speichern und Abrufen von visuellen Details.
- **Peripheres Sehen** – Wahrnehmung von Gesehenem am Rand des Gesichtsfeldes aus den Augenwinkeln.
- **Position im Raum** – Wahrnehmung der räumlichen Ausrichtung von Buchstaben, Wörtern, Zahlen oder Zeichnungen auf einer Seite oder eines Objekts in der Umgebung.
- **Räumliche Beziehungen** – Wahrnehmung der Ausrichtung (wie nah Objekte sind) und der Lateralität (rechts/links, vorne/hinten, oben/unten) und wie man sich um Objekte herum bewegt.
- **Sequentielles Gedächtnis** – Wahrnehmung von Wörtern und Bildern in einer bestimmten Reihenfolge.
- **Stabiles Blickfeld** – Erkennen, welche Objekte sich bewegen und welche bewegungslos sind.
- **Tiefenwahrnehmung** – Die Fähigkeit, Objekte in drei Dimensionen zu sehen und relative Entfernungen zwischen Objekten oder zwischen sich selbst und Objekten zu beurteilen.
- **Visualisierung** – Das Formen und Verändern von Bildern von Objekten, Menschen oder Szenen vor dem geistigen Auge.
- **Visuell-sensorische Integration** – Kombinieren von Gesehenem mit Berührung, Bewegung und anderen sensorischen Botschaften.

Visuell-motorische Fähigkeiten: Das Ausführen von Bewegungen auf der Grundlage der Diskrimination visueller Informationen.

- **Akkommodation** – Die grundlegende visuelle Fähigkeit der Augen, auf Objekte in unterschiedlichen Entfernungen fokussieren zu können, um diese scharf zu sehen.

- **Augen-Fuß-Koordination** – Die Unterstützung durch die Augen bei grobmotorischen Aktivitäten.
- **Augen-Hand-Koordination** – Die Unterstützung durch die Augen bei der Ausführung feinmotorischer Aufgaben.
- **Augen-Ohren-Koordination** – Die Fähigkeit, einen Buchstaben oder ein Wort zu sehen und auszusprechen oder zu verwenden.

Wahrnehmung: Die Bedeutung, die das Gehirn sensorischem Input gibt.

Wahrnehmungsmotorische Fähigkeit: Die Fähigkeit, Informationen, die die Sinne liefern, zu empfangen, zu interpretieren und zu nutzen und diese Empfindungen zu integrieren und in Bewegungen umzusetzen, um willkürliche, also gewollte körperliche Handlungen auszuführen. Zu den wahrnehmungsmotorischen Fähigkeiten gehören die bilaterale Koordination, das Körperbewusstsein, das Überkreuzen der Mittellinie und die Lateralität.

Zentrales Nervensystem (ZNS): Der Teil des Nervensystems, der aus dem Gehirn und dem Rückenmark besteht und die Aktivität des gesamten Nervensystems koordiniert.

Zusammenbruch: Ein Prozess, der in der Regel durch übermäßige sensorische Stimulation ausgelöst wird, bei dem Betroffene sich wie „am Boden zerstört“ oder „aufgelöst“ fühlen, begleitet von Geschrei, Zappeln und heftigem Schluchzen.

Zustand: Der Grad der Aufmerksamkeit, die Stimmungslage oder das Ausmaß der motorischen Reaktion auf sensorische Reize.

Zweifach außergewöhnlich: Bezieht sich auf Kinder, die in mancher Hinsicht begabt und in anderer Hinsicht beeinträchtigt sind, zum Beispiel intellektuell talentierte Schüler mit Lernbeeinträchtigungen oder sensomotorischen Schwierigkeiten.

ÜBER DIE AUTORIN

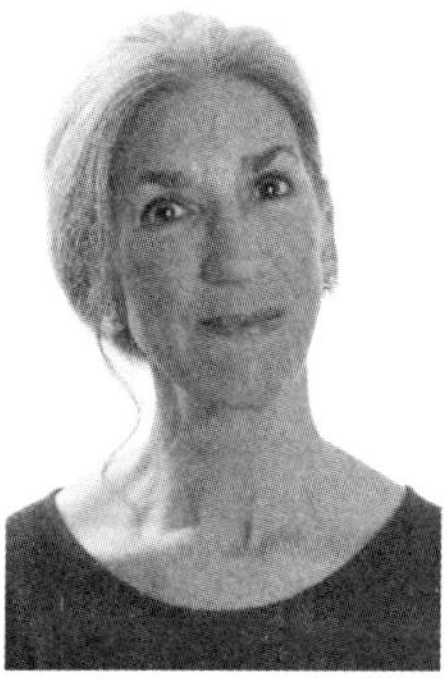

Carol Stock Kranowitz hat im Laufe ihrer 25 Jahre langen Berufstätigkeit als Vorschullehrerin viele Kinder mit sensorischen Verarbeitungsstörungen oder leichtem Autismus beobachtet. Um ihnen zu helfen, bei ihren Tätigkeiten und beim Spielen kompetenter zu werden, befasste sie sich eingehend mit der sensorischen Verarbeitung und mit der Sensorischen Integrationstheorie. Sie lernte, die Bedürfnisse ihrer jungen Schülerinnen und Schüler zu identifizieren und dafür zu sorgen, dass diese, falls erforderlich, früh entsprechende Förderung erhalten. Inzwischen hält sie überall auf der Welt Vorträge über sensorische Verarbeitungsstörungen und deren Auswirkungen auf die Lernfähigkeit, auf das Verhalten von Kindern und darüber, wie Familien, Lehrer, Therapeuten und andere Experten betroffene Kinder in ihrer Entwicklung unterstützen können.

Seit der Veröffentlichung des ersten Buches ihrer Reihe über Kinder mit sensorischen Verarbeitungsstörungen, *The Out-of-Sync Child,* im Jahr 1998 wurde dieses Werk eines der beliebtesten Bücher über sensorische Verarbeitungsstörungen und damit verbundene Probleme. Es wurde in 16 Sprachen übersetzt und eine Million Mal verkauft.

Carol Stock Kranowitz hat einen Abschluss des Barnard College der Columbia University erworben sowie einen Masterabschluss in Education and Human Development der George Washington University. Sie ist Mitglied des Beirats des STAR Institute for Sensory Processing mit Sitz in Colorado. Sie lebt in Maryland, spielt Cello und liebt ihre fünf wunderbaren Enkelkinder.

Carol Stock Kranowitz' Veröffentlichungen für Eltern, Lehrer, Fachleute und Kinder umfassen unter anderem:

The Out-of-Sync Child Has Fun: Activities for Kids with SPD, 2. Auflage (2006). TarcherPerigee.

The Out-of-Sync Child Grows Up: Coping with Sensory Processing Disorder in the Adolescent and Young Adult Years (2016). TarcherPerigee.

The Goodenoughs Get in Sync: 5 Family Members Overcome their Special Sensory Issues, überarbeitet (2019). Sensory World.

Absolutely No Dogs Allowed! (2015). Alphabetische Menagerie von Asher Kranowitz, mit Carol Stock Kranowitz' Leitfaden zur Auseinandersetzung mit Sinnen und Gefühlen. Sensory World.

101 Activities for Kids in Tight Spaces (1995). New York: St. Martin's.

Screening-Handbücher:

Preschool SENsory Scan for Educators, oder *Preschool SENSE,* ein Screening-Handbuch (2006). Arlington, TX: Sensory Resources.

Balzer-Martin Preschool Screening Program Manual, mit Lynn Balzer-Martin (1987). Washington, DC: St. Columba's Nursery School.

Answers to Questions Teachers Ask about Sensory Integration, 3. Auflage, mit Jane Koomar, Stacey Szklut, et al. (2014). Arlington, TX: Sensory World.

„In-Sync Child"-Veröffentlichungen mit Joye Newman:

Growing an In-Sync Child: Simple, Fun Activities to Help Every Child Develop, Learn and Grow. (2010). TarcherPerigee.

In-Sync Activity Cards: 50 Simple, New Activities to Help Children Develop, Learn, and Grow (2012). Sensory World. Auch veröffentlicht als *The In-Sync Activity Card Book* (2015), Sensory World; und in digitalem Format auf Englisch, Französisch, Griechisch, Italienisch und Spanisch (2021), Griechenland: Upbility.net.

The In-Sync Child Program (2020). Zehn Webinare über die Entwicklung von Kindern und lustige Aktivitäten. www.insyncchild.com/program.

A Year of *Mini-Moves for the In-Sync Child* (2021). Wochenpläne im digitalen Format. www.upbility.net.

Mehr Informationen über Übersetzungen und weitere Materialien finden Sie auf www.out-of-sync-child.com und www.insyncchild.com.

DANKSAGUNGEN

Besonders möchte ich der verstorbenen Ergotherapeutin Dr. A. Jean Ayres danken, die ich zwar nie kennengelernt habe, jedoch für immer verehren werde. Ihre Arbeit hat mich berührt und mich dazu gebracht, alles in meiner Macht Stehende zu tun, um Kindern mit sensorischen Verarbeitungsstörungen – und den Erwachsenen, die sie betreuen – zu helfen.

Ich danke auch allen, die das Entstehen der ersten Ausgabe dieses Buches möglich gemacht haben.

Mein Dank gilt:

den Ergotherapeutinnen Lynn A. Balzer-Martin, Georgia deGangi, Sheri Present, Susanne Smith Roley und Trude Turnquist;

den Spezialisten für kindliche Entwicklung und sich für die Belange von Kindern einsetzenden T. Berry Brazelton, Michael Castleberry, Stanley Greenspan, Jane Healy, Anne Kendall, Patricia Lemer, Larry Silver und Karen Strimple;

den Müttern und Vätern Chris Bridgeman, Catherine und Ron Butler, Deborah Thommasen, Linda Finkel und Vivek Talvadkar, Jacquie und Paul London, Mary Eager und Denise McMillen;

den Lehrern und Studenten an der St. Columba's Nursery School in Washington, DC; Lynn Sonberg und Meg Schneider von Skylight; Sheila Curry Oakes, meiner ersten Lektorin bei Perigee; T. J. Wylie, Illustrator, und meiner einzigartigen Familie.

Für diese dritte Auflage gelten meine ewige Verbundenheit und mein Dank der zugelassenen Ergotherapeutin Dr. Lucy Jane Miller, die auch Mitglied im US-amerikanischen Berufsverband der Ergotherapeuten ist und mein Denken behutsam geleitet und mein Verständnis über sensorische Verarbeitung vertieft hat. Darüber hinaus gilt mein Dank den im Folgenden aufgeführten Fachleuten für ihr Wissen und ihre Unterstützung, die sie mir in all den Jahren haben zukommen lassen:

den Ergotherapeuten und Ergotherapeutinnen Paula Aquilla, Kelly Beins, June Bunch, Anita Bundy, Sharon Cermak, Robyn Chu, Valerie Dejean, Winnie Dunn, Kimberly Geary, Jill Guz, Barbara Hanft, Diana Henry, Jan Hollenbeck, Genevieve Jereb, Lorna Jean King, Nancy Kashman, Moya Kinnealey, Jane Koomar, Cara Koscinski, Aubrey Lande, Shelly Lane, Barbara Lindner, Teresa May-Benson, Heather Miller-Kuhaneck, Myania Moses, Mim Ochsenbein, Lisa Porter, Sherry Shellenberger, Sarah Schoen, Virginia Spielmann, Janet Wright, Stacey Szklut, Sandy Wainman, Rondalyn Whitney, Sue Wilkinson, Mary Sue Williams und so vielen anderen;

den Entwicklungsoptometristen Sanford Cohen und Charles Shidlofsky; dem Entwicklungspädiater Dan Shapiro; der Ernährungsberaterin Kelly Dorfman; der pädiatrischen Neurologin Elysa Marco; der Therapeutin für Wahrnehmung und Motorik Joye Newman; der Beraterin für Kinder mit besonderen Bedürfnissen Sarah Wayland; den Logopädinnen Laura Glaser, Janet Mora und Kathleen Morris; der Expertin für Hochbegabte mit einer Begleitstörung (Twice Exceptional) Julie Skolnick und anderen bedeutenden Persönlichkeiten, unter anderem Julia Berry, David Brown, Laurie Friedman, Temple Grandin, Laurie Renke, Rachel Schneider, Stephen Shore, Mark Zweig, sowie meinen sehr engagierten Lektorinnen bei Targer Perigee Marian Lizzi und Rachel Ayotte.

Ich stehe für immer in eurer Schuld.

Carol Stock Kranowitz

Bethesda, Maryland
Frühjahr 2022

STICHWORTVERZEICHNIS

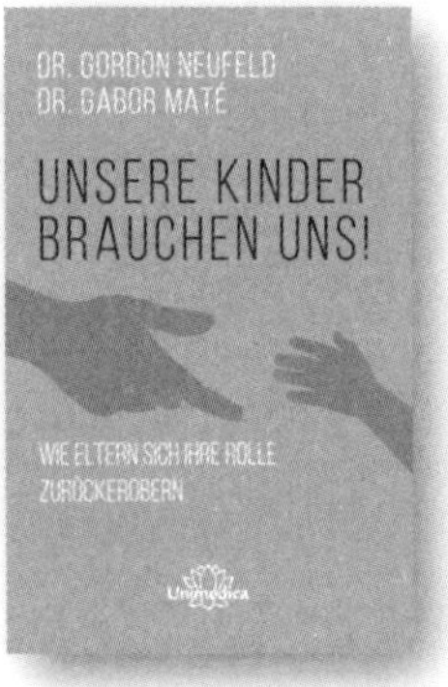

Dr. Gabor Maté

Unsere Kinder brauchen uns

Wie Eltern sich ihre Rolle zurückerobern

416 Seiten, kart., € 26,80

Ein Weckruf an die elterlichen Instinkte!

Es ist ein beunruhigender Trend unserer Zeit: Kinder und Jugendliche orientieren sich zunehmend an Gleichaltrigen – an ihren Werten, ihrer Identität und ihren Verhaltensregeln. Diese „Peer-Orientierung“ untergräbt den Familienzusammenhalt, beeinträchtigt die gesunde Entwicklung und fördert eine feindselige und sexualisierte Jugendkultur. Kinder werden übermäßig konformistisch, desensibilisiert und entfremdet. „Cool“-Sein ist für sie wichtiger als alles andere. Mit diesem Phänomen setzen sich die beiden renommierten Experten für kindliche Entwicklung.

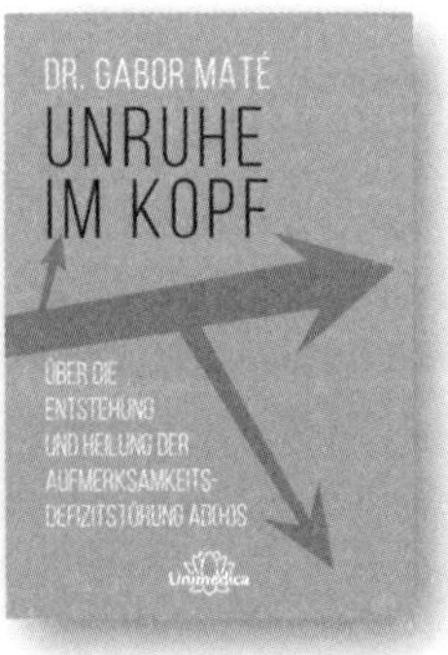

Dr. Gabor Maté

Unruhe im Kopf

Über Entstehung und Heilung von Aufmerksamdefizitstörungen

328 Seiten, kart., € 28,80

Einmal ADHS, immer ADHS? Heilungswege jenseits von Ritalin

ADHS – die immer noch unverstandene Krankheit bedeutet für unzählige Menschen ein Leben in Unruhe und Zerrissenheit. Dass bei der Aufmerksamkeitsdefizitstörung eine Beeinträchtigung der Neurophysiologie besteht, ist auch für den Mediziner DR. GABOR MATÉ unbestritten.

Bei der Ursachenforschung bricht er jedoch mit der bisher gängigen These von der genetischen Veranlagung und legt stattdessen dar, wie Erfahrungen aus der Kindheit sich auf das menschliche Gehirn auswirken.

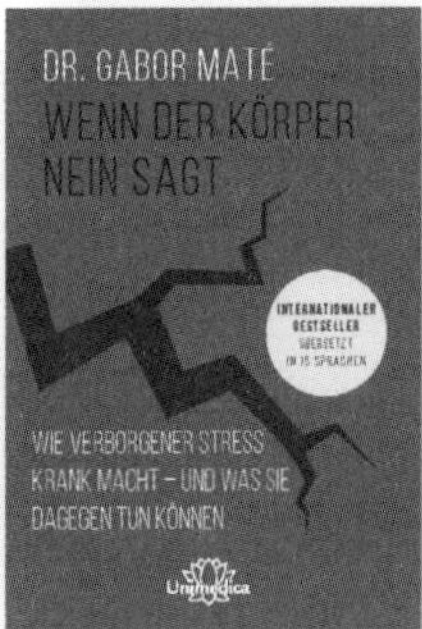

Dr. Gabor Maté

Wenn der Körper nein sagt

Wie chronischer Stress krank macht und was Sie dagegen tun können. Internationaler Bestseller übersetzt in 15 Sprachen.

328 Seiten, kart., € 24,80

Das Buch WENN DER KÖRPER NEIN SAGT von DR. GABOR MATÉ stützt sich auf wissenschaftliche Forschungsergebnisse und die jahrzehntelange Erfahrung des Autors als praktizierender Arzt. Das Buch gibt Antworten auf diese und andere wichtige Fragen zur Bedeutung der Leib-Seele-Einheit in Bezug auf Krankheit und Gesundheit sowie auf die Rolle, die Stress, Stressbewältigung und die individuelle emotionale Verfassung bei vielen häufig vorkommenden Krankheiten spielen.

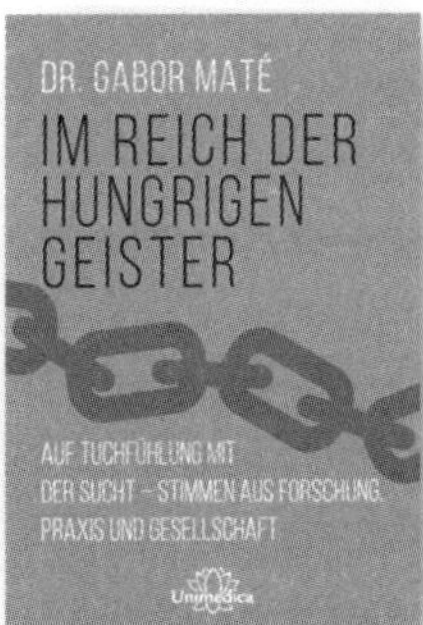

Dr. Gabor Maté

Im Reich der hungrigen Geister

Auf Tuchfühlung mit der Sucht – Stimmen aus Forschung, Praxis und Gesellschaft

496 Seiten, kart., € 26,80

Um den Süchtigen zu heilen, muss man zum Anfang zurückkehren…

Dr. Gabor Maté gehört zu den weltweit anerkanntesten Experten der Suchtpsychologie. Seine einschneidenden Erkenntnisse, die er durch seine jahrzehntelange Arbeit als Arzt in der Drogenszene Vancouvers erwarb, verändern unsere Sicht auf menschliche Entwicklung, Trauma und Entwurzelung. In seinem internationalen Bestseller Im Reich der hungrigen Geister nähert er sich mit ganzheitlichem und mitfühlendem Blick der Sucht – sei es nach Alkohol, Heroin, Sex, Tabak oder Glücksspiel.

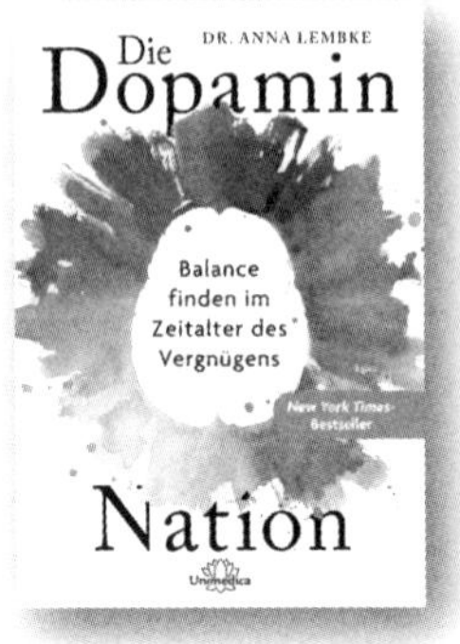

Dr. Anna Lembke

Die Dopamin-Nation

Balance finden im Zeitalter des Vergnügens

296 Seiten, geb., € 24,80

Was die Suche nach dem Dauer-Kick mit unseren Hormonen macht

In diesem Buch geht es um das Vergnügen – und um Schmerz. Es geht um den schmalen Grat des Gleichgewichts zwischen diesen beiden Zuständen, und warum es heute wichtiger ist denn je, diese Balance zu finden. Denn wir leben in einer Zeit noch nie dagewesener Dopamin-stimulierender Reizüberflutung: Sei es durch Drogen, Essen, soziale Medien, Glücksspiel, Shoppen, Sex oder der ständige Griff zum Smartphone, das zur digitalen Injektionsnadel unserer Zeit geworden ist.

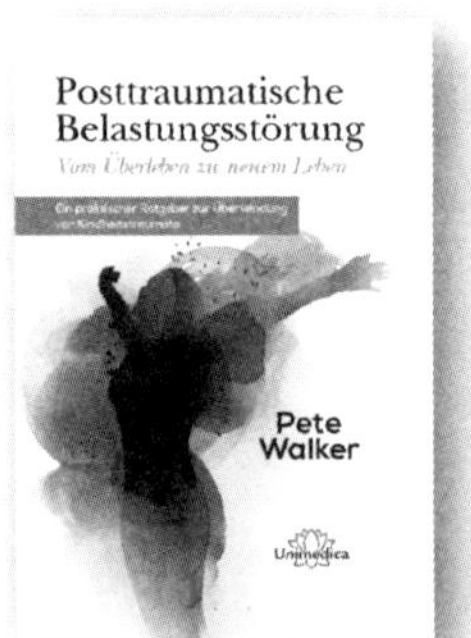

Pete Walker

Posttraumatische Belastungsstörung – Vom Überleben zu neuem Leben

Ein praktischer Ratgeber zur Überwindung von Kindheitstraumata

360 Seiten, geb., € 22,80

Eine komplexe Posttraumatische Belastungsstörung (K-PTBS) ist weder angeboren noch charakterbedingt. Von dieser grundlegenden These ausgehend, hat der Autor und Therapeut Pete Walker seinen einzigartigen multimodalen Ansatz zur (Selbst-)Hilfe entwickelt, der ihn international bekannt machte. Geschrieben aus der Sicht eines Betroffenen und eines zugleich hoch spezialisierten Therapeuten, vereinigt Walker in diesem Buch Authentizität und fachliche Kompetenz zu einem eigenständigen methodischen Konzept.

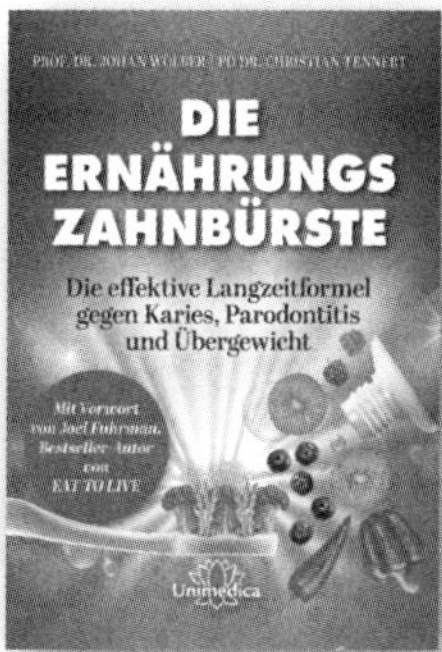

Johan Wölber / Christian Tennert

Die Ernährungs-Zahnbürste

Die effektive Langzeitformel gegen Karies, Parodontitis und Übergewicht. Mit einem Vorwort von Joel Fuhrman, Bestseller-Autor von Eat to Live.

216 Seiten, geb., € 26,99

Dieser verblüffenden Frage gehen die Zahnärzte PD DR. JOHAN WÖLBER und PD DR. CHRISTIAN TENNERT nach. Denn der Homo sapiens ist tatsächlich die einzige Spezies mit einer regelmäßigen Zahnreinigung. Dennoch leiden alleine in Deutschland 98 % der Bevölkerung unter Karies und 50 % der Erwachsenen unter Parodontitis (früher: Parodontose) – während Affen sich bester Mundgesundheit erfreuen.

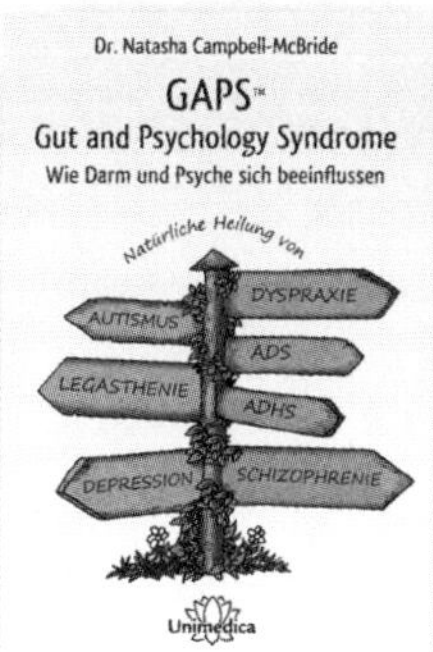

Dr. Natasha Campbell-McBride

GAPS – Gut and Psychology Syndrome

Wie Darm und Psyche sich beeinflussen. Natürliche Heilung von Autismus, AD(H)S, Dyspraxie, Legasthenie, Depression und Schizophrenie

512 Seiten, geb., € 26,00

Die GAPS-Diät ist das legendäre Ernährungsprogramm für verschiedenste Formen von Autismus, ADHS, Lernstörungen, Depression und Schizophrenie.

Die Ärztin Dr. Natasha Campbell-McBride entdeckte in jahrelanger Forschungsarbeit den direkten Zusammenhang zwischen psychischen Störungen, unserer Ernährung und dem Verdauungssystem. Viele der Betroffenen haben Essstörungen, ernähren sich einseitig und leiden unter einer kranken Darmflora.

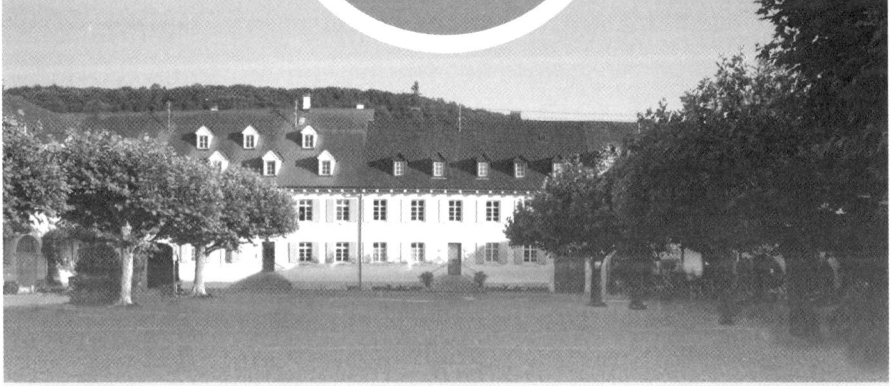